GONGNENGXING XIAOHUA BULIANG YANJIU JICHU YU LINCHUANG

功能性消化不良研究
——基础与临床

主　编　邱清武
副主编　邱　朔　邱　丕　林超仲

海峡出版发行集团 | 福建科学技术出版社
THE STRAITS PUBLISHING & DISTRIBUTING GROUP | FUJIAN SCIENCE & TECHNOLOGY PUBLISHING HOUSE

图书在版编目（CIP）数据

功能性消化不良研究：基础与临床 / 邱清武主编.
—福州：福建科学技术出版社，2021.9
ISBN 978-7-5335-6438-4

Ⅰ.①功… Ⅱ.①邱… Ⅲ.①功能性疾病－消化不良
－研究 Ⅳ.①R57

中国版本图书馆CIP数据核字（2021）第066088号

书　　名　功能性消化不良研究——基础与临床
主　　编　邱清武
出版发行　福建科学技术出版社
社　　址　福州市东水路76号（邮编350001）
网　　址　www.fjstp.com
经　　销　福建新华发行（集团）有限责任公司
印　　刷　福建新华联合印务集团有限公司
开　　本　787毫米×1092毫米　1/16
印　　张　28
插　　页　4
字　　数　655千字
版　　次　2021年9月第1版
印　　次　2021年9月第1次印刷
书　　号　ISBN 978-7-5335-6438-4
定　　价　168.00元

编委会

- 主　编：邱清武

- 副主编：邱　朔　邱　丕　林超仲

- 编　委：邱清武　邱　朔　邱　丕　林超仲　陈端浩　林超秦

　　　　　梁序乐　梁敬川　邱　勇　邱倾注　陈越涛

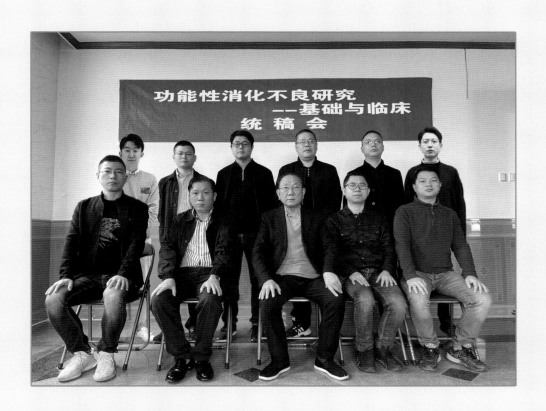

自 序

汉代刘向在《说苑·建本篇》言:"少而好学,如日出之阳;壮而好学,如日中之光;老而好学,如秉烛之明。"吾今已 76 岁,回想从医五十余载,仍深感学海无涯!

吾自 1972 年服从组织安排,到福建省连江县晓澳镇赤湾村,借一座破庙办起了赤湾村卫生所,开始了行医生涯。目睹群众"看病难、住院难",医疗技术力量何其薄弱。吾在心中萌发一个心愿:"一定要奋发图强,为病人解除痛苦,为农村卫生事业做贡献"。从那时开始,吾作为临床一线骨干医生,发挥专长,潜心于消化内科研究,每年临诊病患近万人次,足迹遍布各地,其间治病救人无数,求医者络绎不绝。

吾先后被授予"全国优秀卫生院院长""福建省医院优秀管理者""福州市劳动模范"等多种荣誉称号。吾创办的晓澳卫生院开展的"食管癌/贲门癌早诊早治"科研项目获得国家卫计委项目组表彰、消化免疫早癌筛查项目填补了福建省内该项目研究的空白。而今已近"杖朝之年",虽自感还年轻矣,但精力体力已大不如前,思已到渐退之时,全身以求静心思索,阐自观点,开博纵论,抛砖引玉,与众家共勉。

吾随先师学技数十载,深知医道之难,非经刻苦与名师指点而无所为。吾虽得先师无私教诲,终仅悟得其中精髓十之有二,用于临诊竟也游刃有余。中医之博大精深,各流派名家医技之深奥,非吾辈能望其项背。在此,吾愿以自身微薄之力,冀同道之精英,共为中医之未来做些力所能及之事。

纵观当今功能性消化不良临床与研究,谬误甚多,医界急功近利,过度治疗乃至不当治疗比比皆是,致使原本有生机者,反而生机渺茫,身心受苦益甚,此乃医道之患也。吾虽不才,也深恶痛疾,虽自不量力,仍借此书尽微薄之力,为患友解疑释惑。余望,通过此书以增进患者信心,及早康复,此乃吾之心声。

该书是吾近数十载临床经验研究总结,属余个人观点,旨在弘扬中华文化,提升中医地位,融合中西两法,探究功能性消化不良临床新理念、新探索、新对策,为最终彻底治内科消化之疑难杂症,做些努力,希望同道提出不同见解,共勉共进。

邱清武

2021 年 5 月

目 录
CONTENTS

第一篇
功能性消化不良概论

第一节　功能性胃肠病

几个世纪以来，医生和历史学家就认为折磨胃肠道的疾病很常见，引起疼痛、恶心、呕吐、腹泻、便秘等症状，或以上症状任意组合出现，当这些症状足够严重或已经影响日常生活时，认为是生病了，可能要寻求医生治疗。在现代，医生诊疗要证明这些患者有代谢、感染、肿瘤和其他结构异常，若没有发现什么异常，患者（常用排查法）则被认为是功能性胃肠病。

功能性胃肠病是消化系统最常见的疾病，近年来随着肠道神经系统（ENS）研究的深入，平时常说的胃肠功能紊乱实际就是指这类疾病。该类疾病是一组胃肠综合征的总称，系高级神经活动障碍导致自主神经系统功能失常，主要为胃肠的运动与分泌功能失调，无组织学器质性病理改变，但不包括其他系统疾病引起的胃肠道功能紊乱。

功能性胃肠病临床表现主要为胃肠道的症状，以腹痛、腹胀、恶心、早饱、呕吐、腹泻及排便困难等症状为主要表现，可伴有其他官能性症状。

功能性疾病和器质性疾病之分目前仍是临床排除性诊断和等级诊断思维的主要依据，尤其是在精神疾病的分类、诊断和治疗中。将所有疾病分为功能性疾病和器质性疾病思维方式的结果，使人们为排除器质性疾病，或为器质性疾病的初步诊断搜寻客观证据，将生物学和物理学检查置于临床诊断中非常重要的位置。随着计算机体层扫描术（CT）、磁共振成像术（MRI）、显微电镜等影像和显微技术的发展，越来越多的疾病已被证实了存在组织、细胞或亚细胞水平的结构改变，极大地丰富了人类的医学知识。但这也使人们产生了一种认为仪器检查正常即没有病的错觉，因此客观上导致了这样一种情况：即医师因为极度重视生物学和物理学检查结果的阳性发现，反而对没有阳性发现的主诉，即检查为阴性结果的病例，不太重视甚至忽视。这种情况在非精神科中尤为常见，常常导致病人病情迁延，反复就诊，反复检查，造成病人痛苦不堪和巨大的医疗资源浪费。

分子生物学和遗传学的巨大成就给人类带来了认识生命现象的诱人前景；却也有导致生物医学还原论观点抬头的现象，即企图以单个基因或某种危险因素来概括一切病因的思想，这种观点无疑会比诸如忽视实验室阴性发现等情况更加严重。

功能性疾病是相对于器质性疾病而言的，器质性疾病是指多种原因引起的机体某一器官或某一组织系统发生的疾病，并造成该器官或组织系统永久性损害。其特点为：肉眼或显微镜下看到器官、组织结构发生了病理性改变；受累器官功能减退或丧失；病情严重，病程迁延，不易治愈；病灶逐渐扩大，严重者可引起死亡。如肿瘤的发生部位在消化道，就会出现食欲减退、消瘦、乏力、呕血、便血等恶病质征象；发生在脑部，可因肿瘤的占位而出现头痛、头晕、肢体瘫痪等病变；肿瘤压迫生命中枢，就会因心跳、呼吸停止而死亡。同样，冠心病可因心肌缺血、缺氧、梗死造成实质性损害，产生严重后果。

而功能性疾病一般是由支配器官的神经系统的失调所引起，组织结构不发生改变，病情轻微，一般不会导致严重后果。它虽然可以有头痛、头晕、虚弱、失眠等症状，但脑细胞无实质性损害，CT扫描组织正常，显微镜下脑结构无异常变化。再如功能性消化不良、肠易激综合征虽然病人可有腹痛、腹胀、腹泻、便秘等症状，但通过胃镜、肠镜以及消化道造影检查均无异常改变，这就是典型的功能性疾病。这些疾病多与精神及心理因素有关，虽然症状明显，病史较长，但一般不影响病人的全身情况，预后良好。

当然，器质性疾病和功能性疾病的区别并不是绝对的，两者的病情可以相互转化。例如，单纯性高血压，初期血压升高是单纯的，心、脑、肾均未累及，血压一旦控制平稳后机体如常，此时为功能性的。但如未经治疗或虽经治疗仍控制不好，血压继续升高，并造成心、脑、肾等器官的实质性损害，那么，此时的高血压便转化成器质性病变了。同时一些器质性疾病如病毒性肝炎病人虽肝炎已治愈，但由于精神及心理因素的作用，病人还会存在一些如肝区疼痛、乏力、精神不振等症状，这时就会由于原来的器质性疾病导致功能性疾病。

对任何病人都可能有一定程度的功能性的和真正疾病的混合存在。任何时候在同一病人这些功能性的和器质性的成分的比例均可不同。这时，存在的危险在于病人已被诊断为功能性疾病的情况下将真正器质性疾病的主诉也被认为是功能性的，或者相反，即在已确认有某种器质性疾病的情况下，将纯粹的功能性主诉也当作器质性疾病的症状。许多病人的身体主诉都具有功能性疾病的特点，可通过下述表现得以证实，即病人在自己的生活方式及与他人之间的关系中对疾病抱有过分关注，而这种疾病没有进行性的改善，同时也极少有加重。病人常有身体不适方面的多样化主诉，许多是与身体存在的问题或疾病不相符的。有多次求医的病史，并接受过许多无结果的诊断性检查。主诉常有过分偏见。不仅是在病人本身方面，而且还同样表现在其家属和朋友们身上。所有患功能性疾病的病人均有其述说痛苦的听众，而在最出色的情况下，可以使听众立刻获得理解和接受所需的要求。病人具有抑郁、焦虑和神经质的特征。患有此综合征者对未来没有现实的计划，也缺乏耐心去完成那些需要时间和主动参与的治疗。他们可能毫不清楚自身所存在的心理性病因，所以不是装病者。

表现有功能性疾病的病人有发生医源性并发症的高度危险；有关医师仅仅是根据长年的训练和实践所得的经验进行处理。他们的经验中，有相当一部分是针对有躯体基础的疾病的，他们在处理因心理紧张而产生的问题方面所受到的培训却很差，有的甚至根本没有受过训练。在他们将自己的经验应用到功能性疾病病人身上时，给予的诊疗护理往往是不理想的。

　　同样，已明确有功能性疾病的病人若出现新的或隐匿的具有真正病理基础的身体疾病时，却又有被本意良好的医师忽略的危险。这些医师在与病人打交道多年后，可能会深信自己知道病人的症结所在，翻阅病历记录时可能令人吃惊地发现最后一次体检、乙状结肠镜检查、便潜血或血液检查，是多年前做的。

　　多年来，由于对功能性胃肠病的病理生理知之甚少，故通常医师致力于寻找出可能引起这些症状的病因，如炎症、感染、消化道肿瘤等，然而都收获甚少，最终只能诊断这类疾病为功能性胃肠道运动紊乱，并辅以对症治疗。

　　随着科学技术研究和发展，出现两个重要的认识转变。第一，功能性胃肠病症状是生物－心理－社会环境综合模式，而不是以单一疾病为基础的简化模式。第二，功能性胃肠病是有动力和感觉异常的脑－肠轴调节障碍所致。这一重要观点的推出，自然是和先进的科学研究技术，例如正电子发射断层扫描技术、功能性磁共振成像术等的发展密切相关。随着社会发展变化，人类疾病病因的变化，源于工作压力、应激和生活事件等精神、心理所致的"心身性疾病"概念不仅得到了确认，而且成为现代生物、精神心理和社会医学模式的代表。功能性胃肠病包括常见的功能性消化不良、肠易激综合征、功能性便秘等20多种疾病，近年来这些疾病的发生率上升，它们对病人的生活质量的影响比器质性消化病还严重。研究显示，胃肠动力和感知异常是引起症状的主要因素，这两者异常的病因除遗传因素外，精神心理异常尤为重要，诊治时应给予充分的重视。

　　目前对这类疾病的研究涉及胃肠生理学、神经生理学、行为医学、心理医学、社会医学等学科，但其病理生理机制还不十分清楚，尚无诊断这类疾病的生物学标志物，治疗也是经验性的。功能性胃肠病的共同特点是：病程较长，一般持续数月甚至数年；起病较缓慢，呈间歇性发作，常有缓解期，即症状时轻时重，时好时坏；病人的症状有差异性，即同一种疾病，不同的个体有不同的表现；常有过度精神紧张、家庭纠纷、生活和工作上的困难等；且伴有心悸、气短、胸闷、面红、失眠、焦虑、注意力涣散、健忘、神经过敏、手足多汗、多尿、头痛等自主神经不平衡的表现。

　　功能性胃肠疾病是消化科在门诊的常见疾病，总结这类病人的特点：第一，病因及发病机制不明；第二，大多数病人诊断不难；第三，缺少特效药治疗困难；第四，症状多样，缺乏特异性，且多顽固；第五，花费不小，大部分是花在了检查上；第六，预后良好。

第二节 功能性消化不良

一、消化不良的流行病学

我国某地区城镇居民的问卷调查显示消化不良（dyspepsia）患病率为18.9%，美国社区居民的患病率为25%。流行病学调查的患病率是指未经检查的消化不良症状，经检查后发现器质性消化不良（organic dyspepsia，OD）仅占消化不良患者的少数，多数患者为功能性消化不良（functional dyspepsia，FD）。

二、FD的发病机制

FD的发病机制尚未完全阐明，其病理生理学基础主要包括以下几个方面：运动功能障碍、幽门螺杆菌感染、内脏高敏感性、精神心理因素、胃酸分泌增多等有关。

三、FD的诊断

FD患者临床表现个体差异大，根据FD患者的主要症状特点及其与症状相关的病理生理学机制以及症状的模式将FD分为两个亚型，即餐后不适综合征（PDS）和上腹痛综合征（EPS）。

2015年《中国功能性消化不良专家共识意见》中指出当时我国应用罗马Ⅲ诊断标准诊断FD。

1.功能性消化不良诊断标准　功能性消化不良的诊断标准（必须包括）：

（1）以下1项或多项：餐后饱胀、早饱感、上腹痛、上腹烧灼感。

（2）无可以解释上述症状的结构性疾病的证据（包括胃镜检查）。

餐后不适综合征的诊断标准（必须包括以下1项或2项）：

（1）发生在进平常餐量后的餐后饱胀，每周发作数次。

（2）早饱感使其不能完成平常餐量的进食，每周发作数次。

支持诊断的条件有：

（1）上腹胀或餐后恶心或过度嗳气。

（2）可同时存在上腹痛综合征。

上腹痛综合征的诊断标准（必须包括以下所有项）：

（1）至少中等程度的上腹部疼痛或烧灼感，每周至少 1 次。

（2）疼痛为间歇性。

（3）不放射或不在腹部其他区域 / 胸部出现。

（4）排便或排气后不缓解。

（5）不符合胆囊或 Oddi 括约肌功能障碍的诊断标准。

支持诊断的条件有：

（1）疼痛可为烧灼样，但不向胸骨后传导。

（2）疼痛常因进餐诱发或缓解，但也可发生在空腹状态。

（3）可同时存在餐后不适综合征。

注：诊断前症状出现至少 6 个月，且近 3 个月符合以上诊断标准。

2. 病史询问　消化不良症状及其程度和频度，症状的发生与进餐的关系，有无夜间出现症状以及症状与体位、排便的关系，进食量有无改变，有无体质量下降及营养状况。

患者的进食行为、心理状态以及是否影响生活质量。

有无重叠症状，如烧心、反酸、腹泻或便秘等引起消化不良的可能病因，注意有无报警征象。

3. 相关检查　对初诊的消化不良患者应在详细采集病史和进行体格检查的基础上，有针对性地选择辅助检查，在我国，胃镜检查已很普遍，建议将胃镜检查作为消化不良诊断的主要手段，其他辅助检查包括肝、肾功能及血糖等生化检查、腹部超声及消化系统肿瘤标志物，必要时行腹部 CT 扫描。对经验性治疗或常规治疗无效的 FD 患者可进行 Hp 检查。

四、FD 的国际诊断标准更新点

目前国际上也对该诊治标准进行了更新。

罗马 V 标准对功能性胃肠病的重新定义凸显肠 - 脑互动异常的重要地位，脑 - 肠轴中几种关键因素的综合作用可能是导致 FD 患者多种症状重叠的机制，从脑 - 肠轴互动调节是缓解多种 FD 症状的关键。

诊断方面：罗马 Ⅳ 对 4 个核心症状（上腹痛、早饱、餐后不适、上腹烧灼）的程度进行了评估，即症状程度达到了令人不适的程度，影响日常生活。

罗马 Ⅳ 标准与罗马 Ⅲ 标准症状相同点：一种或一种以上的症状、餐后饱胀不适。

症状不同点：

罗马 Ⅳ：早饱不适感；罗马 Ⅲ：早饱感。

罗马 Ⅳ：中上腹部痛；罗马 Ⅲ：上腹痛。

罗马 Ⅳ：中上腹烧灼不适；罗马 Ⅲ：中上腹烧灼感。

无可以解释上述症状的结构性疾病的证据（包括胃镜检查）。

罗马Ⅳ备注：诊断前症状出现至少 6 个月，近 3 个月符合以上的诊断标准，必须符合餐后不适综合征和（或）上腹痛综合征诊断标准。

罗马Ⅲ备注：诊断前症状出现至少 6 个月，近 3 个月符合以上的诊断标准。

五、FD 的治疗

1. 经验性治疗　适用于 40 岁以下，无报警征象、无明显精神心理障碍的患者。与进餐相关的消化不良（即 PDS）者可首选促动力剂或合用抑酸剂；与进餐非相关的消化不良 / 酸相关性消化不良（即 EPS）可选用抑酸剂或合用促动力剂。经验治疗时间一般为 2~4 周。无效者应行进一步检查，明确诊断后有针对性地进行治疗。

2. 治疗药物

（1）抗酸剂：抗酸剂如氢氧化铝、铝碳酸镁等可减轻症状，但疗效不及抑酸剂。

（2）抑酸剂：目前广泛应用于 FD 的治疗，适用于非进餐相关的消化不良中以上腹痛、烧灼感为主要症状者。常用抑酸剂包括 H_2 受体拮抗剂和质子泵抑制剂两大类。

（3）促动力剂：促动力剂可明显改善与进餐相关的上腹部症状，如上腹饱胀、早饱等。常用的促动力剂包括：多巴胺受体拮抗剂，如甲氧氯普胺和多潘立酮。多潘立酮为选择性外周多巴胺 D_2 受体拮抗剂，不透过血脑屏障，因此无锥体外系不良反应，该药能增加胃窦和十二指肠动力，促进胃排空，明显改善消化不良患者上腹不适、早饱、腹胀等症状。多潘立酮片可以有效地促进胃蠕动，同时还可以起到止吐的作用，一定要在医生的指导下合理用药。禁忌证有对此药过敏的人尽量不要服用，机械性肠梗阻、胃肠道出血和孕妇等要严禁使用，另外有心脏病史的患者也尽量不要服用。

（4）5-HT4 受体激动剂，如莫沙必利。

（5）助消化药：消化酶和微生态制剂可作为治疗消化不良的辅助用药。

3. 根除 Hp 治疗　根除 Hp 可使部分 FD 患者的症状得到长期改善，对合并 Hp 感染的 FD 患者，如应用抑酸、促动力剂治疗无效，建议向患者充分解释根除治疗的利弊、征得患者同意后给予根除 Hp 治疗。

第三节　中国功能性消化不良专家共识意见

消化不良是临床常见的一组上腹部症状，包括器质性和功能性两大类病因。目前，国际上普遍将罗马标准作为功能性消化不良（FD）的诊治指南。随临床实践和研究的深入，不少学者逐渐认识到我国消化不良的病因、发病机制和诊治策略与西方国家存在不小的差异。例如我国上消化道恶性肿瘤发病率和 Hp 感染率明显高于西方国家，而我国内镜检查费用则明显低于西方国家，这就使得我国对消化不良的检查策略有别于西方国家。2015年发布的京都 Hp 胃炎全球共识对 Hp 感染与 FD 的关系和根除策略有了清晰的表述。2007年中国消化不良的诊治指南发布后，国内陆续有不少 FD 相关的流行病学及临床诊治文章发表。因此，有必要结合我国的研究成果和国际最新的共识意见，对我国消化不良共识意见进行更新。

本次共识意见的修订采用国际通用 Delphi 程序。首先成立共识工作小组，在检索 Medline、Embase、Cochrane 图书馆和万方中文期刊数据库相关文献的基础上，制订共识意见草案，然后邀请全国各地本领域 40 名专家，进行讨论及多轮投票，直至达成共识意见。

共识意见分为 6 个推荐级别：A+，非常同意；A，同意但有少许保留意见；A-，同意，但有较多保留意见；D-，不同意，但有较多保留意见；D，不同意，但有少许保留意见；D+，完全不同意。条目的证据分为 4 个等级：高质量，进一步研究也不可能改变该评估结果的可信度；中等质量，进一步研究很有可能影响该评估结果的可信度，且可能改变该评估结果；低质量，进一步研究极有可能影响该评估结果的可信度，且很可能改变该评估结果；极低质量，任何评估结果都很不确定。

本共识意见共分为定义、流行病学、病因和发病机制、诊断和评估、治疗等 5 大部分共 26 条。

一、定义

1. 消化不良　是指位于上腹部的一个或一组症状，主要包括上腹部疼痛、上腹部烧灼感、餐后饱胀感及早饱，也包括上腹部胀气、嗳气、恶心和呕吐等。

证据等级：高质量 62.1%，中等质量 37.9%。

推荐级别：A+ 82.8%，A 17.2%。

罗马Ⅲ标准中消化不良是指起源于胃及十二指肠的一个或一组症状，主要包括上腹部疼痛、上腹部烧灼感、餐后饱胀及早饱感。亚洲 FD 共识意见将另一常见症状上腹部胀气也纳入定义中，多数专家认为在亚洲消化不良患者中该症状十分常见。陈爱锦等分析福建省 1075 例 FD 患者的症状谱，发现依次为中上腹痛（65.3%）、餐后饱胀（58.2%）、腹部不适（56.7%）、腹胀（55.2%）。Wang 等对以罗马Ⅲ标准诊断的 457 例 FD 患者的症状谱进行研究，发现上腹部疼痛占 74.8%，餐后饱胀占 58.2%，早饱占 33.3%，上腹部烧灼感占 25.8%。吴改玲和柯美云对 300 例 FD 和器质性消化不良（organic dyspepsia，OD）患者分析发现，上腹胀、早饱和呃逆在 FD 组中更常见，而上腹痛在 OD 组中更常见。高晓阳等研究 158 例 FD 患者发现上腹痛占 75.3%，上腹部烧灼感占 10.8%，早饱占 7.6%，餐后饱胀感占 20.9%，腹胀占 15.2%，上腹饱胀占 13.9%。闻春生和韩文对 120 例 FD 患者症状的研究显示，上腹痛占 68.3%，上腹胀占 47.5%，嗳气占 44.2%，上腹部烧灼感占 45.0%，早饱占 35.0%。据报道，美国消化不良患者中约一半有胀气症状，且在动力障碍型消化不良中常见。

2. FD 指具有慢性消化不良症状，但不能用器质性、系统性或代谢性疾病等来解释产生症状原因的疾病。

证据等级：高质量 34.5%，中等质量 65.5%。

推荐级别：A+ 37.9%，A 41.4%，A- 20.7%。

慢性消化不良症状可分为持续性、间歇性或复发性。罗马Ⅲ标准中，病程 6 个月或以上者诊断为慢性消化不良。亚洲 FD 共识意见中多数专家认为该病程应设定为 3 个月。日本一项研究表明大多数有消化不良症状的患者在首次出现症状 6 个月内会就医。我国缺乏相关研究资料。但本共识专家组认为若以研究为目的，为了结果的可比性，FD 诊断时间宜与罗马Ⅲ标准保持一致。

很多器质性、系统性或代谢性疾病如消化性溃疡、胃肠道肿瘤、肝胆恶性肿瘤、寄生虫感染、慢性胰腺疾病、甲状腺功能亢进和（或）减退、慢性肾衰竭、电解质紊乱和部分药物治疗不良反应等均可能出现与 FD 相似的症状，在 FD 诊断之前应将这些原因排除。

二、流行病学

1. 无警报症状的未经检查的消化不良　多数为 FD。

证据等级：高质量 14.3%，中等质量 75.0%，极低质量 10.7%。

推荐级别：A+ 65.5%，A 24.1%，A- 10.4%。

警报症状指不明原因消瘦、进行性吞咽困难、反复或持续性呕吐、消化道出血、贫血、发热等症状和有胃癌家族史或 40 岁以上新发的消化不良症状者。

国外研究表明，未经检查的消化不良患者在胃镜检查后大多数诊断为 FD。新加坡一项研究发现，在 5066 例未经检查的消化不良患者中 79.5% 为 FD。一项包括亚洲 9 个国家和地区（中国大陆、中国香港、中国台湾、印度尼西亚、韩国、马来西亚、新加坡、泰国和越南）的多中心研究显示，以罗马Ⅱ标准诊断的 1115 例未经检查的消化不良患者，经胃镜检查后 43% 诊断为 FD。李晓波等对上海地区 782 例消化不良患者进行研究，结果显示 69% 的患者为 FD，31% 的患者为 OD。吴改玲和柯美云对 300 例消化不良症状的患者进行内镜检查，发现 FD 占 51%。

不同地区胃癌高发年龄有一定差异。我国一项对 102665 例消化不良患者的系统评价显示，将患者年龄 36~74 岁作为警报年龄对预测恶性肿瘤有一定价值。另一项关于亚洲消化不良人群的年龄界限（35、40、45 和 50 岁）对恶性肿瘤诊断意义的系统评价显示，35 岁应为消化不良患者警报年龄界限。日本一项研究认为 50 岁应作为胃癌警报年龄界限。另一项日本研究显示，1730 例胃癌患者中仅 27 例年龄 < 34 岁。亚洲 FD 共识意见中多数专家认为警报症状年龄界限应为 45 岁。我国新近发布的恶性肿瘤流行病学数据显示，40~64 岁胃癌患者占 53.4%。基于上述数据，并根据《中国早期胃癌筛查及内镜诊治共识意见（2014 年，长沙）》，将 40 岁作为我国未经检查消化不良患者的警报年龄较为合适。

2. 部分 FD 与 IBS 重叠

证据等级：高质量 28.6%，中等质量 67.9%，极低质量 3.5%。

推荐级别：A+ 71.4%，A 28.6%。

我国一项依据罗马Ⅲ标准对 608 例 FD 患者的研究显示，24.8% 的 FD 患者重叠 IBS。孙艳芳等通过罗马Ⅱ标准诊断的 910 例 FD 患者，其中 20.0% 重叠 IBS。中国香港一项基于罗马Ⅰ标准的研究表明，消化不良患者中 16.9% 重叠 IBS。

一项中国南方的研究显示，以罗马Ⅲ标准诊断的 165 例 FD 患者中，重叠 IBS 者占 38.2%。杨霞等以罗马Ⅲ标准诊断 FD 患者 100 例，其中重叠 IBS 者占 38.0%。广东城镇居民消化不良调查研究显示，消化不良重叠 IBS 发生率为 21.9%。焦阳依据罗马Ⅲ标准研究 1943 例 FD 患者，发现重叠 IBS 者占 7.4%。一篇关于亚洲人群的综述显示，FD 重叠 IBS 发生率为 1.6%~49.0%。上述结果显示 FD 重叠 IBS 常见，但发生率相差较大，可能与诊断标准、研究人群、社会文化或患者主观表述不同有关。

3. 部分 FD 与 GERD 重叠

证据等级：高质量 7.1%，中等质量 92.9%。

推荐级别：A+ 69.0%，A 20.7%，A– 10.3%。

姚欣等发现，在符合罗马Ⅲ标准的 111 个 FD 患者中，21.6% 达到 GERD 症状问卷量表的诊断标准。杨霞等研究符合罗马Ⅲ标准的 FD 者 100 例，发现其中 22% 同时符合 GERD 的诊断标准。Xiao 等对 186 例符合罗马Ⅲ标准的 FD 者进行胃镜检查及 24h 食管 pH 值监测，发现 31.7% 的患者存在病理性胃食管酸反流。元刚等通过 24h pH 值监测及内镜检查诊断 GERD 147 例，发现其中 36.7% 同时符合 FD 罗马Ⅱ诊断标准。亚洲一项流行病学问卷调查显示，FD 与 GERD 重叠在亚洲人群中较常见。

4. FD 患者生命质量下降

证据等级：高质量 44.8%，中等质量 55.2%。

推荐级别：A+ 82.8%，A 13.8%，A– 3.4%。

虽然 FD 为非致命疾病，但是患者生命质量下降。因症状导致患者缺勤、生产效率降低和占用大量医疗资源，给社会造成一定影响。曹佳懿等对 114 例 FD 患者和 100 名健康对照者进行问卷调查，通过填写 FD 症状评分表、生活事件量表和简明健康状况调查表（SF-36 量表）发现，FD 组在 SF-36 量表的 8 项健康概念维度上的得分均低于健康对照组，FD 对患者的生理健康和心理健康均有很大影响。患者的生理功能、生理职能、情感职能、精神健康、社会功能、总体健康得分均随症状严重程度加重而下降。孙艳芳等对 728 例 FD 患者和 128 例 FD 重叠 IBS 患者进行研究，发现 FD 重叠 IBS 对患者的生理、心理健康均有更大影响。刘静等对符合罗马Ⅲ标准的 1057 例 FD 患者进行研究，发现 FD 伴体质量减轻者较体质量正常 FD 患者的抑郁、焦虑情绪和睡眠障碍发生率更高，严重影响患者生活质量，且就诊次数多和医疗耗费高。韩国一项研究采用 SF-36 量表对健康相关生命质量进行评分，发现 FD 患者的 8 项评分均降低。马来西亚 2 项研究应用欧洲五维健康量表（EQ-5D）对 FD 患者进行评分，发现城乡患者健康相关生命质量评分均下降。

5. 精神心理因素　影响 FD 患者的就医行为。

证据等级：高质量 21.4%，中等质量 71.4%。

推荐级别：A+ 72.4%，A 27.6%。

精神心理状态与 FD 的症状频率、严重程度和就医模式有一定相关性。姚学敏等研究发现 FD 患者常合并精神心理异常，可能加重患者的临床症状。马来西亚一项前瞻性横断面研究显示，839 例消化不良患者中 472 例为 FD，367 例为 OD，两组消化不良症状均与焦虑相关，FD 患者健康相关性生命质量得分较 OD 患者更低。精神心理因素也可能影响 FD 患者就医行为。Porcelli 等调查认为情感障碍影响患者的就医行为和花费，伴有心理障碍的患者往往就医较频繁。个性特征和应对方式导致患者表现出更多的心理障碍及消化道症状。梁列新认为，最可能影响患者就医的因素是症状的严重程度和患者对消化不良的认知程度，即患者对这些症状是否由严重疾病所引起的关心程度。吴成跃和李兆申对 FD 患者就诊不同级别医院的影响因素进行研究，发现可能的影响因素包括症状发作频率、情感障碍和医疗费用等。中国香港一项研究显示消化不良患者的焦虑影响其医疗咨询和病假行为，焦虑程度可作为独立因素影响消化不良患者就医行为。一项亚洲 IBS 流行病学研究显示，相对于精神心理因素，胀气及胃不完全排空为影响患者就医行为更重要的决定因素，但这方面仍需更多研究。

三、病因和发病机制

1. 多种因素共同参与 FD 的发病过程

证据等级：高质量 48.2%，中等质量 51.8%。

推荐级别：A+ 78.6%，A 21.4%。

目前认为多种因素共同参与 FD 的发病过程这些因素包括以胃排空延迟和胃容受性舒

张功能下降为主要表现的胃及十二指肠动力异常、内脏高敏感、胃酸、Hp、精神心理因素和遗传、饮食、生活方式等。其中胃及十二指肠动力异常和内脏高敏感被认为是 FD 发病的最重要病理生理学机制。FD 的各种发病机制之间并不是完全独立的，而是相互影响相互作用的。一般认为不同的病理生理学机制可能与 FD 的不同症状相关，但各种机制与特定症状之间的具体关系尚不十分明确。

2. 胃及十二指肠运动功能紊乱和内脏高敏感 是 FD 的重要病理生理学机制。

证据等级：高质量 34.5%，中等质量 65.5%。

推荐级别：A+ 48.3%，A 41.4%，A− 10.3%。

胃及十二指肠运动功能紊乱主要表现为胃排空延迟和胃容受性舒张功能下降。与健康人相比，FD 患者胃排空时间显著延长，FD 人群中存在胃排空延迟的比例接近 40%。胃排空延迟可能与恶心、餐后饱胀、早饱等症状相关。胃容受性舒张是指进食后胃底反射性扩张以容纳食物，保证食物在胃内得到充分消化。相当比例的 FD 患者胃容受性舒张功能下降，可能与早饱、体质量下降等症状的产生相关。

FD 患者对机械扩张表现为高敏感反应，可能是餐后腹痛、嗳气、恶心饱胀等消化不良症状的重要原因，但是其与症状之间的确切关系尚待进一步证实。与 FD 的上腹痛综合征（EPS）相比，餐后不适综合征（PDS）患者对机械扩张的内脏高敏感表现更为明显。FD 患者餐后而非空腹时对机械扩张的高敏感与进食相关症状严重程度的关联性更为明显。酸、脂质、辣椒素等物质也被证实与部分 FD 患者的症状相关。

3. 部分 FD 患者的症状与胃内局部环境 可能与胃酸、Hp 感染等因素有关。

证据等级：高质量 21.4%，中等质量 71.4%，低质量 3.6%，极低质量 3.6%。

推荐级别：A+ 31.0%，A 58.6%，A− 10.4%。

作为胃内局部环境的重要影响因素，胃酸和 Hp 在 FD 的发病中可能有一定作用。与健康人相比，FD 患者对酸的清除能力下降，十二指肠 pH 更低，酸暴露时间更长，十二指肠酸化可导致近端胃松弛、对扩张的敏感度增加并抑制胃容受性舒张功能，从而导致消化不良症状的产生。对健康人胃内注酸亦可引起消化不良症状，而使用 PPI 进行抑酸治疗可有效缓解 FD 患者的症状。

FD 患者 Hp 感染率较高。Jaakkimainen 等的 Meta 分析结果显示 FD 患者与健康对照者相比，Hp 感染的 OR 值为 1.6（95% CI 1.4~1.8），亚洲人群中 FD 患者的 Hp 感染率约为 60%。Hp 可能通过影响胃部炎性反应、胃酸分泌、胃肠激素等途径引起 FD 症状。多项临床试验评价了 Hp 根除治疗对 FD 患者症状的改善作用，虽然各试验的条件和结论并不完全一致，但是 Meta 分析显示，与安慰剂相比 Hp 根除治疗可改善部分 FD 患者的消化不良症状。

4. 精神心理因素 与 FD 的发病密切相关。

证据等级：高质量 32.1%，中等质量 53.6%，低质量 10.7%，极低质量 3.6%。

推荐级别：A+ 48.3%，A 44.8%，A− 6.9%。

与健康人相比，FD 患者焦虑、抑郁评分更高，经历的应激生活事件也更多、更严重。

在体质量下降的 FD 患者中，焦虑、抑郁的比例更高。抗焦虑、抗抑郁治疗对部分 FD 患者的症状有显著的缓解作用。这些证据均提示精神心理因素与 FD 的发病密切相关，但精神心理因素通过何种机制影响 FD 尚不明确。有研究显示 FD 患者中焦虑与胃容受性舒张功能受损显著相关，而应激生活事件的严重程度与异常胃电活动相关。新近一项研究发现，FD 患者伴或不伴焦虑、抑郁时脑区糖代谢显著不同，提示脑区糖代谢在二者之间的联系作用。

5. FD 发病的其他因素　可能有遗传、饮食、生活方式等因素的参与。

证据等级：高质量 3.7%，中等质量 59.3%，低质量 11.1%，极低质量 25.9%。

推荐级别：A+ 51.7%，A 31.0%，A− 13.8%，D 3.5%。

研究发现，多个基因多态性与 FD 的发病有一定关系。但尚未有某个特定基因被证实与 FD 发病之间有肯定的相关性。遗传因素与 FD 发病之间有肯定的相关性。遗传因素与 FD 发病之间的关系有待进一步研究。

某些特定饮食习惯、生活方式可能与 FD 症的发生或加重相关。研究发现碳酸饮料、牛奶、洋葱等可能与腹胀症状相关，而咖啡、巧克力、辣椒等食物的摄入可能与胃灼热症状有关。国内一项研究显示，多餐、加餐、偏爱甜食和产气食物等不健康饮食习惯是难治性 FD 的危险因素。与健康人相比，FD 患者有运动少、睡眠不足、进食不规律和压力大等特点。不同国家、地区和民族的饮食习惯、生活方式差异很大，与 FD 发病之间的确切关系及相关机制难以准确验证，仍需要设计良好的中心研究进一步探讨，以进一步提高证据等级诊断和评估。

6. 对消化不良患者的评估　需包括有无警报症状、症状频率和严重程度、心理状态等。

证据等级：高质量 28.6%，中等质量 53.6%，极低质量 17.8%。

推荐级别：A+ 46.4%，A 50.0%，A− 3.6%。

尽管现有的研究提示警报症状对 FD 患者中器质性疾病的预测作用有限，但是大多数专家仍认为需对合并警报症状的患者进行认真评估。警报症状包括消瘦、黑便、贫血、进行性吞咽困难、发热和黄疸等。首次出现消化不良症状年龄 > 40 岁和有上消化道恶性肿瘤家族史者也应列入筛查范围。排除了警报症状相关器质性疾病后需行症状的频率和严重程度、心理状态等评估。我国目前仍然应用罗马Ⅲ诊断标准诊断 FD。FD 是基于症状的诊断。但 FD 症状的敏感度和特异度有限，往往需要结合相关检查排除可以引起类似症状的疾病。患者的症状评估包括症状频率和严重程度两个维度。症状频率和严重程度的评估有助于判断患者生命质量的受影响程度，也是判断各种治疗疗效的客观指标。心理状态的评估是功能性胃肠病患者的重要评估内容，对患者治疗方案的选择尤其是经验治疗无效的患者，后续治疗方案的制订有重要参考价值。

7. 与 Hp 的关系　对经验性治疗无效的消化不良患者可进行 Hp 检测。

证据等级：高质量 6.9%，中等质量 62.1%，极低质量 31.0%。

推荐级别：A+ 24.1%，A 44.8%，A- 27.6%，D- 3.5%。

Hp 与 FD 关系密切，中国地区流行病调查显示部分人群中 Hp 的感染率高达 70%，欧美国家仅为 13%~27%。已有 Meta 分析结果提示，FD 患者合并 Hp 感染的风险增高。Zhao 等的 Meta 分析纳入了 2012 年前发表的 14 篇英文临床随机对照研究，结果提示 FD 患者根除 Hp 后其消化不良症状可改善的 OR 值为 1.38（95% CI 1.18~1.62）。而 Jin 和 Li 则纳入了 1989~2007 年发表的 7 篇中文临床随机对照研究进行 Meta 分析，结果提示中国 FD 患者根除 Hp 后其消化不良症状可改善的 OR 值 3.61（95% CI 2.62~4.98）。Cochrane 数据库系统回顾 25 篇随机对照研究后，提出 Hp 检测和治疗的策略优于单纯抑酸治疗 [相对危险度（relative risk，RR）=0.59，95% CI 0.42~0.83]。因此，在经验性治疗无效的消化不良患者中应检测 Hp 的感染状态。亚洲地区 FD 共识意见也提倡对 Hp 感染状态进行检测，阳性者建议根除治疗。

最近发布的京都 Hp 胃炎全球共识提出，Hp 胃炎是消化不良的原因之一，建议对 Hp 阳性的胃炎患者行 Hp 根除治疗，如消化不良症状得以长期缓解，可以认为症状为 Hp 胃炎引起的，有别于 FD。

8. 胃镜检查　因我国 Hp 感染率和上消化道肿瘤患病率高，推荐初诊的消化不良患者及时进行胃镜检查。

证据等级：高质量 17.2%，中等质量 69.0%，低质量 3.5%，极低质量 10.3%。

推荐级别：A+ 4.8%，A 37.9%，A- 13.8%，D- 3.5%。

西方国家消化不良诊治指南中推荐，仅在经验治疗无效的患者或者具有警报症状的患者中行进一步的检查如上消化道内镜等，而我国 2007 年的指南中也未将内镜检查作为首诊患者需进行的检查项目。如前所述，中国地区 Hp 感染率高，部分人群中 Hp 的感染率高达 70%，此外，中国地区上消化道肿瘤的发生率也较欧美国家高。流行病学调查提示，我国广州地区 1998~2002 年期间，食管肿瘤的年龄标准化发病率（age-standardizedrate，ASR）为 9.3/10 万，胃癌为 17/10 万；而同期上海地区食管肿瘤和胃癌的 ASR 则分别为 9.4/10 万和 34.1/10 万。在 2007~2011 年间，美国食管肿瘤和胃癌的 ASR 分别为 4.4/10 万和 7.5/10 万。上海地区的一项研究回顾了 2002~2003 年连续就诊的 14101 例消化不良患者，对其胃镜、Hp 症状等情况进行分析，结果提示对 < 45 岁无警报症状的患者，如仅对 Hp 阳性患者进行内镜检查，16.7% 的胃癌会被漏诊。亚洲地区对早期胃镜在消化不良患者中作用的 Meta 分析提示，警报症状和年龄对预测消化不良患者肿瘤发生作用有限，鉴于亚洲地区上消化道肿瘤发生率高，建议在初诊的患者中及时进行胃镜检查。

9. 消化不良的辅助检查　包括血常规、血生物化学、粪便隐血、上腹部超声等，根据需要还可行结肠镜、上腹部 CT 或 MRI 检查。在寄生虫感染流行区域，建议行相应的病原学检测。

证据等级：高质量 14.8%，中等质量 85.2%。

推荐级别：A+ 64.3%，A 32.1%，A- 3.6%。

诊断 FD 需首先排除器质性疾病引起的相关症状。慢性肾病、甲状腺功能亢进和（或）减退、胰腺疾病和寄生虫感染等均可出现消化不良症状，需通过包括血常规、血生物化学、粪便隐血、上腹部超声、寄生虫检查等加以排除。此外，部分患者还需根据具体情况行结肠镜、上腹部 CT 或 MRI 检查排除恶性肿瘤如肝癌等。

10. 胃感觉运动功能检测　部分患者可能要行胃感觉运动功能检测，目前尚不推荐其为常规临床检测项目。

证据等级：高质量 3.6%，中等质量 64.3%，极低质量 32.1%。

推荐级别：A+ 41.4%，A 37.9%，A– 17.2%，D 3.4%。

胃感觉运动功能检测包括胃排空或胃容受性试验。尽管胃排空延迟和胃容受性下降与消化不良症状之间的相关性存在争议，但是消化不良发病机制的研究证实部分患者存在胃感觉运动功能异常。为研究 FD 的发病机制和评价药物疗效，可能需要进行胃感觉运动功能检测。已有多项临床用药研究采用胃恒压器试验，评估药物治疗对胃容受性舒张功能的改善作用。Lim 等也采用营养饮料试验研究胃感觉功能与消化不良症状的关系，定量评估伊托必利治疗消化不良的有效性。由于胃感觉运动功能的检测方法在我国普及率比较低，作为常规临床检测项目存在相当难度，因此不推荐将其作为临床常规检查项目治疗。

11. 饮食调整　有助于改善 FD 症状。

证据等级：高质量 3.6%，中等质量 57.1%，低质量 3.6%，极低质量 35.7%。

推荐级别：A+ 28.0%，A 56.0%，A– 16.0%。

虽然普遍认为不同食物、进食方式可能与 FD 有关，但是相关高质量的研究较少。已有的研究提示某些食物或食物添加剂能够导致或加重 FD 患者的症状，如粗粮、高脂饮食、刺激或辛辣食物、碳酸饮料、乙醇和浓茶等。有的食物则可能有助于减轻症状，如米饭、面包、酸奶、蜂蜜、冰糖、苹果等，进餐方式和进餐是否规律也可能影响消化不良症状。Keshteli 等对 4763 名普通人群的问卷调查研究显示，不规律进餐和快速进餐是导致 FD 患者症状的危险因素，而进餐过程中是否饮水和进餐与睡眠的间隔时间与 FD 患者的症状无相关性。来自中国的一项研究结果提示，不吃早餐、多餐、食用甜食和产气食物是诱发 FD 的危险因素，其中辛辣食物与 EPS 相关，而甜食和产气食物与 PD 关系更密切。

12. PPI 和 H_2 受体拮抗剂（H2RA）　可作为 FD 尤其是 EPS 的经验性治疗。

证据等级：高质量 31.0%，中等质量 65.6%，极低质量 3.4%。

推荐级别：A+ 75.9%，A 24.1%。

西方国家的研究发现部分 FD 患者存在病理性胃食管酸反流，非糜烂性胃食管反流病（NERD）和 FD 重叠现象常见。6 项基于西方国家患者进行的随机对照研究发现 PPI 改善 FD 患者症状的疗效优于安慰剂。2015 年日本消化病学会制订的 FD 指南认为 PPI 和 H2RA 都能有效改善 FD 症状，二者疗效相当。我国的研究也证实按罗马Ⅲ标准诊断的 FD 患者中，31.7% 存在病理性胃食管酸反流，PPI 治疗可以缓解部分患者的症状。Meta 分析发现，PPI 对表现为 EPS 亚型的 FD 患者症状缓解疗效较好。我国 2007 年中国消化不良诊治指南提出 H2RA 和小剂量 PPI 能有效治疗 FD。本共识意见依然推荐 PPI 或 H2RA 作为 FD 尤其是 EPS 患者的首选经验性治疗药物，疗程为 4~8 周。如症状改善不理想，可考虑调整治疗药物。

13. PPI 治疗剂量　在控制 FD 症状方面，大剂量 PPI 治疗并不优于标准剂量。

证据等级：高质量 46.4%，中等质量 53.6%。

推荐级别：A+ 86.2%，A 13.8%。

2012 年亚洲 FD 共识意见认为，根据多项研究，PPI 的剂量不影响 FD 的治疗效果，因此推荐 PPI 治疗 FD 的剂量为标准剂量。长期大剂量 PPI 应用并不能增加疗效，反而增加小肠细菌过度生长等药物不良反应的风险。

14. 促胃肠动力药　可作为 FD 特别是 PDS 的首选经验性治疗。

证据等级：高质量 27.6%，中等质量 69.0%，极低质量 3.4%。

推荐级别：A+ 75.0%，A 21.4%，A− 3.6%。

部分 FD 患者存在胃排空延迟，早期 Meta 分析显示疗程为 2~8 周的促动力药物治疗疗效优于安慰剂。国内应用较多的促动力药物主要是多潘立酮、莫沙必利和伊托必利。2011 年我国一项前瞻性、多中心研究显示，伊托必利治疗 FD 安全有效，疗效随治疗时间的延长有增加趋势。也有研究显示莫沙必利能明显改善 FD 患者的临床症状，对 PDS 和 EPS 都有效。许多关于促动力药物疗效的临床研究存在患者异质性和样本量较小的局限性。

15. 根除 Hp　对于 Hp 感染的 FD 患者，根除 Hp 能使部分患者受益。

证据等级：高质量 3.6%，中等质量 75.0%，极低质量 21.4%。

推荐级别：A+ 17.9%，A 42.9%，A− 39.2%。

京都 Hp 胃炎全球共识提出 Hp 感染是慢性胃炎的病因之一，有症状的 Hp 慢性胃炎应该进行 Hp 根除治疗。HEROES 试验纳入 400 余例符合罗马Ⅲ标准的 FD 患者，发现根除 Hp 能显著缓解部分患者症状，使患者长期受益。另一项随机、单盲、安慰剂对照的研究发现，在上腹痛和上腹部烧灼感为主的 FD 患者中，根除 Hp 后症状缓解率分别达 77.2% 和 82.0%，显著高于安慰剂组。而对于以餐后不适为主的 FD 患者，根除 Hp 对缓解症状的疗效与安慰剂治疗差异无统计学意义。一项纳入 644 例 FD 患者的多中心、随机回顾性研究发现，无论用三联还是四联疗法根除 Hp 都能使 FD 患者尤其是 EPS 患者获益。2012 年我国一项 Hp 与 FD 的 Meta 分析共纳入 7 项随机对照试验包括 1036 例 FD 患者，结果显示 Hp 根除组患者症状缓解率明显高于对照组，认为 Hp 根除治疗对 FD 患者症状的改善是有益的。除了改善 FD 的症状外，根除 Hp 还能降低日后发生消化性溃疡、胃癌和胃 MALT 淋巴瘤的风险。

16. 中药治疗　可改善部分 FD 患者的症状。

证据等级：中等质量 27.6%，低质量 17.2%，极低质量 55.2%。

推荐级别：A+ 17.2%，A 62.1%，A− 20.7%。

中医药在治疗功能性胃肠病方面有其独特的理论和经验。中国中西医结合学会消化系统疾病专业委员会也制订了《FD 的中西医结合诊疗共识意见（2010）》。日本的研究表明许多汉方草药对 FD 有一定的治疗效果。我国设计良好的随机对照研究不多。对于常规西医治疗效果不佳的患者可以尝试采用中医药治疗。

17. 消化酶　可作为 FD 的辅助治疗。

证据等级：中等质量 13.8%，低质量 17.2%，极低质量 69.0%。

推荐级别：A+ 6.9%，A 58.6%，A- 34.5%。

消化酶制剂有助于食物的消化吸收。近期国内一项随机双盲、双模拟、阳性药物平行对照的多中心研究入组了 203 例消化不良患者，分组给予复方消化酶片剂和复方消化酶胶囊治疗，两组的总有效率分别为 80.2% 和 79.4%，由此认为复方消化酶制剂能有效缓解 FD 患者的症状。仍需要更多的高质量临床研究来证实消化酶对于 FD 症状的缓解作用。

18. 精神心理治疗　对伴有焦虑抑郁的 FD 患者有效。

证据等级：高质量 15.4%，中等质量 57.7%，极低质量 26.9%。

推荐级别：A+ 53.6%，A 39.3%，A- 3.6%，D- 3.5%。

精神心理治疗 FD 的证据等级不一。目前应用抗焦虑和抑郁药物治疗功能性胃肠病 IBS，对于 FD 的治疗临床大宗研究数据非常有限。Talley 等对 292 例 FD 患者随机分组，分别给予阿米替林、西酞普兰和安慰剂，结果提示各组疗效差异无统计学意义，但进一步分析显示阿米替林对具有溃疡样疼痛的 FD 患者研究效果明显优于安慰剂（OF = 3∶1），且两种抗抑郁药对 FD 患者的生命质量具有明显的改善作用。Van Kerkhoven 等研究显示文拉法辛治疗 FD 疗效并不优于安慰剂。一项小样本研究显示阿米替林对伴有睡眠障碍的 FD 患者疗效优于安慰剂。来自中国台湾的一项开放式研究结果显示，氟西汀对伴有抑郁的 FD 患者疗效明显优于不伴抑郁的 FD 患者。苏梅蕾等对有明显焦虑抑郁、常规药物治疗无效的 FD 患者，给予抗抑郁治疗能明显改善其消化不良症状。上述研究结果提示，抗焦虑抑郁药物对于 FD 症状的改善效果存在不一致性。对于 FD 患者是否给予抗焦虑抑郁治疗应有针对性的选择。如患者的焦虑抑郁症状比较明显，应建议患者咨询心理科医师。

19. 穴位刺激治疗　对 FD 症状有一定疗效。

证据等级：中等质量 24.1%，低质量 10.4%，低质量 65.5%。

推荐级别：A 69.0%，A- 31.0%。

穴位刺激治疗 FD 的高质量研究较少，绝大部分的研究来自我国中医领域。吴晓尉等评价针灸对比胃肠促动力药物治疗 FD 疗效的 Meta 分析结果表明，针灸治疗 FD 的总有效率明显优于促动力剂。但是该项分析纳入的研究文献质量偏低，结果可能存在偏倚。在临床中常选用的 4 种穴位刺激治疗方案分别为经皮穴位电刺激、电针、毫针针刺和穴位埋线，常选用的穴位通常以足阳明经脉和任脉为主。穴位刺激治疗能改善 FD 患者上腹痛、反酸、嗳气、腹胀、纳差等症状。Park 等比较了经典穴位刺激及非穴位刺激治疗 FD 患者的疗效，结果显示两者均能缓解 FD 症状，提示穴位刺激治疗虽然能改善 FD 患者的症状，但是也不能除外安慰效应所起的作用。

第四节　中国功能性消化不良专家共识意见
——解读：定义和流行病学

功能性消化不良（FD）是一组临床综合征，且是经过检查未发现可解释这些症状的器质性疾病。FD 在我国发病率较高，但我国上消化道恶性肿瘤发病率和 Hp 感染率均明显高于西方国家，而我国内镜检查费用又明显低于西方国家。此外，自 2007 年我国消化不良诊治指南发布后，国内陆续有不少 FD 相关的流行病学和临床诊治文章发表。2015 年又发布了最新的京都 Hp 胃炎全球共识。综上，有必要重新制订适合我国国情的 FD 诊治策略。《中国 FD 专家共识意见（2015 年，上海）》（以下简称 2015 年 FD 共识）的修订采用了国际通用的 Delphi 程序，由全国各地本领域数名专家对草案进行讨论和多轮投票，直至达成共识意见。

2015 年 FD 共识分为 6 个推荐级别：A+，非常同意；A，同意，但有少许保留意见；A−，同意，但有较多保留意见；D−，不同意，但有较多保留意见；D，不同意，但有少许保留意见；D+，完全不同意。条目的证据分为 4 个等级：高质量，进一步研究也不可能改变该评估结果的可信度；中等质量，进一步研究很有可能影响该评估结果的可信度，且可能改变该评估结果；低质量，进一步研究极有可能影响该评估结果的可信度，且很可能改变该评估结果；极低质量，任何评估结果都很不确定。

一、FD 的定义

罗马Ⅲ标准中消化不良是指起源于胃及十二指肠的一个或一组症状，主要包括上腹部疼痛、上腹部烧灼感、餐后饱胀感和早饱感。我国 2007 年消化不良诊治指南对 FD 的定义是指源于上腹部，血生物化学和内镜等检查均无异常发现，临床表现难以用器质性疾病解释的一组症候群，主要表现为上腹部疼痛或烧灼感、餐后上腹部饱胀感和早饱感，可伴食欲不振、嗳气、恶心或呕吐等。亚洲 FD 共识意见则是将上腹部胀气也纳入定义中，因为多数专家认为上腹部胀气在亚洲消化不良患者中十分常见。国内的一些研究也表明，上腹部胀气在我国 FD 患者中亦较为常见。如一项针对福建省 1075 例 FD 患者进行的调查发现，约 55.2% 的患者存在腹胀症状。吴改玲和柯美云对 300 例 FD 和器质性消化不良（OD）患者研究分析，发现上腹胀、早饱和呃逆在 FD 组中更常见，而上腹痛在 FD 组中更常见。武汉协和医院的一项研究纳入了 158 例 FD 患者，通过统计学分析发现，15.2% 的患者有腹胀症状，13.9% 的患者存在上腹饱胀，其他主要症状为上腹痛（75.3%），此外还有上腹烧灼感（10.8%）、早饱（7.6%）、餐后饱胀（20.9%）。2015 年 FD 共识对消化不良的定义亦将上腹部胀气纳入定义，具体表述为"消化不良指位于上腹部的一个或一组症状，主要包括上腹部疼痛、上腹部烧灼感、餐后饱胀感及早饱，也包括上腹部胀气、嗳气、恶心和呕吐（证据等级：高质量 62.1%，中等质量 37.9%。推荐级别：A+ 82.8%，A 17.2%）"。

慢性消化不良症状可持续存在，可表现为间歇性发作或反复发作。罗马Ⅲ标准中 FD 的诊断标准要求病程 6 个月或以上者诊断为慢性消化不良。而亚洲 FD 共识中多数专家认为，对于亚洲人群来说，6 个月及以上的病程时间作为诊断标准有些过长。日本一项研究发现，有消化不良症状的患者大多在病程 6 个月以内就会首次就医。参与亚洲 FD 共识制订的专家中，68% 的专家认为 FD 的病程时间应设定为 3 个月。我国尚缺乏相关研究资料。但亚洲共识亦提出，设计 FD 相关研究时，应与罗马Ⅲ标准一致，病程仍以 6 个月为宜。许多器质性、系统性或代谢性疾病均可出现消化不良的症状，诊断 FD 的关键点是要除外可引起消化不良症状的疾病，常见的疾病包括消化性溃疡、消化道肿瘤、肝胆恶性肿瘤、寄生虫感染、慢性胰腺疾病、甲状腺功能亢进和（或）减退、慢性肾衰竭、电解质紊乱和部分药物治疗不良反应等。2015 年 FD 共识提出"FD 指具有慢性消化不良症状，但不能用器质性、系心理因素和社会传统性或代谢性疾病等来解释产生症状的原因（证据等级：高质量 34.5%，中等质量 65.5%；推荐级别：A+ 44.8%，A 41.4%，A– 20.7%）"。

二、FD 的流行病学

国内外研究表明，因消化不良症状接受胃镜检查的患者大多在检查后被诊断为 FD。如新加坡报道的一项对 5066 例消化不良患者的研究中，79.5% 的患者在检查后被诊断为 FD。亚洲一项以罗马Ⅲ标准诊断的多中心研究显示，1115 例消化不良患者经胃镜检查后，其中 43% 诊断为 FD。国内 2 项研究则提示，有消化不良症状的患者经检查后诊断为 FD 的比例分别为 69% 和 51%。但我国上消化道恶性肿瘤发病率较西方国家高，我国新近发布的恶性肿瘤流行病学数据显示，40~64 岁胃癌患者占胃癌总数的 53.4%。此外，结合我国早期胃癌筛查及内镜诊治共识意见，将 40 岁作为我国未经检查消化不良患者的警报年龄较为合适。2015 年 FD 共识指出"无警报症状的未经检查的消化不良多数为 FD（证据等级：高质量 14.3%，中等质量 75.0%，极低质量 10.7%；推荐级别：A+ 65.5%，A 24.1%，A– 10.4%）"。警报症状指不明原因的消瘦、进行性吞咽困难、反复或持续性呕吐、消化道出血、贫血、发热等症状和有胃癌家族史或 40 岁以上新发的消化不良症状者。

FD 常与其他功能性疾病重叠存在，如 IBS 和 GERD。国内外研究报道的 FD 与 IBS、GERD 重叠的发生率相差较大，可能与诊断标准、研究人群、社会文化或患者主观表述不同有关。目前认为 FD 与 GERD 重叠在亚洲人群中较常见。2015 年 FD 共识亦赞同部分 FD 与 IBS、GERD 重叠。部分 FD 解析。

与 IBS 重叠（证据等级：高质量 28.6%，中等质量 67.9%，极低质量 3.5%；推荐级别：

A+ 71.4%，A 28.6%）。部分 FD 与 GERD 重叠（证据等级：高质量 7.1%，中等质量 92.9%；推荐级别：A+ 69.0%，A 20.7%，A– 10.3%）。

功能性疾病虽为良性疾病，但常反复发作，病程较长，患者多四处就医，重复做大量检查，不仅耗费大量医疗资源，给个人和社会均带来巨大经济负担，也使患者身心俱疲，严重影响其生活和工作，生命质量低下，此外，此类患者常合并精神心理障碍，易出现抑郁、焦虑，并影响睡眠质量。而精神心理异常可能会加重患者的临床症状，并可能影响患者的就诊时间、诊治经过，以及治疗方案和疗效。就此，2015 年 FD 共识亦认为 FD 影响生命质量，其精神心理因素和社会经济条件会影响其就医行为。具体表述如下：FD 患者生命质量下降（证据等级：高质量 44.8%，中等质量 55.2%；推荐级别：A+ 82.8%，A 13.8%，A– 3.4%）。精神心理因素影响 FD 患者的就医行为（证据等级：高质量 21.4%，中等质量 71.4%，极低质量 7.2%；推荐级别：A+ 72.4%，A 27.6%）。

总之，FD 是我国常见的功能性疾病之一。在临床工作中，应注意除外器质性、系统性和代谢性疾病引起的消化不良症状，对于有警报症状的患者应尽早予以相应的检查以明确诊断。此外，有学者认为功能性胃肠疾病的发病机制可能相似，因此常重叠存在。在实际工作中，应注意甄别，以便制订更有效、更有针对性的个体化诊治方案。

第五节　功能性消化不良罗马诊断标准

在 20 世纪 80 年代中期，在筹备 1988 年在罗马举行的国际胃肠病学大会时，工作组受委托制订肠易激综合征的诊断标准。这个有里程碑意义的成果在国际胃肠病学大会上得到展示，接着发表在《国际胃肠病学》上，最后于 1994 年出版书籍，广泛发行，成为大家所熟知的罗马Ⅰ。

接着科学家、临床医生和教育工作者团队努力促进罗马Ⅰ，组建罗马基金会，使 1999~2000 年罗马Ⅱ、2006 年罗马Ⅲ以及罗马Ⅳ版本均得以更新和提升。

罗马系列丰富了我们对功能性胃肠病的理解，罗马Ⅳ把"功能性胃肠病，又称为肠脑互动异常"由单一的动力异常转变为包括神经胃肠病学和脑 – 肠互动多方面异常。

随着研究进展，即将微生态对肠道功能、人类基因和表观遗传学等也将无疑在未来罗马版本中进一步阐明这些疾病中起关键作用。

FGID 时间设定的变化：

罗马Ⅰ推荐诊断前至少 6 个月出现症状，且近 3 个月病情活动。

罗马Ⅱ对 FGID 病程的限定是过去 12 个月内至少 12 周有症状。分类标准的改变：反刍综合征从功能性食管疾病改为功能性胃十二指肠疾病，表明该症状是由胃及腹部功能障碍引起的。将功能性腹痛综合征（FAPs）单独归为一类：这是由于越来越多的证据表明，

FAPs 是由 CNS 对正常内脏信号的放大所致。诊断标准改变：罗马Ⅲ不再强调将功能性消化不良作为一个整体来研究，推荐将其分为餐后不适综合征和上腹疼痛综合征，类似于罗马Ⅱ中的动力障碍型和溃疡型消化不良。

一、罗马Ⅰ肠易激综合征诊断标准

制定罗马Ⅰ诊断标准始于 1988 年，罗马Ⅰ标准的制定主要参照 Manning 标准，制定出 IBS 诊断标准。

二、罗马Ⅱ FD 诊断标准

1999 年罗马Ⅱ诊断标准在"Gut"增利上发表。

下列症状在近 12 个月内至少出现 12 周，但无需连续。

（1）持续或反复性上腹痛或不适。

（2）无器质性疾病可解释的症状（包括内镜检查）。

（3）症状与排便无关。

基于本病存在不同典型症状，故还需分为以下三个亚型：

（1）溃疡样消化不良。以上腹中部疼痛为主要症状。

（2）动力障碍性消化不良。为上腹中部非疼痛性不适伴腹胀、早饱与恶心。

（3）非特异性消化不良。症状与上述不符的消化不良者。

三、罗马Ⅲ FD 诊断标准

2006 年，功能性胃肠病罗马委员会正式发布了功能性胃肠病罗马Ⅲ诊断标准。

其中定义是：起源于胃、十二指肠区域的消化不良症状，缺乏任何能解释症状的器质性、系统性或代谢性疾病的证据，这种症状可持续或者反复发作。

诊断标准为病程至少 6 个月，近 3 个月有症状，且符合以下标准：①一个或者一个以上症状：餐后饱胀不适、早饱、上腹痛、上腹烧灼感。②没有可以解释症状的器质性疾病的证据。根据症状群，可将 FD 分为餐后不适综合征和上腹痛综合征。

在诊断 FD 之前，必须排除能够引起类似症状的其他器质性疾病，如肝胆疾病、胰腺疾病、肠道疾病以及系统性疾病（如甲状腺功能亢进症、糖尿病、硬皮病等）对胃肠道的影响。

出现以下"报警表现"的，应该进一步深入检查：40 岁以后首次出现症状、明显的消瘦和体重下降、消化道出血和贫血、发热、腹部包块等。

四、罗马Ⅱ与罗马Ⅲ FD 诊断标准比较

研究指出，FD 符合罗马标准者占消化专科门诊患者的 20.17%，符合罗马Ⅱ标准者占 24.85%。符合罗马Ⅱ标准患者中 60.3% 同时符合罗马Ⅲ标准；32.7% 的患者存在早饱、餐后饱胀不适、上腹痛和上腹烧灼感中的至少一种症状，但不符合罗马Ⅲ标准；7.0% 的患者无上述 4 种症状，仅有恶心、嗳气、呕吐或上腹胀。符合罗马Ⅲ标准患者中 74.3% 同时符合罗马Ⅱ标准；10.2% 的患者存在早饱或餐后饱胀不适症状，排便后可获缓解，但不伴有大便性状或频率改变。罗马Ⅱ标准亚型构成比中仅符合餐后不适综合征者占 36.7%，仅符合上腹痛综合征者占 36.8%，同时符合上述两亚型者占 26.5%。罗马Ⅱ标准亚型构成比中溃疡样型占 43.9%，动力障碍型占 39.1%，非特异型占 17.0%。结论：该研究病例中符合 FD 罗马Ⅲ标准的患者比例低于罗马Ⅱ标准。罗马Ⅲ标准更强调近 3 个月的症状频率和严重程度、强调疾病的活动性和现症患者的诊断。

五、罗马Ⅳ FD 诊断标准

定义：罗马Ⅳ仍沿用罗马Ⅲ中的描述，即具有 4 项症状中的一项或多项（餐后饱胀、早饱感、上腹痛、上腹部烧灼感），且经过常规临床评估无法解释导致症状的原因者。临床常见伴随症状包括上腹胀气、嗳气、恶心、呕吐和不适等。而在上腹痛综合征（EPS）和餐后不适综合征（PDS）的症状发作频率、程度、排除症状及常规检查等方面，罗马Ⅳ进行了更为细致的描述。

诊断标准：

1. 包括以下 1 项或多项

（1）餐后饱胀不适。

（2）早饱不适感。

（3）中上腹痛。

（4）中上腹烧灼不适。

2. 无可以解释上述症状的结构性疾病的证据（包括胃镜检查） 诊断前症状出现至少 6 个月，近 3 个月符合以上诊断标准。诊断 PDS 和（或）EPS 必须符合以上标准。

餐后不适综合征（PDS）的诊断标准：必须包括以下 1 项或 2 项，且至少每周 3 日。

（1）餐后饱胀不适（以致影响日常活动）。

（2）早饱不适感（以致不能完成平常餐量的进食）。

（3）常规检查（包括胃镜检查）未发现可解释上述症状的器质性、系统性或代谢性疾病的证据。

诊断前症状出现至少 6 个月，近 3 个月符合以上诊断标准。

支持诊断的条件：

（1）也可存在餐后中上腹痛或烧灼感、中上腹胀气、过度嗳气和恶心。

（2）呕吐要考虑其他病症。

（3）烧心不是消化不良的症状，但常与本病并存。

（4）如症状在排便或排气后减轻，通常不应将其考虑为消化不良的症状。

（5）其他个别消化症状或症状群（如 GERD 和 IBS 症状）可与 PDS 并存。

上腹痛综合征（EPS）的诊断标准：必须包括以下 1 项或 2 项，且至少每周 1 日。

（1）中上腹痛（指令人不适的中上腹痛，以致影响日常活动）。

（2）中上腹烧灼不适（以致影响日常活动）。

（3）常规检查（包括胃镜检查）未发现可解释上述症状的器质性、系统性或代谢性疾病的证据。

诊断前症状出现至少 6 个月，且近 3 个月符合以下诊断标准。

支持诊断的条件：

（1）疼痛可因进餐诱发或缓解，或者可发生在空腹时。

（2）也可存在餐后中上腹胀气、嗳气和恶心。

（3）持续呕吐提示可能为其他病。

（4）烧心不是消化不良的症状，但常与本病并存。

（5）疼痛不符合胆囊或 Oddi 括约肌功能障碍的诊断标准。

（6）如症状在排便或排气后减轻，通常不应将其考虑为消化不良的症状。

（7）其他消化症状（如 GERD 和 IBS 症状）可与 PDS 并存。

第六节　幽门螺杆菌相关功能性消化不良

功能性消化不良是一组临床上很常见的症候群，人群中 10%~20% 的个体存在消化不良，我国因消化不良就诊的患者占普通内科门诊就论者的 10%，占消化科门诊就诊者 50%。为此，消化不良的处理耗费了大量医疗资源，合理的处理对于节约医疗资源具有重要作用。消化不良经相关检查后，可分为器质性和功能性两类，后一类消化不良占大多数。传统的消化不良原因归类中，一般不将慢性胃炎（包括 Hp 相关慢性活动性胃炎）作为器质性消化不良的原因，因为多数慢性胃炎患者无症状，有症状者其症状与慢性胃炎严重程度的相关度亦较低。

一、Hp 胃炎是部分消化不良患者症状的原因

Hp 胃炎可以在部分患者中产生消化不良症状这一结论的证据来自三方面：①志愿者研究：曾有 3 名志愿者吞服 Hp，证实可以诱发胃炎和消化不良症状。②根除治疗对消化不良症状的影响：不少安慰剂对照研究发现，根除 Hp 对 Hp 胃炎患者消化不良症状的疗效较安慰剂高约 10%，部分患者症状可获得长期缓解。需要指出的是，在消化不良处理的各种策略中，目前有安慰剂对照大样本研究证实疗效的仅仅是根除 Hp 和质子泵抑制剂（PPI）治疗。③相关机制研究：Hp 胃炎患者存在胃肠激素（胃泌素、ghrelin）水平改变，影响胃酸分泌，炎症可导致胃十二指肠高敏感和运动功能改变。这些改变可以解释消化不良症状的产生。

可以类比的是，感染可诱发肠易激综合征，即感染后肠易激综合征和感染可诱发消化不良，感染后消化不良者均已成为共识。

为什么不是所有 Hp 胃炎患者均产生消化不良症状呢？这一情况类似于 Hp 感染诱发的消化性溃疡，感染者中也仅有 15%~20% 的个体发生溃疡。这是由于 Hp 胃炎患者产生：消化不良症状或消化性溃疡，除 Hp 感染外，尚需其他因素（遗传因素、环境因素、精神/心理因素等）参与。

二、Hp 相关消化不良是一种独特实体

Hp 胃炎伴消化不良症状患者根除后基于症状变化情况可分为 3 类：①消化不良症状得到长期缓解。②症状无改善。③症状短时间改善后又复发。目前认为第一类患者属于 Hp 相关消化不良，这部分患者的 Hp 胃炎可以解释其消化不良症状，因此不应再属于罗马Ⅲ标准定义（无可以解释症状的器质性、系统性和代谢性疾病）的功能性消化不良。后两类患者虽然有 Hp 感染，但根除后症状无改善或仅有短时间改善（后者不排除根除方案中 PPI 的作用），因此仍可视为功能性消化不良。所以，Hp 相关消化不良是一种独特的疾病实体，即与根除 Hp 后症状无改善或仅短时间改善的患者不同，应归于器质性消化不良范畴，这一归类方法不同于传统归类方法，显得更为科学、客观。

三、根除 Hp 应作为消化不良处理的一线治疗

早在 2005 年，美国胃肠病学会关于消化不良处理方案的全面评估报告中就指出：总体而言，在功能性消化不良治疗中已确立疗效（与安慰剂治疗相比）的方案仅仅是根除

Hp 和 PPI 治疗，对于 Hp 阳性患者，根除治疗是最经济有效的方法，因为一次治疗可获得长期效果。"京都全球共识"仅仅是重申了根除 Hp 对消化不良症状的疗效高于安慰剂这一事实和推荐其作为一线治疗的观点。事实上，不仅美国，欧洲、亚洲以及一些已制订相关指南的国家均强烈推荐根除 Hp 作为消化不良的一线治疗，有高级别证据支持。"一线治疗"体现在：①未经调查消化不良的处理采用 Hp "检测和治疗"策略。②因消化不良症状行内镜检查，诊断为慢性胃炎（即明确为功能性消化不良）者检测 Hp，阳性者首先行根除治疗，根除后仍有症状者再采取相应治疗。

根除 Hp 作为消化不良处理的一线治疗不仅疗效相对较高，而且可以预防消化性溃疡和胃癌，减少传染源。我国"Hp 感染处理共识"（2007、2012 年）和"慢性胃炎共识意见"（2006、2012 年）中均推荐对 Hp 阳性慢性胃炎伴消化不良（相当于 Hp 阳性的功能性消化不良）者行根除治疗。鉴于我国内镜检查普及率高、检查费用低且上消化道肿瘤发病率高，未推荐"检测和治疗"策略。我国《消化不良诊治指南（2007 年）》处理流程图中未提及 Hp，显然不妥。我国学者撰文"重视根除 Hp 处理在消化不良处理中的应用"，详细阐述了根除 Hp 应作为消化不良处理的一线治疗的观点，可惜未引起国内学者的重视（极少被引用，不少消化科医师在消化不良患者的处理中不检测 Hp）。

Hp 是发现于胃黏膜上皮细胞表面的一种革兰阴性细菌，能够导致胃上皮黏膜层的慢性炎症，且全世界内约有 50% 的人感染 Hp，众多的人群基数研究显示，与对照组相比，在消化不良患者的胃黏膜中更容易发现 Hp，且国内外多数研究显示，对 Hp 阳性 FD 患者进行根除 Hp 治疗有助于 FD 症状的改善。

Hp 阳性 FD 或许是慢性胃炎疾病重叠，Hp 感染以及其他细菌所导致的消化不良症状应当被认为一种独立的疾病，需要与 FD 本身相区别。SuzuKi 等认为 FD 是一种高度异质性疾病，传统的病理生理模式，不足以解释观察到的现象变化，不能简单地把 Hp 相关性消化不良归类为非器质性疾病。

1. 与 Hp 感染相关的消化不良　京都共识指出，Hp 感染相关的消化不良是一种特殊类型的消化不良，对于此类患者，Hp 根除治疗是一线治疗。如消化不良症状在 Hp 根除成功 6~12 月后消失，提示消化不良与 Hp 感染有关；如成功根除 6~12 月后症状仍持续存在，则应考虑功能性消化不良的可能。

2. Hp 感染引起 FD 的可能机制　FD 的病因和发病机制至今尚不完全清楚，可能与多种因素有关。目前认为，上胃肠道动力障碍和感觉异常是 FD 的主要病理生理学基础。研究发现，FD 患者存在胃固体及液体排空延迟、进食后近端胃容受性扩张不良及胃窦运动异常等胃肠动力障碍的表现。相当部分 FD 患者胃对容量扩张的感觉阈值明显低于正常人，表明患者存在胃感觉过敏。

对 Hp 参与 FD 发病的可能机制已进行了很多研究。早年研究结果显示，Hp 阳性 FD 患者可有胃运动和排空异常，这可能与 Hp 感染增加胃泌素释放和胃酸分泌有关。

近年来已有不少研究证实，肠易激综合征（IBS）可继发于肠道感染后，并称这部分

IBS 感染后，FD 与 IBS 同为胃肠道功能性疾病，由此推理感染，特别是 Hp 感染在部分 FD 发病中也可能起重要作用。

目前认为 Hp 感染所致的胃黏膜炎症可导致胃感觉和运动异常，对动物模型的研究显示，慢性 Hp 感染可诱发胃和脊髓传出神经功能和形态改变。人体研究表明 Hp 阳性患者胃黏膜中感觉神经肽包括降钙素基因相关肽（CGRP）、P 物质水平显著升高，但患者胃对容量扩张的感觉阈值则明显低于正常人，发现为 Hp 感染导致胃运动和感觉功能改变提供了病理生理基础。

为什么 Hp 感染仅在部分人中产生消化不良症状或导致 FD 呢？其机制可能与 Hp 感染仅引起少部分人发生消化性溃疡或胃癌一样，Hp 感染产生消化不良症状或导致 FD 是 Hp 宿主和环境因素共同作用的结果。有研究表明，遗传因素在 FD 的发病中也可能起重要作用。

为什么根除 Hp 仅对部分 FD 患者有效呢？目前可能的解释包括：FD 发病是多因素作用的结果，Hp 感染仅是其中的因素之一，导致的胃和脊髓传出通路神经功能和形态改变，Hp 根除后恢复较缓慢或感染触发的神经免疫反应在病因根除后仍然发展。

第七节　感染后功能性消化不良

越来越多的资料表明，急性胃肠炎（AGE）恢复后也可发生 FD，即感染后功能性消化不良（PI-FD）。

一、PI-FD 的定义及诊断

2002 年 Tack 等分析了 400 例 FD 患者既往史，发现 17% 的 FD 患者症状的发生与 AGE 密切相关，即胃肠道感染恢复后患者可能继发 FD，由此提出感染后消化不良的概念。

目前多数学者认为 PI-FD 是指既往无症状的个体在 AGE 后出现符合罗马Ⅲ标准的 FD 症状。但在与 FD 相关的 AGE 诊断标准上存在争议，多数学者认为只要既往史有 AGE 的临床症状即可，部分学者强调出现至少两项 AGE 典型症状后，即发热、呕吐、腹泻和粪便培养阳性。在 AGE 与 FD 症状相关性上也存在多种观点，一种观点强调既往无 FD 临床表现的个体在出现一次 AGE 事件后立即发展而来的符合 FD 罗马标准的临床症状；另一种观点则认为 AGE 治愈后 6 个月内出现的 FD 症状可能与 AGE 有关，也应诊断为 PI-FD。

AGE 的诊断标准为至少符合发热、呕吐、腹泻、粪便培养阳性 4 项指标中的 2 项。但因 AGE 恢复较快，加上粪便培养方法敏感性差，导致粪便培养阳性率较低，故目前 PI-FD 的诊断主要根据临床症状。相关研究大多为回顾性研究，故研究中的 PI-FD 患者大多符合罗马Ⅱ标准，少数符合罗马Ⅲ标准，感染后随访的时间也长短不一，6个月到8年不等。

二、PI-FD 的病因及流行病学

Mearin 等发现西班牙一次肠道沙门菌感染暴发1年后，14.3%的感染者被诊断为FD，提示沙门菌感染性胃肠炎是FD的危险因素。Ford 等采用回顾性队列研究方法对8年前加拿大暴发的大肠杆菌O157和空肠弯曲杆菌感染事件进行分析，发现8年后29.9%的感染者出现了符合罗马Ⅱ标准的消化不良，显著高于非感染者FD发生率（14.7%）。Porter 等对2002~2011年美国的3次诺瓦克病毒感染暴发事件进行了回顾性队列研究，发现感染者消化不良的发生率是未感染者的1.5倍。2004年挪威贾第虫病水源性暴发后，10.7%的感染者出现感染后功能性胃肠病。上述研究提示细菌、病毒及寄生虫等病原体的胃肠道感染可能与PI-FD的发生有关。

既往报道PI-FD发病率为2.8%~42.4%，变异较大，可能与不同报道的AGE病因及PI-FD定义存在差异有关。2013年及2015年的两项荟萃研究结果显示，PI-FD的发病率分别为9.55%和9.7%。2008年，Li 等报道AGE患者6个月内FD的发生率为6.7%。目前有关PI-FD的流行病学资料多为回顾性研究。

三、PI-FD 的临床表现及特点

Tack 等研究发现PI-FD患者与未特别指明的FD患者相比，早饱、体质量下降、恶心、呕吐等症状更常见。Dizdar 等研究显示PI-FD与腹胀、餐后不适、腹痛和恶心显著相关。Karamanolis 等研究则表明，PI-FD与早饱、呕吐显著相关。此外，Porter 等及Ford 等报道反流和烧心的发病率在PI-FD患者中比非特指FD患者要高。国内一项研究表明，PI-FD患者以上腹痛、上腹烧灼感和早饱症状为主要表现。目前根据罗马Ⅲ共识，FD分两种亚型：一是上腹痛综合征（EPS），其临床特征为上腹疼痛伴烧心；二是餐后不适综合征（PDS），其临床特征为餐后饱胀和早饱。Futagami 等根据罗马Ⅲ标准将PI-FD分为EPS组和PDS组，两种亚型所占比例几乎相同，无症状重叠者。

PI-FD患者有以下特点：①儿童、青年人中更为常见。国外的一项大样本研究（包括成人及儿童人群）发现儿童发生PI-FD的风险明显高于成人；Li 等的小样本成人研究结果显示PI-FD患者的年龄比非特指FD患者更年轻化，其平均年龄分别为27.7岁和41.7岁。②女性、吸烟者中的发病率更高一些。③呕吐和腹痛症状的持续时间越长，继发FD的概率越高。④AGE患者使用抗菌药物与PI-FD发病率的相关性尚不清楚。Mearin 等报道，2002年西班牙沙门菌肠道感染暴发中，使用抗菌药者1年后PI-FD患病率（20%）高于未使用抗菌药物者（12%）。

四、PI-FD 的发病机制

近年来有关 PI-FD 发病机制的研究取得了较大进展，PI-FD 的发生可能主要与以下因素有关。

1. 十二指肠免疫激活　传统观点认为胃是引起 FD 患者症状的主要部位，而最近十二指肠逐渐被公认为产生 FD 症状的关键部位，因其对胃酸和脂质敏感性增加而导致消化不良症状，但十二指肠敏感性增加的潜在机制尚不明确，目前认为可能与十二指肠低度炎症即免疫激活有关，而感染又被认为是十二指肠免疫激活的始动因素之一，AGE 可能因引起十二指肠免疫激活而导致 PI-FD 的发生。Kindt 等研究发现 PI-FD 患者十二指肠隐窝周围持续存在 T 细胞聚集、CD4+T 细胞减少和巨噬细胞数量增加，这提示病原菌被驱除后，黏膜急性损伤虽然修复，但免疫系统终止炎症反应的能力受损，免疫系统对局部轻微炎症的持续反应可能介导了 PI-FD 的发病。

（1）嗜酸性粒细胞和肥大细胞：嗜酸性粒细胞和肥大细胞作为胃肠道黏膜中重要的免疫细胞，对胃肠功能存在重要的调节作用。肥大细胞可以诱导嗜酸性粒细胞迁移，而嗜酸性粒细胞可以激活肥大细胞，从而引起免疫反应和免疫激活。临床研究，发现 PL-FD 患者十二指肠黏膜嗜酸性粒细胞明显增多，少数研究发现肥大细胞亦有所增加。动物实验发现嗜酸性粒细胞可以引起胃肠道运动功能紊乱和胃舒张功能受损。嗜酸性粒细胞分泌各种细胞因子、趋化因子和神经活性物质，可以通过脱颗粒导致神经刺激，引起平滑肌收缩，从而导致胃肠道症状，如腹痛和腹胀。激活的肥大细胞释放类胰蛋白酶、组胺和前列腺素 D2 等介质。动物实验已证实，肠易激综合征（IBS）患者黏膜肥大细胞释放的介质可刺激大鼠内脏痛觉神经，提示肥大细胞可参与患者内脏高敏感性机制。PI-FD 与 PI-IBS 同属感染后功能性胃肠病范畴，可能代表相同病理生理机制的不同方面。研究发现 PI-FD 患者十二指肠黏膜以嗜酸性粒细胞明显增多为主，而 PI-IBS 患者十二指肠黏膜则以肥大细胞明显增多为主，极少发现嗜酸性粒细胞增多的现象，似乎十二指肠嗜酸性粒细胞增加与 FD 相关性更大，而十二指肠肥大细胞浸润增加与 IBS 相关性更大。

（2）巨噬细胞：十二指肠黏膜巨噬细胞显著增加已在 PI-FD 患者中发现。Futagami 等研究显示 PI-FD 患者与非特指 FD 相比，十二指肠 CCR2 阳性巨噬细胞（活化的巨噬细胞）数量显著增加。CCR2 阳性巨噬细胞分泌的前列腺素可能通过增加神经末梢的敏感性引起内脏敏感性增加导致临床症状，在 PI-FD 发病机制中起到重要作用。

2. 胃容受性受损和胃排空延迟　研究发现 PI-FD 与胃容受性受损显著相关，与非特指 FD 患者相比更为常见，其原因可能归咎于神经元功能受损，而胃排空延迟和胃扩张的内脏高敏感性的发病率与非特指 FD 患者是相似的。贾第虫病和诺瓦克病毒感染所致的 PI-FD 患者胃排空延迟。

3.胃黏膜炎症细胞浸润 胃黏膜中的肥大细胞和嗜铬细胞可以分泌组胺、类胰蛋白酶和 5-HT 等介质，前者通过释放组胺和类胰蛋白酶影响胃肠道肌肉和神经功能，参与了胃排空及胃电活动障碍的产生，而后者通过释放 5-HT 发挥作用，激活黏膜下传入神经纤维，通过肠固有神经功能系统调节局部兴奋和抑制，从而导致胃肠动力、分泌功能异常和内脏高敏感性。而 Li 等研究也发现 PI-FD 与非特指 FD 相比，胃窦黏膜中肥大细胞和嗜铬细胞显著增多，胃黏膜中组胺和 5- 羟色胺的释放显著增加，类胰蛋白酶存在高表达。这可能也是胃肠道感染后患者产生慢性胃肠道功能紊乱机制之一。

五、PI-FD 的治疗

越来越多的资料表明，FD 患者中单纯的 PDS 和 EPS 患者比例较小，多数为重叠型，FD 罗马Ⅲ分型对 FD 治疗的指导意义有限。近期小样本资料显示，根据罗马Ⅲ标准，PI-FD 中 EPS 和 PDS 的比例几乎相同，无重叠型。因此，罗马Ⅲ标准分型对 PI-FD 患者的治疗更有指导意义，即可根据症状进行经验性抑酸或促动力治疗。有报道 Hp 感染对胃排空及十二指肠组织学炎症等均无显著影响，根除 Hp 后不能有效缓解组织学炎症，因此，Hp 根除治疗在缓解 PI-FD 患者症状上可能益处不大，PI-FD 患者有 Hp 感染时是否应作 Hp 根除治疗，有待进一步研究。除了上述常规治疗外，PI-FD 患者因其发病机制的特殊性，存在以下可能的治疗方法。

1.改善胃容受性受损 Tack 等报道 5- 羟色胺 1A 受体激动剂 - 丁螺环酮可显著改善 FD 患者症状及胃容受性受损。PI-FD 与非特指 FD 相比，胃容受性受损更常见，理论上丁螺环酮治疗 PI-FD 可能更有效，但目前尚无类似报道，可能是今后 PI-FD 治疗研究的方向。

2.免疫调节 糖皮质激素及抗炎药物对嗜酸细胞性食管炎有一定的治疗效果，而 PI-FD 患者十二指肠黏膜嗜酸性粒细胞浸润也有显著增加，从通过糖皮质激素及抗炎药物阻断免疫反应的角度治疗 PI-FD 患者可能获益，目前尚无此类药物对 PI-FD 的报道，有待进一步探索。目前研究表明，肥大细胞稳定剂酮替芬可以降低内脏敏感性，并能改善 IBS 患者肠道症状。PI-FD 患者胃黏膜肥大细胞显著增加，理论上探索酮替芬治疗 PI-FD 的效果具有积极意义。

六、预防

PI-FD 发病的根本原因为急性胃肠道感染，注意食物的清洁卫生应是预防此病的关键，尤其是儿童患者。现有资料表明，AGE 期间的治疗措施（如抗菌药物和止吐药物等）对 PI-FD 的发病是否有影响尚不明确。如何防止 AGE 患者进展为 PI-FD，有待进一步研究。

第八节 体重减轻型功能性消化不良

体重减轻型功能性消化不良（FD-WL）患者是临床实践中往往被忽视的群体。然而，我们的前期研究发现 FD 伴体重减轻患者并不少见，19.58% 的 FD 病人在发病以后体重下降百分比大于 5%。FD 伴有体重减轻患者往往食欲较差，焦虑、抑郁发病率较高，焦虑、抑郁程度严重，睡眠情况和生活质量较差。此外，Tack 等研究中发现，参加实验的功能性消化不良患者中过半数体重减轻比例大于 5%，从而提出 FD-WL 的定义。这可能提示我们按照体重下降百分比来分类 FD 病人在一定程度上有利于区分 FD 亚型。

目前 FD 的病因及发病机制尚未完全明确，目前认为与胃肠运动功能障碍（包括空腹时胃运动障碍、餐后胃内食物分布异常、胃窦-幽门-十二指肠协调运动异常、胃排空延迟）、内脏感觉异常、激素（如 MLT、GAS、CCK 等）、精神心理因素、幽门螺杆菌（Hp）感染等因素有关。

生长激素释放肽（ghrelin）与瘦素（leptin）是一对生物学效应相对抗的脂肪因子，共同参与调节机体的能量代谢，且两者相互作用。研究发现，可能处于动态平衡状态，二者的比值是相对恒定的，从而保持身体能量代谢的平衡，此平衡状态对体重的保持亦有重要意义。

Leptin 由肥胖基因（Ob 基因）编码、白色脂肪细胞分泌的一种内源性激素，Leptin 是一种多效性分子，生理条件下有明显的昼夜节律性，呈脉冲式分泌（夜间最高，中午最低）。其分泌和表达受多种因素调节，其中内分泌激素（如胰岛素、雌激素、糖皮质激素等）和细胞因子（如 TNF-α、IL-1 等）可促进 Leptin 的表达和分泌，而游离脂肪酸、生长激素等可抑制其分泌和表达。已有大量研究表明，女性的血清 Leptin 浓度会高于男性，究其原因可能与男女性别不同，其体脂的含量不同有关。而肥胖患者血清 Leptin 水平明显升高，并与 BMI 及脂肪的分布呈正相关，可能是因为机体内出现 Leptin 抵抗有关。同时研究发现，Leptin 可能作为胰岛素的负调节因子参与胰岛素抵抗，进一步提示糖尿病患者存在的胰岛素抵抗与其体内高 Leptin 血症有关。此外研究报道显示，高血压、糖尿病、脂质代谢紊乱、肝肾功能不全、心脑血管病、恶性肿瘤等疾病均可引起血清 Leptin 水平升高。瘦素受体（LEPR）的分布及构型不同，决定 Leptin 作用的多样性。研究发现 Leptin 及 LEPR 与肥胖和相关疾病，如高血压、冠心病、糖尿病、脂代谢紊乱有着密切联系，多数肥胖患者表现为瘦素抵抗状态，

LEPR（Ob-R）属于 I 类细胞因子受体，Ob-Rb 主要存在于下丘脑的弓状核和室旁核，是 Leptin 作用的主要功能受体，主要通过 Janus 激酶（JAK）发挥作用和活化信号。Leptin 与受体结合后，与受体胞内区耦联的 JAK 蛋白相互磷酸化，形成活化的 JAK 酪氨酸激酶，使转录激活蛋白（signal transducers and activators of transcription，STAT）发生磷酸化并转入

胞内，识别并结合到启动子区 Leptin 的活化或相关序列，调控 Leptin 的基因转录。除了 JAK 途径外，还可通过丝裂原活化蛋白激酶（MAPK）途径和磷酸肌醇激酶3（PI3-K）途径转导。Ob-Rb 在外周组织中主要位于脂肪细胞、胰岛细胞、胃肠组织及肝肾肺等器官，它可促进脂蛋白的生成和脂质的氧化、血糖的内环境稳定、调节胃肠道运动、促进炎症的修复、调节细胞的增殖等，但其作用机制目前仍不明了，有待进一步深入研究。

人类的 LEPR 基因位于 1q31，长度约 70kB，由 20 个外显子、19 个内含子组成，研究表明 LEPR 基因可产生多类型的基因突变，主要来自于编码的基因序列中单个碱基的变异，这些变异导致其基因呈现多态性，而诸多的多态性位点几乎在该基因的 20 个外显子上均可发现。Matsuok 等在日本肥胖患者研究中发现 Ob-Rb 基因编码区存在 7 个核苷酸序列变异，分别是 Lys109Arg，Gln223Arg，Ala976Asp，Prol019Pro，Ser492Thr，Lys656Asn，Ser343Ser，其中在前 4 位变异频率较高，其变异频率分别为 79%、91%、100%、85%。上述 LEPR 基因多态性变化可使相应的基因产物发生变化，进而配体与受体结合障碍，最终可与疾病的发生发展相关。目前国内外学者对 LEPR 基因 Gln223Arg 多态性与体重减轻型功能性消化不良的研究较少，本次研究选择了多态性频率较高的 Glh23Ag 位点，并应用 PCRRELP 技术分析广东地区汉族体重减轻型功能性消化不良患者和正常体检者 LEPR 基因 Gln223Arg 多态性，本次选取的研究对象等位基因 G 和 A 的频率分布均符合 Hardy-Weinberg 定律，并与相关报道日本（两组 G/A 频率分别为 85%、15%）及上海地区汉族（88.9%、11.1%）的基因频率分布相近。提示该等位基因频率在亚洲人种中的分布保持一致。

目前 LEPR 基因多态性成为研究热点，大量的文献表明 LEPR 基因多态性与临床疾病如功能性消化不良、肥胖、高血压、脂代谢紊乱、糖尿病、胃肠道疾病等有密切关系。研究发现 LEPR 基因 Gln223Arg 多态性位于第 6 外显子内第 668 位核苷酸变异，其原因可能为 LEPR 基因第 223 号密码子发生等位基因突变，该突变位于 LEPR 的胞外基因编码区，导致 LEPR 基因 RNA 剪接异常，从而产生了异常的 LEPR，进而影响与 Leptin 的结合。但目前关于精氨酸 A 与 G 等位基因之间变化替代关系存在较大争议，Fong 等人主张是由精氨酸（Arg）A 到谷氨酰胺（Gln）G 变异，而 Chen 等人关于 LEPR 基因 Gln223Arg 多态性可导致肥胖的研究结果显示是由 G 到 A 变异，A 等位基因变异是肥胖、高血压、功能性消化不良的主要危险因子。本次研究结果发现：体重减轻型功能性消化不良在广东地区男性中存在 LEPR 基因 Gln223Arg 多态性，体重减轻型功能性消化不良男性患者 Gln223Arg 多态性位点的（AA+AG）基因型及 A 等位基因分布频率均明显高于对照组（$P<0.05$），提示 LEPR 等位基因由 G 到 A 的变异与男性体重减轻型功能性消化不良的发病相关，且 A 等位基因可能是本地区男性发生体重减轻型功能性消化不良发生的主要危险因子。但由于 LEPR 基因结构复杂、变异多样，且有地域和种族差异，需进一步扩大样本量做进一步研究，并且探求 A 等位基因变异是否为体重减轻型功能性消化不良患者患病的基础病变之一。

本研究进一步对体重减轻型功能性消化不良患者不同基因型进行 Leptin 水平的比较，发现 AA+AG 基因型患者血清 Leptin 水平较 GG 基因型患者无统计学意义（$P>0.05$），提示体重减轻型功能性消化不良患者血清 Leptin 水平与 LEPR 基因 Gln223Arg 的 G、A 等位基因变异无关。因为这个多态性位点位于第 6 个外显子，处于胞外区，它的变异可能不直接影响血清瘦素的浓度，而是更有可能因为这个 Gln-Arg 的错义突变，影响了受体结构的空间构象等，从而影响了胞外信号转导，进一步影响瘦素与瘦素受体结合后一些特定基因的表达，从而使得这个位点的变异成为体重减轻型功能性消化不良发生的主要危险因子。

Ghrelin 是 Kojima 等于 1999 年利用免疫组化法在小鼠和人体的胃内分泌细胞下及丘脑弓状核中发现一种由 28 个氨基酸构成的多肽，分子量为 3300 Da，颗粒直径 90~150mm。Ghrelin 前体 N 端的前 23 个氨基酸残基具有分泌信号肽特征，从第 24 位的甘氨酸到第 52 位的 28 个氨基酸为 Ghrelin 序列，Ghrelin 的 C 末端的 P-R（脯氨酸-精氨酸）结构为其识别部位。对 Ghrelin 的组成和结构分析表明，Ghrelin 主要有两种分子存在形式，即第 3 位丝氨酸残基 N 端辛酰基化和去 N 端辛酰基化。人的 Ghrelin 氨基酸排列顺序为 G-S-S-F-L-S-P-E-H-Q-R-V-Q-Q-R-K-E-S-K-K-P-P-A-K-L-Q-P-R，第 3 位丝氨酸残基 N 端辛酰基化，对其生物活性具有重要作用，去 N 端辛酰基化后，则失去生物活性，其中前 4 个氨基酸片断（G-S-S-F）是 Ghrelin 的最小活性中心。Ghrelin 在不同种属结构可稍有不同，人和小鼠同源性达 89%，仅在 11、12 位的氨基酸不同，人 Ghrelin 为精氨酸和缬氨酸，而鼠是赖氨酸和丙氨酸。人类 Ghrelin 基因位于 3 号染色体（3p25-26），包含 4 个外显子和 3 个内含子。Ghrelin 全肽的半衰期是 27~31min，酰基化的 Ghrelin 半衰期是 9~13min。

Ghrelin 主要由胃合成，胃体 Ghrelin 细胞的分布密度是下段小肠的十几乃至上百倍，原位杂交方法显示，主要位于泌酸腺腺体的体部至底部，部分位于腺体颈部，而十二指肠、回肠、盲肠、结肠的 Ghrelin 细胞散在分布于腺管上皮细胞间及绒毛内。合成 Ghrelin 的细胞是 X/A 样细胞，简写为 Gr 细胞，按是否与腺腔相通分为开放型和闭锁型，这种细胞呈紧密排列，与胃腔不连续，说明它们接受胃腔的物理刺激，基底部的化学刺激，或者两者均有。循环中的 Ghrelin 大部分来源于胃，胃分流术后患者血中 Ghrelin 下降 65%~77%。有研究显示，人胎盘组织、胰岛细胞、甲状腺滤泡旁细胞、淋巴细胞、小鼠肾、肾小球、培养的肾细胞、大鼠睾丸细胞均能分泌 Ghrelin 或有 Ghrelin mRNA 的表达，胃肠道平滑肌组织、胃肠道内在神经丛、神经节均有 Ghrelin 受体表达，同时在下丘脑和垂体组织中亦有 Ghrelin 受体分布。这些说明 Ghrelin 会具有广泛的生理学作用。

血浆 Ghcim 分泌呈一定的昼夜节律，在凌晨 2：00 达最高水平，之后逐渐下降，至上午 9：00 降至最低，此节律与应激素相同，Cummgs 等对人的研究证实，血浆 Ghrelin 的峰值在进餐前，而在餐后 20min 开始下降，约 1h 明显快速下降。还有研究显示，Ghrelin 的夜间分泌与性别有关，在 20：00~23：00 时，正常年轻和中年女性的 Ghrelin 水平比男性偏高，但在 23：00~7：00 时，无显著的性别差异。且女性在 20：00~7：00 时 Ghrelin 水平无明显变化，而男性在 20：00 时 Ghrelin 水平最低，之后逐渐升高，在 4：20 时有个小高峰，但最终男性的 Ghrelin 水平仍低于女性。Ghrelin 是通过与其特异性受体即生长激素促分泌素受体（growth hormone secretagogue receptor，GHS-R）结合发挥生物学效的，GHS-R 是一种 G 蛋白耦联受体，包括 Ia 和 Ip 两种亚型。生长激素促分泌素（growth hormone secretagogue，GHS）的促分泌效应主要是通过与 GHS-IR a 结合而发挥的。Ghrelin 的功能性受体 GHS-IR a mRNA 主要在垂体表达，在下丘脑弓状核、腹内侧核、漏斗核也有表达，而在甲状腺、胰腺、脾脏、脂肪组织及肾上腺表达水平很低，而非功能性 GHS-IR β mRNA 在组织器官中广泛表达。

Ghrelin 表达受多种因素的调节。空腹时血浆 Ghrelin 水平显著升高，进餐后则显著下降，60~120min 时达到最低。高脂饮食时胃中 Ghrelin 水平升高、在肥胖者中血浆 Ghrelin 水平降低，随着体重恢复，Ghrelin 水平也逐渐恢复，在神经性厌食（Anorexia nervous，AN）和恶病质患者中，血浆 Ghrelin 的水平显著增加，且 AN 患者进食后诱导血浆 Ghrelin 下降的缺失，其中机制可能为机体对长期摄食减少的一种适应。Prader Willi 综合征中，空腹 Ghrelin 的浓度增高，可能与其多食特征相关。糖尿病的高发人群血浆 Ghrelin 浓度明显降低。Ghrelin 也受多种激素的调节。胰岛素和 Ghrelin 分泌呈负相关，不管血糖水平正常与否，高浓度胰岛素均能使血 Ghrelin 浓度下降 15%~50%，2 型糖尿病患者血浆 Ghrelin 水平下降，可能与高胰岛素血症相关。患者血浆 Ghrelin 水平升高，且餐后 Ghrelin 水平下降缺失，可能与胰岛素缺乏相关。在 1 型糖尿病患者接受餐前大剂量胰岛素的治疗组、基础胰岛素治疗组和正常对照组中，摄食后血浆 Ghrelin 的浓度分别下降 57%±3%，38%±8%，32%±4%，而未接受胰岛素治疗者则无明显下降，说明胰岛素是餐时 Ghrelin 下降所必需的。其机制可能为胰岛素直接或间接作用于胃黏膜 X/A 样细胞，抑制 Ghrelin 的合成和分泌；或者作用于下丘脑胰岛素受体，调节细胞内血糖和非酰化脂肪酸水平，从而影响 Ghrelin 的合成和分泌。生长激素、生长抑素、urocortil 和甲状腺素等均可以抑制 Ghrelin 分泌。综上所述。高脂饮食、高血糖、高胰岛素水平、高 BMI、胃切除术后、摄食增加以及生长抑素（somalostain，SS）、白介素（interletukin IL）-1 β、生长激素（growth hormonm，GH）都可以抑制 Ghrelin 的分泌。而饥饿、低蛋白饮食、体重减轻及乙酰胆碱则可以使 Ghrelin 分泌增多。

作为主要由胃和下丘脑弓状核神经元释放的脑肠肽，Ghrelin 通过旁分泌、自分泌和内分泌作用，联系胃肠道和中枢，调节消化系统功能。在生长激素缺乏的动物模型上该调节作用仍存在，提示 Ghrelin 对消化系统功能的调节不依赖于生长激素的释放。这种调节作用不是孤立的，而是受到中枢阿片 - 促黑素细胞皮质素原（proopiomelanocortin，POMC）、瘦素及可卡因 - 苯丙胺调节转录因子（coeaine and amphetamine regulated transcript，CART）的影响。

Takamori 等的研究显示，空腹血浆非酰基化 Ghrelin 水平和血浆总 Ghrelin 水平在 FD 患者显著低于对照组，但是空腹血浆酰基化 Ghrelin 水平和餐后各种形式的 Ghrelin 水平在两组是相同的。FD 患者的血浆总 Ghrelin 水平在空腹和进食后没有变化，而对照组则有变化。FD 患者的胃排空、血浆 Ghrelin 水平和心理因素之间没有相关性。提示，FD 患者的血浆 Ghrelin 总的分泌能力或者代谢状况可能是有变化的，这在 FD 患者的病理生理中起了一定的作用，并且不依赖胃排空延迟或是心理机能紊乱。

Korbonits 等人用测序法检测 Ghrelin 基因的 10 个单核苷酸多态性（Singk cdoide polymorphisms，SNPs），其中较常见的是 Leu72Met、Arg5Gin 和 GIN90Leu。Leu72Met（C408A）和 Arg51Gin（G346A）基因型分布在不同的人群中有所不同，白人、黑人和黄种人之间差异较大。就 Leu72Met 基因型来说。黑人野生型的效率最高，白人其次。本次研究结果提示等位基因 C 和 A 的效率分别为 78.2% 和 21.8%，与韩国的研究结果也有所不同。而 Arg51Gin 基因型分布其结果和 HERITAGE Family 研究中黑人的结果基本一致，均为 0，提示对于黑人和中国人来说这种类型的突变很罕见。至今尚未见到有亚洲其他国家关于这一基因型分布频率的报道。

一系列研究结果显示，Leu72Met 基因多态性会导致肥胖等疾病的发生。英国的一项研究表明，C408A 多态性和肥胖发病年龄相关，含 A 等位基因患者出现肥胖的年龄比含 C 等位基因者早，Ghrelin 基因 C408A 多态性对预测青少年肥胖有一定的作用。瑞典的 3 项人群研究表明，等位基因 A 的携带状况与脂肪体积相关，携带 A 等位基因能对抗脂肪堆积，纯合子 CC 基因型的个体内脏脂肪的体积大于 CA 及 AA 基因型者，其体内三酰甘油水平也高于 CA 及 AA 基因型者。在对于瑞典肥胖课题研究人群中发现，携带 A 等位基因者在 BMI<25kg/m^2 的人群中出现的频率高于 BMI>25kg/m^2（19.2% vs 14.8%，$P<0.05$）。Quebec Family 研究结果示等位基因 A 的携带者具有较少的脂肪含量、腹部内脏脂肪。本次研究结果发现：体质量减轻型功能性消化不良在广东地区女性中存在 Ghrelin 基因 Leu72Met 多态性，体质量减轻型功能性消化不良女性患者 Leu72Met 多态性位点的（AA+AC）基因型及 A 等位基因分布频率均明显高于对照组（$P<0.05$），提示 Ghrelin 等位基因由 C 到 A 的变异与女性体质量减轻型功能性消化不良的发病相关，且 A 等位基因可能是本地区女性体质量减轻型功能性消化不良发生的主要危险因子。但由于 Ghrelin 基因结构复杂、变异多样，且有地域和种族差异，需进一步扩大样本量做进一步研究，并且探求 A 等位基因变异是否为体质量减轻型功能性消化不良患者患病的基础病变之一。

本研究进一步对体质量减轻型功能性消化不良患者不同基因型进行 Ghrelin 水平的比较，发现在全部受试者中，携带 Ghrelin 基因 Leu72Met（AA+AC）的基因型组，体质量（kg）、BMI（kg/m^2）和血清 Ghrelin 水平均低于基因型（CC）组，并具有统计学意义上的差异。在女性受试者中，携带 Ghrelin 基因 Leu72Met（AA+AC）的基因型组，体质量（kg）和血清 Ghrelin 水平均低于基因型（CC）组，并具有统计学意义上的差异。这可能的机制是 Leu72Met（C408A）导致前 Ghrelin 分子末端的 1 个氨基酸发生改变，这种突变的改变虽然不是蛋白水解酶作用的位点，但是可能损害了蛋白水解的进程，也可能改变了 mRNA 的稳定性，或是改变了 Ghrelin 分泌和（或）活性，从而使得这个位点的变异成为了体质量减轻型功能性消化不良发生的主要危险因子。

第九节　伴精神症状的功能性消化不良

FD 的发病机制，近年来一些学者提出脑 – 肠轴学说，脑 – 肠轴是机体的中枢神经系统、肠神经系统和脑肠肽形成的一个庞大的神经 – 内分泌网络。脑肠肽即胃肠激素，包括肥胖抑制素（obestatin）、胃促生长素（ghrelin）等。大量研究表明，FD 患者常常伴有精神心理异常，其中焦虑、抑郁最常见。

Obestatin 是 2005 年发现的一种新型能量与摄食调节肽，由 23 个氨基酸组成，在胃肠道及下丘脑具有高表达。Obestatin 和 Ghrelin 是由共同起源的内分泌细胞的前激素原经转译后处理衍生而来，但是他们对胃肠动力的作用却完全不同。Ghrelin 可增加大鼠体质量，而同等剂量的 obestatin 却抑制体质量增加。Obestatin 的生理学作用还包括：减慢胃肠排空速度和抑制胃肠道收缩、抑制饥饿感、抑制摄食，这些作用均与 Ghrelin 作用相反。Zhang 等研究显示，给大鼠腹腔内或脑室内注射 obestatin，均呈时间和剂量依赖性抑制摄食，抑制大鼠的体质量增加。Ataka 等研究发现，给予饱食状态下的有意识地大鼠静脉注射 obestatin 时，会抑制胃窦和十二指肠动力的活性。张维等研究发现，FD 患者组 obestatin 水平较对照组降低。有研究发现存在精神症状的 FD 患者空腹血浆 obestatin 水平明显高于对照组，而与 obestatin 的生理作用相一致，推测精神症状可能为 obestatin 水平的独立影响因素。研究还发现，血浆 obestatin 与 HAMA 及 HAMD 评分均呈正相关，且中度焦虑、严重抑郁及焦虑合并抑郁患者的 obestatin 水平均高于对照组，而轻度焦虑及轻中度抑郁患者 obestatin 水平与对照组相比差异不显著，表明 obestatin 水平与焦虑 / 抑郁的程度存在相关性，推测 obestatin 水平的高低可能影响 FD 患者焦虑 / 抑郁的严重程度，或 FD 患者的焦虑 / 抑郁严重程度影响 obestatin 水平的高低。目前国内外关于 obestatin 与 FD（伴或不伴精神症状）的关系的研究报道较少。

Ghrelin 由 28 个氨基酸组成，由下丘脑与胃黏膜合成及分泌，与进餐和体质量调节有关。血浆 Ghrelin 水平进食后减少，餐前增加以达到足够的浓度刺激饥饿感和进食量，长期应用 Ghrelin 会增加食物摄入，降低能量消耗，从而导致体质量增加。许多研究已证实消化不良症状与焦虑、抑郁评分呈正相关。Takamori 等研究表明，FD 组空腹血浆 Ghrelin 水平明显低于对照组而 STAI（焦虑量表）和 SDS（抑郁量表）评分明显高于对照组。曾跃飞等研究也发现 FD 患者空腹血浆 Ghrelin 水平显著低于对照组，而焦虑 / 抑郁评分显著高于对照组，且 FD 组血浆 Ghrelin 水平与焦虑 / 抑郁评分呈显著负相关。研究发现伴焦虑和（或）抑郁的 FD 患者空腹血浆 Ghrelin 水平明显低于对照组，FD 组血浆 Ghrelin 水平与 HAMA 和 HAMD 评分均呈显著负相关，且中度焦虑、严重抑郁及焦虑合并抑郁的 FD 患者与对照组相比，Ghrelin 水平明显降低，而轻度焦虑及轻中度抑郁患者血浆 Ghrelin 水平与对照组相比变化不明显，Ghrelin 在 FD 的发病中起一定作用。而 Lutter 等的动物实验发现应激状态下小鼠血中 Ghrelin 水平明显升高，限制进食量的小鼠在标准的焦虑和抑郁行为实验中表现出轻度的焦虑和抑郁，通过皮下注射 Ghrelin 可产生抗焦虑和抗抑郁效应。Ghrelin 水平与 FD 患者的焦虑/抑郁症状的发生是否存在直接相关性需进一步研究。

抗焦虑/抑郁已被临床实践证明是治疗伴有精神症状的 FD 患者的有效选择，但精神症状的判断目前主要依靠各种精神测量表，测量较麻烦、费时且主观性强，而脑肠肽在 FD 发病中的作用越来越受到人们的重视，不少研究均证明它们（如 Ghrelin 和 obestatin）与 FD 患者的精神症状的严重程度存在正负相关性，所以猜想 Ghrelin 和 obestatin 是否能在伴或不伴精神症状的 FD 的诊断和治疗中具有一定的临床价值，期待临床和实验研究的深入探究。

第十节　内脏高敏性功能性消化不良

最初人们认为功能性消化不良（FD）是胃肠道动力异常所致，但研究发现有些动力异常的指标在健康者身上也有出现，后来人们逐渐认识到一些功能性消化胃肠病不能用单纯的动力异常解释，可能同时存在着感觉功能的异常。随着研究的深入，发现多种因素参与了 FD 发病，如胃肠运动障碍、内脏高敏性、幽门螺杆菌感染、胃电节律紊乱等，其中内脏高敏性是 FD 的重要发病机制之一。

一、内脏高敏性

内脏高敏性指对疼痛和不适的阈值降低，多部位、弥漫性分布。在 FD 患者中，内脏高敏性主要表现为胃肠道对化学性刺激或机械性扩张的阈值降低，例如对酸、温度感觉过敏，近端胃对机械扩张的敏感性增加等。朱良如等应用电子恒压器分别测定 FD 患者和健康对照者胃机械扩张感知、不适、疼痛的压力和容积阈值，发现 FD 患者对胃机械扩张刺激的感知阈值、不适阈值、疼痛压力阈值均较健康对照者显著下降；Tace 等发现 160 例 FD 患者经气囊加压后，有 34% 出现感觉过敏，48% 胃不适过敏、54% 胃感知过敏。对部分 FD 患者的基础胃酸、最大胃酸排出刺激试验及 24h 胃 pH 监测，均未显示胃酸分泌增多，认为可能与胃黏膜对酸的敏感性增强有关。此外，FD 患者还对不同温度的敏感性不同，何旭东等在用不同温度的水进行饮水负荷试验表明，FD 患者不仅初次饱足阈值及最大耐受阈值均较正常人明显降低，且 37℃ 与 4℃ 达最大耐受阈值时饮水量差值明显高于对照组，说明 FD 患者对低温刺激耐受性差。总之，内脏高敏性表现形式多样，它广泛参与了 FD 发病过程，是 FD 发病的重要基础。

对于内脏高敏性的检测方法目前主要有恒压器检测技术、脑显像技术。黏膜电刺激方法、温度刺激方法等，其中脑显像技术包括功能性磁共振（CMRI）、正电子发射断层扫描技术（PET）、单光子发射计算机断层扫描技术（SPECT）、皮质诱发电位（CEP）、脑磁图（MEG）等，在 FD 中应用较多的是恒压器检测技术及脑显像技术。

二、内脏高敏性形成机制

关于内脏高敏性的形成机制，目前并没有统一的认识，现代研究认为主要与肥大细胞、嗜铬细胞增多、5- 羟色胺（5-HT）功能紊乱及感觉传入神经通路异常等有关。

1.嗜铬细胞、5-HT 及其受体与内脏高敏性　嗜铬细胞是消化道内 5-HT 的主要储存细胞，嗜铬细胞接受多种神经递质的调节，现代研究认为，嗜铬细胞可以感知消化道内的各种刺激的变化，并在感受刺激后分泌 5-HT，作用于消化道黏膜受体和传入神经纤维上的受体，从而调节肠道功能和神经反射。朱成如等研究发现，部分高敏性 FD 患者嗜铬细胞数量增多，染色强度增强，这表明嗜铬细胞数量增多、功能活跃，而胃黏膜中嗜铬细胞增多，5-HT 释放增多，作用于神经传入纤维，使神经冲动发放增多，导致内脏敏感性高，5-HT 是人体内重要的神经递质和信号分子，参与调节神经系统、胃肠道运动和分泌功能等。人体内 90% 的 5-HT 存在于消化道黏膜，主要由嗜铬细胞分泌，肥大细胞亦可少量分泌。5-HT 在胃肠道主要有 5 种受体，分别是 $5-HT_1$、$5-HT_2$、$5-HT_3$、$5-HT_4$、$5-HT_5$。国外有研究者认为 5-HT3、5-HT4 受体参与了内脏敏感性的调节，目前对子 5-HT 的研究主要集中在肠道，如何应用高选择性 $5-HT_5$ 受体拮抗剂能缓解非便秘型肠易激综合征患者的腹部疼痛不适症状，其机制可能是通过作用于初级传入神经元或脊髓神经元上的 5-HT 受体而影响内脏痛觉传递。在胃黏膜中也有类似的研究。朱良如等发现 5-HT 受体在 FD 感觉过敏患者胃黏膜中合成增多，认为 5-HT1 可能参与胃感觉过敏。5-HT2 受体参与内脏感觉过敏方式可能是位于初级神经末梢上 5-HT1 受体被激活后使初级神经末梢发放冲动增加。5-HT1 致痛觉过敏的机制可能是通过与第二信使系统的 cAMP 耦联产生的效应：另外，5-HT 还可通过轴突反射使神经末梢释放 P- 物质（SP）、降钙素基因相关肽（CGRP）等神经活性物质增加、两者可活化局部其他肥大细胞或与神经紧密接触的免疫细胞使这些被作用的肥大细胞或免疫细胞释放出更多的致痛物质，导致外周过敏。由于 5-HT 受体的多样性，导致 5-HT 作用的复杂性增大，因此对于 5-HT 在内脏高敏性的作用有不同看法，有待进一步深入研究。

2.肥大细胞作用机制　肥大细胞是来源于骨髓的祖细胞经血流迁移到结缔组织内发育而成，其胞质内充嗜碱性颗粒，内含组胺、肝素、嗜酸性粒细胞趋化因子、类胰蛋白酶、胃促胰酶及糜蛋白酶等，在受到刺激时，肥大细胞发生脱颗粒反应，释放多种递质，引起一系列生物学效应。根据蛋白酶成分的差别，人体的肥大细胞主要分为 2 型，即 T 型（只含有类胰蛋白酶）和 TC 型（既含有类胰蛋白酶，又含类糜蛋白酶）。王彤等运用光镜观察人胃黏膜组织中肥大细胞的形态，证实人胃黏膜中同时存在 2 种类型的肥大细胞。近年来，研究表明部分 FD 患者中胃黏膜中肥大细胞及脱颗粒增多。侯晓华等研究发现感觉过敏组 FD 患者近端胃黏膜肥大细胞数量增多，扩张刺激后肥大细胞脱颗粒增多。王亚雷等通过对 FD 胃排空延迟的患者胃窦部胃体部高倍镜视野下肥大细胞的数目与正常组对照，发现 FD 患者胃排空延迟者肥大细胞数目增多，脱颗粒增多。

肥大细胞参与内脏高敏性的机制目前尚不明确，但人们发现肥大细胞与胃肠神经细胞在解剖位置上都存在广泛的靠近，在生理上，肥大细胞和神经细胞相互影响，肥大细胞可影响神经细胞的功能，同时神经细胞可调节肥大细胞的生长、发育及功能。肥大细胞在 FD 的发病中具体机制可能与肥大细胞释放的组胺、5-HT 能改变神经膜电位，使神经的兴奋性发生改变以及其分部的其他生物活性物质如组胺、脑肠肽、前列腺素、肝素等具有直接致痛作用有关。总之，肥大细胞与胃肠神经系统关系密切，胃组织内肥大细胞增多及其脱颗粒反应是形成内脏高敏性的重要基础。

3. 神经传导通路异常　内脏感觉过敏还可能涉及交感器、信号传入、脊髓外角及中枢神经等。胃肠道受外在神经和内在神经双重支配，外在神经是指交感神经和副交感神经；内在神经即肠神经系统，传导内脏感觉的神经纤维有 2 种，即与外在神经相伴随的感觉神经和肠神经系统内部的感觉神经。后者主要是包含降钙素基因相关肽（CGRP）及 P 物质（SP）等神经质的神经纤维，在内脏高敏性的形成中至关重要。CGRP 是一种含有 37 个氨基酸的神经肽，广泛分布于中枢和外周神经系统，目前对 CGRP 的研究主要集中在肠道，现代研究无论是中枢还是外周 CGRP 的释放均参与了内脏敏感性变化，在脊髓中疼痛传导的过程，初级传入神经纤维中末梢释放 SP、CGRP 等神经肽类，引起脊椎后角浅层神经元的去极化，在外周，正常的肠壁仅释放少量的 CGRP。研究发现，外源性 CGRP 或在乙酸存在的前提下结肠扩张时的 CGRP 释放能激活内脏传入神经纤维上的 CGRP 受体，而且，鞘内注射其拮抗剂后可逆转肠道高敏感性。近年研究证实消化道内也存在大量的 CGRP 阳性纤维，李后祥等用免疫组化法检测 FD 患者近端胃黏膜中 CGRP 和 SP 免疫阻断纤维的平均光密度值（0D 值），发现 FD 感知过敏组患者胃黏膜中 CGRP、SP 阳性纤维的兴奋性是增加的，且合成和释放 CGRP、SP 也是增加的。SP 主要存在于中枢神经系统、脊髓背根和肠道神经系统，小部分分布于肠嗜铬细胞，其可促进胃肠道平滑肌收缩和肠蠕动，刺激胆囊收缩；SP 神经还是肠道感觉神经系统的重要组成部分，与痛觉传导有关，可能参与各种内脏神经反射。SP 作用机制可能是与其胃肠道受体 NK1，NK3，NK 结合，从而调节肠的运动、电解质和肠液的分泌；此外 SP 还通过触发肥大细胞释放组胺、前列腺素、缓激肽、5-HT 等炎症递质。引起神经性炎症和疼痛，而导致内脏高敏性。

总之，内脏高敏性在 FD 的发病中至关重要，目前认为是多因素作用的结果，应用新的检测手段，5-HT 受体深入研究，明确作用的靶点，深入研究内脏传入神经通路及其内脏感觉的调节机制，这些都将对内脏高敏性的发病机制及病理生理有一个更加清晰的认识，这将有助于研发新的诊断及治疗方法。

第十一节　顽固性功能性消化不良

顽固性功能性消化不良（RFD）发病率高，发病机制复杂，随着社会生活节奏的加快和生物医学模式的转变，社会—心理因素成为重要的研究致病因素，已逐渐为人们所认识，目前国内抑郁研究表明，FD 与精神心理因素（焦虑、抑郁）有关，精神心理因素的参与是 FD 顽固难治的主要原因，研究通过汉密尔顿抑郁量表（HAMD）、汉密尔顿焦虑量表（HAMA），测评 RFD 患者的心理状态，并观察枸橼酸坦度螺酮的治疗作用。

选取消化内科门诊就诊患者，符合罗马Ⅲ标准，下列症状在 12mo 内至少出现 12wk，但无须连续、持续发病。①情绪障碍与治疗或反复性上腹中部痛或不适。②无器质性疾病因可解释症状（包括内镜检查）。③症状与排便无关。同时符合：①根据不同症状予以解痉剂、胃肠动力促进剂、黏膜保护剂、抑酸剂等治疗 6mo 以上无效，且未曾接受抗焦虑、抑郁治疗患者。②排除有严重心、肝、肾、呼吸及内分泌代谢等疾病，排除腹部手术史者；排除妊娠及哺乳期妇女，符合上述标准的 RFD 患者 30 例，男 12 例，女 18 例，对照组为系体检者 30 例，体检未发现躯体疾病。

由专人对研究组及对照组进行测评，HAMD 总分超过 20 分为抑郁情绪，HAMA 总分超过 14 分为焦虑情绪。

对消化不良研究组常见的上腹胀、早饱、上腹痛、嗳气、厌食、反酸、恶心及呕吐 8 个症状进行症状评分，程度以 0~3 计分：0 分，无症状；1 分，轻度；2 分，中度，自觉有症状，均不影响工作；3 分，重度。

研究组予以枸橼酸坦度螺酮 10mg，3 次 /d，疗程 6wk，部分焦虑明显的患者治疗的前 2wk 加用地西泮 125mg，2 次 /d；同时按个体化原则，加用解痉剂、胃肠动力促进剂、黏膜保护剂、抑酸剂等治疗，每周随访 1 次，记录消化不良症状及可能的药物不良反应，每 2wk 进行 HAMD、HAMA 评分及消化不良症状评分。

结果研究组同时具有抑郁焦虑者 24 例（80.0%），单纯抑郁者 1 例（3.3%），单纯焦虑者 5 例（16.7%），两组有 HAMD、HAMA 评分有差别，研究组治疗前与对照组情绪障碍评分，研究组治疗前、后情绪障碍评分，临床症状评分临床有效率达 86.7%。

功能性消化不良是临床很常见的功能性胃肠疾病，发病机制尚未完全阐明，目前认为与多种因素有关，包括胃肠动力失衡、内脏敏感性增加、胃酸分泌增多、幽门螺杆菌感染、胃肠激素变化以及食物不耐受等。近年来国外学者提出发病的生理—心理—社会模式，认为上述三因素在发病中既独立又相互促进，大量研究提示 FD 普遍存在焦虑、抑郁状态，尤其是 RFD 患者，心理和社会因素在 FD 发病中可能起重要作用，通过心理治疗以及抗抑郁、焦虑治疗取得良好疗效，亦佐证 FD 与情绪障碍之间存在内在联系。Haug et a 对 100 例 FD 患者调查发现，以消化不良为首要症状者仅 26 例，而以焦虑为首要症状者占 23 例。潘小平等研究表明，FD 患者普遍存在抑郁、焦虑情绪，焦虑较抑郁更为突出。有的报道则认为抑郁较焦虑更为突出。临床上，单纯的焦虑或抑郁很少见，因此我们采用两量表分数之和除以 2 作为情绪障碍评分标准，对患者心理状态做整体评估，评定结果表明，研究组同时具有抑郁、焦虑者 24 例（80.0%），单纯抑郁者 1 例（3.3%），单纯焦虑者 5 例（16.7%）。研究组与健康组 HAMD、HAMA 评分结果以及两组情绪障碍评分（HAMD+HAMA）/2 结果比较差异均具有非常显著的统计学意义，这说明 RFD 患者存在不同程度情绪障碍（焦虑和抑郁），大多数患者往往只诉说躯体症状，避而不谈或不愿承认抑郁焦虑情绪，而造成症状持续状态，以至常规治疗疗效差。

功能性消化不良（FD）患者的消化不良症状反复发作且长期存在部分患者对症处理无效，称之为顽固性功能性消化不良（RFD），其发病机制复杂，由于长期症状不能缓解，给患者带来紧张、焦虑、抑郁等不良情绪。研究表明精神心理因素的参与是 FD 顽固难治的重要原因，文献报道，40%~60% 的功能性胃肠病患者存在不同程度的精神和心理障碍。临床研究结果显示，抗焦虑抑郁药用于本病的治疗能取得较好的疗效。

顽强性功能性消化不良与抑郁、焦虑的关系。

1. 皮质 – 边缘系统痛觉传导 / 调节异常　边缘系统中一些神经元本身即是某种极为敏感的感受器，如感受血液内葡萄糖浓度变化的神经元，对消化液的分泌量以及进食活动具有十分重要的生理意义。此外，皮层与皮层下的一部分脑区可被内脏或躯体疼痛所激活，有学者将其定义为"痛觉基质"。当胃肠道受到刺激时，上行传入信号增加，"痛觉基质"过度激活，导致边缘系统功能紊乱。随着功能性脑影像技术的发展，一些研究发现在 FD 患者中，与内脏或躯体疼痛相关的脑区代谢活动增强，且经过不同方式治疗后，相应脑区的代谢活动有所减弱，同时皮质 – 边缘系统也是情绪调控中心，还与睡眠、学习、记忆、社会行为、生存活动等密切相关。

皮质 – 边缘系统的双向调节将精神心理因素与内脏感觉、异常行为整合在一起。

2. 脑 – 肠轴活化　脑 – 肠轴是以自主神经系统和神经内分泌系统为桥梁，连接认知和情感中枢与胃肠神经系统的神经 – 内分泌网络，大脑和胃肠道通过自主神经系统和下丘脑 – 垂体 – 肾上腺轴（HPA）进行双向调节，一方面将内在信息通过肠神经链与高级神经中枢相连结，影响胃肠感觉、动力和分泌等；另一方面通过亲内脏作用又反作用于中枢的痛感、情绪和行为，即胃肠症状对心理状态有反作用。FD 患者存在自主神经功能障碍，表现为内脏高敏感和动力异常，特别是精神刺激对内脏的反应增强；由于 HPA 对应激或精神刺激的高反应性，皮质激素或炎性细胞因子的水平升高，诱发消化道黏膜低水平的炎症反应和免疫应答，进一步诱发肠神经系统的重塑，从而使 FD 患者产生持久的疼痛症状和内脏高动力状态。

3. 5– 羟色胺假说　5-HT 受体广泛分布于胃肠道，大部分存在于黏膜隐窝内的嗜铬细胞和平滑肌细胞内，另外还存在于黏膜肌层与黏膜下神经纤维丛内。5-HT 多样的功能是通过与不同亚型的受体作用来实现的，在消化道中分布的主要是 5-HT$_3$ 和 5-HT$_4$ 亚型的受体。动物模型和人体实验均提示拮抗 5-HT$_3$ 受体可以改善内脏感觉，5-HT$_4$ 受体参与调控脊髓神经元内痛觉的传入和传导，可减轻内脏痛觉。5-羟色胺不仅参与胃肠功能的调节，而且还调控情绪、认知、睡眠以及生殖等多种生理功能。5-HT 功能失调可产生紧张、焦虑、恐惧、抑郁等情绪表现，往往同时伴有消化道的症状，如内脏高敏感等。机体的精神心理状态，FD 发病机制的最新理论进展"罗马Ⅳ"提出的脑肠互动理论，抑郁症的躯体症状包括消化不良等多系统均可涉及，不同文化背景的人可能会显示不同的抑郁症方式，顽固性功能性消化不良（RFD）报道文章多发表于 2010 年之前，其诊断核心具备罗马Ⅲ标准，存在焦虑与抑郁状态，病情迁延反复，久治不愈，目前虽然认识到 FD 属身心疾病，在常规治疗基础上合并使用抗抑郁焦虑药物上出现许多困难，特别是脑神经递质作用机制认识不足，仍然存在顽固症状，作者认为 RFD 还有存在必要。文拉法辛缓释胶囊是 5-羟色胺和去甲肾上腺素再摄取抑制剂（SNRI）类抗抑郁药物，快速缓解临床症状并能取得长期缓解的重要因素，江开达等认为当剂量 75~300mg/d[平均（99.4±38.7）mg/d）] 治疗第 8 周时患者功能均已恢复到接近正常水平，其不良反应于治疗早期发生。新一代抗精神药奥氮平，与 5-HT$_{2A}$ 受体的结合力强于与多巴胺 D2 受体的结合力，动物试验表明，奥氮平对 5-HT、多巴胺 D、α-肾上腺素、组胺 H 等多种受体有亲和力，临床研究表明抗抑郁药物能明显改善部分合并有焦虑症抑郁症患者的情绪及睡眠，对功能性消化不良有良好疗效，其不良反应程度一般较轻，对 FD 的治疗作用起效快，显著提高抗抑郁、焦虑的疗效。阿米替林属三环类抗抑郁药，可通过镇静及调节自主神经功能而改善精神状态，消除紧张情绪，提高胃肠感知阈值，还有抗胆碱作用而缓解胃肠痉挛。

第十二节　焦虑性功能性消化不良

功能性消化不良（FD）发病率高，病情反复，通常对症治疗疗效欠佳。近年来，功能性胃肠病与精神心理因素的关系越来越受重视，抗焦虑、抑郁治疗在功能性消化不良治疗中起重要作用。在 FD 的抗焦虑、抑郁治疗中，关于新型抗焦虑药坦度螺酮疗效的研究观察较少，我们通过 ASA 筛选出伴焦虑的功能性消化不良患者，观察坦度螺酮在这些患者中的疗效。

选自 2011 年 5 月至 2012 年 2 月消化专科门诊接诊的上腹部不适患者 60 例，经胃镜、B 超、心电图等检查和血、粪便等化验排除器质性病变，症状出现至少 6 个月，近 3 个月症状符合罗马Ⅲ功能性消化不良诊断标准，用 Zung 的焦虑自评量表检测，ASA 标准分 ≥ 50 分，随机分为治疗组和对照组各 30 例。治疗组中，男 13 例，女 17 例，年龄 16~63

岁，病程 0.6~8.5 年。对照组中，男 13 例，女 17 例，年龄 16~64 岁，病程 0.6~9 年。两组患者性别、年龄、病程经统计分析。

对照组患者服用马来酸曲美布丁片 100mg，tid，潘妥拉唑胶囊 40mg，qd。治疗组在对照组的基础上加用枸橼酸坦度螺酮胶囊 5mg，tid，2 周后剂量改为 10mg，tid。两组均每 2 周复诊 1 次，共 8 周。治疗前后抽血化验血常规、肝功能和肾功能。

疗效判断：筛选入组和治疗结束时患者均填写 Zung 的焦虑自评量表、阅读理解有困难者由固定的医务人员解释帮助。比较两组患者治疗前后的 ASA 评分。功能性消化不良症状评分按以下 8 项症状计分：①上腹痛。②餐后饱胀。③早饱。④上腹胀气。⑤上腹烧灼感。⑥恶心。⑦呕吐。⑧嗳气。以 0~3 分区分严重程度：0 分，无症状；1 分，轻度，稍加注意感到有症状；2 分，中度，自觉有症状，不影响工作；3 分，重度，症状明显影响工作和生活。入组和治疗结束时各评分 1 次。比较两组患者治疗前后症状总评分。症状积分下降 ≥ 80% 为显效，积分下降 >50% 为有效，积分下降 ≤ 50% 为无效。总有效率为显效率与有效率之和。

结果：治疗前后症状总积分变化治疗前两组症状总积分无显著差异。治疗组与对照组治疗前后症状总积分均有极显著差异。治疗后两组症状总积分有极显著差异。

治疗前后 ASA 总积分变化，治疗前两组 ASA 评分无显著差异。治疗组治疗前后 ASA 评分有极显著差异。对照组治疗前后 ASA 评分无显著差异。治疗后两组 ASA 评分有极显著差异。

两组患者疗效比较，治疗组总有效率达 89.7%，明显高于对照组的 46.2%。

功能性消化不良是指存在一种或多种起源于胃十二指肠区域的消化不良症状，并且缺乏能解释这些症状的任何器质性、系统性或代谢性疾病，其主要发病机制是胃动力障碍和内脏神经高敏感，胃酸分泌和 Hp 感染也可能发挥一定作用。大量研究表明，功能性消化不良与社会心理因素密切相关，而且多与精神心理疾病尤其是焦虑并存。传统的抑酸、胃动力调节、胃黏膜保护等治疗在合并有焦虑、抑郁的病人中疗效不佳，这类患者反复就诊，重复检查，消耗大量医疗资源，生活质量和工作能力严重受损。

潘妥拉唑是一种质子泵抑制剂，抑制酸分泌，常用于改善与酸分泌相关的功能性消化不良症状。曲美布丁是阿片肽受体激动剂，对胃肠道动力有双向调节作用，可使高动力状态和低动力状态的胃肠道动力恢复正常。临床研究显示，曲美布丁对改善胃动力异常导致的消化不良症状有良好疗效，故本研究将潘妥拉唑和曲美布丁作为 FD 的基础治疗药物。

坦度螺酮是阿扎哌隆类新的 5-HT，受体部分激动剂，兼具抗焦虑、抗抑郁作用，且几乎无镇静、肌松弛、麻醉增强作用等，未发现依赖性，不良反应少，具有较好的临床药理特性。人体内 90% 的 5- 羟色胺（血清素，5-HT）在位于消化道黏膜的腺腔底部的嗜铬细胞（EC）产生、储存和再摄取，8%~10% 在血小板，仅有 1%~2% 存在于中枢系统中。5- 羟色胺与控制量肠动力、敏感性和分泌有关，临床使用的药物集中在选择性 5- 羟色胺再摄取抑制剂和 5-HT 受体拮抗剂和激动剂。Hiroto Miwa 等对 144 名 FD 患者进行随机双盲多中心对照研究，治疗组 73 例服用坦度螺酮 10mg，tid，4 周，对照组 71 例服用安慰剂，结果显示坦度螺酮在改善 FD 的临床症状方面疗效明显，且有较好的抗焦虑作用，并且认为 FD 症状改善是通过抗焦虑机制。两组副反应发生率相似，未见有严重副反应。研究显示，治疗组腹部症状较治疗前明显改善，对照组也有改善但不明显。治疗组总有效率89.7%，明显好于对照组 46.2%。治疗组 ASA 评分明显降低，而对照组无明显变化。主要副作用是嗜睡和头晕，除 1 例外均程度较轻可耐受，且用药剂量为 5mg 时不明显。本研究显示，坦度螺酮治疗伴焦虑的 FD 临床疗效良好。

第十三节　老年人功能性消化不良

功能性消化不良（FD）是指一组源自上腹部、持续存在或反复发生的症候群，鉴于老年人共病多、多重用药等多方面的特殊性，为规范诊治流程、合理应用相关药物、提高老年人 FD 的诊疗水平，中华医学会老年医学分会和《中华老年医学杂志》编委会组织国内老年医学、消化病学和临床药学专家，制定了共识。

一、老年人是 FD 高危高发人群

发达国家消化不良发病率为 15%~41%，亚洲不同地区发病率为 8%~23%，我国报道的发病率为 18%~35%。比利时一项多中心调查报道，消化不良症状发生率随增龄增高，65 岁及以上老年人高达 24.4%。我国广东地区普通人群的消化不良症状流行病学调查结果显示，老年人消化不良症状的发生率为 24.5%。

二、老年人 FD 病因和病理生理特点

（1）胃电活动减弱、节律紊乱，胃运动功能减退。老年人的胃电活动和胃动力变化主要包括胃电活动减弱、节律紊乱，胃运动功能减退，胃电图测定胃电活动发现老年人胃电波幅较青年人显著降低，基本胃电节律紊乱比例明显高于青年人。研究结果显示，老年人餐后胃蠕动和收缩力降低，胃排空延迟，低体力活动者多见，这些改变可能与肠神经系统的老化（肠神经元数量减少和 Cajal 间质细胞丢失）和自主神经功能异常有关。

（2）胃肠道对化学性刺激或机械性扩张的阈值降低更显著。

（3）绝大多数老年人慢性萎缩性胃体胃炎和严重的幽门螺杆菌（Hp）感染除外仍有良好的泌酸能力，甚至代偿性增加。

（4）Hp 感染率高。

（5）唾液腺、胃底腺、胰腺的消化酶分泌功能随增龄而减退。

（6）精神心理、环境因素等参与度高。

三、老年人 FD 的诊断与鉴别诊断特点

（1）在询问病史和症状评估时，除常规询问和评估的内容以外，还需了解患者是否患有易致消化不良的老年人常见慢性病（如慢性心力衰竭、慢性阻塞性肺疾病、帕金森病等）及老年人常用药物。

（2）由于老年人也是器质性功能性消化不良（OD）的高危高发人群，要特别重视患者有无报警症状和体征，并积极进行内镜、腹部影像学、血生化及消化系统肿瘤标志物等检查，以排除 OD。

（3）老年人 FD 的诊断参考 FD 的罗马 III 诊断标准，但也要结合我国实际。

四、老年人 FD 的治疗特点

（1）依据其病理生理学异常选择个体化的治疗方案，与进餐相关的消化不良如餐后不适综合征（PDS）可首选促动力药或合用抑酸剂，非进餐相关的消化不良 / 酸相关性消化不良如上腹痛综合征（EPS）可选用抑酸剂，必要时合用促动力药。

（2）促动力药是 FD 的一线治疗药物。常用促动力药比较：

多巴胺受体拮抗剂：①甲氧氯普胺（胃复安）是最早用于治疗 FD 的药物，但老年患者锥体外系反应发生率较高，因此，2012 年美国老年医学协会（AGS）发布的 Beers 标准建议老年人除胃轻瘫外应避免应用，尤其是虚弱的老年人。②多潘立酮是我国目前临床上最常用的促动力药，因国外有该药导致心脏猝死和严重心律失常的报道，故 2012 年加拿大卫生部、2014 年欧洲药品管理局（EMA）药物警戒风险评估委员会（PRAC）建议 60 岁以上人群应用多潘立酮时，应控制疗程，剂量不宜超过 30mg/d，且建议仅用于缓解恶心和呕吐症状。

5-HT$_4$ 受体激动剂莫沙必利在我国和亚洲的临床应用结果显示，其可改善 FD 患者早饱、腹胀、嗳气等症状。尽管其化学结构与西沙必利相似，但目前尚未见单独服用莫沙必利引起尖端扭转型室性心动过速的报道，然而，出于安全考虑，仍应保持警惕，避免莫沙必利与可延长 QT 间期的药物合用。

新一代促动力药伊托必利国内外多项研究结果显示，伊托必利能缓解 FD 患者的各项症状，并改善患者生活质量，且耐受性良好。一项随机、双盲、对照研究结果显示，伊托必利对于 FD 的疗效和耐受性均优于莫沙必利。伊托必利与 5-HT$_4$ 受体无亲和力，无 Q-T 间期延长所致的心血管不良事件风险，经 FMO（而非 CYP450 酶）代谢，药物间相互作用

少，因此具有良好的安全性。老年人慢病多、共病多，常多重用药，用药的安全性尤为重要，因此老年 FD 患者应优先选用疗效确切、相互作用少、无锥体外系反应和心脏不良反应的促动力药伊托必利。

（3）抑酸剂是治疗 FD 的一线药物。治疗 FD 的抑酸要求为 24h 胃内 pH>3 的时间 ≥ 12h，常用 H_2 受体拮抗剂（H2RA）和质子泵抑制剂（PPIs）标准剂量即可。常用的 5 种 PPIs 安全性良好，但泮托拉唑和雷贝拉唑与老年人常用药物间相互作用较少，宜优先选用。

（4）根除 Hp，目前推荐四联方案作为根除 Hp 的初治方案。但高龄（≥ 80 岁）患者对药物的耐受性差，因此，对合并 Hp 感染的高龄 FD 患者，应权衡利弊，建议在应用促动力药、抑酸剂治疗无效时，再考虑根除 Hp，并与患者充分沟通，征得患者同意。

（5）精神心理治疗：对抑酸剂、促动力药治疗和 Hp 根除后仍无效，且伴有明显精神心理障碍的患者，应进行行为、认知治疗和心理干预，也可选择三环类抗抑郁药或 5-HT$_4$ 再摄取抑制剂。但老年患者应注意这些药物的锥体外系反应，不宜与甲氧氯普胺等合用。

（6）助消化药物：老年人肠道菌群老化、胰酶分泌减少，消化酶和微生态制剂可作为治疗老年人 FD 的辅助用药，与促动力药联用效果更佳。

第十四节　儿童功能性胃肠病罗马Ⅳ标准

功能性胃肠病（FGID）原指与年龄相关的、慢性或反复发作的，无法用器质性病变或生化异常来解释的一类胃肠道功能性疾病，罗马Ⅳ标准重新进行了定义，即 FGID 又称为脑-肠互动异常，强调其症状产生与动力紊乱、内脏高敏感性、黏膜和免疫功能改变、肠道菌群变化及中枢神经系统调节功能异常有关。

儿童时期的胃肠道症状可伴随着正常的发育过程，或是对内、外刺激不适应性的行为反应不同年龄儿童 FGID 的临床表现不一，主要基于个体发育阶段的不同，如生理的、自主的、情感及智力的发育程度，生后第 1 年，新生儿和婴儿无法表达恶心、疼痛等症状。幼儿和学龄前期儿童不能区分情绪或身体上的不适。因此，临床医生主要依据其监护人的描述和解释，并通过临床观察来诊断，并且一定要注意患儿症状对监护人情绪和行为能力的影响。任何一项治疗计划都要兼顾患儿和监护人的感受，有效的治疗措施依赖于监护人的积极配合。对功能性疾病进行错误的诊断和不适当的治疗会造成患儿不必要的身体和情感痛苦。功能性疾病对日常生活的影响与不合理的处理方法有关。

一、婴儿反流

反流是指胃内容物的逆向运动，通常指胃食管反流（GER），也常见于健康婴儿。婴儿反流是生后第 1 年最常见的 FGID 婴儿期、胃内容物易反流入食管、口腔和（或）鼻腔。婴儿反流要与呕吐鉴别，呕吐是由自主神经和骨骼肌的中枢神经系统反射引起，通过小肠、胃、食管和膈肌的运动将胃内容物有力地推向口腔。反流与反刍不同，反刍是将咽下的食物返回到咽喉、口腔，吐出或咀嚼后再次咽下。当胃内容物反流引起并发症，导致组织损伤或炎症（例如食管炎、阻塞性呼吸暂停、气道高反应性疾病、吸入性肺炎、喂养和吞咽困难、生长迟缓），称为胃食管反流病（GERD）。

1. 诊断标准　3 周至 12 月龄的婴儿必须满足以下 2 项条件：①每天反流 2 次或以上，持续 3 周或更长时间。②无恶心、呕血、误吸、呼吸暂停、生长迟缓、喂养或吞咽困难、姿态异常。

2. 诊断标准修订的依据　罗马Ⅳ与罗马Ⅲ标准相比有微小的变化。近来，北美儿科胃肠肝病营养协会和欧洲胃肠肝病营养协会发布的指南，把"不适症状"作为鉴别婴儿反流与 GERD 的条件之一。由于难以准确定义"不适症状"，临床医生和家长对其理解不同，易把婴儿反流误诊为 GERD，造成了不必要的评估和治疗。因此，罗马Ⅳ标准未将"不适症状"纳入婴儿反流的诊断标准。

3. 临床评价　与大月龄婴儿和儿童相比，小月龄的婴儿更易发生反流，新生儿的发病率也较高。最近美国的一项研究表明，根据罗马Ⅲ标准诊断婴儿反流的患病率为 26%，而 4 月龄婴儿反流每天多于 1 次的比例为 41%~67%。尽管反流可发生在任何年龄，但高峰在 4 月龄左右，6 月龄开始减少，直至 12~15 月龄逐渐消失。现病史及体格检查可以提供胃肠道外疾病的证据，包括与呕吐有关的代谢性、感染性以及神经系统的症状和体征。早产儿、生长发育迟缓以及口咽部、胸部、肺、中枢神经系统、心脏或胃肠道先天畸形，都被认为是 GERD 的危险因素。生长迟缓、呕血、粪潜血阳性、贫血、拒食和吞咽困难的患儿也要进行 GERD 的评估。当出生 1 年以后仍有持续的反流，或在新生儿期即起病，或呕吐物含胆汁，伴有脱水或其他并发症时，应首先排除上消化道解剖畸形，如肠旋转不良或胃幽门梗阻等。

4. 治疗　婴儿反流呈现自我完善的过程。因此，治疗目的是给予家长有效的解释，缓解症状，避免并发症的发生，减轻监护人对婴儿健康的担忧，有助于改善监护人与婴儿之间的互动关系。婴儿反流的管理并不需要医疗干预。多项随机对照试验表明，对反流或以反流和不适症状为主的疑似 GERD 婴儿应用质子泵抑制剂（PPI）并没有益处。PPI 的不良反应主要为增加呼吸道和胃肠道感染的风险。保守的治疗方法包括餐后改变体位和增加食物的稠厚度，稠厚的食物和抗反流配方奶粉可以减少婴儿的反流。可推荐少量多餐，但并没有直接证据证明其有效性。餐后左侧卧位或俯卧位可减少反流，但睡眠时俯卧位或侧卧位可能增加婴儿猝死的风险。因此，美国儿科学会推荐睡眠时仰卧位。

二、反刍综合征

1.流行病学　青少年和儿童的发病率还不清楚，主要是反胃和反刍的发生往往不会引起监护人的注意。反刍可以发生在任何年龄，但在某些患儿群体，如青春期少女，似乎存在更高的风险。

2.诊断标准　诊断前至少 2 个月症状符合以下所有条件：①反复反胃并重新咀嚼或吐出食物：a.进食后不久发生；b.睡眠期间不发生。②反刍前无干呕。③经过适当评估，症状不能用其他疾病来完全解释，但要排除进食障碍。

3.诊断标准修订的依据　"青少年反刍综合征"修改为"反刍综合征"，因为年幼的儿童也可能发生这种情况。反流的定义中去除"无痛"的描述，因为患儿往往有其他的功能性腹痛疾病（FAPD），而且反流通常是由腹部的感觉不适（压力、疼痛、烧灼感）引发的。删除了"按照 GERD 治疗症状没有改善"这一条件，因为在诊断反刍之前不一定要按GERD 进行治疗，但添加了要排除进食障碍的内容，也取消了反刍行为"每周至少发生 1次"的内容，因为这种疾病的患儿通常每餐后都有症状。

4.病理生理特点　反刍动作是由腹部肌肉收缩导致胃内压增加引起的，与食管下括约肌的开放有关，使胃内容物反流入食管。胃空肠测压有助于诊断，上消化道多个区域压力（R 波）的同步增高反映了胃内或腹内压力的增加。这些压力波被认为是腹部肌肉收缩的结果。空腹和餐后动力通常是正常的。

5.心理特征　患儿在反刍发作之前往往有一个触发事件，并发感染也可能会引起呕吐和恶心，但恶心、呕吐并不会随着感染的控制而消失创伤性的社会心理事件也是症状始发的因素，精神障碍包括抑郁、焦虑障碍、强迫症、创伤后应激障碍、适应性障碍、发育迟缓和注意力缺陷多动症。

6.临床评价　反刍的定义是进食后的几分钟之内不费力地反复反胃、反复吞咽和（或）吐出食物其他常见的主诉包括腹痛、腹胀、恶心、烧灼感和一些躯体症状，如头痛、头晕和睡眠障碍，鉴别诊断包括 GER、胃轻瘫、贲门失弛缓症、神经性厌食症和其他胃和小肠功能性或解剖性疾病，但这些疾病进食后都不会立即发生反流。

7.治疗　深入了解反刍的动机和主动去克服反刍是取得治疗成功的关键。尽量避免不良习惯。一种新型的、跨学科的住院患儿治疗方法，涉及儿童心理学、儿科胃肠病学、临床营养、儿童生活、娱乐治疗和按摩疗法等多方面，已在青少年患儿中获得成功。

三、吞气症

1.流行病学　使用罗马Ⅲ标准，父母根据症状报告美国儿童吞气症患病率为 4.2%，

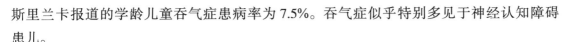

斯里兰卡报道的学龄儿童吞气症患病率为 7.5%。吞气症似乎特别多见于神经认知障碍患儿。

2. 诊断标准　诊断前至少 2 个月内必须符合以下所有条件：①过度吞咽空气。②白天由于胃肠道内气体的增加导致腹胀。③反复打嗝和（或）排气增加。④经过评估，症状不能用其他疾病来完全解释。

3. 诊断标准修订的依据　在吞咽空气前添加了"过度"，在腹胀里限定了"白天"。

4. 病理生理特点　当空气吞咽过多，气体充满胃肠道管腔导致过度嗳气、腹胀、胃肠胀气和疼痛，可能是肠腔扩张的后果。有一部分患儿似乎无法打嗝，但腹胀和疼痛的症状可能会更严重。心理压力大的儿童吞气症的比例明显高于对照组，焦虑也是过度吞咽空气的一个因素。

5. 临床评价　吞气症可能会与胃轻瘫或其他动力障碍性疾病混淆，如慢性假性肠梗阻、细菌过度生长和吸收不良（尤其是乳糜泻和双糖酶缺乏）等也是腹胀和过度排气的原因。年长儿嚼口香糖或快速饮水时可能会吞下大量的空气。肠道相关症状（腹痛、恶心和早饱）和肠外症状（头痛、失眠和头晕）在患儿中常见。

6. 治疗　主要采用对症处理，包括行为疗法、心理疗法和苯二氮䓬类药物治疗。

四、FAPD

"腹痛相关的 FGID"改称为 FAPD。功能性腹痛（FAP）常指任何与腹痛相关的 FGID，如肠易激综合征（IBS）及 FD。罗马Ⅳ委员会认为不规范地使用 FAP 这一术语是一个重要问题，区分不同类型的 FAPD 对临床和研究都很重要。而不符合 IBS、FD 或腹型偏头痛诊断标准的 FAPD 称为非特异性 FAP（FAP-NOS）。研究表明，同一例患儿可能罹患 1 种以上 FAPD，在临床上，FAP 仍将使用；然而在研究中，FAP-NOS 的诊断可能有点困难，但有望提高不同疾病诊断的特异性。

1. 流行病学　美国一项调查显示，1.4% 的儿童每周至少有 1 次上腹部疼痛或不适，但只有 0.2% 的儿童符合罗马Ⅲ标准中 FD 的诊断标准。

一项在美国东北部以社区为基础的研究显示，5%~10% 的健康青少年存在消化不良症状。

2. 诊断标准　诊断前至少 2 个月内符合以下 1 项或多项条件，且每个月至少 4 天是有症状的：①餐后饱胀。②早饱。③上腹疼痛或烧灼感，与排便无关。④经过适当评估，症状不能用其他疾病来完全解释。

3. 亚型　①餐后不适综合征：餐后饱胀不适或早饱感，影响正常进食。支持诊断的标准：上腹胀气、餐后恶心或过度打嗝。②上腹痛综合征：必须包括以下所有条件：a. 严重上腹疼痛或烧灼感，影响日常生活；b. 疼痛非全腹，局限于腹部其他部位或胸肋部区域；

c. 排便或排气后不能缓解。支持诊断的标准：a. 疼痛可能为烧灼样但不包括胸骨后疼痛；b. 疼痛通常由进食诱发或缓解，但也可在空腹时发生。

4. 诊断标准修订的依据　随着对 FD 亚型的认识，罗马Ⅳ标准取消了疼痛作为 FD 诊断的必要条件，对 100 例被罗马Ⅱ儿童标准诊断为 FD 的患儿按照罗马Ⅲ标准成人 FD 的特点进行证据询问，结果显示 29% 符合餐后不适综合征，24% 符合上腹痛综合征。26% 两者都符合，还有 21% 两者都不符合早饱和餐后饱胀与较严重的抑郁和自我报告的焦虑相关。餐后不适综合征的表型不同于功能性恶心，因为后者的恶心可在任何时间发生，且往往与进食无关。

5. 病理生理特点　FD 发病机制包括胃运动功能的异常和由中枢或外周致敏、低度炎症和遗传易感性导致的内脏感觉过敏。进食后胃舒张能力下降所引起的胃适应性舒张功能障碍已得到证实。对胃电图和胃排空进行研究，有 50% 的 FD 患儿胃电图异常，47% 的患儿胃排空延迟，有 24% 的儿童 FD 归因于急性细菌性胃肠炎的并发症患有过敏性疾病和 FD 的患儿胃黏膜固有层中的嗜酸性粒细胞和肥大细胞数量增加，并且服用牛奶后肥大细胞会迅速脱颗粒。研究表明，使用恒压器检测，FD 患儿在进行近端胃气囊扩张时的感觉阈值比健康志愿者更低。

6. 临床评价　胃镜检查在儿童 FD 诊断中的作用还不清楚。一项研究表明，症状持续时间 < 1 年和呕吐均是黏膜炎症的危险因素。在一项前瞻性研究中，通过罗马Ⅲ标准和报警症状评估的 290 例慢性腹痛患儿（4~18 岁）接受了胃镜检查，其中 109 例（38%）明确诊断，而 GER 和嗜酸细胞性食管炎是常见的原因。一项专家小组的报告对不同类型消化不良症状的患儿进行胃镜检查的必要性进行了评估，结果表明有消化性溃疡或幽门螺杆菌感染家族史、10 岁以上儿童如症状持续时间超过 6 个月，或症状严重到影响日常生活包括睡眠，胃镜检查是非常必要的。

7. 慢性腹痛的报警征象　病史询问和体格检查时均应关注可能的报警症状如患儿有下列征象，建议进一步检查：炎症性肠病、乳糜泻或消化性溃疡家族史、持续性右上或右下腹疼痛、吞咽困难、吞咽疼痛、持续呕吐、胃肠道出血、夜间腹泻、关节炎、直肠周围疾病、非控制的体重下降、生长迟缓、青春期延迟、不明原因发热。

8. 治疗　应避免引起症状加重的食物（如含咖啡因、辛辣、多脂肪的食物）和非甾体类抗炎药。对能加重症状的心理因素应加以疏导。对以疼痛为主要症状的患儿，可用组胺受体拮抗剂和 PPI 来抑酸。如果 FD 治愈的定义是治疗 4 周后，症状完全缓解的话，奥美拉唑疗效要优于雷尼替丁、法莫替丁和西米替丁。虽然尚缺乏令人信服的数据，但低剂量的三环类抗抑郁药物如阿米替林和丙咪嗪常用于疑难病例的治疗，恶心、腹胀和早饱更难治疗，促动力药如西沙必利和多潘立酮也可应用。一项回顾性、开放性的研究表明，赛庚啶治疗 FD 是安全有效的胃电刺激对难治性 FD 患儿来说或许是一个有前景的选择。

五、腹型偏头痛

1. 流行病学　按照诊断标准，腹型偏头痛的患病率为 1%~23%。自从罗马Ⅱ标准被罗马Ⅲ标准所替代后，儿童腹型偏头痛的诊断率大大增加。罗马Ⅲ诊断标准与罗马Ⅱ标准比较更具包容性，特异性较低。罗马Ⅲ标准阳性预测值高（100%），但阴性预测值低（7.7%），这可能导致其他 FAPD 被误诊为腹型偏头痛。

2. 诊断标准　诊断前至少 6 个月内有 2 次腹痛发作，且符合以下所有条件：①持续 1h 或更长时间的突发急性脐周、中线或弥漫性剧烈腹痛（最严重和最痛苦的症状）。②发作间隔数周至数月。③疼痛难以忍受，影响正常活动。④患儿有特定的发病模式和症状。⑤疼痛可伴随以下 2 种或多种症状：厌食、恶心、呕吐、头痛、畏光、面色苍白。经过适当评估，症状不能用其他疾病来完全解释。

3. 诊断标准修订的依据　基于罗马Ⅱ标准获得的患病率较好地代表了腹型偏头痛的实际患病率。为了与 CVS 的诊断标准统一，委员会决定使用相同的频率和发作次数，即 6 个月内至少发作 2 次。对标准修改的主要内容有："中线疼痛、脐周或弥漫性腹痛"代替了"脐周疼痛"；"发作间隔数周至数月"代替了"间隙期健康状态"，因为后者可能不考虑基础胃肠道症状，从而使监护人产生混淆。为了提高诊断的特异性，添加"患儿有特定的发病模式和症状"。诊断也不排除发作间期其他 FAPD 症状的存在。委员会强调腹型偏头痛主要的症状是腹痛。

4. 病理生理特点　腹型偏头痛、CVS、偏头痛可能有同样的病理生理机制，其发病都是偶发性、自限性和特定性的，且都有无症状间隔期。据报道，腹型偏头痛和典型的偏头痛患儿均有类似的触发因素（如压力、疲劳和旅行）、相关症状（如厌食、恶心、呕吐）和缓解因素（如休息和睡眠）。腹型偏头痛和 CVS 到成年期都可转变成偏头痛。在典型偏头痛的患者中发现兴奋性氨基酸活性增加，这可以解释能增加 γ-氨基丁酸的药物的疗效。

5. 临床评价　腹型偏头痛存在与偏头痛患儿相似的非特异性前驱症状，如行为或情绪的变化、畏光和血管舒缩症状，以及经过偏头痛治疗症状有所缓解。需排除与严重发作性腹痛相关的疾病，如间歇性小肠或泌尿系梗阻、复发性胰腺炎、胆道疾病、家族性地中海热、代谢性疾病（如卟啉症）以及精神疾病。

6. 治疗　治疗方案是由腹型偏头痛发作的频率、严重程度和对儿童和家庭日常生活的影响决定的一项 14 例儿童的双盲、安慰剂对照交叉试验表明口服苯噻啶的预防效果，苯噻啶是一种具有抗 5-羟色胺和抗组胺作用的药物。预防用药物如阿米替林、普萘洛尔和赛庚啶已经取得较好疗效。

六、FAP-NOS

1. 流行病学 罗马Ⅳ诊断标准分类中 FAP-NOS 代替了罗马Ⅲ诊断标准中的 FAP 和功能性腹痛综合征（FAPS）。据报道，35%~38% 的小学生每周都有腹痛。在这些儿童中，大约只有 1/3 符合 FAPD 的诊断。按照罗马Ⅲ标准对应的条件，FAP-NOS 学龄儿童的患病率在哥伦比亚是 2.7%，在斯里兰卡是 4.4%，父母报告的 FAP-NOS 儿童患病率在美国社区是 1.2%，在德国学校是 2%。

2. 诊断标准 诊断前至少 2 个月症状符合以下所有条件，且每个月至少发生 4 次腹痛：①发作性或持续性腹痛，不完全与生理事件相关（如进食、月经期）。②不符合 IBS、FD 或腹型偏头痛的诊断标准。③经过适当评估，腹痛不能用其他疾病来解释。

3. 诊断标准修订的依据 诊断所需的腹痛次数从每周 l 次改为每月 4 次，以与其他 FAPD 的诊断标准匹配使不符合 FAPD 诊断标准但又长期处于漏诊风险中的患儿也能明确诊断。诊断标准中增加了"不完全与生理事件相关如进食、月经期"的条件因为 FAPD 患儿在生理事件时（如进食、月经）症状可能会加剧，而在其他时候也会有疼痛。考虑到患儿功能紊乱时可能伴随其他的 FAPD（如 IBS），委员会取消了 FAPS 这一分类。

4. 病理生理特点 把 FAP-NOS 独立于 IBS 的研究表明，与 IBS 患儿相比，FAP-NOS 患儿通常没有直肠高敏感性，据报道，FAP-NOS 患儿与健康对照组相比，有较弱的胃窦收缩力和较慢的液体排空速度。有证据表明，心理困扰与儿童和青少年的慢性腹痛有关。慢性腹痛与应激性事件也有关系，如父母离异、住院、受恐吓和早期虐待。儿童及其家庭应对疼痛的方式会影响 FAPD 的后果。

5. 临床评价 FAP-NOS 患儿经常有非特异性的胃肠道外躯体症状，但不一定需要进行实验室和影像学检查。为了使监护人安心，通常会进行有限的诊断检查。应特别关注有自主神经症状的，尤其是体位性心动过速综合征的患儿。如有腹痛报警征象，建议进行其他的检查。

6. 治疗 大部分 FAPD 的治疗评估是不分类的，限制了结果的适用性。虽然成人研究已证实解痉药的疗效，但儿童应用解痉药美贝维林的效果并没有明显优于安慰剂。一项小样本的阿米替林试验证实了其疗效，而一项大样本的多中心研究却没有发现疗效。最近一项大样本的西酞普兰的研究发现，与安慰剂组比较，西酞普兰对 FAP 患儿的治疗有效，但临床医生、患儿和监护人应该意识到美国食品药品管理局对应用西酞普兰发出的黑框警告，即青少年自杀意愿的风险增加。催眠疗法和认知行为疗法给这些患儿提供了即时的和长期的益处。

七、功能性排便障碍

1. 流行病学　一项系统评价报道儿童 FC 的平均和中位患病率分别是 14% 和 12%，患病率的较大差别可能是使用不同的 FC 诊断标准和文化背景影响所致。FC 发病高峰是在如厕训练年龄，且无性别差异。儿童 FC 在不同社会阶层里均匀分布，与家庭成员多少、患儿在家中的排位顺序或父母的年龄无关，FC 的大便失禁率男孩高于女孩。

2. 诊断标准　便秘每周至少发生 1 次，时间持续 1 个月以上，符合以下 2 项或多项条件，但 IBS 的诊断依据不足：① 4 岁以上儿童每周在厕所排便 ≤ 2 次。②每周至少出现 1 次大便失禁。③有粪潴留姿势或过度克制排便病史。④有排便疼痛或困难的病史。⑤直肠内存在大粪块。⑥粗大粪块曾堵塞抽水马桶。⑦经过适当评估，症状不能用其他疾病来完全解释。

3. 诊断标准修订的依据　诊断条件中症状持续时间从 2 个月缩短至 1 个月，与欧洲和北美儿科胃肠病学、肝病和营养学会便秘指南相一致。罗马Ⅲ标准为年长儿界定的 2 个月病程可能造成一些患儿的治疗不适当地延迟。这一新的病程界定与新生儿或婴幼儿 FC 定义所需的病程一致。

4. 病理生理特点　诱因大多是由于疼痛或社会因素（上学、旅行）本能上克制排便引起的，导致结肠黏膜进一步吸收粪便中的水分，从而使滞留的粪便越来越难排出。这个过程导致了一个恶性循环，即粪便滞留使直肠日益膨胀，导致溢出性大便失禁，直肠感觉丧失，最终失去正常的排便冲动。便秘也引起上消化道动力减弱，导致厌食、腹胀和腹痛。

5. 临床评价　赞同欧洲和北美儿科胃肠、肝病和营养学会制定的儿童 FC 评估和治疗共识指南建议如下：①罗马诊断标准 FC 定义适用于所有年龄组。② FC 的诊断以病史和体格检查为基础。③便秘报警症状和体征以及诊断线索可用来识别引起便秘的潜在疾病。④如只有一项条件符合罗马标准并且 FC 的诊断不确定时，建议进行肛门直肠指检明确诊断，并排除潜在的疾病。⑤不需要常规进行腹部 X 线片诊断 FC。⑥如怀疑存在粪便嵌塞而体格检查又不可靠或患儿不配合时可拍摄腹部 X 线片。⑦如没有报警症状，不建议对便秘患儿进行常规牛奶蛋白过敏试验检测。⑧对没有报警症状的便秘患儿不推荐进行甲状腺功能减低症、乳糜泻和高钙血症的实验室筛查。⑨顽固性便秘是进行肛门直肠测压的指征，主要是评估直肠肛门抑制反射。⑩直肠活检是诊断先天性巨结肠的金标准方法，钡灌肠不应作为 FC 的初步诊断工具。

6. 便秘报警征象　足月新生儿胎粪排出时间 >48h，在生后第 1 个月就开始出现便秘，有先天性巨结肠家族史、带状粪，无肛裂时出现便血，生长迟缓，胆汁性呕吐，严重的腹胀，甲状腺功能异常，肛门异位，无肛门或提睾反射缺如，下肢力量、肌张力、反射减弱，骶骨窝形成，脊椎后背毛发，臀裂偏移，肛门瘢痕。

7. 治疗 一项系统评价表明，到三级医疗机构诊疗并随访 6~12 个月的儿童中，只有 50% 已恢复正常排便并成功停用了泻药。教育和药物治疗同样重要，包括辅导家长正确认识克制排便行为的后果和使用行为疗法进行干预，如定时如厕，用日记来记录排便和建立成功排便后的奖励措施，建议摄入正常量的纤维和液体，而目前似乎没有足够的证据支持添加益生元和益生菌的疗效。药物治疗包括 2 个步骤：对粪便嵌塞患儿进行直肠给药或口服给药以达到通便目的，并使用各种药物进行维持治疗，以防止粪便再次嵌塞。聚乙二醇是儿童便秘的一线治疗。近期有 3 篇 Cochrane 综述发现聚乙二醇的效果优于乳果糖，但研究分析的数据样本小，存在异质性和高偏移风险，证据的可信度低。

八、非潴留性大便失禁（NFI）

1. 流行病学 NFI 在西方社会影响了 0.8%~4.1% 的儿童。

2. 诊断标准 4 岁以上的儿童症状至少持续 1 个月，且必须包括以下所有条件：①在公共场所不适当的排便。②没有粪便潴留的证据。③经过适当评估，大便失禁不能用其他疾病来解释。

3. 诊断标准修订的依据 为了与 FC 诊断保持一致，把诊断所需的症状持续时间从 2 个月改为 1 个月。

4. 病理生理特点 NFI 患儿有正常的排便频率和结肠、肛门直肠动力参数，可与 FC 进行区别。与 NFI 患儿相比，便秘患儿全结肠和节段性结肠运输时间明显延长。NFI 的诊断基于临床症状，如排便次数正常、腹部或直肠无明显粪块、肠道传输时间正常。NFI 可能是学龄期儿童情绪障碍的一种表现，是由难以控制的愤怒所触发的一种冲动行为。NFI 可能与儿童受性虐待有关。

5. 临床评价 一般情况下，NFI 患儿与 FC 相比，结肠内容物会被完全排空，而不仅仅是弄脏内裤。询问病史时应了解是否存在便秘史、注意排便模式（粪块大小和硬度、克制排便史、排便费力情况）、发病年龄、排出粪便的性状及量、饮食史、用药史、泌尿系症状、社会心理障碍、家庭或个人应激状况等体格检查应注重生长发育指标、腹部检查、直肠检查和全面的神经系统检查。

6. 治疗 家长需要了解患儿的心理障碍、学习困难和行为问题，这通常是促成排便异常的重要因素。性虐待受害者必须被识别并进行适当的咨询管理，NFI 最成功的方法是行为疗法。在奖励制度下定期进行如厕训练和减少如厕恐惧有助于降低痛苦、恢复正常的排便习惯并重新建立自尊。据观察，与传统治疗相比，用生物反馈疗法对 NFI 进行治疗，即使排便动力学得到了改善，也无助于症状的改善。一项长期的随访研究显示，经过 2 年的强化治疗和行为疗法，有 29% 的患儿完全避免了大便失禁。在 18 岁时，仍然有 15% 患 NFI 的青少年还有症状。

第十五节　功能性消化不良中医共识

消化不良是指位于上腹部的一个或一组症状，主要包括上腹部疼痛、上腹部烧灼感、餐后饱胀和早饱感，还可包括其他，如上腹部胀气、恶心、呕吐及嗳气等。功能性消化不良（FD）是指具有慢性消化不良症状，但其临床表现不能用器质性、系统性或代谢性疾病等来解释。FD 是临床常见病，一项研究表明，有消化不良症状的患者，经检查 79.5% 诊断为 FD。FD 是中医治疗的优势病种，中华中医药学会脾胃病分会于 2009 年公布了消化不良中医诊疗专家共识意见，在临床得到广泛应用。近年来，关于中医药治疗 FD，在临床和基础研究方面都取得了许多新的进展，有必要对中医诊疗共识意见进行更新，以满足临床诊治和科研的需要。

中华中医药学会脾胃病分会于 2014 年 8 月在安徽合肥牵头成立了《功能性消化不良中医诊疗专家共识意见》起草小组。小组成员依据循证医学的原理，广泛搜集循证资料，并先后组织国内脾胃病专家就 FD 的证候分类、辨证治疗、诊治流程、疗效标准等一系列关键问题进行总结讨论，形成本共识意见初稿，之后按照国际通行的德尔斐法进行了 3 轮投票。2015 年 9 月在重庆进行了第一次投票，并根据专家意见，起草小组对本共识意见进行了修改。2015 年 12 月在北京进行了第二次投票。2016 年 6 月中华中医药学会脾胃病分会在福建厦门召开核心专家审稿会，来自全国各地的 20 余名脾胃病学知名专家对本共识意见（草案）进行了第三次投票，并进行了充分地讨论和修改。2016 年 7 月在黑龙江省哈尔滨市第 28 届全国脾胃病学术会议上专家再次进行了讨论、修改和审定。并于 2016 年 9 月在北京召开了本共识的最终定稿会议，完成了本共识意见（表决选择：①完全同意。②同意，但有一定保留。③同意，但有较大保留。④不同意，但有保留。⑤完全不同意。如果 >2/3 的人数选择①，或 >85% 的人数选择①＋②，则作为条款通过）。

根据罗马Ⅳ诊断标准对 FD 亚型的划分，可将上腹痛综合征定义为中医的"胃痛"，餐后饱胀不适综合征定义为中医的"胃痞"。根据中医疾病的命名特点，在总结前人及当代医家学术观点的基础上，为了更好地与 FD 诊断及亚型划分对应，专家一致通过将上腹痛综合征定义为中医的"胃脘痛"，餐后饱胀不适综合征定义为中医的"胃痞"。

一、西医诊断

FD 的诊断采用罗马Ⅳ诊断标准：

（1）符合以下标准中的一项或多项：①餐后饱胀不适。②早饱感。③上腹痛。④上腹部烧灼感。

（2）无可以解释上述症状的结构性疾病的证据（包括胃镜检查等），必须满足餐后不适或上腹痛综合征的诊断标准。

上腹痛综合征：必须满足以下至少一项：①上腹痛（严重到足以影响日常活动）。②上腹部烧灼感（严重到足以影响日常活动），症状发作至少每周1天。餐后不适综合征：必须满足以下至少一项：①餐后饱胀不适（严重到足以影响日常活动）。②早饱感（严重到足以影响日常活动），症状发作至少每周3天。以上诊断前症状出现至少6个月，近3个月符合诊断标准。

幽门螺杆菌（Hp）胃炎伴消化不良症状患者根除Hp后基于症状变化情况可分为3类：①消化不良症状得到长期缓解。②症状无改善。③症状短时间改善后又复发。目前认为第一类患者属于Hp相关消化不良（Hp-associated dyspepsia），这部分患者的Hp胃炎可以解释其消化不良症状，因此，不应再属于罗马Ⅳ标准定义（无可以解释症状的器质性、系统性和代谢性疾病）的FD。后两类患者虽然有Hp感染，但根除后症状无改善或仅有短时间改善 [后者不排除根除方案中质子泵抑制剂（PPI）的作用]，因此仍可视为FD。但从临床实际操作来看，关于这点存在争议，我国现阶段关于诊断FD，暂不考虑是否有Hp的感染。

关于相关检查，建议将胃镜检查作为消化不良诊断的主要手段。其他辅助检查包括血常规、血生化、便潜血、腹部超声检查等，必要时可行上腹部CT检查。对经验性治疗或常规治疗无效的消化不良患者可行Hp检查。对怀疑胃肠外疾病引起的消化不良患者，应选择相应的检查以利病因诊断。对部分症状严重或对常规治疗效果不明显的FD患者，可行胃感觉运动功能检测，但不作为常规检查手段。

二、病因病机

1.病因　本病多为感受外邪、饮食不节、情志失调、劳倦过度、先天禀赋不足等多种因素共同作用的结果。

2.病位　本病病位在胃，与肝脾关系密切。

3.病机转化　本病初起以寒凝、食积、气滞、痰湿等为主，尚属实证；邪气久羁，耗伤正气，则由实转虚，或虚实并见。病情日久郁而化热，亦可表现为寒热互见。久病入络则变生瘀阻。总之，脾虚气滞，胃失和降为FD基本病机，贯穿于疾病的始终。病理表现多为本虚标实，虚实夹杂，以脾虚为本，气滞、血瘀、食积、痰湿等邪实为标。

三、辨证分型

1.脾虚气滞证

主症：①胃脘痞闷或胀痛。②纳呆。次症：①嗳气。②疲乏。③便溏。舌脉：①舌淡，苔薄白。②脉细弦。

2. 肝胃不和证

主症：①胃脘胀满或疼痛。②两胁胀满。次症：①每因情志不畅而发作或加重。②心烦。③嗳气频作。④善叹息。舌脉：①舌淡红，苔薄白。②脉弦。

3. 脾胃湿热证

主症：①脘腹痞满或疼痛。②口干或口苦。次症：①口干不欲饮。②纳呆。③恶心或呕吐。④小便短黄。舌脉：①舌红，苔黄厚腻。②脉滑。

4. 脾胃虚寒（弱）证

主症：①胃脘隐痛或痞满。②喜温喜按。次症：①泛吐清水。②食少或纳呆。③疲乏。④手足不温。⑤便溏。舌脉：①舌淡，苔白。②脉细弱。

5. 寒热错杂证

主症：①胃脘痞满或疼痛，遇冷加重。②口干或口苦。次症：①纳呆。②嘈杂。③恶心或呕吐。④肠鸣。⑤便溏。舌脉：①舌淡，苔黄。②脉弦细滑。

证候诊断：主症 2 项，加次症 2 项，参考舌脉，即可诊断。

四、临床治疗

1. 治疗目标　FD 治疗目的为缓解临床症状，防止病情复发，提高生活质量。

2. 辨证论治

（1）脾虚气滞证：

治法：健脾和胃，理气消胀。主方：香砂六君子汤（《古今名医方论》）。药物：人参、白术、茯苓、半夏、陈皮、木香、砂仁、炙甘草。加减：饱胀不适明显者，加枳壳、大腹皮、厚朴等。

（2）肝胃不和证：

治法：理气解郁，和胃降逆。主方：柴胡疏肝散（《医学统旨》）。药物：陈皮、柴胡、川芎、香附、枳壳、芍药、甘草。加减：嗳气频作者，加半夏、旋覆花、沉香等。

（3）脾胃湿热证：

治法：清热化湿，理气和中。主方：连朴饮（《霍乱论》）。药物：制厚朴、川黄连、石菖蒲、制半夏、香豉、焦栀子、芦根。加减：上腹烧灼感明显者，加乌贼骨、凤凰衣、煅瓦楞子等；大便不畅者，加瓜蒌、枳实等。

（4）脾胃虚寒（弱）证：

治法：健脾和胃，温中散寒。主方：理中丸（《伤寒论》）。药物：人参、干姜、白术、甘草。加减：上腹痛明显者，加延胡索、荜茇、蒲黄等；纳呆明显者，加焦三仙、神曲、莱菔子等。

（5）寒热错杂证：

治法：辛开苦降，和胃开痞。主方：半夏泻心汤（《伤寒论》）。药物：半夏、黄芩、干姜、人参、炙甘草、黄连、大枣。加减：口舌生疮者，加连翘、栀子等；腹泻便溏者，加附子、肉桂等。

3.外治法　外治法治疗 FD 行之有效，主要包括针灸、穴位贴敷、中药热熨法等。

（1）针灸：穴位选择：主穴中脘、足三里、胃俞、内关；脾胃虚寒者，加气海、关元；肝气犯胃者，加太冲；饮食停滞者，加下脘、梁门；气滞血瘀者，加膈俞。

（2）穴位贴敷：用溶剂随证调制不同中药，贴于神阙、中脘、天枢等穴位。

（3）中药热熨法：食盐、吴茱萸、麦麸等炒热，装入布袋中，热熨痛处。

第十六节　胃轻瘫

根据病程，胃轻瘫有急性和慢性之分，临床上一般是指慢性胃轻瘫。更多的是按病因分类，胃轻瘫又分为原发性和继发性两类。原发性胃轻瘫又称特发性胃轻瘫，其病因和发病机制不明，多见于年轻女性。继发性胃轻瘫的病因则很多，归纳之，主要是胃的平滑肌本身病变，以及支配这些肌肉的神经病变所致，或是其他一些原因直接或间接地影响到上述两大因素。

一、发病原因

1.糖尿病　继发性胃轻瘫中以糖尿病最为常见。本病常累及自主神经系统，特别是病程较长而血糖控制不力的患者尤易因迷走神经受累而出现胃轻瘫，占胃轻瘫就诊患者的17%。Mellogh 和 Erbas 等报道，1 型和 2 型糖尿病患者有 50% 以上伴有糖尿病胃轻瘫。胃排空还受血糖浓度的调节，血糖浓度 $\geq 15mmol/L$ 时，将抑制消化间期 MMC Ⅲ 相，使胃窦收缩波幅减低等。此外，糖尿病的微血管病变可累及消化道，微循环障碍不但影响胃的自主神经血液循环，胃黏膜血流也明显减低，对胃轻瘫的发生和发展可能起促进作用。

2.迷走神经切断　迷走神经调控胃的运动，故迷走神经切断术后患者基本上都出现胃轻瘫。高选择性迷走神经切断术是将支配胃底和胃体的迷走神经分支切断，而支配远端的分支保留完整。以减少胃酸的分泌，该手术使胃近端动力受损，并产生近端胃顺应性松弛和容纳功能降低，而远端胃时相蠕动收缩仅轻度受影响，双侧迷走神经切断术导致胃内固体食物排空延长。此术式不仅影响近端胃的动力。而且还损伤远端胃、小肠、右半结肠、胆囊和胰腺的肌电活动。胃底成形术后胃轻瘫常与支配近端胃的迷走神经受损有关。

3.风湿性疾病　胃囊运动的肌肉为平滑肌，故进行性系统性硬化症、多发性肌炎、皮肌炎、系统性红斑狼疮等疾病都会不同程度地累及平滑肌而造成胃轻瘫。

4. 长期酗酒 这类患者可以造成自主神经病变而影响胃排空。

5. 肝硬化 这可能与肝功能不全和门静脉高压以及自主神经病变有关。

6. 尿毒症 此类患者胃电主频，正常节律百分比明显下降，进餐后主功率下降，功率比小于1，说明有胃肌电活动异常。而在透析后一旦代谢产物清除，则肌酐、尿素氮下降，酸中毒纠正，其胃电节律紊乱明显改善。

7. 甲状腺功能减退症 病因甲状腺素分泌不足，从而降低各种代谢过程。各系统对氧、葡萄糖等的代谢均降低而出现神经反射迟钝、肌肉松弛无力等改变，可影响到胃的运动功能。

8. 药物 临床上某些药物可致胃轻瘫。

9. 其他 电解质代谢紊乱，尤其是低血钾时，肌细胞张力降低而可出现胃排空迟缓；在门静脉高压，右心衰竭等病况下，胃供血不足可造成运动功能减退，临床上，常可见多种因素共同参与胃轻瘫的发生。

二、发病机制

胃轻瘫的发病机制可能与以下因素有关。

1. 电活动异常 正常人胃排空与消化间期移行性运动复合波（MMC）关系密切。当MMC活动异常时，可能导致胃内食物排空时间延长，并可产生腹胀症状。在大多数特发性胃轻瘫患者中，可见胃的MMC活动频率明显减低或消失。在诸多的胃电活动信号中，胃电节律、主频及餐后/餐前功率比的变化有一定意义。

2. 胃底张力削弱 正常人自进餐开始，由胃内压力感受器通过迷走神经反射使近端胃平滑肌松弛，引起近端胃发生受纳性松弛、胃接受食物而胃内压并不上升。同时胃底、胃体开始张力性收缩，把食物从胃体输送至胃窦（泵）。胃底张力削弱使胃受容时的张力增高不显著，且顺应性降低。这可能与胃轻瘫有关。

3. 胃窦泵功能障碍 正常人从进餐初始胃窦就开始蠕动性收缩，将胃腔内的食糜进行研磨，并向幽门管方向输送。如胃窦的泵功能，即压力降低、胃窦收缩幅度和频率不同程度下降也会致胃排空延缓。

4. 胃 – 幽门 – 十二指肠运动不协调 胃轻瘫患者常有胃内食糜分布异常的征象。这可能与胃底、胃体运动异常有关。而且还可发现胃 – 幽门 – 十二指肠运动不协调，即相互间不同步，致使胃的排空紊乱出现胃轻瘫。

5. 神经、内分泌紊乱 胃肠神经和肽类激素对胃肠道运动、分泌起着重要的调控作用。如胃动素和神经紧张素可促进胃排空，胰泌素可使胃排空延迟，而儿茶酚胺和 β 内啡肽可减慢胃窦的蠕动。这些激素分泌异常可能与胃轻瘫发病有关。研究证明，胃动素可增加胃对糖类物质的排空，而不能促进脂类物质的排空。此外，胃窦和十二指肠动力异常的患者可出现胃动素明显减少和 MMC 相关性胃动素峰值下降。但也有人报道糖尿病胃轻瘫患者的血清胃动素增高。对迷走神经切断术后、抗胆碱能药物诱发的胃轻瘫和糖尿病胃轻瘫患者研究表明，迷走神经张力减低可能与胃轻瘫发病有关。还有研究表明，内脏神经敏感性的改变可能是一部分特发性胃轻瘫的病因，包括患者痛觉阈值和对胃扩张的感觉阈值下降。

三、临床表现

胃轻瘫可发生于任何年龄，女性发生率约为男性的 7 倍。常见的临床表现有早饱、餐后上腹饱胀、恶心、呕吐或发作性干呕、反复呃逆，通常与进食有关，进食时或进餐后加重，也可出现在空腹时。呕吐物可含 4~6h 前所进食物，也可为宿食，并具有发酵的臭味。长期反复呕吐者，可有消瘦、体重减轻、全身乏力等症状。多数患者可伴有上腹部胀痛，少数患者可有腹泻或便秘。继发性胃轻瘫可伴有原发病的临床表现，如糖尿病等症状。体检时可见上腹饱满，有触痛，但一般无胃肠型及蠕动波，也无肌卫和反跳痛，长期呕吐者可有继发性胃 – 食管反流或反流性食管炎，也可伴有精神萎靡、营养不良或恶病质等。

第十七节　慢性胃炎

慢性胃炎是由多种病因引起的胃黏膜慢性炎症，主要由幽门螺杆菌感染所致。多数是胃窦为主的全胃炎，胃黏膜层以淋巴细胞和浆细胞浸润为主。

一、病因和发病机制

1. 幽门螺杆菌感染　Hp 引起慢性胃炎的机制包括：①幽门螺杆菌尿素酶分解尿素产生的氨以及其产生如空泡、酶等毒素，直接损伤胃黏膜上皮细胞。②幽门螺杆菌诱导上皮细胞释放 L-8，诱发炎症反应，后者损伤胃黏膜。③幽门螺杆菌通过抗原模拟或交叉抗原机制诱发免疫反应，后者损伤胃上皮细胞。

Hp 感染后几乎无例外地引起组织学胃炎。经过 5~25 年感染，部分患者演变成胃黏膜萎缩和化生。

以上胃炎属于 B 型胃炎。

2. 自身免疫机制和遗传因素　以胃体萎缩为主的慢性胃炎发生在自身免疫基础上，又称为自身免疫性胃炎，或称 A 型萎缩性胃炎。患者血液中存在自身抗体即壁细胞抗体

（PCA）和内因子抗体（IFA）。

前者使壁细胞总数减少，导致胃酸分泌减少或缺乏；后者使内因子缺乏，引起维生素 B_{12} 吸收不良，导致恶性贫血。

十二指肠液反流以胆汁、胰液为主反流，属碱性液体损害胃黏膜。

3. 胃黏膜损伤因子　如长期摄食粗糙或刺激食物、酗酒、高盐饮食、长期服用 NSAID 等药物。

二、病理

组织学上表现为炎症、萎缩和化生。在慢性炎症过程中，胃黏膜也有反应性增生变化，如胃小凹上皮过度增生形成黏膜肌增厚、淋巴滤泡形成、纤维组织增生等。无论炎症还是萎缩或肠化，开始时均呈灶性分布，随着病情发展，灶性病变逐渐融合成片，病理变化胃窦重于胃体，小弯侧重于大弯侧：当萎缩和肠化严重时，炎症细胞浸润反而减少。

1. 幽门螺杆菌　主要见于黏液层和胃黏膜上皮表面或小凹间，也可见于十二指肠。胃化生黏膜，而肠化黏膜上皮上很少存在。

2. 炎症　黏膜层有以淋巴细胞、浆细胞为主的慢性炎症细胞浸润。幽门螺杆菌根除后慢性炎症细胞一般要一年或更长时间才能完全消失。

3. 活动性　指出现中性粒细胞，存在于固有膜、小凹上皮和腺管上皮之间，形成小凹脓肿。中性粒细胞浸润是提示幽门螺杆菌感染存在的敏感指标。

4. 萎缩　指胃固有腺体（幽门腺或泌酸腺）数量减少，黏膜层变薄，而出现内镜下的胃黏膜血管网显露。但萎缩常伴有化生和纤维组织、淋巴滤泡和黏膜肌增厚等增生变化，有时胃黏膜反而呈粗糙、细颗粒状外观。

5. 化生　指肠腺样腺体替代了胃固有腺体。一般的胃黏膜化生指肠化生。

6. 异型增生　与上皮内瘤变是同义词，内镜下异型增生并无特征性表现，可以发生于隆起、平坦和凹陷病变史。异型增生是胃癌的癌前病变。

三、临床表现

慢性胃炎 70%~80% 无临床症状。有症状者主要表现为非特异性的消化不良，如上腹不适、饱胀、钝痛、烧灼痛，这些症状一般无明显节律性，进食可加重或减轻。此处也可有食欲不振、嗳气、泛酸、恶心等症状，这些症状的有无和严重程度与慢性胃炎的内镜所见和组织病理学分级无明显相关性。慢性胃炎的体征多不明显，有时可有上腹轻压痛。

四、实验室和辅助检查

1. 幽门螺杆菌检测　目前分侵入性检查与非侵入性检查，$^{13}C/^{14}C$ 检查是目前最佳检测方法。

2. 胃液分析　非萎缩性胃炎胃酸分泌常正常或增高；萎缩性胃炎病变主要在胃窦时，胃酸可正常或稍降低，A 型萎缩性胃炎胃酸降低时，可正常或稍低。

3. 血清胃泌素 C17、胃蛋白酶原 I 和原 II 测定　有助判断萎缩是否存在及其分布部位和程度。胃体萎缩者血清胃泌素 G17 水平显著升高、胃蛋白酶原 I 和（或）胃蛋白酶原 I / II 比值下降，胃窦萎缩者血清胃泌素水平下降，胃蛋白酶原 I 和胃蛋白酶原 I / II 比值正常，全胃萎缩者则两者均降低。

第十八章　功能性消化不良和慢性胃炎

功能性消化不良（FD）和慢性胃炎均为常见病，因其症状和治疗方法相似，使一些临床医师易在概念上产生混淆，导致在临床诊断以及选择治疗和随访方案时不加区别。在已发表的研究论文中，也时有将两者混淆的现象。一方面，部分慢性胃炎患者常因症状反复频繁要求复查内镜检查。另一方面，部分 FD 患者也因慢性萎缩性胃炎（CAG）的内镜诊断而产生恐癌的心理负担。上述原因客观上使 FD 和慢性胃炎患者频繁就诊和随访，既浪费了医疗资源，又加重了经济负担，影响对疾病规范化诊治。因此，分清 FD 和慢性胃炎概念，理解其临床和预后特点，是规范诊治 FD 和慢性胃炎的关键所在，也是进一步研究和阐明其病理生理机制的基础。

一、FD 和慢性胃炎的概念差异

消化不良是一组常见的症状，包括上腹疼痛或不适（上腹饱胀、早饱、烧灼感、嗳气、恶心、呕吐以及难以描述的上腹部不适感等）。根据消化不良的病因，可分为器质性消化不良（OD）和 FD。未经检查的消化不良是指患者有消化不良症状，但未经胃镜等检查，即不能肯定其为 OD 还是 FD。已检查的消化不良指患者接受过胃镜、血液生化等常规检查，如排除了消化性溃疡、反流性食管炎、上消化道肿瘤等器质性疾病，即为 FD。"罗马 II：功能性胃肠病"诊断标准中指出，FD 的主要症状包括餐后饱胀、早饱、上腹部疼痛、上腹部烧灼感，要求病程在 6 个月以上，常规检查未发现能够解释消化不良症状的器质性疾病。此定义强调两点：一是推测症状来源于胃及十二指肠区域，且症状发作需达到一定的频度（如上腹痛综合征要求中等程度的上腹疼痛每周至少一次）；二是经常规检查未发现相关的器质性病因，如胃镜下未见明显糜烂或溃疡。由此可见，FD 是有明显消化不良症状而无明显的器质性疾病和明显的活动性炎症。FD 与既往所称的非溃疡性消化不良（NUD）应有所区别，后者指具有消化不良症状而胃镜检查无消化性溃疡，其中可能包含了部分活动性胃炎患者。事实上，在临床工作中经常接诊的消化不良患者属未经检查的消化不良。上海市消化疾病研究所发表的一项研究显示，上海地区未经检查的消化不良患者中，OD 占 30.6%，FD 占 69.4%。

慢性胃炎属病理诊断。慢性胃炎的诊断是依据内镜肉眼所见和组织病理学检查，内镜和病理诊断的符合率为 38%~78%。根据胃黏膜病理学改变有无萎缩，如果光学显微镜下胃固有腺体减少，或被非胃黏膜固有腺体所替代，即为 CAG，否则为非萎缩性胃炎。黏膜炎症为特殊原因（化学性、放射性、淋巴细胞性、肉芽肿性、嗜酸性粒细胞性等）引起者，归于特殊类型的胃炎。

从各自概念看，FD 和慢性胃炎是有所区别的，前者强调消化不良症状，后者关注胃黏膜病理损伤。临床上，FD 患者可存在不同程度的胃黏膜炎症改变，甚至少许胃黏膜糜烂（少于 5 处）或胃体黏膜萎缩。黏膜炎症浸润加重，甚至发生严重糜烂和溃疡时，才与消化不良症状相关。胃体黏膜腺体萎缩可导致胃泌酸功能减退，引起或加重消化不良症状。另一方面，慢性胃炎患者大多具有消化不良症状，但胃黏膜病理改变与伴随的消化不良症状之间缺乏明显的相关性。如前所述，只有较严重的炎症浸润，甚至发生较明显的糜烂或者溃疡时，才与消化不良症状明确相关。如果慢性胃炎伴随的症状与其胃黏膜病理改变不一致，应考虑有与 FD 相似的机制引起慢性胃炎的症状。事实上，大多数慢性胃炎患者首次就诊的主要原因常是出现 FD 症状。不可否认，也确有部分慢性胃炎患者没有上消化道症状。临床上，胃镜检查发现慢性胃炎和（或）血液生化指标异常如血清胃蛋白酶原（PG）I 低下往往是其就诊的原因。

二、FD 和慢性胃炎的临床意义及其处理

因缺乏器质性疾病基础，FD 给患者带来的顾虑集中表现在上消化道症状引发的不适以及可能对生活质量产生的影响。部分患者因 FD 症状导致进食减少，发生不同程度的营养不良（包括营养成分不全面）。临床工作中，相当部分的 FD 患者由于对疾病认识的偏差，心理负担较重，成为 FD 影响患者生活质量的重要原因。其中，部分患者就是因为对内镜检查提示慢性胃炎，特别是 CAG，存在较大的思想顾虑和恐癌情绪。FD 是低风险和预后良好的疾病，特征包括：①处置得当不会有病情加重的不良预后。②经过患者的生活方式调整和适当的治疗，FD 症状能够得到较好的控制。③如果诱因不能去除，FD 症状可能会反复发作。充分了解相关知识，有利于引导患者规避日常生活中的诱发因素，减少症

状复发。

对慢性胃炎胃黏膜病变的预后评估，主要集中在胃黏膜本身。事实上，包括我国正常人在内，所有人均有不同程度的胃黏膜慢性炎症。慢性胃炎患者中（除特殊类型的慢性胃炎外）只有两种黏膜损伤以及胃黏膜病变需要积极治疗：一是明显的黏膜损伤，内镜下见黏膜明显破损或糜烂和黏膜内出血如不予处理，或将形成更深、更广泛或更严重的损伤（如溃疡）或并发症（如出血等）。二是在慢性黏膜炎症的基础上，发生不稳定修复（如不完全性肠化生，甚至异型增生），如不予处理，恶变的风险将增高。

治疗目的和目标不同是 FD 和慢性胃炎诊治和策略选择方面最本质的区别。FD 影响患者生活质量，但不会癌变，对生命没有威胁。因此，FD 的主要治疗目标是缓解症状，对症处理，而且还需要精神心理治疗、抗抑郁、抗焦虑等。而慢性胃炎除了胃黏膜损伤外，少部分还有癌变的风险，故治疗方面除需要减轻炎症，改善症状，还要预防癌变，制定完善合理的随访策略。FD 的疗效评估完全依照症状的缓解和维持缓解情况，与胃黏膜病损和修复状态无关。慢性胃炎的治疗目标是实现胃黏膜的稳定修复、预防恶性病变或其他并发症的发生。鉴于胃黏膜病变与临床症状的相关性差，针对胃黏膜改变的疗效，只能依赖组织病理学检查结果来评估，而针对慢性胃炎患者伴随的上消化道症状，其治疗策略和疗效评估手段与 FD 相同。

三、FD 和慢性胃炎具体的治疗方法和随访

由于 FD 的症状多样，病因或症状发生机制复杂，FD 的治疗决策必须建立在准确、细致分析症状产生的病因和可能的病理生理机制环节上。与患者保持良好的沟通，做好疾病知识宣教，应该作为 FD 治疗中的重点之一。影响胃肠道功能诱发 FD 的日常生活因素通常包括三个方面：一是心理和精神的不良应激；二是不良饮食习惯，包括刺激性食物；三是环境温度的影响。需强调的是，幽门螺杆菌 Hp 感染可能是部分 FD 患者产生消化不良症状的主要病因之一，根除 Hp 可使部分 Hp 阳性 FD 患者的症状显著改善或消失。对 Hp 阳性的 FD 患者，根除 Hp 应放在首位，在 FD 治疗过程中，应嘱患者根据自身的具体情况，调整生活和饮食方式。另外，应详尽解释 FD 症状与胃黏膜病变之间没有确切的相关性。FD 症状产生的环节非常复杂，可能涉及胃酸刺激、胃排空障碍、胃肠运动节律改变、内脏感觉反应高敏感等。因此药物的选择和联合用药应坚持个体化的原则。迄今为止，已确认对 FD 症状有缓解疗效的药物或方案包括：根除 Hp 治疗、抑酸药、促动力药、胃黏膜保护药、心理和精神调节药等。消化酶能改善消化吸收效率，对肠道渗透压有调节作用，同时可减少远端小肠和结肠内营养物质，有效控制致病菌的滋生，减少影响肠神经功能的代谢产物或毒素，从而改善胃肠道运动和分泌，对缓解 FD 症状具有辅助治疗作用。益生菌制剂也有助于减少胃肠道产生的有害代谢产物和毒素，对改善肠神经调控功能，改善胃

肠运动、感觉和分泌的协调性有辅助治疗作用。FD 的疗效评估和随访，通常采用问卷形式。FD 诊治过程中，以排除恶性肿瘤为目的的内镜检查在上消化道恶性肿瘤高发国家和地区（如我国）值得推荐。文献报道东亚地区人群有 FD 症状者，如年龄在 45 岁以上。或者有上消化道报警症状者应推荐上消化道内镜筛查。

实现慢性胃炎治疗目标的策略包括：①尽量去除引起胃黏膜损伤或不稳定修复的病因。②改善患者胃黏膜对抗损伤因素和修复损伤的能力。我国为 Hp 感染高发区，Hp 阳性胃黏膜活检标本病理检查发现，90% 以上存在活动性炎症。因此，根除 Hp 是 Hp 阳性慢性胃炎治疗的首选策略。去除病因的药物治疗还包括抑酸剂和黏膜保护剂。动物实验显示，促动力药莫沙必利单用能够减轻非甾体消炎药引起的大鼠胃黏膜损伤，降低黏膜下层炎症细胞浸润。胃黏膜保护药（如铝镁制剂和增加黏膜下层血流药物）能改善黏膜损伤后修复的质量，推荐在去除病因治疗的同时采用。实现稳定修复，防止黏膜恶变的药物还包括改善黏膜下血流的黏膜保护药（所谓柱状细胞稳定剂）、抗氧化维生素、微量元素（如硒）等。慢性非萎缩性胃炎在去除病因后往往快速修复，不需要长期随访。轻度 CAG 如没有不完全性肠化生，内镜随访间隔可放宽到 2 年以上。伴有不完全性肠化生的 CAG 需随访，根据随访结果决定下一步治疗策略和随访间隔。针对病因治疗后胃黏膜活动性炎症常可减退或消失，慢性炎症恢复到轻度以下。部分患者在针对病因治疗后炎症仍不消退，常提示需要改进治疗策略，增加内镜随访密度。较多的文献报道，PG Ⅰ 和 PG Ⅱ、PG Ⅰ/PG Ⅱ 比值以及其他体细胞基因表达产物改变对 CAG 具有判断预后的意义，目前这些所谓生物标志物的临床应用价值及其对慢性胃炎处置和随访工作的指导意义尚待进一步明确。

总之，FD 和慢性胃炎的治疗均可选用抑酸剂和胃黏膜保护剂，但治疗目的和疗效目标不同，故其疗程和应用策略有所不同。前者是改善症状，症状缓解后即可停药，疗程可能相对较短，如有复发，可采用按需服药的策略。后者的目的是去除病因，改善黏膜修复能力，可能疗程相对较长，根据胃黏膜损伤的个体化病因是否持续存在以及黏膜修复的能力是否改善等因素决定其维持治疗的策略。尽管 FD 和慢性胃炎患者人群有极大程度的重叠，在治疗策略和药物选择方面有众多类似之处，但在治疗目标、疗效评估和监测随访等方面均存在理念上的差异。厘清这些概念上的混乱，对于消除部分患者的心理负担，提高临床医师诊治 FD 和慢性胃炎的水平是至关重要的。

第十九节　消化性溃疡

消化性溃疡是指胃肠道黏膜被胃酸和胃蛋白酶消化而发生的溃疡，胃溃疡（GU）和十二指肠溃疡（DU）是最常见的消化性溃疡。DU 比 GU 多见，DU 多见于青壮年，GU 多见于中老年，前者发病高峰比后者早 10 年。

消化性溃疡的发生是一种或多种侵袭损害因素对黏膜破坏超过黏膜抵御损伤和自身修复能力所引起的综合结果。1910 年 Schwartz 首先提出"无酸，无溃疡"的概念。1983 年来，认为 Hp 与消化性溃疡有密切关系。

胃酸与胃蛋白酶的自身消化是形成消化性溃疡的主要原因。胃酸和胃蛋白酶增高均可引起消化性溃疡，但胃蛋白酶原激活依赖胃酸的存在，因此胃酸的存在是溃疡发生的决定性因素。

根除 Hp 可有效促进溃疡愈合、缩短溃疡愈合时间和减少溃疡复发。

NSAIDS 溃疡的发生机制，在胃酸环境中溶解成非离子状态，药物易通过黏膜细胞膜进入细胞内，使细胞酸化，增加上皮黏膜细胞的通透性，增加氢离子的反弥散，破坏黏液碳酸氢盐屏障稳定性，干扰细胞的修复和重建。

一、临床表现

疼痛

（1）部位：大多数患者以中上腹疼痛为主要症状。

（2）程度和性质：隐痛、钝痛、灼痛或饥饿样痛。持续性痛提示溃疡穿透或穿孔。

（3）节律性：DU 疼痛好发于两餐之间。GU 疼痛的发生较不规则。

（4）周期性：反复周期性发作时消化性溃疡特征之一，尤以 DU 更为突出。上腹疼痛发作可持续几周或更长，继以较长时间的缓解。以秋末至春初较冷的季节更为常见。

本病除中上腹疼痛外，尚可有唾液分泌增多、胃灼热反胃、泛酸、嗳气、恶心、呕吐等其他胃肠道症状。但这些症状均缺乏特异性。

上消化道出血是本病最常见并发症，发生率为 20%~25%，DU 多于 GU。

穿孔部分多为十二指肠前壁或胃前壁。急性穿孔时，临床上突然出现剧烈腹痛，常起始于右上腹或中上腹，持续而较快蔓延至全腹。体检腹肌强直，有压痛和反跳痛。腹部 X 线透视膈下有游离气体。

输出道梗阻大多由 DU 和幽门管溃疡所致，溃疡周围组织的炎性充血、水肿导致幽门反射性痉挛，内科治疗通常有效。反之，由于溃疡愈合，瘢痕组织收缩或与周围组织黏连而阻塞幽门通道，则属持久性。梗阻引起胃潴留、呕吐是幽门梗阻的主要症状。

GU 癌变的发生率为 1%~3%。

二、诊断

内镜检查是确诊消化性溃疡的主要方法。内镜下将溃疡分为三期：①活动期（A 期）。②愈合期（H 期）。③瘢痕期（S 期）。近年来的研究表明，溃疡病的发生，除了生物理化因素外，心理社会因素作用是非常重要的，现归纳如下：溃疡的生物理化因素，溃疡的心理社会因素，情绪因素，社会应激因素，生活事件应激因素被动、顺从、依赖性强、缺少人际交往守旧、刻板，情绪不稳定是消化性溃疡患者常有的人格特征。这些人对心理社会性的刺激较敏感。

三、病因

1. 情绪与溃疡 著名学者 Wolffs 对一位因食管烫伤而不得不通过腹壁造瘘进食的病人阿汤进行过细致的观察。通过病人的瘘口，可以直接观察到：当阿汤处于愤怒、怨恨或焦虑时，他的胃和脸一样充血发红，胃液分泌增多。运动增加，甚至看到胃酸和胃蛋白酶腐蚀胃黏膜；当他悲伤、忧虑时，胃黏膜苍白，胃液分泌不足，胃运动减弱，此时即使把食物放进去也不易消化，还损伤胃。

胃是情绪的反应器官，长期的精神紧张，情绪激动，引起自主神经功能失调通过迷走神经反射，刺激胃黏膜中的壁细胞和 G 细胞，使胃酸分泌增多，交感神经兴奋，使胃黏膜血管收缩，黏膜防御功能减弱。

兴奋下丘脑 - 垂体 - 肾上腺系统，促胃酸促胃蛋白酶，抑制胃黏液分泌及胃动力功能低下。

愤怒、紧张、恐慌、憎恨和焦虑等情绪，使胃液分泌量减少，胃动力减弱，消化不好，出现嗳气、腹胀、反酸、便秘等症状。

抑郁、苦闷、沮丧和失望等情绪，可使胃分泌量增加，胃酸度升高，胃动力增加，易导致饥饿痛。

2. 社会应激因素 自然灾害、洪水、地震、战争动乱、环境污染等引起创伤后应激障碍，使胃黏膜动静脉短路，导致黏膜出血，坏死，从而致溃疡的发生。

第二次世界大战期间，遭受德军反复空袭的伦敦居民患溃疡病的人数比平时大为增多。苏联卫国战争期间溃疡病发病率约为战前的 4 倍。有学者认为社会应激因素可能为消化性溃疡独立的致病因素。

3. 生活事件应激因素 失败、失恋、恐惧等心理应激以及长期工作或学习，精神紧张，人际关系冲突，是导致消化性溃疡发生率上升的重要因素。小鼠实验有人用白鼠做制动实验，造成白鼠的焦急与挣扎，24h 后 80% 的白鼠患上了胃溃疡。如让制动白鼠近亲繁殖，对其第六代再行制动，12h 后白鼠 100% 都患胃溃疡。

第二十节　胃食管反流病

　　胃内容物（或胃十二指肠内容物）反流入食管甚至咽、喉或呼吸道等处，酸性（或连同碱性）反流物可造成局部炎症病损，表现多样症状，包括反流症状、反流物引起的食管和食管外刺激症状和有关并发症，此外，有重叠表现，部分患者由于症状困扰，表现出焦虑、抑郁状态。典型的胃食管反流病临床表现有反食、反酸、烧心及胸骨后疼痛，但部分胃食管反流病（GERD）患者的临床表现为以食管外症状为主或首发症状，如吞咽困难、声音嘶哑、呛咳等症状，因而，有可能不易被识别。

　　反流：指胃内容物回流到口咽部或向食管、口咽方向流动，胃内容物可以是胃酸、胆汁或食物，与呕吐不一样，反流的发生基础是胃食管交界的松弛，腹压 – 胸压梯度有利于胃内容物的回流。因而，反流无须腹肌、膈肌收缩。广义上来说，嗳气也是反流的表现，其发生也是基于胃食管交界的松弛。反流症状中，反酸很常见。饱餐容易诱发反流症状，在下食管括约肌压力（LESP）低下时，卧位、弯腰或有腹内压增高如咳嗽、屏气、持重物等，均可诱发反流症状。

　　食管刺激症状：烧心、胸痛、吞咽疼痛等是反流物引起的刺激症状。反流物刺激食管黏膜上皮内的神经末梢，常引起烧心（指胸骨后烧灼感）、胸骨后痛，严重时导致食管黏膜损伤，还可引起吞咽疼痛。这些症状常比反流本身引起患者的难受或不适更为突出，也是患者急切希望缓解的症状。少数患者吞咽时有发噎感，不一定是因食管狭窄引起，有时可能因食管体部蠕动收缩低弱，或缺乏有效的蠕动收缩所致。

　　食管外刺激症状：常见的食管外刺激症状有咳嗽、气喘、咽喉炎，以及牙酸蚀症、鼻窦炎、肺纤维化以及耳炎等。这些表现可能因反流引起，也可能与反流相关。患者在熟睡时反流物吸入气道，引起呛咳、气喘甚至窒息感。部分患者有睡眠打鼾，存在呼吸睡眠暂停现象，反流与睡眠呼吸暂停在部分患者中可能呈因果关系，或有互为因果的关系。

　　并发症：严重反流或反复发作引起糜烂性食管炎，少数食管炎可发展成食管狭窄，患者吞咽可发噎和困难，尤其在进干食时。出现食管狭窄后，反酸、反食、烧心等反流症状减轻或不明显。严重的反流性食管炎患者出现反食症状时，可带有咖啡样物或血性物，严重者并发食管穿孔。有的患者有慢性贫血的表现。少数可发展至 Barrett 食管，即食管远端鳞状上皮替代为胃柱状上皮或肠上皮化生，为长期慢性胃食管反流的并发症。食管黏膜组织活检是确诊 Barrett 食管的金标准。GERD 的少数患者可发展成食管腺癌，与 Barrett 食管肠上皮化生发生重度异型增生有关。

　　重叠症状：GERD 患者常有重叠症状的表现，如 GERD 和功能性消化不良症状重叠，尤其是非糜烂性反流病（NERD）和功能性消化不良，GERD 与肠易激综合征便秘型及腹泻型重叠。这些重叠症状表现与 GERD 的关系可能是并存，或呈因果关系。

生活质量及心理状态：因症状反复发作常常影响患者的生活质量及精神心理状态。这一方面是由于反流以及反流引起的食管内、外的刺激症状引起的痛苦和困扰，另外，夜间反流影响睡眠质量。患者常需长期服药，对药物的接受程度、对疾病的不同程度与角度的认知，尤其是与食管癌的关联，均使患者增加焦虑、抑郁，明显影响患者的生活质量。使人们在认识 GERD 时，务必注重患者的这些表现。人们普遍公认的是应用胃食管反流病相关生活表（HRQoⅬ）和 SF-36 普适性量表评价 GERD 患者的生活质量，Talley 等对 984 例 NERD 患者生活质量调查显示，与进食水相关的占 45%~81%，与睡眠相关的占 39%~49%，影响日常活动的占 41%~58%，不良心境占 45%~55%。烧心和反流症状越重，HRQoⅬ积分越低。应用 SF-36 量表调查结果显示，与健康人比较，功能性烧心心理复合评分和躯体复合评分均明显降低。国内对 EE 和 NERD 生活质量随访 1 年结果显示，NERD 生活质量明显低于 EE，较 EE 更需要长期的维持治疗。

一、分类

（1）发现有食管下端黏膜破损的 GERD 者，称为糜烂性食管炎（RE）。

（2）内镜下检查未发现食管黏膜明显破损的 GERD 者，称非糜烂性反流病（NERD）。

（3）食管黏膜下端出现单层柱状上皮并有肠化生的 GERD 者，称 Barrett 食管。

二、病因及发病机制

（1）LES 功能减退：LES 是食管下端近贲门 3~4cm 处，长为 1.0~3.5cm 的特化环形肌，静息压为 10~30mmHg 高压带。尽管其结构不能与食管体部环形肌明显区分，但绝大多数时间里 LES 压力超过胃内静息压 1~40mmHg。LES 压力在吞咽、胃扩张、LES 短暂松弛，呕吐前，甚至结肠内参与发酵过度时出现下降。生理性和病理性的 LES 静息压力减少均能导致食管反流，这些情况包括 LES 自身发育异常、对腹腔压力增高的失反应性以及生理状态下的 LES 短暂松弛。腹内压力突然升高时，正常人 LES 迅速反应，压力增加；但 GERD 患者，腹内压力突然升高时 LES 缺乏反应不充分，LES 压力下降至胃内压水平时就失去了抗胃内容物反流的作用，胃内容物就顺压力差反流至食管。

造成食管反流最主要是 LES 的功能状态。

（2）膈脚结构或功能异常：膈脚是膈肌食管裂孔的阀门样装置，包裹在横膈水平的食管外面，吸气时膈肌收缩，膈脚靠拢发挥食管外"括约肌"的作用，犹如在 LES 外再有层括约肌，此即"双括约肌"学说。膈肌不协调运动时，胃内容物与 LES 短暂松弛时更易反流至食管腔。正常人打嗝时，也有这种情况发生。

（3）GERD 有超敏感性，且敏感性与黏膜肥大细胞相关。

（4）胃内酸袋是餐后存在于近端胃的一个未缓冲的高酸区域，可能是 GERD 的主要发病机制之一。

（5）90% 的 5-HT 是消化道中嗜铬细胞（EC）合成，在维持着食管正常收缩舒张的动力活动中发挥重要作用。

三、辅助检查

（1）食管腔内测压和其下端 24h pH 与胆红素监测依然是诊断本病的"金标准"。

（2）多通道食管阻抗检查及 24h 动态酸监测可将反流事件区分酸、弱酸、弱碱反流，并提示反流物固液性质。

（3）胃蛋白酶试验，行一日内 3 次唾液检测均呈阳性，或超过 250mg/ml，是诊断 GERD 的手段。

四、精神心理因素与难治性胃食管反流病发病关系

有研究表明约 1/3 的患者经 4 周标准剂量 PPI 治疗后症状仍不缓解，即难治性 GERD。然而 难治性 GERD 的病理生理机制尚不明确，文献报道可能包括：症状反流相关因素，如残余酸反流、非酸反流或混合反流，食管高敏感状态等，及非反流相关因素，如功能性烧心、食管动力异常等。国内对 RGERD 患者临床特征行单因素分析显示，GERD、Gerdq 评分＜ 8 分、合并肠易激综合征、合并焦虑抑郁可能是 GERD 抑酸无效的风险因素。越来越多的研究发现，精神心理因素对胃肠疾病发生发展具有不可忽视的作用。有研究显示，与症状和酸反流相关的 GERD 患者相比，症状和酸反流不相关的患者发生焦虑和抑郁的比例增高，Nojkov 等研究发现，经 PPI 治疗症状不缓解的患者更容易合并心理疾病，如抑郁症。因此，推测精神心理异常是 GERD 的病因之一。

应激状态通过诱导食管上皮间隙扩张的产生，导致食管黏膜的高敏感状态。因此，精神心理因素和食管高敏感状态之间存在一定的重叠，二者共同作用可导致 GERD 患者食管对酸或机械性扩张的敏感性增强。

第二十一节　肠易激综合征

肠易激综合征（IBS）是一组持续或间歇发作，以腹痛、腹部不适、腹胀、排便习惯和（或）粪便性状改变为临床表现，而缺乏胃肠道结构和生化异常的肠道功能紊乱性疾病。据报道，人群患病率高达 5%~15%，且有逐年增高的趋势。

罗马Ⅲ将其列为功能性肠病的一类，患者以中青年人为主，发病年龄多见于20~50岁，女性较男性多见，有家族聚集倾向，常与其他胃肠道功能紊乱性疾病如功能性消化不良并存伴发。按照粪便的性状将 IBS 分为腹泻型、便秘型、混合型和不定型4种临床类型，我国多见以腹泻为主型。

诸多研究表明 IBS 是多种因素共同作用的结果，包括胃肠动力学异常、内脏感觉异常、肠道感染与炎症、胃肠道激素、精神心理障碍等多方面因素。

1. 胃肠动力学异常　近些年来的研究发现，IBS 是一种全消化道动力障碍性疾病，临床上该病常与胃食管反流病（GERD）、功能性消化不良（FD）等功能性胃肠病重叠，这都提示 IBS 患者可能存在上消化道动力异常。

研究发现，IBS 患者的食管动力紊乱最显著的变化包括频繁的重复收缩波、食管近端的收缩波幅度增加、食管中下段括约肌静息压较低和同时蠕动活动增加。研究发现 76% 的 IBS 患者存在胃排空时间延长。小肠的运动障碍表现为腹泻倾向患者膳食转运加速，而便秘倾向患者则膳食转运延迟。此外，腹泻倾向患者移行性复合运动（MMC）之间表现出较短的间隔，Ⅱ相延长，而便秘倾向患者则恰恰相反。结肠运动障碍在 IBS 患者中较多见也较突出，表现为慢波频率的变化和尖峰电位的迟钝、峰值延迟和餐后反应。腹泻倾向患者比便秘倾向患者表现出更大程度的改变。研究发现，结肠传输速度在便秘型 IBS 患者中明显减慢，而在腹泻型则加快。这提示结肠平滑肌的收缩功能障碍可能也参与了 IBS 的发生。

2. 内脏感觉异常　与正常人相比，IBS 患者对各种生理和非生理刺激具有高敏感性。文献报道有 21%~94% 的患者对直肠扩张高度敏感。结直肠扩张实验（CRD）显示患者的初始感觉阈值和痛觉阈值相比对照组明显降低。

内脏高敏感可以发生在 IBS 患者肠道感受器、脑－肠轴信号传导途中、脊髓、脑等不同部位。神经递质，细胞因子和其他递质如肽和神经肽被认为介导从外周到中枢途径的内脏感受信号传导。内脏高敏感可能的形成机制包括内脏感觉传入神经异常、脊髓神经元兴奋性增加、中枢神经系统感知功能的适应性改变。

3. 肠道感染与炎症　部分 IBS 患者有急性胃肠炎的病史。流行病学调查显示，3%~36% 的患者在被肠道细菌、病毒或寄生虫感染后，在病原体被清除及黏膜炎症消退以后会发生 IBS 样症状，称为感染后肠易激综合征（PI-IBS）。PI-IBS 的发生很可能是因为肠道急性感染后，虽然病原体已清除，但肠道内仍处于长期慢性炎症状态。部分炎症性肠病（IBD）缓解期患者也可能会出现 IBS 样的胃肠道症状，提示 IBS 患者可能存在长期肠道低度炎症，具体表现为肠黏膜内有异常增多的炎症细胞、上皮内淋巴细胞、自然杀伤细胞、肥大细胞以及细胞因子等。异常增多的炎症细胞及细胞因子破坏肠道黏膜屏障的完整性，并可使肠道菌群发生异位。上述机制均参与 IBS 样症状的产生。

4. 脑－肠轴与胃肠激素　脑－肠轴是指胃肠道活动信息传入到中枢神经系统，中枢神经系统接收并整合后，经植物神经系统和神经－内分泌系统传送到肠神经或直接调控胃肠效应细胞。脑 – 肠轴被认为是调节肠道摄入、消化、本体感受和蠕动的重要网络。

脑 – 肠轴结构和功能的障碍都可能使神经系统的感知和反射反应恶化，从而导致 IBS 相关症状如胃肠功能障碍、内脏敏感性增加等。脑肠之间的联系是通过分泌脑肠肽在中枢神经系统与胃肠效应细胞间相互传递而实现的。目前已经发现的脑肠肽包括胃动素、胃泌素、胆囊收缩素、P- 物质、血管活性相关肠肽、生长抑素、神经递质如 5- 羟色胺（5-HT）等。有研究发现，IBS 患者的肠黏膜脑源性神经营养因子（BDNF）表达水平明显升高，且与其腹部疼痛程度呈正相关，提示 BDNF 上调可能引起内脏感觉过敏。有的研究发现，IBS 大鼠在慢性急性联合应激（CAS）后表现出的抑郁和焦虑样行为与海马中 5-HT、BDNF 和磷酸化环磷腺效应元件结合蛋白（CREB）的降低有关。而在结肠中，这些参数均明显升高。

5. 精神心理因素　精神心理因素与 IBS 的发病有密切关系，有研究调查发现，79.1% 的 IBS 患者合并有精神心理障碍，包括焦虑、抑郁、睡眠障碍等。经历过应激事件、精神创伤等刺激的人群 IBS 的发病率明显高于普通人群。提示精神心理因素与发病有密切关系，可以诱发或加重 IBS 症状，机制可能是反复急性应激及心理因素刺激造成的神经 – 内分泌 – 免疫功能失衡增加了内脏敏感性。

第二十二节　胆囊、胰腺与功能性消化不良

一般认为功能性消化不良与胃肠动力障碍、胃肠激素调节紊乱、内脏敏感性增高等有关。研究发现消化不良是慢性胆囊炎的常见表现，占 56%，又称胆源性消化不良，表现为嗳气、饱胀、腹胀、恶心等消化不良症状。近年来研究发现，功能性消化不良可能与胆囊的排空障碍有关。研究发现，某些功能性消化不良患者胃排空正常，但是胆囊排空障碍。

胆囊排空延迟主要取决于胆囊和胆道的动力改变，直接影响到胆汁的储存和排出。在禁食状态下，胆囊约有 10% 的胆汁排出和充盈，与胃窦十二指肠 MMC 有密切关系，这样才能保证胆囊胆汁的动态循环，防止胆汁结晶的形成。

正常情况下，胆囊排空可分为头相、胃相和肠相。30% 胆囊的排空在前两相，主要由内脏神经反射如迷走神经胆碱能 M1 受体的调节，肠相是胆囊的主要排空期，由 CCK 调节。胃排空与胆囊的收缩和 CCK 释放一致。进餐时，内源性 CCK 直接作用于胆囊肌层的受体，这种作用可有钙离子和迷走神经胆碱能神经调节；外源性交感神经刺激也可通过胆碱能、肾上腺素能和非胆碱能非肾上腺素能神经导致胆囊松弛。内源性胃肠肽作为神经递质也能调节胆囊动力如胰多肽、生长抑素、蛙皮素、VIP、胃动素等。研究发现高血糖阻滞 MMC III 相的胆囊排空的循环，但胰岛素对胆囊动力的影响尚不清楚。

胆囊动力调节受着外源神经、内源神经、胃肠肽及胃肠功能来影响，它们之间相互作

用，其机制及对功能性消化不良的作用有待于进一步研究。5-HT 是肠道神经系统的重要神经递质，在胃肠道中，不同的受体亚型在不同的部位发挥兴奋和抑制两种截然不同的作用，同样 5-HT 受体也分布于胆囊内脏神经系统的神经元上。由此可见胆囊的动力障碍也会影响胃肠动力，导致功能性消化不良的症状。

也有学者研究认为，胰腺在消化间期的外分泌的周期变化与胃肠道 MMC 的周期相一致，有人认为胆碱能神经系统可能起着非常重要的作用。也有学者认为，胰腺的外分泌功能障碍可能与功能性消化不良症状的发生有关。但是也有学者研究发现，慢性胰腺炎和胰腺功能不全的病人餐后胃十二指肠动力活性和排空大多正常。但是值得提醒的是，功能性消化不良患者的诊断中，排除胰腺疾患非常重要。

1. 功能性消化不良患者胆囊排空评价　研究功能性消化不良（FD）患者胆囊排空功能，探讨胆囊运动与 FD 的关系。采用放射性核素显像法检测 26 例功能性消化不良患者（FD 组）空腹及试餐后胆囊排空，并与 21 例正常成人（NC 组）空腹及餐后胆囊排空作比较，结果发现 FD 组患者十二指肠显像时间为（43.2±2.6）min，对照组（NC 组）为（25.7±3.8）min。空腹及试餐后 40、50、60 min 胆囊排空分数明显低于正常对照组相应时相的胆囊排空分数，有显著性差异。研究显示 FD 患者存在胆囊排空障碍，考虑系胆囊收缩无力和 Oddis 括约肌运动不协调所致，胆囊排空障碍是功能性消化不良的病理生理基础和病因之一。

2. 功能性消化不良胆囊功能及其与胃排空相关性的研究　功能性消化不良（FD）患者是否存在胆囊功能障碍及胆囊功能与胃运动功能之间的相关性进行研究。对 16 例 FD 患者及 8 名健康人进行了 B 超下胆囊功能测定及核素胃排空检查，结果显示 FD 患者 2 小时胃排空率为 56.38%±14.93%，半排空时间为 104.72±22.73min，正常人胃排空率为 70.75%±11.44%，半排空时间为 83.60±19.99min，FD 组的胃排空明显延迟，FD 组胆囊排空率 <30% 者较正常人明显增多，而将 FD 组进一步分为胃排空异常及胃排空正常组后发现胃排空正常的 FD 病人胆囊功能与健康人无差异，而胃排空延迟的 FD 病人的胆囊排空率亦明显降低，与正常人及胃排空正常的 FD 病人相比均有显著差异，研究结果表明功能性消化不良患者有胆囊排空功能的减弱，这种减弱与胃排空功能障碍有关。其相关的机制有待于进一步研究。

3. 幽门螺杆菌阴性功能性消化不良患者的脂餐后胆囊排空研究　研究采用高脂餐前后胆囊大小的变化评价功能性消化不良（FD）患者中问题。符合罗马Ⅲ诊断标准的 FD 患者经胃镜及胃黏膜活组织检查排除食管性疾病，超声检查除外肝、胆、胰等器质性疾病，黏膜病理确定 Hp 阴性，实验室胆囊脂餐排空试验：空腹经超声评价胆囊最大长轴截面的胆囊面积，进食油炸鸡蛋后超声检查。餐后 2h 胆囊面积缩小 < 50% 者判定为胆囊排空异常。对 FD 主要症状严重者予以奥美拉唑 20mg，每天 2 次，同时加用莫沙必利 5mg，每天 3 次，治疗后 2 周评价症状 < 50% 的患者为症状缓解。共纳入 85 例患者，上腹痛综合征（EPS）22 例，餐后不适综合征（PDS）63 例。治疗后症状缓解不良者 28 例（32.9%）。85 例中胆

囊排空异常 13 例（15.3%），其中 PDS 10 例，EPS 3 例。PDS 组与 EP 组相比，胆囊排空异常（$P > 0.05$）。治疗后症状缓解不良组中胆囊排空异常 9 例（32.1%），明显高于症状，症状缓解不良组与症状缓解组的平均空腹胆囊面积差异有统计学意义。

4. 消化不良的基本概念和胰胆病变

（1）消化不良的基本概念：消化是指食物在消化管内经机械性消化（与口腔咀嚼、胃动研磨、肠管运动相关）和化学性消化（借助于各种消化酶）分解成可被吸收的小分子物质的过程。吸收是指消化后的小分子物质及水、无机盐和维生素等通过消化管黏膜进入血液和淋巴的过程。上述过程出现缺陷或障碍即为消化不良，目前有两种情况：①表现为上腹不适如饱胀、早饱、嗳气、纳差、恶心或呕吐等症候群，可能是由于胃肠动力不足致机械性消化功能降低所引起。②表现为痛、腹部不适、腹胀肠鸣、粪便烂和完谷不化，可能是由下消化分泌不足致化学性消化功能降低所引起。尽管运动和分泌功能是同时存在的，在某一个体可能主次不同而表现为单一功能降低较为突出。上述两种情况均可由器质性疾病（如胃肠病、肝胆病、全身性疾病、老年病等）所引起，若不能以器质性疾病解释者应考虑为胃肠运动或分泌功能降低所致前者如功能性消化不良，应以促动力剂治疗为主。

（2）消化机制障碍：

胰酶缺乏、胰腺功能不足：慢性胰腺炎、晚期胰腺癌、胰腺切除术后。

胆盐缺乏影响混合为微胶粒的形成 ①胆盐合成减少，易产生慢性肝细胞疾病。②肠肝循环受阻，远端回肠切除，界限性回肠炎、胆道梗阻或胆汁肝硬化。③胆盐分解，小肠细菌过度生长（如胃切除术后胃酸缺乏、糖尿病或原发性肠运动障碍）。④胆盐与药物结合，如新霉素、碳酸钙、考来烯胺、秋水仙碱、刺激性泻剂等。

（3）化学性消化不良主要是指消化酶缺乏或胆汁分泌不足导致的消化不良症状，而慢性胰腺炎会影响胰消化酶的分泌，导致胰酶缺乏，比如胰淀粉酶、胰蛋白酶以及胰脂肪酶等。而胰消化酶缺乏导致的消化不良属于化学性消化不良的一种。

第二十三节　抑郁症

抑郁症又称抑郁障碍，以显著而持久的心境低落为主要临床特征，是心境障碍的主要类型。临床可见心境低落与其处境不相称，情绪的消沉可以从闷闷不乐到悲痛欲绝，自卑抑郁，甚至悲观厌世，可有自杀企图或行为；甚至发生木僵；部分病例有明显的焦虑和运动性激越；严重者可出现幻觉、妄想等精神病性症状。每次发作持续至少 2 周以上、长者甚或数年，多数病例有反复发作的倾向，每次发作大多数可以缓解，部分可有残留症状或转为慢性。

一、抑郁发作的主要表现

1.心境低落　主要表现为显著而持久的情感低落，抑郁悲观。轻者闷闷不乐、无愉快感、兴趣减退，重者痛不欲生、悲观绝望、度日如年、生不如死。典型患者的抑郁心境有晨重夜轻的节律变化。在心境低落的基础上，患者会出现自我评价降低，产生无用感、无望感、无助感和无价值感，常伴有自责自罪，严重者出现罪恶妄想和疑病妄想，部分患者可出现幻觉。

2.思维迟缓　患者思维联想速度缓慢，反应迟钝。临床上可见主动言语减少，语速明显减慢，声音低沉，对答困难，严重者交流无法顺利进行。

3.意志活动减退　患者意志活动呈显著持久的抑制。临床表现行为缓慢，生活被动、疏懒，不想做事，不愿和周围人接触交往，常独坐一旁，或整日卧床，闭门独居、疏远亲友、回避社交。严重时连吃、喝等生理需要和个人卫生都不顾，蓬头垢面、不修边幅，其至发展为不语、不动、不食，称为"抑郁性木僵"，但仔细精神检查，患者仍流露痛苦抑郁情绪。伴有焦虑的患者，可有坐立不安、手指抓握、搓手顿足或踱来踱去等症状。严重的患者常伴有消极自杀的观念或行为。调查显示，我国每年有28.7万人死于自杀，其中63%有精神障碍，40%患有抑郁症。抑郁症有自杀行为。这是抑郁症最危险的症状，应提高警惕。

4.认知功能损害　研究认为抑郁症患者存在认知功能损害。主要表现为近事记忆力下降、注意力障碍、反应时间延长、警觉性增高、抽象思维能力差、学习困难、语言流畅性差、空间知觉、眼手协调及思维灵活性等能力减退。认知功能损害导致患者社会功能障碍，而且影响患者远期预后。

5.躯体症状　主要有睡眠障碍、乏力、食欲减退、体重下降、便秘、身体任何部位的疼痛、性欲减退、阳痿、闭经等。躯体不适的体诉可涉及各脏器，如恶心、呕吐、心慌、胸闷、出汗等。自主神经功能失调的症状也较常见。病前躯体疾病的主诉通常加重。睡眠障碍主要表现为早醒，一般比平时早醒2~3h，醒后不能再入睡，这对抑郁发作具有特征性意义。有的表现为入睡困难，睡眠不深；少数患者表现为睡眠过多。体重减轻与食欲减退不一定成比例，少数患者可出现食欲增强、体重增加。

二、抑郁障碍的临床特点

抑郁心境是人们常见的一种体验。正常人的抑郁心境体验多种多样，例如对应激、挫折的正常适应反应，丧失亲人所表现的悲伤，短暂的悲观感和失望感等，都是普通人群日常生活中十分常见的体验。因此，对需要医学干预的抑郁障碍的临床特征，有必要给予明确。

抑郁障碍的主要特征：

1. 心境和情感　悲伤，对愉快或不愉快的事件反应迟钝，动机降低，兴趣和（或）快乐丧失，情感缺乏，空虚感，情感平淡，焦虑，紧张，易激惹，沮丧感。

2. 思维与认知　注意力下降，犹豫不决，丧失自信或自尊，无价值感，无理由地自责或不恰当的罪恶感，无助，悲观，无望，想死和自杀观念。

3. 精神运动性活动　迟滞：身体活动缓慢，木僵，面部表情贫乏或缺乏表情，人际交流差或缺乏交流；激越不安，烦躁，无目的、失控行为过多。

4. 躯体表现　基础生理功能的改变：失眠和（或）睡眠过多，食欲和体重的降低或增高，性欲下降；精力的改变：疲劳，衰弱，精力下降，缺乏活力；身体感觉的改变：疼痛，压力感，寒冷感，肢体沉重，其他任何含糊、不能区别的感觉；内脏症状：胃肠道主诉，心血管主诉，其他的身体功能的含糊主诉。

三、功能性消化不良与焦虑抑郁的研究

1. 皮质 - 边缘系统痛觉传导 / 调节异常　边缘系统中一些神经元本身即是某种极为敏感的感受器，如感受血液内葡萄糖浓度变化的神经元，对消化液的分泌量以及进食活动具有十分重要的生理意义。此外，皮质与皮质下的一部分脑区可被内脏或躯体疼痛所激活，有学者将其定义为"痛觉基质"。当胃肠道受到刺激时，上行传入信号增加，"痛觉基质"过度激活，导致边缘系统功能紊乱。随着功能性脑影像技术的发展，一些研究发现在 FD 患者中，与内脏或躯体疼痛相关的脑区代谢活动增强，且经过不同方式治疗后，相应脑区的代谢活动有所减弱，同时皮质 - 边缘系统也是情绪调控中心，还与睡眠、学习、记忆、社会行为、生存活动等密切相关。

皮质 - 边缘系统的双向调节将精神心理因素与内脏感觉、异常行为整合在一起。

2. 脑 - 肠轴活化　脑肠轴是以自主神经系统和神经内分泌系统为桥梁，连接认知和情感中枢与胃肠神经系统的神经 - 内分泌网络，大脑和胃肠道通过自主神经系统和下丘脑 - 垂体 - 肾上腺轴（HPA）进行双向调节，一方面将内在信息通过肠神经链与高级神经中枢相连结，影响胃肠感觉、动力和分泌等；另一方面通过亲内脏作用又反作用于中枢的痛感、情绪和行为，即胃肠症状对心理状态有反作用。FD 患者存在自主神经功能障碍，表现为内脏高敏感和动力异常，特别是精神刺激对内脏的反应增强；由于 HPA 对应激或精神刺激的高反应性，皮质激素或炎性细胞因子的水平升高，诱发消化道黏膜低水平的炎症反应和免疫应答，进一步诱发肠神经系统的重塑，从而使 FD 患者产生持久的疼痛症状和内脏高动力状态。

3. 5- 羟色胺假说　5-HT 受体广泛分布于胃肠道，大部分存在于黏膜隐窝内的嗜铬细

胞和平滑肌细胞内，另外还存在于黏膜肌层与黏膜下神经纤维丛内。5-HT 多样的功能是通过与不同亚型的受体作用来实现的，在消化道中分布的主要是 5-HT3 和 5-HT4 亚型的受体。动物模型和人体实验均提示拮抗 5-HT3 受体可以改善内脏感觉，5-HT4 受体参与调控脊髓神经元内痛觉的传入和传导，可减轻内脏痛觉。5- 羟色胺不仅参与胃肠功能的调节，而且还调控情绪、认知、睡眠以及生殖等多种生理功能。5-HT 功能失调可产生紧张、焦虑、恐惧、抑郁等情绪表现，往往同时伴有消化道的症状，如内脏高敏感等。

第二篇

功能性消化不良发病基础

第一节 胃镜检查

胃镜检查可以直接观察食管、胃和十二指肠的病变，尤其是对微小的病变。胃镜检查能直接观察到被检查部位的真实情况，更可通过对可疑病变部位进行病理活检及细胞学检查，以进一步明确诊断，是上消化道病变的首选检查方法。

一、胃镜检查适用人群

（1）有上消化道症状，包括上腹不适、胀、痛、烧心（胃灼热）及反酸、吞咽不适、梗噎、嗳气、呃逆及不明原因食欲缺乏、体重下降、贫血等。

（2）上消化道钡剂造影检查不能确定病变或症状与钡剂检查结果不符者。

（3）原因不明的急（慢）性上消化道出血或需做内镜止血治疗者。

（4）上消化道病变（食管、胃、十二指肠）术后，症状再次出现或加重，疑吻合口病变者。

（5）需定期随访的病变，如溃疡病、萎缩性胃炎、癌前病变等。

（6）高危人群（食管癌、胃癌高发区）的普查。

必要时可以做肠镜或小肠镜检查。

二、中消化道定义在消化系疾病中的意义

传统消化道以屈氏（Treitz）韧带为标志，屈氏韧带以上成为上消化道，由口腔、咽、食管、胃、十二指肠组成；屈氏韧带以下称为下消化道，由空肠、回肠和大肠组成。

近年来有学者提出将消化道分为上消化道、中消化道及下消化道。2006 年，德国 ELL 等在《Endoscopy》杂志提出了"中消化道"这一概念。在国内，张发明教授于 2011 年在《消化道支架》一书中介绍了中消化道这一名词，并于 2012 年正式提出了"上消化道""中消化道""下消化道"这一新的概念。

从组织胚胎学来看，原始消化道分为三段，分别为前肠、中肠、后肠。前肠分化为部

分口腔底、舌、咽喉至十二指肠乳头间的消化管，同时分化为消化系统的下颌腺、舌下腺、肝、胆囊、胆管、胰腺及喉以下的呼吸道、肺、胸腺、甲状腺和甲状旁腺等器官。

中肠分化为自十二指肠乳头起始至横结肠右 2/3 之间的消化管。后肠分化为自横结肠左 1/3 至降结肠、乙状结肠及膀胱和尿道的大部分。从组织胚胎学的起源来看，中肠分化成了小肠及横结肠右 2/3，中肠只是一个组织胚胎学的定义，并不代表中肠就是中消化道。而十二指肠乳头以下小肠是机体主要的消化吸收场所，一方面是因为十二指肠黏膜腺体分泌一定的消化酶，参与食物各种成分的消化吸收；另一方面，小肠的消化液主要包括胰液、胆汁及小肠液。因此，认为从消化生理的角度，中消化道起始点应定在十二指肠乳头开口处的十二指肠，中消化道的止点定位回盲瓣符合消化生理学的特点。

上消化道的检查方法主要为胃镜，胃镜的常规终点是十二指肠乳头所在的十二指肠降段；下消化道的检查方法主要为结肠镜，结肠镜的公认终点在回盲瓣。内镜医师把胃镜的常规终点和结肠镜的公认终点之间的部分，定义为中消化道是可靠及可行的。因此内镜的用途可分为上消化道内镜、中消化道内镜及下消化道内镜。

第二节　胃酸

泌酸所需的 H^+ 来自壁细胞质内的水。水解离产生 H^+ 和 OH^-，凭借存在于壁细胞上分泌管膜上的 H^+-K^+-ATP 酶（质子泵、氢泵）的作用，H^+ 被主动地转运入微管腔内。壁细胞分泌 H^+ 是逆着巨大的浓度梯度进行的，需要消耗大量的能量。质子泵每催化一分子的 ATP 分解为 ADP 和磷酸所释放的能量，可驱动一个 H^+ 从壁细胞质进入分泌微管腔和一个 K^+ 从微管腔进入细胞质。H^+ 的分泌必须在分泌微管内存在足够浓度的 K^+ 的条件下才能进行，在分泌微管中形成 HCl 排入胃腔。

一、基础酸排出量

胃以极低的速率分泌胃酸，称为基础分泌。我国成年人的 BAO 基础胃酸排出量为 3.90~4.16mmol/h。BAO 超过 5.0mmol/h 者应怀疑有十二指肠溃疡的可能。

最大酸排出量（MAO）和高峰酸排出量（PAO）正常的 MAO 排出量为 16 ± 8.61mmol/h，PAO 排出量为 20.26 ± 8.77mmol/h。

根据 PAO 可以推算壁细胞数量，在 PAO 为 20mmol/h 时，该受试者壁细胞约为 20 亿个。

壁细胞　胃黏膜壁细胞是泌酸的源泉，在壁细胞上具有多种刺激性抑制性调制物的受体，胃中各种调节因子直接或间接地通过这些受体影响壁细胞的泌酸功能。这些受体主要有：①组胺（histaminehis）H_2 受体，组胺是促使壁细胞泌酸的强烈刺激物。②乙酰胆碱（acety/chline.Acl）受体，非选择性胆碱能受体拮抗剂阿托品可抑制酸分泌。③胃泌素（促胃液素 gastrin，Gas）受体，Gas 对泌酸的刺激作用。

前列腺素　中枢前列腺素对胃酸分泌有重要调节作用，脑内 PGE_2 和 PGF_2，通过垂体释放加压素和 α_2 受体介导抑制胃酸分泌。

胃泌素　胃泌素属于胃肠激素的 G 细胞所分泌，它的作用是促胃壁细胞分泌盐酸，增加胃蛋白酶分泌，促进消化道上皮细胞增殖，增加食管下括约肌压力，松弛幽门和胆管括约肌压力，促胃、胆囊运动。

肠嗜铬样细胞　ECL 细胞是大多数脊椎动物胃中的促泌酸细胞，细胞内包含组胺脱羧酶，组胺以一种旁分泌的形成被释放，作用壁细胞上 H_2 受体，刺激壁细胞泌酸。肥大细胞也能分泌组胺。

G 细胞　胃窦 G 细胞分泌以 17 肽为主的 Gas，它是泌酸的强烈刺激物，当胃内酸度 pH<3 时，可完全抑制 Gas 释放。

D 细胞　D 细胞位于胃窦和胃底黏膜中，胃底 D 细胞释放 SS 作用于 ECL 细胞上的 ST-2 受体，抑制组胺释放，从而间接地抑制壁细胞泌酸。

肠神经节后神经纤维　在胃底，支配壁细胞的一种神经节后纤维可以释放 ACh，与壁细胞上 M3 型受体结合，直接促进壁细胞泌酸，另一种神经性后纤维可以释放 SS，直接抑制壁细胞泌酸。

体液因子氨基酸、乙醇、血清钙和肾上腺素可刺激 G 细胞释放 Gas，从而间接地促进泌酸。

中枢调节胃酸分泌　建立了中枢神经系统参与胃酸分泌的概念，主要部位是迷走神经背核、下丘脑和孤束核。

胃酸引起病变的机制：①盐酸（HCl）引起溃疡。②返回黏膜的 H^+ 能刺激肥大细胞分泌组胺。③在盐酸作用下胃蛋白酶原被激活成胃蛋白酶。

1988 年，质子泵抑制剂（PPI）奥美拉唑开始应用于临床，它是一种脂溶性弱碱性药物，易浓集于酸性环境中，特异性地作用于胃黏膜壁细胞顶端膜构成的分泌性微管和胞质内的管状泡上，即胃壁细胞质子泵（H^+-K^+-ATP 酶）所在部位，以转化为亚磺酰胺的活性形式，通过二硫键与质子泵的巯基发生不可逆转性的结合，从而抑制 K^+-ATP 酶的活性，阻断胃酸分泌的最后步骤，使壁细胞内的 H^+ 不能转运到胃腔中，使胃液中的酸含量大为减少，对基础胃酸和刺激引起的胃酸分泌都有很强的抑制作用。

对组胺、五肽胃泌素及刺激迷走神经引起的胃酸分泌有明显的抑制作用，对 H_2 受体拮抗药不能抑制的由二丁基环腺苷酸引起的胃酸分泌也有强而持久的抑制作用。

2014 年，钾竞争性阻滞剂（PCABs）已进入临床。

二、不同年龄段小儿空腹胃 pH 值

胃酸的分泌是一个复杂的生理过程，受神经、体液的调节。由于小儿胃黏膜组织娇嫩，易受到自身分泌的胃酸侵害。胃酸过多时，易引起胃酸的相关性疾病，如急性胃溃疡、胃出血、胃食管反流等。另一方面，胃蛋白酶的最适 pH 为 1.8~3.5，乳蛋白经胃内少量胃蛋白酶作用就可以被消化。当胃酸分泌不足时，会影响蛋白质的消化与吸收；同时随食物进入胃内的细菌也容易在体内生长和繁殖。但在生理情况下，不同年龄小儿的胃酸度及达到成人胃酸度的年龄，尚有争论。传统上认为，出生时胃液呈中性或偏酸，随年龄增长胃液 pH 逐渐下降，至第 8~9 个月时胃液 pH 为 4.0~5.0，1 岁左右接近成人胃液 pH 为 0.5~1.5 的水平。国外资料显示出生时胃酸分泌较少，24h 后即显著增加。也有报道，出生时胃液呈碱性，24~48h 游离胃酸分泌达高峰，认为与来自母体的胃泌素通过胎盘有直接关系，2 天后新生儿体内的胃泌素减少，胃酸降低。10 天后上升，1~4 岁持续低水平，4 岁以后逐渐升高。因此，深入了解不同年龄小儿胃 pH 值变化，具有临床指导意义。

便携式 pH 动态监测仪可用来准确测定胃液 pH 值，了解胃酸分泌的情况。我们利用这一方法测定了 982 例出生后 2 天至 15 岁小儿的空腹胃 pH 值。结果显示，出生 2 天后胃液即呈酸性，其中共有 10 例为生后 2 天的新生儿，空腹胃 pH 值为 2.93±1.16（范围为 1.8~5.4）而早期新生儿胃 pH 值与晚期新生儿的差异也无统计学意义。表明新生儿期胃腔已呈酸性环境，这与国外报道相一致。Kelly 等对 24~29 周胎龄的早产儿在生后第 1 周和第 3 周进行了胃 pH 值的研究。结果显示胎龄 24~25、26~27、28~29 周的早产儿其胃 pH 值生后第 1 周分别为（中位值）3.7、2.5、1.8，生后第 3 周则分别为 1.8、2.0、1.7。与此相对应的是，24 周胎龄时其最大胃酸分泌量已能达到成人水平。表明早产儿在出生后胃 pH 值即能维持在 4 以下，提示胃酸相关性疾病如胃出血、胃炎和食管炎等也会发生在早产的新生儿身上。但新生儿期胃 pH 值高于婴幼儿及年长儿，差异有统计学意义，提示新生儿期胃酸分泌仍低于婴幼儿和年长儿。我们的研究还显示，随着年龄的增长，空腹胃 pH 值逐渐降低，~1 岁组与各组间的差异有统计学意义，而 ~3 岁组、~7 岁组和 ~15 岁组之间的差异则无统计学意义，表明 1 岁以后胃 pH 值已趋向稳定。有报道，成人胃 pH 值为（1.8±0.5）10 和 1.617，结合本组资料，我们认为 1 岁以后幼儿胃 pH 值已接近成人水平。出生后良好的胃内酸环境，有利于蛋白质的消化，并为防止细菌的侵入提供了良好的屏障。

研究结果表明，出生后 2 天胃液 pH 值即呈酸性，新生儿期胃 pH 值高于婴幼儿及年长儿，1 岁以后胃 pH 值已接近成人水平，提示胃酸相关性疾病可发生于包括新生儿在内的所有年龄段的儿童。

第三节　胃与十二指肠解剖

胃是消化道最膨大的部分，具有容纳、调和食物，分泌胃液和吸收功能。胃近端与食管相连，远端与十二指肠相延续。其主要是作为一个储存器储存近期摄入的食物，以允许间断进食，引发消化过程的开始，并将食物限制性地向其下游的十二指肠输送，以适应后者明显缩小的容量。

一、胃的形态

胃是一个"J"形的消化道空腔脏器，空虚时呈管状，中等充盈程度时呈钩状。可在妊娠第4周辨识出，为前肠远端的一段膨胀。随着胃腔的不断扩大，其背侧比腹侧生长更快，这就形成了较大的弯曲。此外，胃在扩张过程中沿着其纵轴旋转90°，使其大弯侧（背侧）向左转小弯侧（腹侧）右转。旋转和进行性的差异性生长联合作用，使胃最终横卧于中腹部和左上腹。这也解释了胃的迷走神经支配：右侧迷走神经支配胃的后壁（原始的右侧），左侧迷走神经支配胃的前壁（原始的左侧）。

胃分为四个区域。

1. 贲门部　胃的上口称贲门，是胃与食管紧密衔接部位的界限不清的较小区域，位于正中线略偏左。贲门是胃最固定的部位。近贲门的部分，称为贲门部。

2. 胃底　自贲门平面向左上方膨出的部分为胃底。这一形似穹隆的区域，是胃的最高部位，向上与左半膈相接触，向左与脾接邻。

3. 胃体　胃体是胃最大的部分，续接于胃底，位于贲门部与幽门部之间。胃上缘短，相当胃的右上方自贲门到幽门的延伸，称胃小弯。胃小弯下2/3处的固定的锐利凹陷，称角切迹，它是胃体与幽门部在胃小弯的分界。胃下缘较长，叫胃大弯，凸向左下方。胃大弯与大网膜前层相接。

4. 幽门部　胃的下口称幽门，幽门（幽门管）是一个连接胃和十二指肠的管状结构，开口于十二指肠。幽门前面常有一条幽门前静脉，活体清晰可见，为手术识别幽门的重要标志。近幽门的部分为幽门部，在胃小弯以角切迹与胃体为界。幽门部于大弯侧有一浅沟，即中间沟，该沟将幽门部又分为左侧的幽门窦和右侧的幽门管。幽门窦是从与胃体的模糊边界延伸至幽门与十二指肠连接处。这些大体的解剖标志与黏膜的组织学大致相符，因为幽门窦的黏膜层实际上是从角切迹上胃小弯的某一区域延伸过来的。幽门肌是由可触及的环状肌和幽门括约肌构成。由于其位于大小网膜的腹膜间，鼓气可稍微活动，但通常都位于其前正中线偏右2cm。

二、胃的位置与比邻

1. 胃的位置　胃的最后定位因胃、食管和十二指肠连接处的位置、体型、体位和胃的充盈程度有相当的可变性。

（1）胃食管和胃十二指肠连接处：食管胃连接处通常位于第 10 胸椎的左侧，横膈裂孔下 1~2cm，胃十二指肠连接处通常在横卧位时的正中线的右边。胃十二指肠连接处在直立的肥胖体型成人中要明显低些。左边和胃大弯尾侧可以延伸到周围组织以下，这依赖于胃膨胀的程度、位置和胃蠕动的阶段，胃大弯最低点可达脐水平面。

（2）体型：矮胖体型者，胃的位置较高；瘦长体型者，胃的位置较低。

（3）充盈程度：当饱食后站立，胃最低可达髂嵴水平。胃中等充盈程度时，大部分位于左季肋区，小部分位于腹上区。

2. 胃的比邻　胃大弯构成胃的左下边界，胃小弯构成胃的右上边界。胰腺、横结肠、膈、脾、左肾顶、副肾形成胃的边界。胃前壁右侧与肝左叶相贴，左侧与膈相邻，并被左肋弓所掩盖。胃前壁的中间部分直接与腹前壁相贴，是胃的触诊部位。胃后壁事实上包括网膜囊的前壁或较少的腹膜囊，与胰、横结肠、左肾上腺和左肾相邻。胃底与膈及脾相邻。肝缘构成胃下界。前腹壁的内面构成胃左前下界。

胃除了胃底的一小块裸露区域，其大部分均被腹膜包裹。从胃小弯到肝的腹膜为双层，形成了小网膜的胃肝部；然后从胃底和胃大弯垂下，构成大网膜；大网膜向横结肠延伸，形成胃结肠韧带，向脾延伸形成胃脾韧带，与膈相连构成胃膈韧带。

三、胃的血管、淋巴管、神经

1. 胃的动脉　胃的血液供应丰富，其动脉血供源于腹腔动脉的分支——肝总动脉、胃左动脉和脾动脉，各分支常于胃大、小弯处吻合成动脉弓，形成支配胃小弯和胃大弯下 2/3 的两条动脉弓，然后再发支到胃的前、后壁。胃小弯由上方的胃左动脉和下方的胃右动脉、肝总动脉的一支、胃十二指肠动脉（也是肝总动脉的一支）所支配。胃大弯由上方的胃网膜左动脉（脾动脉的一支）和下方的胃网膜右动脉（胃十二指肠动脉的一支）支配。胃网膜左、右动脉通常吻合形成大弯动脉弓，但偶尔也不发生吻合。胃底和胃大弯的左上部动脉由胃短动脉（源于脾动脉）供应。

2. 胃的静脉　胃的静脉引流通常伴行于动脉，汇入门静脉或其分支、脾静脉或肠系膜上静脉。胃左静脉和胃右静脉引流胃小弯的静脉血。胃左静脉通常也被称为冠状静脉。胃网膜左、右静脉引流胃的下部和胃大弯的一部分。胃网膜右静脉和一些远端静脉汇成胃结肠静脉，最后终止于肠系膜上静脉。不存在胃十二指肠静脉。胃网膜左静脉进入脾静脉，并有胃短静脉注入，引流胃底和上部胃大弯。

3.胃的淋巴回流　胃的淋巴管很丰富，在胃壁各层均有毛细淋巴管广泛吻合、胃各部之间，以及胃与肝等相邻器官间也存在着广泛的淋巴管吻合，所以胃的任何一处癌变，都可转移至胃的其他部位以及相应的淋巴结，也可经淋巴管远距离转移到相应器官或左锁骨上淋巴结。

胃的淋巴引流经过许多中间淋巴结，大多数最终到达腹腔淋巴结。淋巴液引流通过单行瓣膜进入以下四群淋巴结之一：

（1）胃下部区域的淋巴引流汇入幽门下淋巴结和网膜淋巴结，然后是肝淋巴结，最终进入腹腔淋巴结。

（2）脾和胃大弯的上部淋巴先进入胰脾淋巴结，然后进入腹腔淋巴结。

（3）胃上部或胃小弯区域淋巴引流进入相应血管附近的胃左、右淋巴结，终止于腹腔淋巴结。

（4）肝和胃小弯幽门部的淋巴引流依次进入幽门上淋巴结、肝淋巴结，最终进入腹腔淋巴结。

4.胃的神经支配　胃的自主神经支配源于交感和副交感神经系统，形成一复杂的沿内脏动脉走行的神经系统。

胃的交感神经来源于 T6~T8 脊神经的节前纤维，后者连接腹腔神经节和神经元，而节后纤维穿行于沿胃动脉分布的腹腔丛。伴随交感神经的是胃的传入神经和支配幽门括约肌的运动纤维。

胃的副交感神经通过左右迷走神经、远端食管丛，使迷走神经前干及后干靠近胃贲门。这些神经干包括副交感神经的节前纤维和肠的传入纤维。两种神经干都在小网膜发出腹腔支和肝支。这些神经发出众多胃支到胃壁，节前纤维的突触和神经节细胞位于黏膜下和肠肌层丛。再从这些神经丛发出节后纤维支配分泌性器官，包括细胞和腺体，亦支配运动性器官，如肌肉，有加强胃蠕动和促进胃分泌的作用。

四、胃壁分层

胃壁很厚，形成皱襞和皱褶。由内向外依次由四层构成：黏膜层、黏膜下层、固有肌层和浆膜层。

（1）黏膜层：黏膜层靠近胃腔，表面光滑、柔软，血供丰富。贲门、胃窦部和幽门处的黏膜较胃底和胃体部的略显苍白。胃的绝大多数具有分泌功能的结构位于黏膜层。

（2）黏膜下层：黏膜下层紧位于黏膜层的下面，是由胶原蛋白和弹性蛋白构成的紧密的结缔组织框架。淋巴细胞、浆细胞、小动脉、小静脉和淋巴管，以及黏膜下神经丛均位于黏膜下层。

（3）固有肌层：第三层结构是固有肌层，由三层肌组织构成：内层为斜行肌，包绕胃底，覆盖胃的前后壁；中层为环行肌，肌纤维方向与胃长轴垂直，包绕胃体，并在幽门处增厚，形成幽门括约肌，收缩时可关闭幽门；外层为纵行肌，是食管纵行肌的延续，以胃大弯和胃小弯幽门处最发达。

（4）浆膜层：胃的最后一层为透明的浆膜层，是脏层腹膜的延续。

五、十二指肠的形态、位置和比邻

十二指肠为小肠的起始部分，上接胃的幽门，下续于空肠。形一"C"形环，包绕胰头。成人十二指肠长度约为 30cm。

十二指肠是在妊娠第 4 周由远端前肠、近端中肠和邻近的内脏间充质形成。前肠和中肠结合部位于十二指肠第二部，大乳头稍远端。伴随着胃的旋转，十二指肠也相应旋转，发育成"C"形外观。在胚胎发育的 5~6 周，由于黏膜层增生，十二指肠腔发生一过性的闭塞。在之后的几周，腔空泡形成，一些增生细胞退化，导致十二指肠腔再通。上皮细胞和腺体由胚胎内胚层发育而来。而结缔组织、肌肉和浆膜则来源于中胚层。肝、胆道以及胰均为十二指肠壁衍化而来。因此，这些器官在结构上与十二指肠关系极为密切。

十二指肠以角度变化分界，可分为四个部分。

1. 十二指肠第一部分 又称上部，约 5cm 长，从幽门向右、上、后行走，被小网膜肝的十二指肠部松系于肝上。第一部分随幽门的运动而相应运动，前方有腹膜遮盖。胃十二指肠动脉、总胆管、门静脉位于其后，胆囊位居其前。下方与胰头相邻，十二指肠第一部分的近端短而粗，黏膜平坦，内腔较大，也被称为十二指肠球部，是溃疡病的好发部位。

2. 十二指肠第二部分 又称降部。长 7~10cm，向下并行于右肾门前，向右与胰头部相接，为腹膜外位，固定于腹后壁。十二指肠第二部后侧壁中点偏下部有一乳头状结构，称为十二指肠大乳头，该乳头距切牙约 75cm，标志着 Vater 壶腹部入口，胰胆管通过此处进入十二指肠。在大乳头附近 2cm 处的同侧壁可有十二指肠小乳头，是副胰管的开口处。

3. 十二指肠第三部分 又称水平部。长约 10cm，从右至左横贯正中线脊柱、主动脉、下腔静脉。肠系膜上动、静脉从十二指肠第三部分前穿过，到正中线偏右。此部亦是腹膜外位。由于其介于肠系膜上动脉与腹主动脉的夹角中，肠系膜上动脉起点过低时，可能造成此夹角过小，引起水平部肠管被肠系膜上动脉勒挤导致肠系膜上动脉压迫综合征。

4. 十二指肠第四部分 是最后部分，也称十二指肠升部，最短。十二指肠第三部分在 L3 平面由右侧向左横过下腔静脉和腹主动脉的前面，移行为第四部分。长约 5cm，向上沿主动脉偏左，到达胰腺下缘。十二指肠在与空肠连接处（十二指肠空肠弯曲）被 Treitz 韧带（一束由平滑肌和结缔组织共同构成的十二指肠悬韧带）固定于后方膈脚上。上面接近胰体；后面与左交感干、左睾丸（卵巢）动脉及左腰大肌相邻；右侧邻胰头及肠系膜上血管；左侧邻左肾及左输尿管。

六、十二指肠的血管、淋巴管和神经支配

1.十二指肠的动脉 十二指肠动脉血供是基于其胚胎起源，因为腹腔干的分支（来自前肠）供应近端十二指肠，肠系膜上动脉（来自中肠）分支供应远端十二指肠。从腹腔干发出肝动脉，后者又发出胃十二指肠动脉。胃十二指肠动脉又分出胰十二指肠上动脉，后者再发出前后支。胰十二指肠上前、上后动脉分别沿胰头与十二指肠前后方下行。而胰十二指肠下前、下后动脉起于肠系膜上动脉，也沿胰头前后靠近十二指肠往右上行。分别与相应的胰十二指肠上前、上后动脉吻合，形成前后两弓。弓上分支营养十二指肠和胰头。除此之外，十二指肠上部还有胃十二指肠动脉分出的十二指肠上动脉、十二指肠后动脉以及胃网膜右动脉的上行返支和胃右动脉的小支供应。

2.十二指肠的静脉 静脉引流与动脉血供相对应，胰十二指肠上静脉穿过十二指肠和胰头，进入门静脉。同样，胰十二指肠前、后、下静脉或进入空肠静脉或直接注入肠系膜上静脉。

3.十二指肠的淋巴管 十二指肠淋巴管引流与其血供相对应。十二指肠前后小淋巴管汇入胰十二指肠淋巴结，然后优先进入肝淋巴结，其次进入位于肠系膜上动脉始发处的后系膜上淋巴结。

4.十二指肠的神经 和胃一样，分布于十二指肠的神经也是由交感神经系统和副交感神经系统共同支配的。交感神经节前纤维穿过腹腔神经节肠系膜上神经节，再通过节后神经元进入十二指肠壁内丛。副交感神经纤维由前迷走神经的肝支和肠系膜神经共同支配，与十二指肠壁的迈斯纳丛（Meissner's plesus）和肠肌神经丛突触相结合。

交感神经兴奋时，肠蠕动抑制，括约肌收缩，肠壁平滑肌舒张弛缓；副交感神经兴奋时，则肠蠕动增加。括约肌舒张弛缓，而肠壁平滑肌收缩。此外，在肠黏膜内，尚有感觉神经纤维伴随自主神经，经脊神经的感觉根再经各种神经中枢至脑。

七、十二指肠壁构造

十二指肠贴近腹后壁，除始、末两端属腹膜内位（全为腹膜所包被）较为活动外，其余大部分属腹膜外位，仅有腹膜从前面覆盖，以结缔组织固定于腹后壁。基本固定不动。十二指肠壁的构造由内到外也分为黏膜、黏膜下层、肌层和外膜。

第四节　胃肠黏膜

一、胃黏膜的组织学特征及功能

成人胃黏膜的表面积约为 800cm^2，肉眼观察可见皱襞及纵横交错的浅沟，后者将黏膜分为许多胃小区。

胃小区略膨隆，直径 2~6mm。整个黏膜表面遍布不规则的小孔，称胃小凹，小凹周围的上皮则呈迂曲起伏的嵴状。整个胃黏膜约有 350 万个胃小凹，间距约 0.1mm，小凹的平均口径 70μm，深 200μm，在幽门部最深。胃小凹为表面上皮向深部的漏斗状凹陷，每个胃小凹的基底有 3~5 条胃腺开口。

胃的黏膜上皮为单层柱状上皮，它构成了黏膜表层并延伸入胃小凹，在胃腺峡部与腺上皮相连续。在胃贲门与食管连接处，食管的复层扁平上皮骤然转变为胃的单层柱状上皮。在幽门与十二指肠相交处，胃上皮逐渐转变为小肠上皮。

胃柱状上皮细胞称表面黏液细胞，其顶部胞质中含大量黏原颗粒，黏膜表面细胞内的黏原颗粒多于胃小凹和胃腺峡部的同类细胞，黏膜表面细胞含中性黏液，而胃小凹深部的细胞含酸性黏液。

上皮细胞的分泌物在上皮表面形成一层不溶性黏液、黏稠度很高，呈凝胶状。黏液层既可起润滑作用，又可防止高酸度胃液（pH 值为 2）与胃蛋白酶对黏膜的消化损伤。

黏膜的厚度不一，为 0.3~1.5mm，这与黏膜固有层中的胃腺（贲门腺、胃底腺与幽门腺）的长度不相关。其中贲门腺最短，故贲门部黏膜最薄；反之，幽门腺最长而使幽门部最厚。

根据 3 种胃腺的分布情况，将胃黏膜分为三个区：①贲门腺区，为胃与食管连接处的宽 1~4cm 的环状区，充满贲门腺。②胃底腺区，占胃底与胃体的绝大部分，其面积为胃黏膜的 3/5~4/5。③幽门腺区，主要在角切迹以远的胃窦处。胃底腺区与幽门腺区之间，特别在小弯侧，界限不清，从而有一个两型腺体混合的移行带。

固有层中除有大量胃腺外，还有少量结缔组织。结缔组织主要分布在胃小凹之间与胃腺颈部之间。

1. 贲门腺　分布在食管与胃交接处以下 1~4cm 的贲门区范围内，此处的胃小凹较浅，凹底有数条贲门腺开口，贲门腺为弯曲的管状腺，主要由大量黏液细胞与少量内分泌细胞（G 细胞）构成，故该腺以分泌黏液为主。

2. 幽门腺　分布于近幽门 4~5cm 的范围内。此处的胃小凹最深，其长度占黏膜层的一半。幽门腺为高度盘曲的多分支管状腺，管腔较大，因此在胃壁的垂直切面上罕见该腺体的连续纵切面。幽门腺的分泌物较黏稠。胃近幽门括约肌处的腺体中尚含壁细胞。

3. **胃底腺**　通称胃腺，又称固有胃腺，因其分泌盐酸，也称为泌酸腺。分布于胃底与胃体部黏膜，是数量最大的一种胃腺，也是胃液的主要分泌腺。胃底腺为单管状或分支管状，约有 1500 万条，由颈黏液细胞、主细胞、壁细胞和内分泌细胞 4 种细胞构成，每个胃底腺通常被分为峡部、颈部与底部三部分。峡部与胃小凹相连，由表面黏液细胞与壁细胞构成；颈部腺腔狭窄，主要由颈黏液细胞和壁细胞构成；底部稍弯曲而膨大，可见分支，主要由主细胞及少量壁细胞构成。内分泌细胞散布于整个胃底腺。

4. **颈黏液细胞**　数量很少，位于腺体颈部，腺底部可见到。

5. **壁细胞**　分泌盐酸与内因子，故又名盐酸细胞或泌酸细胞。正常成年人的壁细胞总数约为 10 亿个，十二指肠溃疡患者增多达 18 亿~20 亿个，胃溃疡患者则减少为约 8 亿个，可见壁细胞数与盐酸最大排出量直接有关。

胃各部分的壁细胞密集程度不同，以胃小弯处最多，若设其密度为 100，则胃体其他部为 75，胃底部为 50，贲门与幽门部为 0~1。在胃底腺中，以颈部的壁细胞分布最密，底部稀少。

壁细胞借连接复合体与颈黏液细胞、主细胞等相连，在靠近基底端有较多的镶嵌连接。在基底面可见较发达的质膜内褶。

电镜组化法表明，微管泡膜具有 H^+–K^+-ATP 酶活性，此酶在将 K^+ 泵入胞质基质时泵出 H^+。

壁细胞分泌盐酸，目前一般认为它包括三个过程：①游离面质膜含氯泵，能将 Cl^- 从胞质泵入分泌小管管腔；K^+ 亦随之进入管腔，K^+ 的移动是顺电化学梯度的简单扩散。②细胞的能量代谢导致电子沿细胞色素链中的氧化还原系统转运，最后转运到氧，并产生 H^+，故泌酸绝对依赖氢的存在。③游离面质膜内的 H^+–K^+-ATP 酶把 H^+ 泵入分泌小管管腔，并泵回 K^+，两者交换为 1∶1；H^+ 与 Cl 结合形成 HCl。H^+–K^+-ATP 酶与氯泵相耦联转运，如氯泵的泵 Cl 量增多，则前者泵出的 H^+ 亦多。泵 Cl 与 H^+ 均需耗能，能量来自线粒体中的 ATP，当电子转移到氧时，还产生 OH^-，其产生量与 H^+ 分泌量相等。壁细胞静止时细胞内 pH 为 7.1~7.4；泌酸时由于 OH^- 产生量增多，pH 可超过 8.0。OH^- 与 CO_2 在胞质内的碳酸酐酶催化下结合形成 HCO_3^-。CO_2 由细胞代谢产生或来自血液。HCO_3^- 于细胞基底面与血液中 Cl^- 互换，Cl^- 即进入细胞，而 HCO_3^- 弥散入固有层与血液中。水可能是以被动方式通过壁细胞进入分泌小管。多种物质可调节壁细胞的泌酸功能，以乙酰胆碱、促胃液素和组胺最为重要，它们通过壁细胞上各自的受体而发挥功效。

6. **主细胞**　亦称胃酶细胞。主要位于胃体部胃底腺的下 1/3 或 1/2 段，胃底部的胃底腺及幽门腺中的主细胞较少，贲门腺中则无。

分泌颗粒所含的胃蛋白酶原，被细胞以胞吐方式释出后，受盐酸激活转变为具有活性的胃蛋白酶。该酶在 pH 为 2 的环境中活性最强，能裂解蛋白质的肽键，从而使蛋白质在胃中得到初步消化。胃蛋白酶在 pH 为 6 以上时则失活。主细胞还分泌少量脂肪酶，能部分水解三酰甘油。婴儿主细胞分泌凝乳酶，能促使乳汁凝固。

7. 内分泌细胞　在胃黏膜内存在大量的内分泌细胞，分散在整个胃底腺。现在研究发现胃底腺中含有的内分泌细胞主要有以下几种。

（1）D1、D、EC 细胞，这三类细胞除见于胃底和幽门部的胃底腺，还存在于小肠和结肠。D 细胞分泌生长抑素（SOM）。广泛分布于胃肠道，以胃窦部为多，抑制 G 细胞释放促胃液素，降低壁细胞的胃酸分泌等。D1 细胞分泌血管活性肠肽（VIP）。EC 细胞又称肠嗜铬细胞，分泌 5- 羟色胺（5–HT）与 P 物质。胃肠道是体内最大的 5-HT 储存地，大量存储于 EC 细胞中，少量作为神经递质存在于管壁神经丛内的 5-HT 能神经元。

（2）肠嗜铬样细胞（ECL 细胞，仅存于胃底）、X 细胞（仅存于胃体）。ECL 细胞分泌组胺，仅见于胃底腺，尤在下部较多。肥大细胞亦含大量组胺。同时，胃黏膜内也有很多组胺酶。

（3）G 细胞、P 细胞，主要存在于幽门，还存在于十二指肠。G 细胞分泌胃泌素和脑啡肽，主要分布于胃幽门窦部的幽门腺中，胃的其他部位及小肠（尤其十二指肠）亦有分布。

胃窦黏膜中的胃泌素为十二指肠黏膜的 2~10 倍，但十二指肠黏膜的面积较大，因而估计两者的胃泌素含量相当。胃泌素有大胃泌素（G–34）和小胃泌素（G–17）之分。胃窦部以产生 G–17 为主，G–17 的生理作用比 G–34 强 5~6 倍。胃泌素主要生理作用是：刺激壁细胞的胃酸分泌和营养胃肠黏膜。胃泌素能使胃肠黏膜细胞的 DNA、RNA 及蛋白质的合成增加，从而促进其增生，所以胃窦切除的患者，常伴有胃黏膜萎缩。

二、胃屏障学说

Rees 与 Turnberg（1982）提出了黏液 – 碳酸氢盐屏障学说，该屏障主要由胃黏膜表面的一层含大量 HCO_3^- 的不可溶性黏液凝胶构成，其厚度为 1/4~1/2mm。凝胶可减慢 H^+ 和胃蛋白酶的反渗。

HCO_3^- 可与 H^+ 发生中和反应。因而在凝胶层的纵剖面有 pH 梯度，近腔面侧 pH 约为 2，近上皮侧 pH 为 7。

黏液凝胶由胃表面黏液细胞分泌，碳水化合物约占整个糖蛋白的 70% 以上：被蛋白水解酶分解后成为相对分子质量为 5×10 的可溶性糖蛋白，从而脱离黏液凝胶层。故凝胶层厚度取决于表面解聚与深部细胞分泌过程的平衡。

新生的细胞从小凹底部开始向上迁移至脱落需 3~4d。

胃底腺基底部为细胞衰老、脱落的部位，新增殖的细胞从颈部迁移到基底耗时 100~400d 不等，平均在 200d 左右，在啮齿动物上，壁细胞寿命最长可达约 250d，主细胞为 290d。

胃黏膜表面常受到酒精性饮料、阿司匹林和一些有害物质的侵蚀而造成表面上皮广泛的、不可逆性的损伤与脱落。此时胃小凹（尤其深部）的细胞可迅速迁移，修复上皮的连续性。

三、十二指肠黏膜

1.黏膜上皮　为单层柱状上皮，主要由柱状细胞构成，含少量的杯状细胞和内分泌细胞，游离面有薄层染红色线状结构为纹状缘。

2.固有层　为结缔组织、含大量肠腺、丰富的毛细血管、毛细淋巴管、神经、散在的平滑肌细胞及淋巴组织。小肠腺为单管状腺，开口于相邻的绒毛之间，腺上皮与绒毛上皮相连，细胞构成与小肠上皮相似，小肠腺底部有成群分布的潘氏细胞。

3.黏膜肌层　为平滑肌，为固有层和上皮共同凸向肠腔形成的叶状结构，游离在肠腔内的团状结构是绒毛的横切面。与小肠腺相比，绒毛特点：绒毛的中央，可见管腔较大，由单层内皮构成的中央乳糜管，即毛细淋巴管，管周围有散在的平滑肌束。

镜下十二指肠黏膜与胃黏膜的胃腺有明显的不同，十二指肠黏膜附有绒毛，有肠隐窝围绕。黏膜下层有特征性的十二指肠腺（Brunner's glands）。绒毛和单层上皮细胞构成十二指肠腔和黏膜的交界。上皮细胞深层含有吸收细胞、潘氏细胞（分泌溶菌酶和其他的宿主防御因子）、黏液细胞和内分泌细胞。

近端十二指肠的绒毛因为胃酸的关系呈扭曲状。而远端十二指肠的绒毛长而纤细，非常规则，与空肠绒毛相似。远端十二指肠绒毛和隐窝的比例为4∶1或5∶1，也与空肠比例相似。分支的十二指肠腺位于十二指肠黏膜下层，可分泌碱液，清除黏液——包含碳酸氢盐、表皮生长因子和胃蛋白酶Ⅱ。十二指肠腺多分布在近端十二指肠，随着向远端延伸。腺体数量逐渐减少。十二指肠腺没有自身的管道系统，只能通过邻近的肠腺排入十二指肠。

第五节　胃肠激素

胃肠激素对胃肠道的运动、分泌、吸收、血运、食物摄取和能量平衡等均具有明显的调节作用。

一、促胃液素－缩胆囊素族

1.促胃液素　可促进胃酸分泌：增加胃黏膜血流，对胃肠道黏膜有营养作用。促胃液素可使下食管括约肌（LES）压力升高、胃底舒张、胃窦收缩，促进液体和固体食物的胃排空。大剂量外源性促胃液素可以破坏小肠消化间期运动复合波（MMC），刺激结肠运动、调节回盲瓣张力。

2. 缩胆囊素（CCK） 是胰腺的重要营养因子，促进胰酶分泌。CCK 可使 LES 的压力明显下降，抑制近端胃收缩、幽门收缩、抑制胃排空；刺激胆囊收缩、松弛 Oddi 括约肌，使胆囊内的胆汁容易进入十二指肠内，刺激小肠和结肠运动，缩短肠道的转运时间。CCK 是引起饱食感的最主要的调节肽之一，此效应既可为中枢性的，也可为周围性的（通过迷走神经感受器）。中枢 CCK 与恐怖 – 焦虑性疾病的发生有关。

CCK 可促进其他胃肠激素（胰岛素、生长激素、胰多肽、抑胃肽、降钙素等）的释放。

二、胰多肽族

1. 胰多肽（PP） 能抑制胰腺外分泌；使胆囊松弛、胆囊内压力降低、Oddi 括约肌张力，PP 可刺激 LES 收缩。小剂量 PP 抑制胃肠运动和胃排空，大剂量则对胃肠道平滑肌有兴奋作用，可以增强胃窦收缩，加速胃排空。

血浆 PP 增高可作为胃肠胰腺神经内分泌肿瘤和 MEN1 的肿瘤标志物。

2. 酪酪肽（PYY） 抑制胰腺外分泌；远端小肠分泌的 PYY 对胰腺分泌有反馈调节作用。

PYY 对小肠上皮细胞有促增殖作用，对维持胃肠道黏膜的完整性起重要作用，PYY 抑制胃酸分泌、胃肠运动和胃排空，延缓小肠转运时间，是"回肠闸"的另一个重要介质，是肠抑胃素的典型代表之一。PYY 具有很强的血管收缩能力，中枢 PYY 可以明显降低食欲、减少食物摄入量。

3. 神经肽 Y（NPY） 增强去甲肾上腺素的缩血管作用，对血流调节与去甲肾上腺素有协调效应，能引起强而持续的血管收缩和血压升高。

NPY 可抑制结肠平滑肌收缩、抑制结肠运动、降低结肠血流量；抑制胃排空，脑室内注射 NPY 可使餐后大鼠的十二指肠运动模式变为空腹的阶段性运动模式。NPY 对局部的炎症反应有调节作用。

中枢神经系统 NPY 参与焦虑、抑郁、摄食和肥胖、记忆存储、神经元兴奋性、内分泌功能、代谢功能等，NPY 直接注入动物中枢神经系统后，可使摄食增加，改变昼夜节律，引起脑电图改变，降低心率、呼吸频率和周围血压，NPY 对情感运动有影响，可用于治疗焦虑性疾病。

三、促胰液素 / 胰高糖素族

1. 促胰液素（SEC）　主要生理功能是刺激胰腺分泌富含碳酸氢根的胰液，使肠腔碱化，有利于消化酶的作用；还促进肠道黏膜分泌碳酸氢根和氯离子，促进肠道吸收氨基酸，促进胆酸非依赖性胆汁分泌。

SEC 可抑制胃酸分泌；调节胃黏膜上皮细胞之间的通透性，加强胃黏膜抵抗力，维持胃黏膜完整性。SEC 抑制胃底、胃窦收缩运动，降低胃内压力、延缓胃排空。

2. 血管活性肠肽（VIP）　是一种非肾上腺素非胆碱能（NANC）抑制系统的神经递质，生物学作用广泛，如扩张心、脑、肺血管，调节脑血流量，降低血压，松弛支气管平滑肌，在中枢调节体温、睡眠、刺激催乳素释放，促进阴茎勃起等。

VIP 能刺激胆酸非依赖性胆汁分泌；促进糖原分解，使血糖升高。VIP 抑制消化系统的运动功能，舒张胃肠平滑肌，包括胃平滑肌、下食管括约肌（LES）、Oddi 括约肌、肛门内括约肌等。

VIP 对胸腺细胞的细胞因子生成、移动、凋亡起重要的作用，也影响巨噬细胞的功能，对细胞因子的生成和抗原过程起调节作用。

3. 胰高糖素（GLU）　属于代谢性激素，有促进糖原分解、糖原异生、脂肪分解和生酮作用。GLU 抑制胃酸分泌；抑制胰腺分泌胰酶和碳酸氢根，抑制胆酸非依赖性的胆汁分泌；抑制小肠的水和电解质吸收。

肠高糖素的主要作用是促进肠道黏膜生长。GLU 抑制胃和肠道运动、松弛 Qddi 括约肌，较大剂量可使胆囊舒张，在临床上作为 ER-CP 辅助用药。

4. 垂体腺苷酸环化酶激活肽（PACAP）　广泛分布于脑的各个区域和周围器官组织中的神经纤维，如消化道、呼吸道、泌尿生殖道、心血管、皮肤等，PACAP 能激活垂体细胞的腺苷酸环化酶，既能使细胞 cAMP 明显增加，又可使细胞内钙离子增高，PACAP 刺激垂体释放催乳素和生长激素。

PACAP 使胰液量和碳酸氢盐增加，刺激胰腺腺泡分泌胰淀粉酶；促进肠道氯离子分泌，抑制氯离子和钠离子吸收。PACAP 可能是胃肠运动的重要抑制性因子，对下食管括约肌有很强的抑制作用，PACAP 对周围血管有显著的扩张作用。此外，与 VIP 一样，PACAP 对巨噬细胞产生细胞因子和抗原提呈有影响。

5. 抑胃肽（GIP）　在高血糖时促进胰岛素释放，是"肠 – 胰岛轴"最重要的肠肽。

四、降钙素 – 降钙素基因相关肽族

1. 降钙素（CAL）　主要作用是降低破骨细胞活性，抑制甲状旁腺素溶骨作用，使血钙

降低，降钙素对肠道运动有抑制作用。

2. 降钙素基因相关肽（CGRP）　是重要的神经递质，是强大的内源性血管舒张因子，对心血管和消化系统的作用特别突出，具有强心、扩血管及以调节胃肠道血流、胃肠分泌和胃肠运动等作用。

3. 胰岛淀粉样多肽（IAPP）　与胰岛素共同释放，又具有抑制胰岛素释放作用，IAPP能拮抗胰岛素抑制肝糖原异生和抑制肌肉细胞对葡萄糖的摄取，抑制破骨细胞活性、降低血钙的作用。

五、生长因子族

1. 表皮生长因子（EGF）　是一种单链多肽，颌下腺、十二指肠、空肠、胰腺部均能产生 EGF，EGF 受体广泛分布于胃肠道不同组织中。

EGF 在生理状态下均呈现为营养性作用，在组织增生、修复过程中，EGF 可促进前列腺素 E2（PGE2）合成和血管形成，在胚胎时期，EGF 调节胃肠道发育和成熟；促进胃肠道生长和体重增加，EGF 对胃肠道黏膜的完整性和功能、运动有重要调节作用。EGF 具有细胞保护作用、促进胃黏膜上皮细胞增生，减轻胃肠黏膜损伤或促进其修复，促进溃疡愈合、预防溃疡发生。EGF 对小肠黏膜也有保护作用，促进小肠上皮细胞增生、修复，并可能促进双糖酶的分泌。EGF 可以使胰腺重量增加，促进胰腺的内分泌（胰岛素）和外分泌（如淀粉酶）功能。

2. 转化生长因子（TGF）　是一类能够刺激细胞表型发生转化的生长因子，是细胞生长和分化的重要调节因子，目前研究比较多的是 TGF-α 和 TGF-β。TGF-α 对胃、小肠、结肠黏膜具有营养作用。TGF-β 存在于胃、十二指肠、空肠、回肠和结肠，是上皮细胞最强的生长抑制剂，是一种有效免疫调节因子，可抑制 T 淋巴细胞、B 淋巴细胞在体外增殖、分化，对单核细胞、中性粒细胞、成纤维细胞有很强的趋化作用，对多种细胞因子（如白介素 -1β、肿瘤坏死因子 α、干扰素 B 等）有拮抗作用。

3. 三叶肽（TFF）　是胃肠道、呼吸道、唾液腺、结肠、子宫等上皮细胞的分泌性产物，由杯形细胞分泌至黏膜表面，具有很强的蛋白酶抗性和保护黏膜、促进修复的作用，在维持上皮完整性、防止细胞调亡、促进细胞分裂、调节细胞移动等方面起着关键性作用。

六、阿片肽

阿片肽（OP）存在于脑、垂体、胃肠道，胃肠道 OP 主要有甲啡肽、亮啡肽和少量的强啡肽，由于 OP 广泛存在于胃肠道，因此可能对胃肠功能有重要的调节作用。

七、其他主要胃肠肽类激素

如 P 物质、神经降压素、胃动素、促肾上腺皮质激素释放因子、甘丙肽、组异肽、生长激素调素。

胃肠激素的临床应用：尽管已经发现了众多的胃肠激素，并且阐述了它们的生理作用，但是对它们的了解还远远不够，近百年的胃肠激素研究史，能够应用于临床的胃肠激素还很少，除了某些胃肠激素在诊断方面发挥一定作用以外，能够用于治疗的还非常少。

第六节　胃肠免疫

胃肠道上、下两端与外界相通，广泛地与外界抗原物质接触，大量致病性抗原可引起胃肠道疾病，亦可通过胃肠黏膜进入体内引起全身性疾病。胃肠黏膜的防御机制有胃肠黏膜的机械性屏障作用和免疫性屏障作用。在胃肠黏膜中，25% 为淋巴组织，包括阑尾、派伊尔淋巴结和黏膜固有层等，其中含有大量淋巴效应细胞，组成胃肠道相关淋巴组织，通过细胞免疫和体液免疫以防止致病性抗原对机体的损害。胃肠道免疫系统对胃肠运动和分泌功能有着重要的影响，其功能亦受神经系统的调控。

一、胃肠道的淋巴组织

胃肠道淋巴组织是全身淋巴组织的重要组成部分，虽有某些特殊的性质和功能，但也有许多与其他部位的淋巴组织相同的性质和功能。与胃肠道有关的淋巴组织（GALT）是指胃肠黏膜的淋巴组织，一般分为 3 类，即位于黏膜固有层疏松结缔组织中的淋巴细胞、肠绒毛上皮细胞之间的淋巴细胞以及派伊尔结（Peyer patch）、阑尾淋巴结等淋巴细胞结节。

1. 派伊尔结　主要分布在回肠，位于黏膜固有层，并深入到黏膜下层，在胃肠黏膜的免疫中起着关键性作用。

B 淋巴细胞功能是参与机体的体液免疫。B 淋巴细胞表面有抗原特异性抗体，当遇有某种特异性抗原时，在 T 辅助细胞的帮助下，B 淋巴细胞增生并转化为浆细胞，后者可分泌大量的免疫球蛋白。存在于派伊尔结内的 T 细胞主要是 Thelper 细胞，其功能是协助 B 淋巴细胞产生抗体。

2. 上皮内淋巴细胞（IEL）　占上皮细胞的 1/6，位于基膜上皮组织的深层。IEL 大部分为 T 细胞，为 CD8 阳性细胞，而且有胸腺依赖性和非胸腺依赖性的双源性，对肠上皮有

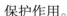

保护作用。

3. 黏膜固有层内淋巴组织　含有 B 淋巴细胞、浆细胞、T 细胞、巨噬细胞、嗜酸性粒细胞及肥大细胞，分布在血管和淋巴管丰富的结缔组织内。

黏膜固有层淋巴细胞的浆细胞中 70%~90% 产生 IgA，而 18% 的浆细胞产生 IgM，2% 浆细胞产生 IgE，制造 IgG 的细胞为数甚少。

4. 肥大细胞　胃肠道壁内存有大量的肥大细胞，分布于从食管至直肠壁的各层，胃肠道壁内肥大细胞有两种类型：即结缔组织肥大细胞和黏膜肥大细胞。肥大细胞膜表面有 IgE 结合抗体，在 I 型变态反应中具有重要意义。

肥大细胞内的颗粒中含有多种递质，其中 5- 羟色胺、组胺、白细胞介素、前列腺素和血小板活化因子等均可直接或间接地影响胃肠平滑肌的活动。

5. 巨噬细胞　参与非特异性免疫反应及特异性免疫反应。担负着对抗原的摄取处理功能以及承递对其他免疫细胞有刺激作用的抗原物质。经巨细胞的处理，抗原可刺激 B 细胞产生特异性抗体。

二、胃肠免疫系统与胃肠运动

1. 变态反应与胃肠运动的影响　动物实验证明，以 EA 致敏大鼠两周后，再向胃内灌注相同抗原可明显延缓胃排空，抑制胃窦部位收缩并引起腹泻、降低胃部颗粒性肥大细胞数量，增加胃酸中组胺含量及血清中肥大细胞蛋白酶 II。

在致敏大鼠胃窦环行肌条的离体实验中，卵清蛋白（EA）能加强平滑肌的收缩幅度。该收缩不会被 5-HT 受体拮抗剂、组胺受体拮抗剂、阿托品、胍乙啶、NO 合酶抑制剂等所阻断，但可被黏膜和结缔组织肥大细胞稳定剂所阻断，被河豚毒素所加强。

动物实验证明，EA 对该抗原已致敏的肠道平滑肌收缩效应，不被阿托品、河豚毒素、苯海拉明、胍乙啶等所阻断，但可被黏膜结缔组织肥大细胞稳定剂、白细胞介素受体拮抗剂等所抑制。故而说明，EA 引起致敏肠管平滑肌收缩，不是由副交感神经传出神经、组胺受体及 5-HT 受体所介导，而是由肥大细胞所释放的活性递质，通过 5-HT 等参与而发挥其效应。

I 型速发性变态反应是指以异体蛋白致敏动物给予二次抗原，可使其产生由 IgE 和肥大细胞等参与的免疫反应。该反应在胃肠道可引起肥大细胞释放 5-HT、前列腺素、组胺、白细胞介素和血小板活化因子等递质，作用于胃肠平滑肌，对胃的效应是抑制排空，而在小肠和结肠，其效应是收缩。

2. 变态反应对胃肠运动的生物学意义　其生物学意义可能是在于通过胃排空的延迟，减少变态反应刺激物进入主要的吸收器官小肠，然后再通过加强小肠和结肠的收缩，将进入小肠的变态反应刺激物尽快给予排除，以减少其吸收。再者，肥大细胞所释放的活性递质,可刺激肠道分泌细胞大量分泌肠液,以稀释肠内有害物质。随着肠道运动的加强,将带有有害物质的肠液以腹泻的方式尽快排出,从而降低刺激物在肠道内的浓度,减低变态反应的强度。上述的特异性免疫反应与非特异性反应相互结合,共同作用,形成机体的自我保护机制。但这种免疫反应引起的胃肠运动功能改变亦可导致肠运动紊乱,从而引起某些胃肠道疾病。

3. 胃肠道免疫系统与胃肠运动疾病   ①食物过敏。②肠易激综合征。③麦胶引起的肠病。

三、抗肠神经元抗体与胃肠道运动功能障碍性疾病

健康成年人肠道内有 4 亿~6 亿个神经细胞,肠神经元之间通过突触相互连接并最终和胶质细胞一起构成 ENS。数目众多且类型多样的肠神经元构成了复杂的 ENS,参与控制肠管蠕动、调整胃酸和消化液的分泌改变肠道局部血流状态以及机体的免疫和内分泌调控。

抗肠神经元抗体(AENA)是一类针对自身神经元表面和内部结构或成分的自身抗体。

1. 抗 Hu 抗体   其家族在人体中一共有 4 位成员,分别是 Hel-N1、HuC、HuD 和 HuR。共同促进神经细胞早期分化和可塑性。Anti-Hu 不仅和中枢系统神经元凋亡有关,也可导致 ENS 神经元凋亡并引起相关的胃肠道功能紊乱。

2. 抗钾离子通道抗体   钾离子通道在神经元兴奋和信号传递过程中起着重要作用。钾离子通道大量分布在肠道平滑肌和肠神经元上。

文献报道,钾离子通道异常和肠道动力障碍疾病的发生有一定关系,激活钾离子通道明显舒张结肠带并且改善内脏敏感性。

3. 抗钙离子通道抗体   一般可以分为高压激活通道和低压激活通道。高压激活通道分布于神经元和兴奋性细胞,在初级传入通路、神经元兴奋和心脏细胞的起搏中发挥着重要作用。

4. Anti-nACHR   尼古丁乙酰胆碱受体由 5 个亚基组成,由于交感和副交感神经均利用尼古丁胆碱突触传递信号,而自身抗体可以损害神经节突触之间递质的传递,从而引起自主神经功能障碍,出现胃肠动力功能紊乱。

免疫机制和胃肠道动力功能障碍疾病发病之间的关系正得到越来越多的研究证实,AENA 在肠道疾病患者中检出率也在增加,提示对胃肠道功能障碍疾病有一定关系。

四、免疫在功能性消化不良发病中的作用

近年来,越来越多的研究资料表明,FD 患者存在免疫调节异常,特别是在食物过敏、

炎症相关功能性消化不良（FD）和感染后功能性消化不良（PI-FD）患者，免疫异常与 FD 的病理生理、临床症状相关，免疫反应在 FD 的发病中起介导作用。

在人体免疫防御系统中，胃肠道黏膜完整性及其完善的分泌和运动功能、胃肠道黏膜相关淋巴组织和位于胃肠道的炎症免疫细胞、胃肠道分泌型免疫球蛋白和一些细胞因子，发挥局部免疫防御和监视作用，在自身免疫耐受和免疫调节中发挥不可或缺的作用。

胃是食物、药物、毒物和病原菌经口进入体内首先停留的器官，胃酸、消化酶、胃黏液层和紧密连接的上皮、胃蠕动排空以及防御性呕吐组成消化系统免疫防御的第一道防线，能有效抵御绝大部分不易消化的食物和食物过敏，化学性毒物、病原菌；在病原因素被驱除后，免疫系统对局部轻微炎症的持续反应可能介导了 FD 的发病。

1. 免疫介导与过敏反应相关 FD　多数 FD 患者主诉其症状与进食相关，除消化不良、食物不耐受和心理因素外，食物过敏和与之相关的炎症免疫反应是导致 FD 症状的另一个病理生理因素。意大利学者进行的一项研究显示，食物过敏患者的 FD 患病率较对照组高 2%~4%。在因上消化道症状接受胃镜检查且无异常发现的患者中，存在餐后不适综合征（PDS）症状的患者（特别是有早饱症状者），十二指肠黏膜嗜酸性粒细胞明显增多，以光学显微镜下每 5 个高倍视野嗜酸性粒细胞计数 >22 为标准，47.3% 的 PDS 患者存在十二指肠黏膜嗜酸性粒细胞增多；十二指肠嗜酸性粒细胞增多与患者过敏史（包括食物过敏）明显相关。

十二指肠黏膜的这种隐性嗜酸性粒细胞增多可能与局部环境中细胞因子的改变有关，嗜酸性粒细胞脱颗粒释放碱性蛋白（MBP）等数种细胞毒因子以及各种细胞因子如白细胞介素（IL-5、IL-13）、化学因子、脂类介质、神经介质，可通过 MBP 影响迷走神经 M2 受体功能和神经介质（如神经生长因子）的作用导致平滑肌活性增加；嗜酸性粒细胞可直接或通过释放 MBP 使肥大细胞脱颗粒，释放脂类介质和白三烯，刺激平滑肌收缩；嗜酸性粒细胞还可通过刺激 T 细胞、调节 T 细胞的极化状态参与外周免疫反应。

FD 患者胃窦黏膜中嗜酸性粒细胞增多和脱颗粒现象并不明显，因此，十二指肠黏膜嗜酸性粒细胞增多在 FD 的发病中可能更具意义。

2. 免疫反应是 PI-FD 的主要发病机制　2002 年 6 月在西班牙 BaixEmporda 县小镇暴发急性沙门菌胃肠炎，对其中 677 例感染者和 120 名非感染者连续随访 1 年，发现感染后 1 年消化不良患病率为 13.4%，而对照组（非感染者）患病率仅为 2.6%，两组感染事件前消化不良患病率无明显差异（2.5% 和 3.8%）；该人群中感染后肠易激综合征（PI-IBS）的患病率与 PI-FD 类似；在 PI-FD 和 PI-IBS 患者中同时有消化不良和肠道症状者占 36%。

PI-FD 患者十二指肠黏膜中可见 T 细胞，特别是 CD8+ 细胞局灶聚集，上皮隐窝内 CD4+ 细胞减少、CD68+ 细胞（巨噬细胞）增多，表明急性炎症后患者周围免疫反应力下降。免疫调节异常可能是功能性胃肠病重叠综合征的病理生理机制之一。

肥大细胞通过释放多种细胞因子和介质参与炎症免疫反应。国内研究发现，FD 患者胃窦黏膜肥大细胞计数明显高于健康志愿者，且与 Hp 感染、胃黏膜炎症明显相关。

PI-FD 和非特异性 FD 患者胃窦黏膜肥大细胞计数均较健康人增加；与非特异性 FD 患者相比，PI-FD 患者胃窦黏膜组织慢性炎症计分较高，毗邻神经纤维的活化肥大细胞数明显增加，感染性炎症后肥大细胞活化释放的组胺、类胰蛋白酶等介质可能参与了 PI-FD 症状的产生。此外，FD 患者十二指肠黏膜中肥大细胞和脱颗粒肥大细胞计数明显增加，表明十二指肠黏膜肥大细胞也可能参与了 FD 的发病。

肠嗜铬细胞（EC 细胞）及其释放的 5- 羟色胺（5-HT）在 IBS 发病中的作用已得到证实。近年研究表明，EC 细胞在 FD 的发病中同样发挥重要作用。FD 患者近端胃黏膜中 5-HT 免疫染色阳性细胞数明显高于健康志愿者，且与胃黏膜炎症程度有关，在 PI-FD 患者中，胃窦黏膜 EC 细胞数、毗邻神经纤维的 EC 细胞数和黏膜中 5-HT 含量均明显高于非特异性 FD 患者和健康对照者，这种针对感染后轻度炎症的反应性 EC 细胞增多、5-HT 释放增加可通过改变胃肠道分泌运动神经元活性而影响胃肠运动和分泌功能，引起消化不良症状。

3. 免疫反应参与 Hp 感染相关 FD 的发病　Hp 感染和 FD 的关系仍存争议，根除 Hp 感染可使少部分 FD 患者获益，与 Hp 阴性 FD 患者相比，伴有 Hp 感染的 FD 患者十二指肠黏膜上皮内淋巴细胞明显增多，即使 Hp 根除后，部分患者局部炎症免疫细胞浸润仍可持续存在，持续的免疫激活可能是部分患者在 Hp 根除后消化不良症状仍得不到缓解的原因之一。

Toll 样受体 2（TLR2）是一种主要参与识别病原微生物产物和炎性组织损伤、介导感染免疫和炎症信号转导的天然受体蛋白，Hp 感染的胃上皮中存在 TLR2 表达。日本学者的研究发现，Hp 感染对 FD 的影响与患者先天免疫激活状态相关基因多态性有关，TLR2 基因 –196 至 –174 del 携带状态与 Hp 感染后发生 FD 特别是 PDS 的易感性呈负相关。IL-17 被认为在获得性免疫与先天免疫之间发挥连接作用，IL-17 基因多态性也影响 Hp 感染患者发生 FD 及其亚型的易感性。这些资料表明，局部免疫反应参与了 Hp 感染相关 FD 的发病。

免疫反应除介导特定病原菌感染和 Hp 感染相关 FD 外，来自非洲尼日利亚的研究提示，炎症免疫反应还可能参与了一些未知原因或非特异性感染相关 FD 的发病。研究还发现，Hp 阴性 FD 患者也存在外周血单核细胞介导的多个细胞因子参与的免疫激活现象。

4. 免疫反应与 FD 症状的病理生理联系　FD 症状的病理生理机制包括胃排空延迟、胃近端感觉功能下降和内脏高敏感。FD 患者的十二指肠黏膜嗜酸性粒细胞通过释放介质直接作用或通过影响肥大细胞脱颗粒而影响神经 – 平滑肌功能，导致消化不良症状产生。在拟诊为 PI-FD 的患者中，早饱、体质量下降和恶心、呕吐症状较为常见，67% 的患者有胃顺应性受损，这种功能改变与胃内氮能神经元功能下降有关。研究发现，上腹痛综合征患者腹痛的严重程度与胃黏膜肥大细胞数量相关，在 FD 患儿中，胃黏膜肥大细胞数量增加与胃排空延迟明显相关，在 Hp 阴性 FD 患者中，外周血单核细胞释放的细胞因子 [肿瘤坏死因子（TNF）– α、IL-13 和 IL-10] 和 CD4+a4B7+CCR9+T 细胞与 FD 患者的疼痛、恶心、呕吐等症状以及胃排空延迟明显相关。但从整体看对于局部和系统免疫反应与 FD、PI-FD 症状的病理生理联系，还需进行全面、系统的研究。

5. 免疫反应对 FD 治疗的潜在价值　一项对 FD 患儿的回顾性研究资料表明，半数存在十二指肠嗜酸性粒细胞浸润的 FD 患儿经 H_2 受体拮抗剂雷尼替丁与 H_1 受体拮抗剂羟嗪联合治疗有效，无效患者中绝大多数（89%）经口服色甘酸钠治疗有效。近期有学者提出：对确有十二指肠嗜酸性粒细胞增多的 FD 患者，是否可以像治疗嗜酸性粒细胞性食管炎那样选择糖皮质激素？抗炎生物制剂如针对特异性 ILS 的制剂可否用于阻断嗜酸性粒细胞浸润并减轻症状？这一设想提示从阻断免疫反应的角度探讨难治性或特殊类型 FD 的治疗具有一定的前景。对 PI-FD 患者而言，抗感染治疗有可能获益，但仍需全面评估糖皮质激素和生物制剂治疗这类患者的效价比以及可能存在的不良反应风险。

已有动物实验资料显示中药对 FD 模型大鼠的免疫功能具有一定的改善作用。

第七节　胃运动生理功能

胃运动与胃内分泌功能同等重要，是胃的重要生理功能之一。

根据胃运动功能特点，可将胃分为两个功能区域即近端胃和远端胃。近端胃包括胃底和胃体近 1/3，其功能特点是张力性活动，容纳和贮存食物、调节胃内压并加快液体排空；远端胃包括胃体远端 2/3 和胃窦，以蠕动性收缩活动为特点，起胃泵的作用，具有混合、研磨并促进固体食物排空的功能。在胃的远端部分，幽门括约肌及十二指肠近端形成一个重要的动力区，调控着胃的排空功能。

胃的舒缩运动和电活动是肌源性的，即基于平滑肌本身，但又受到神经和体液的调控，胃肠道壁内神经组织及壁外支配胃肠道的迷走神经和交感神经，均不参加电活动的产生，只是影响或改变其电活动。

一、平滑肌的电活动特点

胃肠道平滑肌的节律电活动为肌源性，胃的蠕动是由胃平滑肌细胞的电活动激活的。

1. 近端胃平滑肌的电活动　近端胃无扩布的节律性电活动，亦不发生蠕动。近端胃平滑肌的静息跨膜电位稳定，缺乏自律性，因而将该区称为胃电静默区。胃底平滑肌细胞具有较小的静息膜电位，在其静息膜电位时只有极微的收缩，因此这些细胞在超极化时就能使肌肉大大地舒张，容积增大。一般认为，近端胃仅有不带峰电位的缓慢去极化，因此可引起平滑肌的紧缩，静息电位稳定，无先行于紧张性收缩的周期性电活动。近端胃平滑肌细胞的静息膜电位比胃窦小 20mV 左右，已高于其收缩阈值。

2. 远端胃平滑肌的电活动　远端胃电活动比较活跃，呈明显的膜去极化位相性活动，其胃电慢波电位具有明显优势，越近幽门其波幅电位越大（2~4mV），其传播速度越快（0.3~4.0cm/s）。静息膜电位不稳定，呈节律性缓慢去极化的传导波，这种缓慢的周期性电活动在远端胃平滑肌细胞及壁上始终存在。胃的基本电节律是胃肌收缩节律的控制波，它决定胃肌收缩的频率，并引导蠕动波向幽门方向传播。在基本节律上叠加动作电位，则能直接触发胃平滑肌收缩。

3. 消化间期的胃电活动　消化间期综合肌电（IMC）或移行性综合肌电是在清醒空腹情况下，在胃肠道周期性发生，并能向消化道末端传播的峰电位活动，IMC 按 4 个时相的顺序周而复始地有规律地进行，研究发现，胃和十二指肠的 4 个时相周期是同步的。IMC 的 4 个时相周期发生的移行运动综合波（MMC）相对应。IMC 的 I 相表现无峰电位，持续时间为 40~60min；II 相具有间断的不规则的峰电位，时间为 30~45 min；III 相出现密集的峰电位，时间为 5~10min；IV 相为过渡相，峰电位数目突然减少，所占时约 5min。

IMC 通常在胃窦和十二指肠形成且向远端移行至结肠，全程共需 90~120min。因此，一个周期的第 III 相到达结肠时，新周期的 III 相在胃内发生，每一昼夜有 12~16 个 IMC 周期。健康人睡眠时 MMC 频率增加，I 相延长，II 相时限短，女性 MMC 频率更高，时限更短。

4. 消化期的胃电活动　进食后，胃和小肠的 IMC 立即中断，而代之的是消化期胃电活动，即几乎所有的基本电节律周期中出现中等强度的收缩。IMC 被阻断的时间长短，取决于摄入食物的量和化学成分。有时 IMC 被阻断时间可达 20h。食物阻断 IMC 的机制有赖于迷走神经的完整性，而给予胃泌素可使阻断的 IMC 恢复。

二、消化期胃运动

胃的运动功能包括：①胃的贮存和容受功能。②混合与研磨。③胃的排空。

消化期胃的运动模式是复合性的蠕动收缩，但这种收缩模式只发生在远端胃。近端胃只是紧张性活动，以调节胃内压力。

1. 近端胃　吞咽食物后，由于刺激咽、食管的感受器，反射性地通过迷走神经，引起 LES 和近端胃立即松弛，持续约 20s，以利于胃接受食物，这一现象称容受性舒张。食物进入胃后，胃内压趋于上升，刺激胃内压感受器，通过迷走神经反射，使近端胃进一步松弛，胃内压上升不明显，称为适应性舒张。

2. 远端胃　进餐开始胃窦部即有持续性有规律的蠕动性收缩，蠕动是该区消化期的基本运动形式，其强度中等，与 MMC II 相的强度相似，但不同的是它没有位相性收缩活动和向远端传播的特点。胃窦蠕动的频率为 3 次 / 秒。

3. 幽门括约肌的运动　当胃收缩波传播到近端胃时，幽门是舒张的，当收缩波传播

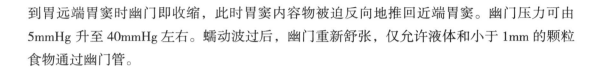

到胃远端胃窦时幽门即收缩，此时胃窦内容物被迫反向地推回近端胃窦。幽门压力可由 5mmHg 升至 40mmHg 左右。蠕动波过后，幽门重新舒张，仅允许液体和小于 1mm 的颗粒食物通过幽门管。

三、胃十二指肠的协调运动

胃十二指肠连接部包括末端胃窦、幽门及近端十二指肠，末端胃窦和幽门都是胃壁肌肉结构的延续，且形成漏斗状通道，具有机械泵作用，而不是一个独立的功能单位，幽门运动与胃窦及十二指肠收缩相协调或独立运动，幽门括约肌可产生紧张性和节律性收缩，故称孤立性幽门压力波，局限性幽门节律性收缩可导致幽门关闭而中断胃排空。

在消化间期，幽门是松弛的，胃内物质可进入十二指肠，但十二指肠液也可反流至胃内。在消化期，当蠕动被传至胃窦末端，幽门收缩而暂时关闭，以后又转入开放状态。此时，让胃内容物充分地进行研磨及混合。幽门在防止十二指肠胃反流中起着重要作用。正常人在空腹和餐后偶有发生十二指肠胃反流，它需两个前提条件，即逆行的十二指肠收缩运动推动十二指肠内容物逆向移动及同时幽门开放。当十二指肠出现逆蠕动，若此时幽门正在开放，则可发生十二指肠胃反流，正常情况下，大多数十二指肠球部收缩发生在远端胃窦和幽门关闭之前，因而在幽门关闭之前常有一正常短暂的十二指肠胃反流，此种情况属生理性的。十二指肠具有推进性收缩，即多为胃窦十二指肠协同收缩；孤立性收缩，可为推进性的亦可非推进性的；逆蠕动收缩能将十二指肠内容物反推入胃内，常与恶心有关，发生在呕吐之前。

第八节 正确理解和客观评价功能性胃肠病的动力异常

人们最早对功能性胃肠病（FGID）的认识是这些患者没有器质性疾病，且许多症状是由胃肠动力异常所引起的。随着罗马诊断和分类标准的不断修订、完善，对 FGID 的研究也不断深入，越来越多的资料支持 FGID 是由脑－肠互动异常引起的疾病，其病理生理机制涉及动力紊乱、内脏高敏感、黏膜和免疫功能的改变、肠道菌群的改变和中枢神经系统对胃肠传入信号的处理功能异常等诸多方面。在某些 FGID 中，动力异常仍然占有最重要的地位，正确理解和客观评价胃肠动力异常在 FGID 中的作用，对选择有效的治疗措施具有重要意义。

一、功能性食管疾病的食管动力异常

功能性胸痛患者存在轻度的食管动力异常，包括食管下括约肌压力下降、非特异性动力异常，但患者胸痛与这些动力异常的相关性很低，而与反流事件有一定的相关性，提示在功能性胸痛患者存在的食管动力异常可能是一种继发性食管蠕动异常，如对反流物或其他伤害性刺激的高敏感反应。腔内高分辨率超声提示胸痛症状与食管持续纵行肌收缩相关。对于功能性吞咽困难患者，当食团通过食管体部时，食管出现痉挛性和同步收缩，导致食团滞留；食管蠕动缺失、弱蠕动（<30mmHg，1mmHg=0.133kPa）或蠕动中断（>3cm）也可导致食团传输异常，使患者出现吞咽困难。癔球症是指在咽喉部持续或间断性非疼痛梗塞感、异物感。癔球症的发病机制尚不明了，患者的症状主要在餐间出现。上食管括约肌的原发性异常收缩、食管蠕动异常和食团传输异常反射性地引起继发性动力异常，可能与症状的产生有关。基于现有的资料可以理解为：上述 3 种功能性食管病的部分患者，是食管动力异常和内脏高敏感等因素共同作用导致了食管的症状。功能性烧心和反流高敏感的患者很少有食管动力异常的证据。

在罗马Ⅳ诊断标准中强调对功能性食管疾病的诊断应基于"无主要食管动力障碍性疾病"，即动力异常的表现不足以诊断为贲门失弛缓症、胃食管交界处流出道梗阻、弥漫性食管痉挛、jackhammer 食管、蠕动缺失。因此，对临床上拟诊为功能性食管病的患者，食管压力测定等动力检查既可以排除典型的食管动力障碍性疾病，同时也可了解患者是否存在轻度的动力异常；对功能性烧心和反流高敏感患者，食管压力测定主要是了解下食管括约肌的功能，并为 pH 监测电极定位。

由于食管动力异常不具有特异性，对存在非特异性痉挛和同步收缩的功能性食管病的患者可选择平滑肌松弛剂；理论而言，促动力剂对食管蠕动功能障碍的患者有效，但缺乏相关研究报道。

二、功能性胃十二指肠疾病的动力异常

功能性消化不良（FD）最常见的症状是餐后上腹饱胀、早饱、中上腹疼痛和烧灼感。FD 患者的胃、十二指肠动力障碍表现为胃排空延迟（35%）、胃容受功能障碍（约30%）、胃窦 – 幽门 – 十二指肠协调收缩异常、十二指肠动力异常等。进餐后近端胃舒张减弱与 FD 患者的早饱和体质量减轻有关，胃固体排空延迟可能与餐后饱胀有关，胃窦 – 幽门 – 十二指肠不协调收缩增加、十二指肠逆向性移行性复合运动Ⅲ相活动增加和餐后孤立性收缩活动的增加与餐后不适综合征的症状有关。在临床上对症状严重的 FD 患者进行胃排空、营养负荷试验等检查对理解患者病理生理机制、指导治疗有一定的意义，也可以借此与特

发性胃轻瘫鉴别（以呕吐为主要表现，胃排空明显延迟）。胃肠促动力药是餐后不适综合征患者的主要治疗药物之一，5- 羟色胺 1A 激动剂（坦度螺酮、丁螺环酮）可通过激活 5- 羟色胺 1A 受体、抑制胆碱能神经而改善近端胃的容受性，对改善早饱症状有效。

嗳气症是另一组常见的功能性胃十二指肠疾病。尽管食管腔内阻抗检测和高分辨压力测定可显示嗳气的动作过程，并能区分患者是过度胃上吸气或过度胃吸气，但吸气动作本身并非食管和胃动力异常所致，而是患者焦虑情绪的一种表现形式，主要的治疗是行为矫正。功能性呕吐患者可有近端胃容受功能下降、胃排空延迟、胃窦 – 幽门 – 十二指肠逆蠕动增加，但动力异常与症状的关联性尚不确定。因此，对这类疾病的治疗主要是抗抑郁治疗，如三环类药物；胃肠促动力药的疗效有限。与吸气症功能性呕吐相似，在反刍综合征患者中记录到了上食管括约肌松弛、食管下括约肌松弛与腹腔压力升高同步、一过性食管下括约肌松弛增加、主动松弛膈脚、伴发胃食管反流，但出现频繁反刍动作的根本原因是心理行为问题。对临床表现典型的患者，不必进行动力检查。

三、功能性肠病

功能性肠病主要包括 IBS、功能性便秘（FC）、功能性腹泻、功能性腹胀 / 腹部膨胀等疾病，其中 FC 和 IBS 与肠道动力异常相关性最强。FC 患者的结肠动力异常包括清晨觉醒和进餐引起的收缩反应减低，缺乏高幅推进收缩波，对进餐引起的胃 – 结肠反射迟钝等，表现为结肠传输的延缓，可以为节段性（以降结肠、乙状结肠为常见）或全结肠传输延缓，某些严重便秘患者的动力下降可累及整个胃肠道。FC 患者结肠传输延缓与排便次数减少、粪便干硬相关。临床上可以通过检测胃肠传输时间（GITT）来证实胃肠传输延缓，对临床症状明显、经验性治疗无效的患者可进行不透 X 线标志物的 GITT 检查，根据检查结果调整治疗方案，如加强促动力治疗；而对于难治性 FC 患者，在考虑手术治疗前需要更全面地评估结肠动力，有条件的单位可进行结肠压力测定。

IBS 患者主要表现为腹痛伴有排便习惯的改变，包括腹泻、便秘或二者交替出现。非腹泻型 IBS 患者结肠高幅蠕动性收缩和推进性收缩的频率增加，其中高幅蠕动性收缩的出现与患者腹痛相关。IBS 患者的动力异常可表现在整个胃肠道，腹泻型 IBS 患者胃肠传输加快，便秘型 IBS 患者胃肠传输减慢；多数患者表现为胃肠动力的紊乱，且动力异常与内脏高敏感相伴随。部分便秘型 IBS 患者还存在肛门直肠动力和感觉功能的异常，其表现与功能性排便障碍患者类似。因此，临床上 IBS 患者选择动力功能评估对治疗的指导价值有限，可根据患者的主要症状推断可能的胃肠动力异常，选择与调整肠道动力相关的药物。

功能性腹泻患者在空腹和餐后结肠推进性收缩波增加。临床上常用的药物洛哌丁胺即是通过舒张平滑肌、减慢肠道传输而起到止泻作用。功能性腹胀 / 腹部膨胀的主要病理生理机制是肠道内气体增加、内脏高敏感或内脏 – 躯体反射异常，肠道动力下降、对气体的排出障碍参与了症状的产生，但促动力治疗并不能完全缓解患者的症状。

四、功能性肛门直肠疾病和动力异常

罗马Ⅳ在功能性排便障碍的诊断标准中强调存在直肠排出功能的障碍，包括直肠推进力不足和不协调性排便 2 个亚型。前者是指患者在试图排便时直肠内压力 <45mmHg，伴或不伴肛门括约肌和（或）盆底肌的不协调性收缩；后者是指患者在试图排便时，肛门括约肌和（或）盆底肌不松弛或松弛不充分（括约肌基础静息压松弛 <20%）。如果患者便秘以排便费力、排便时肛门直肠堵塞感、需要手法辅助排便为突出表现，则提示功能性排便障碍的诊断，肛门直肠压力测定或其他能显示直肠排出功能的检查（球囊逼出试验、肛周体表肌电图、排粪造影）是诊断功能性排便障碍的主要辅助检查；基于压力测定或肌电图介导的生物反馈训练也是中重度患者的主要治疗手段。考虑到上述检查的普及性和医疗费用，对症状较轻的患者可首选经验性治疗，包括饮食和排便习惯调整、药物治疗。

大便失禁的发生主要与肛门括约肌的薄弱、括约肌节制排便能力下降有关，直肠顺应性和感觉功能异常也参与其中，直肠顺应性增加和感觉功能下降使粪便在直肠内过多潴留，导致被动型大便失禁，患者在肛门直肠压力测定时表现为肛管静息压下降；而急迫型大便失禁的患者表现为便意明显，来不及如厕就发生大便失禁，患者直肠感觉容量值小、肛管缩榨压低。肛门直肠压力测定有助于对大便失禁机制的分析，高分辨率肛门直肠测压还有可能发现括约肌压力的局灶性缺损。另一组肛门直肠功能性疾病功能性肛门直肠疼痛的病理生理机制尚不明了，肛提肌综合征的发生和肛提肌的过度收缩有关，痉挛性肛门直肠疼痛的发生和直肠平滑肌异常收缩有关，部分患者伴有肛门内括约肌肥厚。肛门直肠压力测定仅有助于检出伴有不协调排便的患者。

五、Oddi 括约肌的动力异常

胆囊和 Oddi 括约肌功能障碍包括胆囊功能障碍、胆管 Oddi 括约肌功能障碍和胰管 Oddi 括约肌功能障碍 3 种疾病。前 2 种疾病表现为典型的胆源性疼痛，但无胆囊和（或）胆管结石或其他结构异常的证据。胆囊功能障碍主要的病理生理机制是胆囊运动功能障碍，表现为胆囊核素显像时在胆囊收缩素或脂肪餐刺激下胆囊排空指数低。传统观点认为，胆管 Oddi 括约肌功能障碍是因为 Oddi 括约肌功能异常（收缩压高）使胆管排空阻力升高，造成胆管内压力升高，引起患者胆源性疼痛。有研究表明，括约肌和邻近器官的痛觉致敏在疼痛的产生中也可能有重要作用。对胰管 Oddi 括约肌功能障碍患者进行括约肌压力测定，发现 78% 以上的患者存在胰管括约肌压力的升高。鉴于 Oddi 括约肌压力测定技术并不普遍，尚无规范的操作流程，操作本身有诱发胰腺炎的风险，括约肌切开术的疗效尚需要大样本的随机对照研究证实，罗马Ⅳ强调对 Oddi 括约肌功能障碍的患者需要严格掌握经内镜逆行性胰胆管造影术和 Oddi 括约肌压力测定、括约肌切开术的适应证。

另一类以腹痛为突出表现的 FGID——中枢介导的腹痛综合征，其最主要的病理生理机制是中枢对疼痛的处理异常，这类患者的疼痛与胃肠道动力异常无关，针对胃肠道的解痉治疗无效。

综上所述，胃肠动力异常是 FGID 常见的病理生理机制，在不同的疾病中其所起的作用有很大的差别，对功能性食管病、功能性排便障碍的诊断有赖于压力测定等功能检查来诊断和做出鉴别诊断。而对 FD、FC 等疾病，胃肠功能的检查有助于了解患者可能的病理生理机制，指导选择和调整治疗。

第九节 胃肠道平滑肌

从食管中段至肛管整个消化管均由平滑肌构成。平滑肌的收缩和舒张是维持正常消化过程的基础。

胃肠道平滑肌细胞是单核梭形，静息时长轴长 500~700μm，但在张力收缩时可以缩短至静息时的四分之一。平滑肌细胞与胶原纤维鞘共同构成一个肌单位。在胃肠道由纵行肌与环行肌两层平滑肌构成，可与邻近的神经丛和黏膜组织区别开来。

研究表明，相邻平滑肌细胞以三种方式连接，即中间连接、缝隙链接和细胞基质连接。

一、自主神经－肌接点与肌传导

由多个平滑肌细胞组成一个收缩单位，但只有中心肌细胞才有神经支配，周围的肌细胞均无神经支配，肌细胞肌膜紧贴，兴奋极易从一个肌细胞传向另一个肌细胞，在功能上成为一个合体细胞，有自律性，这类平滑肌称功能单位型，胃肠道平滑肌即属此类型。

1. 自主神经－肌接点 自主神经支配平滑肌的收缩运动，自主神经与平滑肌的接点是自主神经纤维末梢膨大形成突触，当兴奋发放到神经末梢膨大端时，促进神经递质释放，进入突触间隙，突触的前膜与平滑肌细胞间隙小于 50nm，一般称这种细胞为"神经直接支配细胞"。神经递质跨过突触间隙，与功能单位型一束平滑肌细胞中的中心肌细胞膜上受体结合，兴奋中心肌细胞产生兴奋性接点电位，通过电阻极低的紧贴连接，迅速将兴奋传至与中心肌细胞耦联的肌细胞，继而传至间接耦联的肌细胞，使组织发生动作电位，产生平滑肌收缩。

2. 自主神经－肌肉传导 支配和参与调节胃肠运动功能的自主神经有交感肾上腺素能神经、副交感胆碱能神经和非肾上腺素能非胆碱能神经，介导胃肠道平滑肌的松弛反应。

（1）肾上腺素能神经－肌肉传导：在肾上腺素能神经－肌肉传导点处起作用的是去甲肾上腺素（NA），其合成、储存、释放及降解过程：在肾上腺素能神经元中存在 NA 合成酶、多巴胺脱羧酶、多巴胺 b 羟化酶、儿茶酚氧化甲基移位酶等，在其作用下，由酪氨酸转变合成去甲肾上腺素，当神经冲动到达时，把 NA 释放到突触间隙，作用于接点后肌膜，兴奋性接点起动平滑肌电位发放，进而产生收缩。

（2）胆碱能神经－肌肉传导：在胆碱能神经元胞体和外周末梢轴突内，胆碱在胆碱乙酰基转移酶的作用下，合成乙酰胆碱（ACh），并储存在分泌小泡内，当兴奋冲动发放时，被释放到突触间隙中。ACh 不但能使胃肠平滑肌去极化，进而产生峰电位发放并导致机械性收缩。

（3）嘌呤能神经－肌肉传导：胃肠道平滑肌内广泛有嘌呤能神经－肌肉接点，嘌呤能神经末梢合成的 ATP 储存在分泌囊泡中，神经兴奋导致 ATP 释放进入突触间隙，作用于突触后膜受体。

（4）NO 递质：NO 是非胆碱能非肾上腺素能神经神经元的主要递质，属抑制性递质，使平滑肌产生舒张作用。

二、肌张力

在平滑肌细胞内 Ca^{2+} 浓度升高到阈值后，产生不伴有肌膜动作电位发放的肌张力，称为非强直性张力。

强直性肌张力是 Ca^{2+}－肌动球蛋白－粗细肌丝滑动的主动耗能性收缩，平滑肌细胞每一个动作电位发放都能相应地引起一个同步性收缩，当动作电位连续发放时则单收缩融合成强直，称为强直性肌张力。

第十节　平滑肌细胞的电活动

胃肠道的运动过程中，管壁平滑肌的收缩活动都伴有电的变化。胃肠道平滑肌的电生理变化大致可分为 3 种，即静息膜电（RMP）、慢波电位和动作电位，动作电位一般发生在慢波电位的基础上，并可触发平滑肌的收缩，即胃肠运动。

一、平滑肌的静息膜电位

任何形式的跨膜电位都是离子跨膜转运所产生的。平滑肌的静息膜电位是指平滑肌细胞在未受激时存在于细胞膜内外两侧的电位差，其膜内电位较膜外为负。胃肠道平滑肌细胞的静息膜电位主要是 K^+ 跨膜转运形成的。

平滑肌细胞形成生物电的基本条件是，在静息时，细胞膜内外存在离子分布不均匀，表现为细胞外液 Na^+、Cl^- 和 Ca^{2+} 的浓度较细胞内液高，而细胞内的 K^+ 浓度则高于细胞外液；同时细胞膜对离子有选择性通透性，即在静息时，细胞膜对 K^+ 的通透性大，细胞内 K^+ 浓度高，K^+ 便依浓度梯度向膜外扩散，形成细胞内负外正的静息电位。

肠道平滑肌的静息膜电位，虽然主要由 K^+ 的平衡电位形成，但 Na^+、Cl^-、Ca^{2+} 以及生电 Na^+–K^+ 泵在静息膜电位的产生中亦起重要作用。实验证明，细胞膜对 Na^+ 和 Cl^- 也有较大的通透性。胃肠道平滑肌细胞静息时，Na^+ 进入细胞将升高膜内电位，而 Cl^- 进入细胞将降低膜内电位。Ca^{2+} 可直接参与膜电位的形成，亦可间接地通过改变细胞膜对其他离子的通透性起作用。

二、平滑肌的慢波电位

胃肠平滑肌的静息膜电位不稳定，且可在它的基础上发生自动去极化，产生一个缓慢的节律性（肌源性）传导波，称慢波电位。

三、平滑肌电活动的传播

1. 平滑肌的兴奋传导　平滑肌传导兴奋是许多细胞的协调活动。电流从一个单细胞膜难以将除极化区域扩布到邻近细胞膜的广泛区域，使静息的平滑肌发生除极化，只有以许多细胞组成的细胞束作为一个传导单位，将电场聚集，才能使兴奋和传导发生。

2. 平滑肌的慢波传导　胃肠平滑肌的慢波电位不直接引起收缩，但它能引起动作电位，这种电活动控制着胃肠道的节律性收缩。

慢波产生后也沿平滑肌传播。有学者提出慢波的传播是主动性的，其原因是传播的速度较慢；也有认为是再生性传播，即纵行肌的慢波扩布到环行肌，在环行肌内再生性扩大，加强电流后再回到纵行肌，使纵行肌的波幅加大；另有学者认为，慢波的传播是被动性的，呈电紧张性传播。此外，在胃肠平滑肌细胞间存在缝隙连接，环行肌层较纵行肌更多，慢波通过这一低电阻部位以电偶联方式扩布，这可能是慢波传播的主要途径。

四、胃肠平滑肌的电活动与胃肠运动的关系

电活动与机械活动的关系：胃肠道平滑肌的机械活动是由其膜电位变化而引起的。胃肠平滑肌的主要电活动是慢波和动作电位。动作电位能触发平滑肌的收缩，慢波本身不直

接引起平滑肌收缩。但平滑肌的动作电位是在慢波基础上发生的，即在慢波的去极化时可爆发动作电位，这种电位又称电反应活动（ERA）。负载有动作电位的慢波能引起平滑肌的收缩，负载的动作电位数目越多，收缩越强。慢波对胃肠的机械活动起着调控作用，即平滑肌收缩的节律、收缩波的扩布方向和扩布速度取决于慢波的节律、扩布方向和速度。

胃蠕动和胃慢波都起源于胃体上、中1/3交界处，故胃的蠕动波3次/分钟，胃慢波节律是3次/分钟。

某些兴奋性激动剂，通过增加慢波幅度及持续时间，使膜去极化超过机械阈时，细胞内Ca^{2+}已增加到足以激活肌细胞收缩装置时，平滑肌的收缩增强；抑制性激动剂能减小慢波幅度，使之达不到机械阈，或使发放动作电位频率减少甚至消除动作电位，因而使平滑肌收缩幅减小或甚至不能产生收缩。

第十一节　Cajal 间质细胞

目前普遍认为ICC具有控制胃肠自主节律性运动的功能，主要参与胃肠道慢波电位产生和传播，是肠道慢波的起搏细胞，同时在推进电活动的传播以及介导神经信号传递中起着重要作用。

一、Cajal 间质细胞的存在部位

1. 胃　胃的慢波来源于近端胃体并向胃窦传播，现已证实ICC广泛存在于胃体、胃窦及幽门的环行肌与纵行肌的肌层交界处区域。

2. 小肠　在小肠，ICC存在于纵行肌与环行肌交界处，慢波是从肌间丛交界处发出并开始传播的，因此，肌间丛区域的起搏点是肠慢波的起动区域。

3. 结肠　结肠慢波的起源有两个起搏区域：①第一个慢波起搏点位于环行肌的黏膜下表面。②结肠在环行肌与纵行肌的交界处有第2个起搏点，环行肌与纵肌之间含有丰富的ICC网。肌间的起搏点可以产生肌间膜电位振荡引起动作电位并促进机械收缩。

二、胃肠平滑肌的慢波是由 Cajal 间质细胞产生和传播

1. 胃肠电慢波的起源　电慢波起源部位是在纵行肌与环行肌间的交界细胞，它是产生慢波的首要条件，并在纵肌与环肌两层肌肉间起"桥梁"作用。

从胃蠕动的兴奋收缩偶联依赖于电慢波的研究中发现，慢波在口端的胃体区域占优势，并以3cpm频率从大弯起搏点向幽门离口的传播，其内在慢波频率一致为3cpm，当在

病理情况下，如胃节律紊乱，胃的起搏点就会移位，在新的区域（胃窦）发生更高的内在慢波频率，表现出胃动过速，频率可达 4.7cpm，并逆向传播。

2. 胃肠电慢波的传播　胃电慢波起源于肌间丛区域，与小肠相类似，并证明从胃体至幽门区域具有发育良好的 ICC 丛。给予电刺激或乙酰胆碱（ACh）化学刺激也不能引起慢波反应，说明存在于肌间起搏区的 ICC 是胃电慢波的主要来源。

ICC 均可表达酪氨酸激酶受体（c-kit 受体），ICC 可通过 c-kit 受体接受各种信号。电镜已观察到在胃肠道环行肌细胞间有结构性的缝隙连接存在。缝隙连接也存在于肌间神经丛、深肌神经丛及结肠黏膜下神经丛的 ICC 网之间这些缝隙连接可能精联 ICC 到平滑肌，缝隙连接具有很高的传导和快速电位传播的特性，为起搏信号传至平滑肌细胞提供低电阻道路。

小肠 ICC 网通过众多的缝隙连接给邻近平滑肌细胞提供电流及起搏活动。当 ICC 发出的慢波，通过缝隙连接传播至平滑肌细胞后，此时平滑肌细胞被激活，导致动作电位的产生。

3. Cajal 间质细胞的神经兴奋传导功能　ICC 的另一个重要功能是接收肠神经系统（ENS）神经元的信号传递，神经冲动可通过 ICC 传至平滑肌，并引发胃肠平滑肌细胞的收缩。

ENS 神经网络的胃动素、胃泌素、血管活性肠肽（VIP）等脑肠肽神经纤维伸向 ICC，并与 ICC 紧密连接，这些脑肠肽神经元释放递质作用于 ICC，进而调控胃肠运动的起搏功能。ENS 其他的神经元，诸如胆碱能神经元也通过突触小体与 ICC 连接，把神经信号传至 ICC，再作用于胃肠平滑肌细胞。

4. 钙振荡在 Cajal 间质细胞起搏中的关键作用　ICC 产生起搏电流的机制以及调节 ICC 起搏电流开放的胞内信号是揭示胃肠平滑肌慢波起源的关键。已有的研究表明，ICC 含有丰富的线粒体。由胞内的内质网和线粒体所控制的 Ca^{2+} 浓度是 ICC 产生瞬时起搏电流的必要条件。Ca^{2+} 释放启动的起搏电流是受三磷酸肌醇（IP3）所控制，即由内质网 IP3 受体介导的 Ca^{2+} 释放进入线粒体及 Ca^{2+} 的重摄取，使胞内 Ca^{2+} 浓度周期性增加，形成了胞内 Ca^{2+} 振荡，这种 Ca^{2+} 振荡对慢波的产生起关键作用。由于胞内 Ca^{2+} 的增加可激活 Ca^{2+} 依赖性的内向电流，使膜电位去极化。后者进一步诱导 IP3 生成及激发电压依赖性 Ca^{2+} 通道使更多的 Ca^{2+} 内流，即导致动作电位的产生。

从上述结果表明，胃肠平滑肌产生的自发节律性收缩所伴随周期慢波的出现是由于钙振荡引起 ICC 起搏的结果。这种慢波不被神经阻断剂河豚毒素（TTX）及 L 型钙通道阻断剂 dihy dropyridine 所阻断。

三、Cajal 间质细胞引起胃肠平滑肌细胞收缩的作用

以前的生理学家认为胃肠运动的起搏细胞为自身的平滑肌细胞，而现在已有充分的证

据说明，ICC 细胞是胃肠运动的起搏细胞。

研究发现，带有 ICC 的大鼠胃体起搏区和胃窦平滑肌都记录到稳定的自发收缩活动。若用亚甲蓝加光照 $50mW/cm^2$ 选择性损伤 ICC 后，胃体起搏区和胃窦平滑肌的机械收缩即几乎被取消，显示出选择性损伤 ICC 和收缩活动消失的直接关系，同时用 c-kit 免疫组化证明，在带有 ICC 的平滑肌条的制备中亚甲蓝加光照对损伤 ICC 是特异的，镜下所见 ICC 细胞数目减少，细胞核变小，细胞结构被损坏及对比度消失。而与 ICC 相邻的平滑肌细胞结构没有影响。进一步的研究指出，ICC 对胃机械运动的作用是与 ICC 的电活动密切相关的。

关于 ICC 在胃体上 1/3 起搏区域的作用一直是人们关心的问题。1971 年 Kelly 等发现用外科手术切断犬近端胃与远端胃的联系后，远端胃节律失常，认为胃体中部上 1/3 区域是胃电慢波的起搏点。研究结果表明虽然在带有 ICC 平滑肌的正常自发收缩活动中，胃窦的收缩频率和振幅较胃体起搏区高，但损伤 ICC 后胃体起搏区频率和振幅下降的幅度比胃窦明显，说明胃体起搏区更依赖 ICC，同时，在 c-kit 免疫组化显示，胃体起搏区 ICC 的数目比胃窦区多，与肌间神经纤维接触更紧密。而非起搏的胃窦区的 ICC 数目少，与神经纤维距离远。Faussone-Pellegrini 等用电镜观察了人胃起搏区与非起搏区 ICC 的分布、形态及与肠神经系统的关系，发现起搏区域 ICC 数量很多，且受许多神经支配，ICC 突起直接进入平滑肌层。而非起搏的其他区域的 ICC 则少有神经支配，互相之间只有缝隙连接。看来，胃窦的强烈运动是由胃体起搏区激发后向胃大弯及胃窦传播的结果。

ICC 靠哪些物质启动？是阐明 ICC 功能的又一重要问题。①ICC 通过激发 Ca^{2+} 通道产生起搏电流，进而引发平滑肌慢波电位。②ENS 释放的神经递质和肽类物质可以通过与 ICC 上的受体结合，激发 ICC 去极化，引起平滑肌运动。③胃动素是公认启动胃肠收缩活动的兴奋性脑肠肽。最近发现，胃动素神经细胞及其纤维密集在胃壁肌间神经丛内，并与 ICC 连接。胃动素可以通过 ICC 引起胃体起搏区和胃窦平滑肌的收缩活动，在胃动素 $0.03\sim0.25\mu g/ml$ 可使胃平滑肌产生剂量依赖性收缩，而缺少 ICC 的胃平滑肌则对胃动素不起反应，表明 ICC 对胃平滑肌运动的调控，除已知的起搏电流途径引起平滑肌慢波电位外，还有一条对平滑肌细胞起化学兴奋作用的途径介导肌肉收缩，实验进一步证明，抗胃动素血清和阿托品可阻断胃动素的作用，而六烃季胺则不能阻断，显示胃动素作用于 ICC 膜上的受体，并受胆碱能神经的调节。

小肠的运动同样受慢波控制，蠕动的方向总是从口端向尾端移动，这是因为近端小肠有较高的慢波频率，并决定远端的频率。叠加在慢波上的动作电位与腔内压力变化是 1∶1 对应。腔内压力波变化的频率与慢波变化频率相同，而其振幅与峰电活动密切相关。

Der-Silaphet 等用 ICC 缺失的 c-kit 原癌基因突变小鼠 W/WV 与正常小鼠比较，观察 ICC 对小鼠小肠推进性收缩作用。结果显示对照小鼠，胃内注入 $BaSO_4$ 后，小肠蠕动波以 47cpm 及 2cm/s 离口速度通过近端小肠。而缺少 ICC 的 W/WV 小鼠的小肠则无此规律性蠕动，出现随意不规则的收缩，肠内容物不规则的前进或后退，并经常逆蠕动反流入胃中。

胃排空明显延缓，小肠推进力严重下降。在 W/WV 小鼠细胞内记录到不同位点的动作电位互不相干，频率不规则及无规律的传播，这导致小肠不能产生推进性蠕动。这一结果进一步证明产生慢波活动的 ICC 系统是小肠蠕动不可缺少的关键。

小肠收缩波是双向、不规则的，且在很短的小肠段上发生。在完整 ICC 系统的正常小鼠中，电慢波每天 24 小时准备着将神经传来的刺激转变为规律的蠕动，这就是 ICC 系统另一重要功能所在。

四、Cajal 间质细胞在胃肠动力障碍性疾病中的作用

研究证明，ICC 在胃肠动力障碍性疾病中起重要作用。糖尿病性胃瘫、慢传输性便秘、慢性假性肠梗阻都存在 ICC 数目严重减少。贲门失弛缓症患者下食管括约肌（LES）ICC 数目减少，ICC 与肠神经元接触消失。His-chsprung 病患者远端结肠缺失 ENS 神经节，在无神经部分 ICC 数目明显减少，缺少波活动。最近研究认为 ICC 缺失引起平滑肌动力紊乱可能与 ICC 发生平滑肌细胞样表型转化有关。Torihashi 给小鼠腹腔注射 c-kit 封闭性 ACK2 抗体可使小肠 ICC 表型转化呈平滑肌细胞样表型，慢波消失。而在培养的游离 ICC 研究中发现 c-kit 配体干细胞因子具有维持 ICC 表型作用，且呈浓度和时间依赖性，说明 SF 与 ICC 的结合是维持 ICC 表型的关键，一旦 c-kit 表达或 SF 浓度下降就可能导致 ICC 的表型转化，引发胃肠平滑肌动力障碍。同时，研究进一步指出，ICC 出现的平滑肌细胞样表型又可以转化恢复正常，表明 ICC 表型具有可塑的特性。利用这一特性，通过上调 ICC 的 c-kit 基因表达的措施可为治疗胃肠动力障碍性疾病提供一条新的途径。

第十二节 经腹胃充盈超声造影诊断功能性消化不良患者胃动力障碍的价值

功能性消化不良（FD）胃动力障碍目前临床缺少客观、标准、可靠的诊断方法。本研究通过比较 FD 患者与健康人群经腹胃充盈超声造影胃动力参数，探讨经腹胃充盈超声造影对 FD 患者胃动力障碍的诊断价值。

研究选取 2019 年 1~3 月于我院消化内科门诊就诊的符合罗马Ⅲ指南标准的 FD 患者 150 例（FD 组），对照组选择既往无消化系统疾病症状的健康志愿者 50 例。

仪器使用 GE Logiq E9 彩色多普勒超声诊断仪，C5-1 和 RAB2-5 探头，频率为 1~5MHz。所有受检者禁饮禁食 8~12h，检查前饮用天下牌速溶胃肠超声助显剂 500ml，5min 内饮完，于饮后 30min 行超声检查。

受检者取右侧卧位，从剑突下斜切面连续扫查，清晰显示胃底、胃体及胃窦，以胃角

为界将胃分为胃体部、胃窦部，应用容积探头分别对置体和胃窦行三维容积成像，连续观察胃窦部蠕动波 3min，并实时录像。检查完毕由两名具有 5 年以上腹部超声诊断经验的医师应用三维超声计算机辅助虚拟器官分析（VOCAL）技术测量胃体和胃窦的体积；于胃窦中部测量胃壁蠕动波幅度、胃波凹陷时的胃腔直径（D1）、胃波两侧约 1cm 处非凹陷处的胃腔直径（D2、D3）、胃角部出现两次蠕动波的时间间隔（T）、蠕动波由胃角移动至幽门的距离（Δx）及时间（t）。进一步计算胃窦蠕动波频率和速度、胃窦收缩分数（PGC）和胃窦动力指数（GMI）。计算公式为：胃窦蠕动波频率 =60（s）/T（s）；D4=（D2+D3）/2，PGC=（D4−D1）/D4×100%，胃窦蠕动波速度（mm/s）= Δx/t，GMI（mm/s）= 胃窦蠕动波速度 ×d。

结果：两组各超声测量参数比较，①两组在胃体体积、胃窦体积、胃窦蠕动频率、胃窦蠕动波速度比较，差异均无统计学意义；胃窦蠕动波幅度、PGC、GMI 比较，差异均有统计学意义。② ROC 曲线分析，胃窦蠕动波幅度、PGC 和 GMI 诊断 FD 的截断值分别为 8.5 mm、55.5% 和 24.9mm/s，曲线下面积分别为 0.780、0.776、0.778，以临床诊断结果为标准，其诊断敏感性分别为 78.67%、69.33%、77.33%，特异性分别为 78.00%、78.00%、80.00%，诊断符合率分别为 78.50%、71.50%、78.00%，三项指标联合的诊断符合率为 80.5%。

目前临床认为 FD 的病理生理学基础是胃动力障碍和功能紊乱，包括胃容受性舒张异常、胃窦运动异常及胃排空异常，检测指标有胃容积、胃排空时间、排空率、胃窦部胃壁蠕动波幅度、蠕动波频率和 GMI 等，这些指标直接或间接反映了胃动力的变化。评价胃动力障碍的临床方法种类繁多，各有其优缺点，目前普遍认为相对有价值的方法为 MRI 和超声，但 MRI 检查费用高且费时，临床应用受到一定的限制。胃充盈超声可清晰显示胃窦部胃壁收缩幅度及频率，可作为 FD 患者胃动力障碍的初步评价手段。研究认为胃窦收缩波的周期性（23s）及传播速度（约 2.7mm/s）在 35 min 时达到稳定，本研究的超声参数测量时间设定 30~40min。

胃充盈超声对胃容积的测量有二维三径线估测、面积估测，以及三维容积测量等。陈晓康等认为，三维容积超声 VOCAL 技术测定的胃体体积与实际容积相关性更好，故本研究应用三维容积超声 VOCAL 技术测量了 FD 患者和健康志愿者在 30 min 时的胃体及胃窦体积。既往研究认为 FD 组胃体及胃窦体积均明显大于对照组，而本研究 FD 组胃体及胃窦体积虽略大于对照组，但差异均无统计学意义，这可能与本研究测量的胃体及胃窦体积为饮用充盈剂后 30 min 时的胃容积，尚未达到胃排空的高峰期有关。

胃壁的蠕动波起源于胃底部，并逐渐向远端移行，蠕动幅度逐渐增大，至胃窦部最明显，故测量胃动力性的指标基本为胃窦蠕动波幅度、频率、GMI 等。胃窦部的蠕动波呈环形收缩，主要功能为研磨、均匀混合胃内容物，其次是由胃底向幽门递进蠕动波产生压力梯度，促进胃排空率。吴波等 10 人发现 45% 的 FD 患者胃窦幽门协调收缩频率（1.0±0.6）次 /min，较正常人 [（3.0±0.8）次 /min] 明显减少。而本研究中 FD 组与对照组胃窦蠕动波频率、蠕动波速度比较差异均无统计学意义，分析原因可能为 FD 患者检查时并非所有的胃窦蠕动波均能有效移行至幽门部，且胃窦部的蠕动波常表现为规律的深大收缩波间夹杂有微小蠕动波出现，而本研究将所有的蠕动波均计算在内。

本研究中 FD 组胃窦蠕动波幅度、PGC、GMI 均较对照组明显减低，差异均有统计学意义（均 $P<0.05$），这与李文艳等研究结果基本一致。本研究以 FD 临床诊断结果为标准，绘制 ROC 曲线获得胃窦蠕动波幅度、PGC、CMI 对 FD 的诊断截断值分别为 8.5mm、55.5%、24.9 mm/s，其诊断敏感性分别为 78.67%、69.33%、77.33%，特异性分别为 78.00%、78.00%、80.00%，诊断符合率分别为 78.50%、71.50%、78.00%，三项指标联合诊断的符合率为 80.50%，具有较高的诊断效能。本研究结果提示胃窦蠕动波幅度、PGC、GMI 可作为临床评价 FD 患者有无胃动力障碍的参考。

综上所述，经腹胃充盈超声不仅可清晰显示胃壁结构，排除胃器质性病变，还可观察胃壁蠕动情况，在评价 FD 患者胃动力障碍中具有无痛苦、操作简便等优点，具有一定临床应用价值。

第十三节　中枢神经与胃肠运动

胃肠运动的主要功能是当人体进食经咀嚼吞咽后，它协助食物和水的运输、促进消化液对营养物质的消化和吸收，并将消化后的食物残渣等以粪便的形式由肛门排出体外。

人体对胃肠运动的调节是十分复杂的，而且是多层次的。例如，进食动作、食物在口腔内的咀嚼和吞咽以及排便时肛门外括约肌的舒缩直接受中枢神经系统高级部位的调控，即受人意识的随意控制。但是，从食管的中段起，直到直肠为止的绝大部分胃肠运动，在通常生理条件下，除了中枢神经系统对胃肠活动起着非常重要的协调、调整和监控外，胃肠还受自主神经系统、消化道肠和神经丛的自我调控，以及受胃肠平滑肌自身的内在肌源性自然活动的调控。

目前，一般认为神经系统对整个胃肠运动的调控可按三个层次的相互协调作用才可以实现。

第一层次是由胃肠道神经丛和内在肌源性的自律性活动对其运动和分泌进行局部调控，而肠神经丛又接受外来自主神经系统的控制。

对胃肠运动的第二层次调控位于椎前神经节，其中含有外周交感神经的节后神经元的胞体，支配整个胃肠道和泌尿生殖器官，并接受和调控来自肠神经丛和中枢神经系统两方面的信息。

胃肠运动的第三层次调控是中枢神经系统，它是由脑的各级中枢和脊髓接受内外环境变化时传入的各种信息，经过整合后，经由自主神经子系统和神经 – 内分泌系统（如脑肠肽等）将其调控信息传送到胃肠道的肠神经丛或直接作用到平滑肌细胞，以调整胃肠道各段的活动，从而适应整体活动的需要。

胃运动的调控包括三个途径：①通过中枢神经系统反射性地经由自主神经系统调控胃的运动。②仅通过肠神经丛或腹腔神经丛实现的调控。③激素经由血液循环改变胃的运动。

中枢神经系统对胃运动的调控主要发生在进食、吞咽、胃的排空以及肠期。当人看到想吃的食物或在咀嚼吞咽时刺激口腔内的味觉和嗅觉感受器等，可通过大脑皮质条件反射性地调控胃的运动或兴奋下丘脑和脑干经由迷走神经引起胃的容受性舒张。食物在胃内机械性扩张可引起迷走–迷走反射加强胃的运动，促进胃的排空，其传入和传出神经纤维均在迷走神经内，中枢位于延髓。

正常生理条件下，中枢神经系统各级中枢对胃肠运动的调节作用。

用电刺激狗的乙状回可使小肠和结肠的运动增强。电刺激猫的前乙状回可兴奋胃的运动，而后乙状回对胃产生抑制性效应。其兴奋反应大部分是通过迷走神经实现的；而抑制性效应可能是经由交感和副交感神经共同实现的。刺激猫的嗅区，可增强胃的收缩、促进胃的蠕动，亦可加强结肠的收缩，其作用可能是经由迷走神经和盆神经实现的。电刺激眶回可抑制胃肠道的运动，其效应也是经迷走神经完成的。刺激大脑皮质边缘叶可经迷走神经抑制胃窦的运动和增强胃体的运动。刺激猫大脑皮质的外侧回前部和侧上回亦可经迷走神经引起胃体和结肠运动增强。

研究发现，由中枢神经系统神经元可制造并释放出 20 余种胃肠多肽，它们对胃肠道的运动具有调控作用。这些多肽不仅存在于中枢神经系统内，同时也存在于胃肠道中，统称为脑肠肽。有关中枢神经系统内脑肠肽对胃肠运动的调控作用，例如，脑肠肽对摄食行为具有一定的调控作用。而且也有不少报道，当在摄食过程中亦可广泛影响胃肠运动和分泌。利用向脑室或某些与胃肠活动有关的神经核团注入微量的脑肠肽，观察对胃肠运动的变化以及中枢核团间的联系和传出途径等。

中枢神经系统对胃肠运动的调节，对人体消化吸收功能具有重要的作用。胃肠运动与消化液的分泌活动是相互协调、相辅相成的。人体在不同环境下，通过中枢神经系统可以及时调整胃肠道与其他器官、系统的活动保持动态平衡，从而使人体维持健康状态并从事各种活动。从研究人体各个器官、系统活动的完整统一性，以及人体与周围环境保持动态平衡的目的出发，在这种条件下探讨中枢神经系统各个层次发挥对胃肠道各段运动的调节意义较大。

第十四节　周围神经与胃肠运动

支配胃肠道的神经有外来神经和内在神经，外来神经包括躯体神经和周围神经。躯体神经支配口、咽、食管上段和肛门外括约肌的横纹肌。周围神经亦称内脏神经，支配胃肠道平滑肌，亦受中枢神经系统的控制。周围神经包括传入神经和传出神经，但习惯上仅指支配胃肠道的传出神经，并分为交感神经和副交感神经。

周围神经由节前和节后两个神经元组成，其胞体位于胃肠道之外，传递信息于中枢神经系统和胃肠道之间。节前神经元的胞体位于中枢，其轴突组成节前纤维，从中枢发出后进入外周神经节内交换神经元，节后神经元的轴突组成节后纤维，支配胃肠壁上的效应器。交感神经节距效应器较远，故节前纤维短而节后纤维长；副交感神经节距效应器较近，有的神经节就在效应器管壁内，故节前纤维长而节后纤维短。

一、支配胃肠道的周围神经

支配胃肠道的周围神经为交感神经和副交感神经。

正常情况下，交感神经对胃肠运动的影响很小，主要起抑制作用；而副交感神经对胃肠运动起着主导作用，有兴奋和抑制双重功能。

二、内脏反射

反射是机体对外界刺激的规律性反应，也是消化道内部各脏器功能协调的重要机制。周围神经内含有大量的传入神经，如迷走神经中有 70% 的是传入神经纤维。传入神经接受胃肠壁上感受器的信息，将信息传递至脊髓及延髓等各级中枢，形成反射性联系，在相应中枢内进行整合，再将信息传出到相应的效应器。

1. 肠胃反射　上段小肠黏膜化学刺激、机械刺激引起胃蠕动的抑制，胃排空减慢，称肠胃抑制反射，其途径可通过肠抑胃肽等激素途径，也可通过抑制性神经通路。

2. 呕吐反射　机械或化学刺激作用于舌根、咽部、胃肠、胆总管等处的感受器而引起，传入冲动沿迷走神经、交感神经、舌咽神经等至延髓呕吐中枢，整合后由中枢发出冲动沿迷走神经、交感神经、膈神经传至胃、肠、膈和腹壁等处，导致胃肠内容物经食管、口腔被强烈驱出。

3. 排便反射　粪便进入直肠，刺激直肠壁产生扩张性刺激，通过盆神经和下神经传至腰骶髓及大脑，再由盆神经传入，使直肠收缩，肛门内括约肌舒张，产生推便反射。

4. 胃－结肠反射 由于进食或食物的气味可引起结肠推进性或非推进性的结肠动力增加，乙状结肠和直肠产生集团运动，引起便意，其发生的机制与神经和激素的调控有关，结肠对进食的反应不仅与食物的能量有关，亦与其中的类脂物的含量有关，所以胃－结肠反射亦可称为结肠对进食的反应。

第十五节 肠神经系统对胃肠运动的调节

肠神经系统（ENS）独立于大脑之外，它绝非是一个神经系统的中继站，而是独立调节胃肠道的运动分泌、吸收及血液循环等功能，故又称肠脑。

肠神经系统大量神经元都共有几种递质或调质，它们在神经传导中所起作用不同。递质是直接经其突触后受体引起神经传导兴奋或抑制的化学递质；调质是经过其突触前或突触后具体的作用调节递质的释放，一般不直接引起神经传导。

1. 胆碱能神经元 在胃肠道神经丛中含有相当数量的胆碱能神经元，ENS 胃肠道中乙酰胆碱的基本来源，乙酰胆碱是到达胃肠道的迷走神经大多数节前纤维和骶部副交感神经节前纤维的递质，这些节前纤维对胃肠壁内神经丛中的节细胞起兴奋和抑制两种作用。在正常情况下，胃肠道自发释放乙酰胆碱的量取决于胃肠神经系统局部反射的强弱。

2. 肾上腺素能神经元 是胃肠道中的抑制性神经元，肾上腺素能神经元在黏膜处分支，支配胃肠道内分泌细胞，引起 5－羟色胺的释放，故还有调节胃肠道内分泌的功能。

肾上腺素能神经元释放的递质为去甲肾上腺素，调节胃肠道的运动和吸收。刺激胃肠道的交感神经，引起胃肠道平滑肌的舒张，其机制通常认为是交感神经节的节后纤维末梢释放去甲肾上腺素，通过 α 和 β 受体直接作用于胃肠道平滑肌；外源性的去甲肾上腺素能抑制胃肠道中乙酰胆碱释放。目前认为，交感神经的活动主要是抑制胆碱能神经元释放乙酰胆碱，其机制是交感神经借助于胃肠道中存在的轴突－轴突性的突触，通过 α 受体抑制乙酰胆碱释放。

3. 5－羟色胺能神经元 释放递质为 5－羟色胺，该神经元在肌间神经丛中发出的突起有的进入黏膜下神经丛。刺激 5－羟色胺神经元，其效应是多方面的。5－羟色胺的作用包括对平滑肌和神经节两个方面：①作用于胆碱能神经元引起胃肠道纵行肌和环行肌的兴奋。②激活非肾上腺素能非胆碱能的内在抑制神经。在胆碱能 M－受体阻断情况下，两类神经元皆能促进 5－羟色胺导致胃肠道收缩和舒张两种反应。

4. 嘌呤神经元 非肾上腺素能的抑制性神经元释放 ATP，称嘌呤神经元。非肾上腺素能抑制递质 ATP，对胃肠道平滑肌具有舒张作用。ATP 普遍存在于肠神经系统中，当刺激肠神经时，能从肠神经释放。肠神经还能摄取腺苷，将其合成 ATP。在肠神经系统中的突触小泡中有 ATP 存在，当刺激神经时，突触小泡释放 ATP 到细胞外间隙。

5. 肽能神经元　胃肠道除胆碱能神经和肾上腺素能神经外，还存在着非肾上腺素能非胆碱能（NANC）神经。研究发现，NANC 所释放的递质为肽类物质，故称这种神经纤维为肽能神经。

肽能神经元分为兴奋性和抑制性肽能神经元。兴奋性肽能神经元主要是刺激肽能神经元，包括 P 物质（SP）、神经激肽 A（NKA）、神经激肽 B（NKB），其中主要是 SP。该类递质是胃肠道平滑肌的兴奋递质，与乙酰胆碱共存于兴奋性运动神经元。SP 细胞体主要分布在肌间神经丛和黏膜下神经丛。胃肠道中的 SP 对各部位平滑肌几乎都能引起收缩。

6. 一氧化氮合酶神经元（NOS）　乙酰胆碱诱发血管内皮细胞释放一种血管内皮舒张因子——NO，作用于平滑肌细胞使血管舒张。

第十六节　脑 – 肠轴

功能性消化不良（FD）已成为一种常见的胃肠道疾病，研究表明，脑 – 肠轴异常在 FD 的发病机制中占有重要地位。

一、脑 – 肠轴

1966 年发现产生肽类和肾上腺素类细胞具有共同的细胞化学特征，胃肠道的肽类分泌细胞和脑内的肽类神经元具有胚胎同源性，推测中枢神经系统可能以胃肠道激素作为肽能神经递质来调控胃肠道功能。1996 年 WOOD 提出中枢神经系统可以通过神经及免疫等途径调控胃肠道功能，中枢神经系统和胃肠道可能存在双向调节。

传统的脑 – 肠轴概念从解剖结构层面解释中枢神经系统通过三个层次对胃肠功能进行调控：第一层次是肠神经系统的局部调控；第二层次是自主神经系统，可作为中枢神经系统和肠神经系统的桥梁；第三层次是中枢神经系统，由脑的各级中枢和脊髓接受内外环境变化时传入的各种信息，经过整合，再由自主神经系统和神经 – 内分泌系统将其调控信息传送到肠神经系统或直接作用于胃肠效应细胞。目前的研究表明，肠道和大脑之间还可以通过内分泌、脑肠肽、肠道菌群等体液途径实现双向调节，在维持正常的胃肠功能方面具有重要的作用。病理情况下，脑肠相互作用的外周和中枢改变可能是慢性腹痛和胃肠道功能障碍症状的基础。研究发现，FD 患者存在传入感觉通路的缺陷，首次提出了脑 – 肠轴异常可能是 FD 的发病机制之一。

二、神经调节

1. 中枢神经系统　早期的研究发现，FD患者的精神心理应激可通过刺激中枢系统中情感活动系统，参与患者内脏高敏感的形成，影响胃肠道功能。

基于功能性磁共振及正电子发射型计算机断层显像的研究结果显示，FD患者一些大脑区域（额叶皮质、体感皮质、脑岛、前扣带回皮质、丘脑、海马和杏仁核）活动的变化与内脏高敏感性、消化不良症状、较差的生活质量及焦虑、抑郁状态等相关，与健康人相比，FD患者大脑皮质某些区域厚度减少，包括感觉知觉、感觉运动整合、疼痛调节、情感和认知控制区域，并且前扣带回的中心性与FD患者的症状严重程度和持续时间密切相关，提示FD患者可能存在中枢神经系统结构异常。

PET-CT结果表明，FD患者大脑岛叶、前扣带回、中扣带回、中额皮质的高糖代谢水平与焦虑/抑郁分数呈正相关，推测焦虑、抑郁状态不仅是FD导致的结果，更可以反过来加重FD患者的胃肠道症状，两者形成了恶性循环。

有研究对既往无消化不良症状人群的长期随访结果显示，抑郁患者比焦虑患者更易发生FD，其可能与抑郁程度有关，对抑郁/焦虑状态的早期治疗可以避免FD发生，FD患者的及时有效治疗也能防止心理疾病的发生；提示FD与中枢神经系统功能障碍之间存在双向调节关系。

有报道肥大细胞浸润、激活导致的肠道炎症使细胞因子和趋化因子进入了血液循环，从而改变了中枢神经系统的功能，诱发了焦虑/抑郁症状，双向调节。

2. 自主神经系统　自主神经对胃肠运动的调节由交感神经和副交感神经两条途径完成，两者共同协调胃肠道的感觉和运动功能，两者的平衡失调将导致胃肠运动失常和胃分泌异常，可出现反酸、饱胀不适等症状。

以往的研究已证实，半数FD患者交感神经活动度增加，引起胃肠活动减弱、消化腺分泌减少；近期研究发现，副交感神经在调节情绪、疼痛、饱腹感及免疫反应方面均能发挥重要作用，且大部分FD患者副交感神经活动度下降。

近期心率变异的波谱研究表明，胃排空延迟的FD患者就餐时副交感神经活动度降低，FD患者存在心理异常及副交感神经活动度下降。

3. 肠神经系统　肠神经系统由胃肠道、胆胰系统中所含的神经节及其间的网络组成，包括感觉神经元、中间神经元和运动神经元，可以调节和同步所有基本的胃肠道功能（运动、分泌、血流）。

消化道动力调控的基础是肠神经系统、Cajal间质细胞（ICC）和平滑肌细胞组成。生理情况下肠神经系统的抑制性神经元处于持续兴奋状态，使肠道肌肉不至于过度收缩。

病理学研究发现，FD患者黏膜下神经丛存在神经元信号的损伤以及神经元、神经胶质细胞标志物表达模式的改变，其机制可能是嗜酸性粒细胞和肥大细胞释放的炎症介质，诱发神经胶质细胞释放 NO 和神经生长因子等细胞因子，最终影响神经元功能。

ICC 是胃肠道动力的起搏细胞，也是胃肠道平滑肌慢波电位传导者，同时受神经递质（如乙酰胆碱、NO、VIP、ATP 和 P 物质）的影响。胃排空延迟是 FD 重要发病机制之一，糖尿病胃轻瘫也存在胃排空延迟，其机制与 ICC 数量减少及超微结构损伤、胃电起搏、胃神经传导异常，以及胃平滑肌超微结构的异常有关。

三、神经内分泌及脑 – 肠肽

中枢神经系统通过神经内分泌系统途径即下丘脑 – 垂体 – 肾上腺，HPA 轴对胃肠功能进行调节，重度抑郁患者的胃肠道症状与 HPA 轴高度抑制相关，精神因素可以通过 HPA 轴影响 FD 患者的内脏敏感性、胃肠道动力及胃排空。

研究发现，应激可以诱导皮质酮产生，对胃黏膜起保护作用，糖皮质激素和前列腺素在保护胃黏膜方面具有协同作用，提示中枢系统可以通过 HPA 轴对胃肠道黏膜起保护作用。

各种形式的应激可使大脑皮质兴奋性增高，刺激 HPA 轴释放多种激素，引起体内多种脑 – 肠肽含量的变化。脑 – 肠肽具有神经递质和激素双重作用，在脑 – 肠轴与 FD 各个环节的交互作用中起到了搭建、连接桥梁和调控功能的作用。

目前发现与 FD 有关的脑 – 肠肽多达 10 余种，包括 5–HT、胃动素、促生长素、VIP、CCK、NO 及 CO 等，其中 5–HT、胃动素和促生长素与 FD 关系的研究较多。

FD 患者血浆胃动素含量降低与胃排空能力下降、胃电节律紊乱、胃窦 – 幽门 – 十二指肠运动协调失常相关。5–HT 改变对中枢神经系统及胃肠道的控制有重要影响，参与了情绪、心理状态和胃肠道感觉运动功能的调节。5–HT 受体各亚型在胃肠道的分布及运动调节中存在差异。

$5-HT_3$ 受体通过影响细胞外 Ca^{2+} 的浓度间接影响 ICC 功能。

临床研究发现，$5-HT_{1}A$ 受体激动剂丁螺环酮可增加胃的适应性，有效缓解餐后饱胀、早饱、上腹胀症状，其机制可能与 $5-HT_{1}A$ 受体影响内脏敏感性有关。

FD 患者中脑及丘脑内的 5–HT 转运蛋白表达水平显著升高，其中丘脑 5–HT 转运蛋白高表达与 FD 患者的抑郁程度呈正相关。

促生长素是一种具有生长激素释放活性的脑 – 肠肽，在调节胃动力与食欲过程有重要作用。动物实验发现，促生长素可能通过中枢途径及迷走 – 迷走反射途径来刺激下丘脑神经肽 Y 神经元的释放，从而诱发和影响胃肠道的空腹运动。

中医中药治疗方法对 FD 也有一定疗效，如四君子汤和香砂六君子汤，其机制均与提高血浆去酰基化促生长素水平有关，香砂六君子汤的作用机制还与 CCK 和 VIP 有关，针

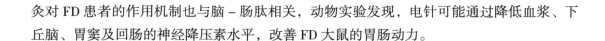

灸对 FD 患者的作用机制也与脑－肠肽相关，动物实验发现，电针可能通过降低血浆、下丘脑、胃窦及回肠的神经降压素水平，改善 FD 大鼠的胃肠动力。

四、肠道菌群－脑－肠脑

已经明确肠道菌群是脑肠轴重要成员，是肠道和大脑双向调节的重要途径。

研究发现，抑郁症患者的肠道菌群组成与健康志愿者存在明显差异，动物实验发现抗菌药物可以通过降低血浆皮质酮水平来避免焦虑症状的产生。肠道菌群－脑－肠轴与 IBS 的发生关系密切，其机制可能是因为迷走神经通过其传入神经感知菌群代谢变化，并将该信息呈递给中枢神经系统，其次菌群还可通过释放神经活性化合物及血循环中的炎症介质向大脑传递信息。反之，中枢神经系统可以通过刺激迷走神经导致肠道通透性增加以及肠道局部免疫激活，调控肠道菌群的组成。益生菌对 FD 也有明显治疗效果，但是否存在类似机制尚不清楚。最近采用高通量基因测序和生物信息学技术，发现格氏乳杆菌能纠正 FD 患者的胃液菌群结构异常，显著改善 FD 患者的早饱症状。

FD 胃肠动力异常是导致该疾病的主要病因之一，且大多数患者因此出现早饱和食欲不振等现象。实验研究将 Wistar 雄性大鼠随机分成正常组和模型组。两组进行无菌手术，在胃窦和十二指肠埋置电极。术后一周，模型组采用过度疲劳、限食及夹尾刺激结合的方法建立 FD 大鼠模型。造模过程中，测量所有大鼠的胃肠电活动及胃排空和肠推进情况，造模成功后将所有大鼠处死，取血清、胃窦、十二指肠和下丘脑组织。分别检测所取组织和血清中脑肠肽的水平。测定的脑肠肽包括胃动素（MTL）、瘦素、血管活性肠肽（VIP）、胆囊收缩素（CCK）、P 物质（SP）以及神经肽（NPY）。结果：与正常组相比，FD 大鼠表现为易怒、好斗；胃肠电活动明显减弱，移行性综合肌电活动（MMC）紊乱，MMC Ⅲ 相消失；胃排空和肠推进明显减缓，这表明 FD 大鼠模型建立成功。ELISA 检测发现，FD 大鼠血清 MTL 和 SP 水平显著下降，leptin 和 VIP 水平明显提高。RT–PCR 检测发现，FD 大鼠 CCK mRNA 表达水平在胃窦及十二指肠组织中显著降低；而在下丘脑组织中却显著提高。FD 大鼠胃窦、十二指肠和下丘脑组织 VIP、SP 及 NPY mRNA 均显著增加。免疫组化实验发现，FD 大鼠 MTL、leptin 和 CCK 在胃窦、十二指肠和下丘脑组织的表达与 ELISA 和 PCR 的结果趋势一致。Western Blot 实验检测发现，leptin 和 NPY 在胃窦及十二指肠组织的表达情况与 PCR 的结果一致。结论：①FD 大鼠出现明显的胃肠动力障碍，表现为胃排空及肠推进减缓、MMC 紊乱及Ⅲ相消失。②FD 大鼠脑肠肽分泌明显异常，表现为与胃肠动力密切相关的 MTL 及 CCK 在胃窦及十二指肠表达水平明显降低、NPY 表达水平显著增加；与感觉过敏相关的 SP 及 VIP 表达显著增加。③FD 的发病可能是多个脑肠肽分泌异常的综合效应。因此，对脑肠肽差异表达的分析和检测在 FD 的诊断和治疗上有很重要的临床实践意义。

第十七节　脑干对疼痛的调控

疼痛下行调节系统（如阿片和去甲肾上腺素途径）起源于脑干的特定区域，对伤害性刺激产生反射性自发激活。该系统调控脊髓（背角）的兴奋性，并由此决定来自消化道的外周传入信号上行至大脑的程度。下行抑制系统作用弥散（如被特定伤害性刺激激活后可抑制全身的疼痛敏感性），因此被命名为弥散性损伤抑制控制系统（DNIC）。该系统可被限制从而减轻对伤害性刺激的敏感性。据推测，慢性疼痛综合征包括纤维肌痛和 CAPS 患者可能存在 DNIC 激活受限或是表现出促进和抑制系统之间的失衡。已经发现，在 FD 和 IBS 均存在内源性疼痛调节机制的失灵，在 CAPS 尚无这方面的研究。

紧张性下行疼痛调控系统起源自脑干的 5- 羟色胺能细胞核，在脊髓的基础兴奋性的中枢控制中发挥作用。该系统即便在没有伤害性刺激的情况下也决定基础疼痛敏感性。系统的活性与机体的整体行为状态有关，包括情绪、睡眠 – 觉醒周期；与其他自体平衡功能如热调节和性功能有关。尤其是许多精神疾病和抑郁常涉及中枢 5-HT 信号减少，这提示慢性疼痛疾患（如 CAPS）和抑郁间的关联可能与下行 5- 羟色胺能疼痛调控系统的激活不充分相关。

已证实，在疼痛调控过程中皮质区域与大脑区域有紧密连接。外侧前额叶皮质显示出对疼痛感知有抑制作用，背内侧前额叶皮质和前扣带回皮质的亚区与皮质疼痛的易化有关。CAPS 患者特征性的信任系统和应对方式（过度关注症状、"灾难化"、否认心理社会因素）与皮质网络对疼痛症状的影响变化相一致。疼痛调控环路和情绪状态包含重叠的大脑区域（前脑岛皮质、前扣带回皮质、中前额叶区和杏仁核），这也许是 CAPS 疼痛具有情绪特征的基础。焦虑涉及过度警觉、对威胁增强的关注以及不良应对的大脑环路已得以阐明。警觉相关大脑网络的活动度提高引发感觉传入调控，是疼痛通路失调的可能途径。已知功能性胃肠病的预期疼痛处理存在明确的异常，且 CAPS 常与焦虑合并存在，上述环路很可能也参与 CAPS 的感觉和情绪过程。

第十八节　肠道菌群

一、肠道菌群

肠道菌群与人体的健康有着密切的关系，在肠道菌群处于平衡的状态下，对机体是有益的。但是菌群中的每一种细菌所起作用不一样，有些种类对机体主要是有益的，有些细菌主要是有害的，而有些细菌功过各半，多种细菌在同一个环境中生存，存在相互间的生物拮抗，可以避免某一种尤其是致病菌或条件致病菌成为优势菌，对机体造成不良影响。

长久以来人们对口腔、食管，胃肠道等部位的微生态组成进行了大量研究，近年日趋成熟的基因测序和微生物组学技术，使我们获得除 Hp 以外，还发现成人胃肠道中定植着 1000~1150 个菌种，微生物数量多达 10^{13}~10^{14} 个，约为人体细胞总数的 10 倍以上，在维持人类健康状态中所起到的作用可能远远超出想象。通过改善人体失调的微生态环境而治疗疾病，也为众多的研究工作者和临床医师所推崇。

人类肠道菌群在婴儿出生后即开始建立，在 2~3 岁形成了较为稳定的，约含有 2000 个运算分类单位的菌群生态系统，极为丰富。定植的细菌，主要为需氧菌、厌氧菌和兼性厌氧菌组成，其中厌氧菌占 99% 以上，仅双歧杆菌和类杆菌就占总数的 90% 以上。

肠道菌群主要分为四大门类：厚壁菌门、拟杆菌门、放线菌门、变形菌门。小肠近端细菌的种类及数量极少，主要为需氧菌，而回盲部近端细菌数可高达 109cfu/ml，主要为革兰阴性厌氧菌。至结肠，细菌种类和数量明显增加，浓度可高达 1012cfu/ml，主要由厌氧菌如双歧杆菌、类杆菌、乳酸菌和梭菌构成，其中厌氧菌为需氧菌数量的 100~1000 倍。

研究以 16SrDNA 序列分析发现，在已知的 55 种细菌门中，仅有 7~9 种存在于粪便或肠黏膜样本中，其中 90% 的细菌属于拟杆菌门和厚壁菌门，其余则属于变形菌门放线菌门、梭杆菌门以及疣微菌门。有研究通过宏基因组分析，将肠道菌群分为 3 种菌型，即拟杆菌型、普菌型和瘤胃球菌型。在组成上，小肠内以厚壁菌门和放线菌门为主，结肠内以拟杆菌门和厚壁菌门中的毛螺旋菌科为主。

二、胃内微生态

胃上通食管、口腔，下接十二指肠，所以，口、咽、鼻、呼吸道、食管以及小肠等部位的细菌均可进入胃内，其主要来源于口腔和食物的链球菌、奈瑟球菌和乳酸菌等过路菌。一般细菌很难在胃内定植，这是胃内胃酸的杀灭和保护层的保护，胃内常住菌群主要分布在非泌酸区的乳酸菌和泌酸区的酵母菌，细菌浓度少于 105cfu/ml。

1984 年在胃内分离出 Hp，2000 年 Momstein 等使用 PCR 扩张细菌 16S rDNA 的技术，证实胃黏膜上存在着肠球菌属、假单胞菌属、葡萄球菌属和口腔球菌属等其他菌属。

2012 年日本医学期刊发表"胃微生态与胃癌"指出，从门水平看，胃内菌群主要包括变形菌门（proteobactera，以 Hp 为代表）、厚壁菌门（firmicutes）、放线菌门（actinobacter）、梭杆菌门（fasobacterium）以及拟杆菌芽单胞菌门等上百种之多，并与口腔、食管菌群截然不同，表明胃内有自身稳定的原籍菌存在。

胃内菌群组成受到胃酸、胃内炎症和 Hp 定植情况的影响而出现：①胃黏膜标本中厚壁菌门和放线菌门细菌最多。②胃黏液中则厚壁菌门、拟杆菌门、梭菌门的细菌多。③抑酸治疗和明显胃部炎症可造成胃内大量细菌繁殖，菌群结构改变，乳杆菌等保护性细菌减少。④ Hp 定植，细菌总量下降，变形菌门明显增多而放线菌门明显减少，乳杆菌、肠杆菌、链球菌比例下降，菌群结构趋于简单，表明 Hp 定植可减少胃内菌群多样性。

三、Hp 存在的胃微生态

一般细菌很难在胃内定植，这是胃内胃酸的杀灭和保护层的保护，胃内的常住菌群主要分布在非泌酸区的乳酸杆菌和泌酸区的酵母菌，细菌浓度小于 105cfu/ml。

Hp 长期定植影响胃和十二指肠原籍菌的分布和数量，其中乳酸杆菌在胃内数量下降。Aehischer 等研究显示，存在 Hp 感染的小鼠胃部可定植一些下消化道细菌，如：胶状芽孢杆菌、拟杆菌、真杆菌、瘤胃球菌属、链球菌、大肠埃希杆菌，Hp 能产生一些具有抗菌作用的肽类物质，称为 Cecropin，这些肽类起源于核糖体蛋白 L1，能导致其他细菌的"利他性自溶"，使其他非螺杆菌属的细菌不易定植在胃中，从而影响正常微生态环境。Hp 定植后改变胃内的酸碱度，影响正常菌群并使其他细菌在胃内定植成为非籍菌，刺激胃黏膜细胞，诱发或加重炎症反应。

有研究发现 Hp 感染者胃内变形菌门和酸杆菌门数量高于 Hp 阴性者，放线菌门、拟杆菌门和厚壁菌门数量则低于 Hp 阴性者。另有研究指出，Hp 感染后肠道内肠杆菌、梭菌、韦荣球菌数量均有所下降，乳杆菌属（主要是是酸杆菌）数量则可增加。Hp 感染时，胃内细菌培养以 Hp 为主，比率可达 93%~97%，厚壁菌门、放线菌门、拟杆菌门数量大幅降低，其机制可能为 Hp 与其他细菌之间存在竞争作用以及 Hp 引起胃黏膜屏障和机械屏障变化。

正常胃内微生态对 Hp 的定植有一定拮抗作用，一项动物实验表明，直接给予 Hp 输液给小鼠灌胃 7 天，Hp 感染率为 70%，而应用庆大霉素和阿奇霉素混合液给小鼠灌胃 3 天，破坏小鼠胃内微环境，再给予 Hp 悬液灌胃 7 天，Hp 感染率为 100%，提示破坏胃内原籍菌群使 Hp 的易感性大大增加。

四、肠道菌群与慢性腹痛

机体的应激反应主要通过下丘脑 - 垂体 - 肾上腺轴（HPA）和下丘脑 - 自主神经系统（HANS）调节。研究表明，长期压力刺激可使疼痛感知途径敏化，使糖皮质激素负反馈调节减弱，破坏脑相关区域糖皮质激素受体表达促进 IBS 的前反馈加重 IBS 症状，而调节微生物群可以影响应激系统的发育和降低应激水平。

研究发现，多达 84% 的 IBS 患者存在小肠细菌过度生长，新霉素可以改善这种现象，但只有 25% 的有效率，利福昔明 IBS 患者小肠细菌过度生长的根除率高达 70%。

抗生素也可以直接作用于神经系统，影响肠-脑信号的传递，改变内脏敏感性，如克拉霉素可以拮抗突出后膜上 γ-氨基丁酸受体，增加大鼠神经元的兴奋性。林可类抗生素可通过调节结肠上皮细胞离子转运，抑制胆碱能神经传递。红霉素可减少 P 物质和 ACh 的释放，抑制豚鼠小肠肌间神经丛活性。另外，研究发现刺激瞬时受体电位香草酸受体（TRPVI）可诱导过量钙离子内流，导致感觉功能缺失和传导递质枯竭，改善 IBS 患者的腹痛症状。而新霉素可拮抗 TRPV1，已非杀菌的方式抑制内脏高敏感。

五、微生物-肠-脑轴与 CVP 的相关研究

慢性腹痛和不适的感知机制复杂，包括外周感觉神经的敏化，以及 CNS 内丘脑和皮质激素的信号通路失调。微生物-肠-脑轴是脑、自主神经系统、腺体、肠道、免疫细胞和胃肠微生物群组成的动态平衡结构，以复杂的多向通信维持体内平衡并抵抗外来因素对系统的扰动。因此，与疼痛表现和感知相关的中枢和外周通路均与该走的失衡有关。

研究表明，肠道菌群可通过神经、内分泌和免疫途径与 CNS 交流，影响大脑的功能和行为，无菌动物与正常有菌动物相比，海马中 5-HT 及其主要代谢产物 5-羟吲哚乙酸浓度升高，血浆中色氨酸浓度（5-HT 的前体）浓度增加，表明微生物群可以通过体液途径影响 CNS 中 5-HT 传递。

第十九节　肠道菌群与情绪、行为

人体肠道内寄居着数量庞大的肠道微生物，包括细菌、真菌和病毒等。健康成人肠道细菌的数量级约为 1×10^{14}，种类超过 1000 种。近十年来，越来越多的研究证实肠道菌群稳态参与消化过程，维持机体的能量与代谢平衡，调节免疫反应。相应的，肠道菌群紊乱在多种消化、免疫和代谢相关疾病的发生、发展中起重要作用。研究提示，肠道菌群能通过多种途径调节中枢神经系统，包括刺激迷走神经和释放神经内分泌调节因子等；肠道菌群及其代谢产物不仅维持神经系统的正常发育，而且也参与了多种精神疾病和心身疾病的病理生理过程，甚至影响个体社交行为和认知功能。已有研究发现，功能性胃肠病、IBD、抑郁症、自闭症谱系障碍等存在不同程度和特征的菌群紊乱。某些细菌组分或其代谢产物具有成为精神调节类药物的潜能。由此，菌群-肠-脑轴的概念作为对肠-脑互动的重要补充和完善，逐渐被广泛接受。

一、菌群 – 肠 – 脑轴

菌群 – 肠 – 脑轴是由肠道菌群、肠神经系统（ENS）、自主神经系统（ANS）、中枢神经系统（CNS）和相关内分泌与免疫系统等构成的双向信号调控通路。

自下而上，肠道菌群通过多种途径影响中枢神经系统的功能。首先，肠道细菌通过合成、分泌神经递质、神经营养因子或代谢产物，经神经或内分泌途径作用于神经系统。某些细菌发酵饮食中的碳水化合物，进而产生短链脂肪酸如丁酸，后者具有调节神经免疫、影响神经细胞可塑性、影响神经发育等功能。其次，肠道菌群刺激免疫系统发育，对肠道和全身免疫的调节作用持续终生。源于肠道菌群的微生物相关分子模式（MAMP）刺激外周抗原呈递细胞产生多种细胞因子，其中 TNF-α、IL-1β 和 IL-6 可以通过血脑屏障，引起小胶质细胞分泌炎性因子，参与抑郁症的发生。再次，迷走神经建立了肠神经系统与中枢之间的直接双向联系，是传导肠道感觉运动信号和细菌来源化学信号的重要神经化学通路。Bravo 等发现，切断小鼠的迷走神经能有效阻断鼠李糖乳杆菌（JB-1）菌株引起的大脑氨基丁酸受体 mRNA 表达水平变化。自上而下，中枢可通过多种途径影响肠道微生物，因而构成双向调节系统。中枢神经系统肠道相关的高级中枢主要分布于大脑的躯体感觉中枢、前扣带回皮质、岛叶和中脑、脊髓等部位，同时基底核、海马、扣带回等区域调控与胃肠功能密切相关的情绪体验和记忆。这些功能区域激活后，可通过神经、体液和免疫途径调节肠道菌群和肠道功能。

动物实验和临床研究已经证实，菌群 – 肠 – 脑轴在病理条件下存在异常，如肠道细菌构成紊乱、机体代谢特征改变、免疫失调和相应的神经系统发育障碍、神经递质表达异常等，益生菌、粪菌移植等干预有助于改善动物表型和患者临床症状。然而，目前对于菌群 – 肠 – 脑轴的研究多为相关性、探索性研究，仍需大量工作进一步阐明机制，针对菌群 – 肠 – 脑轴的临床治疗也尚处于起步阶段。

二、肠道菌群与应激

应激是机体在受到内外环境因素刺激时所出现的机体适应性神经内分泌反应，以交感神经系统兴奋和下丘脑 – 垂体 – 肾上腺（HPA）轴激活为主要特征。早期研究发现，胃肠道是应激反应的重要靶点。肠道神经元广泛存在促皮质激素释放因子受体（CRFR），其中 CRFR1 激活能促进应激引起的结肠运动加快、肠道通透性增高、菌群移位和内脏高敏感，而 CRFR2 激活在肠道通透性异常、黏膜免疫激活和炎症反应中起作用。Bailey 等发现，对小鼠施加社会应激事件可显著且迅速改变其肠菌构成和血浆炎性因子水平，且抗生素预处理实验证实菌群改变是血浆炎性因子改变的前提。

感染是机体应激的重要原因。既往研究发现，感染性微生物如大肠埃希菌的移位可以通过环氧合酶诱导的前列腺素 E2 合成启动应激反应，提高血浆皮质醇水平。近年来，研究者越发关注肠道非感染性菌群对应激的调节作用。动物实验表明，无菌小鼠接受束缚应激后，促肾上腺皮质激素和皮质醇的升高程度显著高于无特殊病原体（SPF）小鼠，该现象可通过移植 SPF 小鼠粪菌或婴儿双歧杆菌逆转。无菌小鼠存在海马和杏仁基底外侧核团的树突形态变化，与情绪感知和应激高度相关，亦存在海马区 N 甲基 –D 天冬氨酸（NMDA）受体和 5– 羟色胺 1A 受体表达水平的改变，而这种改变可以影响下丘脑的促肾上腺皮质激素释放激素的释放，可能可以部分解释无菌小鼠的过度应激。

广义上的应激不仅是应激源刺激下的 HPA 轴激活，也包括多种途径造成的神经内分泌适应性变化。肠道菌群的改变，如经口感染空肠弯曲菌，可通过迷走神经激活应激相关神经回路。近期，中国科学院研究团队发现，补充褪黑素可显著影响断奶小鼠肠道微生物的构成和代谢，阐明了褪黑素通过肠道微生物作用缓解断奶应激的机制，是肠道菌群与广义应激状态存在密切联系的有力佐证。

三、肠道菌群与焦虑、抑郁

抑郁障碍以显著且持久的心境低落为主要临床特征，是心境障碍的主要类型，其神经生物化学机制主要涉及 5– 羟色胺、去甲肾上腺素和多巴胺系统的功能降低，也包括 HPA 轴功能障碍。焦虑障碍则以精神和躯体的焦虑症状或防止焦虑的行为形式为主要特点，与遗传因素、γ– 氨基丁酸 /5– 羟色胺系统异常相关。一项英国的大样本病例对照研究显示，抗生素的使用增加焦虑和抑郁风险，且风险随使用次数的增多而上升，提示肠道菌群在抑郁、焦虑的发生中起到重要作用。一项临床研究纳入了 46 例抑郁症患者和 30 名健康对照者，发现抑郁症人群与健康人群的肠道菌群结构存在显著差异。向无菌小鼠移植重度抑郁障碍患者的类菌可能通过干扰小鼠的代谢途径，诱发其抑郁样行为。与之相应的，研究发现失球切除的小鼠慢性焦虑模型存在继发性菌群紊乱，提示抑郁能导致肠道菌群的继发性改变，即抑郁状态与菌群失遇之间可能存在反馈环路。与 SPF 级小鼠相比，无菌小鼠在高架迷宫实验中表现出更显著的焦虑行为，而口服 JB–1 益生菌株可以有效改善小鼠焦虑表现。

功能性胃肠病是一组脑 – 肠互动异常疾病，其中对 IBS 的研究与探讨最为深入。IBS 患者的焦虑、抑郁水平升高已得到广泛认可，且研究表明其精神症状与肠道症状的严重程度呈正相关。Liu 等发现腹泻型 IBS 患者与抑郁症患者的肠道菌群结构具有相似性，且二者均存在轻度的肠道炎症。IBD 等器质性疾病也具有典型的心身特点，其患病人群的焦虑、抑郁状态和应激水平均显著高于健康人群。近年来，有证据发现肠道菌群与 IBD 中广泛存在的异常精神心理状态相关。在葡聚糖硫酸钠诱导的结肠炎小鼠模型中发现，提前 1

周的益生菌预处理可显著减轻焦虑行为，改善认知功能。目前，有关肠道菌群在精神症状产生中的作用仍需探讨，多数已有研究受限于样本量和标本质量，需要重复验证，并且由于肠道菌群构成的复杂性和人们对神经心理发生机制认识的局限性，菌群影响心境的机制远未完全阐明。

四、肠道菌群与行为、认知

越来越多的行为学实验和临床证据显示，肠道菌群对宿主的行为模式和认知水平有一定塑造作用，其中既包括与焦虑、抑郁或应激相关的异常行为，也涉及复杂社交行为、探索行为、学习能力、短期或长期认知记忆能力。早期实验发现，无菌小鼠短期认知功能和工作记忆受损，社交行为改变。Bercik 等发现，给小鼠饲喂肠道不吸收抗生素能一过性改变其粪菌构成，上调海马区脑源性神经营养因子（BDNF）的表达量，增加其探索行为。移植高脂饮食小鼠粪菌的无菌小鼠，则出现认知能力下降、探索行为减少、刻板行为增加等。

肠道菌群的代谢产物透过肠道屏障释放入血，可能参与远距离调控神经发育和行为异常。Hsiao 等发现自闭症小鼠模型存在肠道菌群异常、肠道黏膜通透性增加和血浆代谢物水平的变化，并证明其行为异常可能因肠道菌群调节下的血浆 4- 乙基硫酸苯酯增加引起。通过结合微生物基因组学和机体代谢组学，探讨细菌改变机体代谢特征对情绪、行为和认知表型的塑造作用，为相关研究提供了更多思路。

五、肠道菌群干预改善情绪与行为

目前已有相当数量的研究尝试利用肠菌制剂干预菌群失调状态，继而改善神经功能、情绪和行为。Desbonnet 等发现对母婴分离小鼠补充婴儿双歧杆菌可以有效提高脑干和基底核中去甲肾上腺素水平，逆转行为异常；在小鼠肠道慢性炎症模型中，长双歧杆菌灌胃能减少继发于炎症的焦虑样行为。在对健康志愿者的研究中，益生菌混合制剂可改变女性大脑中控制情绪和感知的中脑区域；合用瑞士乳杆菌和长双歧杆菌可降低健康人群的焦虑 / 抑郁量表评分，降低尿液皮质醇水平，也降低心肌梗死后患者抑郁症状的发生率。在IBS 患者中，婴儿双歧杆菌可以改变血清促炎 / 抗炎因子比例，改善躯体和精神症状。现有研究中的益生菌应用仍有很大局限性，菌种的选择仍比较随意和难以预测，难以在不同人群中表现出稳定的疗效。一些菌株在临床前动物研究中可能取得良好效果，但在转化过程中遭遇困境。益生元如不消化低聚半乳糖制剂（BGOS）能通过提高大鼠的中枢 BDNF 及NMDA 受体水平，调节皮质 IL-1β 和 5- 羟色胺 2A 受体水平，减少小鼠焦虑行为。在临床研究中，连续 3 周每日口服 BGOS 能降低唾液皮质醇含量，减弱负面信息引起的皮质激活。另外，还有研究发现粪菌移植能导致小鼠的行为特征改变。

值得注意的是，肠道菌群也可以通过调节药物代谢影响药物治疗效果，可以部分解释同种药物对不同患者的疗效差异。例如，已有研究显示肠道菌群可以促进一些精神类药物如苯二氮䓬类、利培酮的还原代谢。

六、展望

自 2007 年人类微生物组计划启动以来，随着测序技术和生物信息学的发展，肠道菌群成为多领域研究的明星角色，人们对其认识不断深入，已经取得了令人瞩目的进展。同时，生物－心理－社会医学模式要求临床医师更加关注患者的整体健康，特别是精神心理健康。越来越多的证据指出，肠道菌群作为菌群－肠－脑轴的中心环节，在神经发育、情绪、行为和认知过程中起到重要作用，有望成为调节精神心理健康的重要靶点。目前研究已发现肠道菌群与上述方面的密切关联甚至因果联系，但对于其背后的复杂机制，认识还远远不够。菌群调节神经系统的具体机制还有多少尚未明了？现有矛盾的证据如何解释？是否存在调节患者情绪状态的更安全有效的微生态制剂或其他临床转化手段？这一系列问题仍需要不断努力解决。

第二十节　肠道菌群影响大脑途径研究

近年发现肠道微生物不仅有助于消化碳水化合物、创造短链脂肪酸、合成维生素和代谢毒素，还可通过复杂的肠神经系统与大脑直接交流并互相传递信息。

一、肠道菌群与脑－肠轴

（1）Kang 等发现，很大一部分自闭症儿童患者有胃肠道疾病，且肠道菌群结构与正常儿童明显不同，其中普雷沃菌、粪球菌等菌属的丰度明显降低，但肠道菌群的不同与胃肠道症状严重程度并不一致，而与自闭症状严重程度相符。

（2）Schperjans 等发现帕金森病患者普雷沃菌、乳杆菌等菌种的丰度较正常人明显降低，其中肠杆菌属的相对丰度与姿势不稳、行走困难的严重度呈正相关。

（3）肠道菌群丰度和多样性的下降仍可引起成年小鼠焦虑与认知行为的改变，提示脑－肠轴失调可能与焦虑、认知等疾病的发病有关。

二、肠道菌群影响脑功能的途径

1. 迷走神经途径

（1）Bravo 等发现，中枢神经 GABA 受体表达改变与焦虑和抑郁的发病有关，并引起肠道功能紊乱；在切断迷走神经的小鼠中并未发现神经递质异常和行为改变，说明迷走神经可作为肠道与大脑沟通的重要调节途径，而益生菌可通过迷走神经途径调节大脑皮质 GABA 受体表达，从而减轻焦虑、抑郁行为。

（2）Goehler 等发现，小鼠感染空肠弯曲杆菌后，其在迷宫开放臂中的勘察活动减少，这与焦虑样行为一致。

（3）空肠弯曲杆菌可能通过增加迷走神经传入脑区 c-Fos 表达，导致小鼠的焦虑行为。

（4）双歧杆菌的抗焦虑作用需完整的迷走神经，而不涉及肠道免疫调节系统和神经元细胞脑源性神经营养因子（BDNF）含量。当切断迷走神经后，双歧杆菌改善慢性结肠炎小鼠焦虑行为的有益作用也随之消失，说明该作用可能由迷走神经介导。

2. 免疫系统途径

（1）微生物在肠道内触发的局部免疫激活可能与屏障功能改变、肠神经系统激活、感觉运动功能的变化有关，可能导致疼痛或焦虑的发生。

（2）Sudo 等发现，与正常动物相比，无菌动物对束缚应激表现出更敏感的 HPA 轴反应，大脑皮质和海马区 BDNF 表达下降；而无菌动物肠道内定植正常菌群后，免疫系统发育良好且应激反应恢复正常。

（3）Bercik 等发现，鼠鞭虫感染会导致小鼠结肠炎，血液中 TNF-α 和 γ-IFN、犬尿氨酸比值升高，并表现出焦虑样行为；抗炎药物可缓解结肠炎症状和降低促炎细胞因子浓度，同时改善焦虑样行为，但不影响 BDNF 表达；益生菌可通过影响 BDNF 表达而非细胞因子和犬尿氨酸水平来缓解小鼠行为。

（4）亦发现益生菌制剂可显著减少血浆 CRP、TNF-α 和 IL-6 水平，从而发挥有益的免疫调节作用，表明微生物群的免疫调节作用并不局限于黏膜免疫系统，而是延伸到全身免疫系统。

3. 神经内分泌途径

（1）应激时无菌动物中可见强烈的 HPA 轴反应和皮质醇水平升高，通过给予接受母婴分离和束缚应激的动物益生菌治疗，可改善基础皮质醇水平和肠道通透性，说明 HPA 轴具有重要作用。

（2）研究表明，无菌小鼠对于急性压力应激表现出过度神经内分泌反应和焦虑样行为。

（3）Golubeva 等建立了长期处于应激状态的产前大鼠模型，发现产前应激（PNS）可引起成年雄性大鼠强烈的 HPA 轴反应、血压升高和认知功能障碍。

（4）Sudo 等发现，肠道菌群在维护 HPA 轴的正常活动中发挥重要作用。与缺乏特定抗原的小鼠相比，无菌小鼠 HPA 轴对束缚应激表现出过度反应，释放大量促肾上腺皮质激素和皮质酮，而定值正常肠道菌群后 HPA 轴活动恢复正常。

（5）Gareau 等发现，母婴分离的新生小鼠缺乏正常肠道菌群，血清皮质酮水平较正常小鼠升高，提高 HPA 轴活性增强。当给予母婴分离小鼠双歧杆菌后，可部分通过使 HPA 轴正常化改善其肠道功能障碍，并使皮质酮水平恢复正常。

4. 神经递质途径

（1）肠道细菌的特定菌株可局部产生和分泌多种神经递质，如 GABA、5- 羟色胺（5-HT）、儿茶酚胺和组胺等，可通过肠嗜铬细胞和（或）肠神经向中枢神经系统传递信号，但是否通过系统的循环作用传递信号尚不清楚。

（2）据推测，微生物产生的代谢产物，如短链脂肪酸、生物胺、神经递质和神经递质前体，可通过这一通路进入中枢神经系统。

（3）肝性脑病患者由于肝功能差，微生物产生的氨和其他霉素可进入中枢系统引起睡眠、认知和情绪障碍。

（4）5-HT 是一种重要的胃肠道信号分子，肠道菌群可通过调节嗜铬细胞释放 5-HT。有研究发现肠道菌群可通过 5-HT 通路引起自闭症儿童胃肠道不适。无菌小鼠血浆 5-HT 和色氨酸水平升高，而降低血浆色氨酸水平会降低脑内 5-HT 的产生，表明肠道菌群参与色氨酸代谢，间接影响大脑功能。

5. 前额叶皮质髓鞘形成途径

（1）有研究发现，肠道菌群关键代谢产物可影响前额叶皮质基因表达的合成，从而调节社会行为。

（2）慢性应激显著影响前额叶皮质细胞萎缩和髓鞘形成障碍，进一步影响认知功能。

（3）Liu 等发现，改变髓鞘结构和少突胶质细胞功能将引起社会认知和运动功能障碍，给予社交隔离小鼠口服氯马斯汀，可成功扭转其社交回避行为，说明提高髓鞘形成可能是一个潜在的逆转抑郁的社会行为方式。

（4）健康成年鼠大脑中会不断产生形成髓鞘的少突胶质细胞，Mckenzie 等发现，新形成的少突胶质细胞会加速小鼠学习技能，当通过基因转录方法阻止成年小鼠少突胶质细胞生成而不影响之前存在的少突胶质细胞和髓鞘时，小鼠学习复杂技能的能力下降。

（5）Hoban 等发现，与正常小鼠相比，无菌小鼠的杏仁核组织中基因表达发生改变，大脑中某些神经元功能相关的基因似乎更活跃。

第二十一节　胃肠道动力、肠道菌群与昼夜节律

机体的许多生理行为都呈现 24h 规律性变化，这种规律性变化即为昼夜节律，昼夜节律受到生物钟直接或间接的调控，使机体能有效地参与和应对内外环境的变化。研究发现，昼夜节律调节胃肠道功能，包括胃酸生成、小肠营养吸收、胃肠道运动及肠道菌群。这些功能由昼夜节律的分子机制控制，形成一个 24h 的自主分子振荡器，从而直接影响胃肠道功能。

一、昼夜节律与生物钟

昼夜节律是机体为了更好地适应环境，在进化过程中获得的一种内源性机制，其在生命的生存和发展过程中起着重要的作用。

生物钟由一组核心元件组成，包括 Clock、Bmal1、Period（Per）、Cryptochrome（Cry）、Timeless（Tim）等基因及其编码的蛋白质产物，其为一个转录－翻译自动调节反馈回路，需要约 24h 完成。哺乳动物生物钟由转录因子 Clock 和 Bmal1 耦合形成异源二聚体，与 E-box 启动子结合，启动生物钟控制基因 Per 和 Cry 的转录、翻译并产生 Per1、Per2、Per3、Cry1、Cry2 等蛋白。随后 Per2 和 Cry 蛋白浓聚，形成异源二聚体导致反馈抑制，由此进一步抑制 Clock 和 Bmal1 基因介导的转录。Per2 与 Bmal1 的作用相反，两者互相制约。在不同物种中，生物钟的组成并不相同，但其逻辑架构却非常相似。

生物钟是调控昼夜节律的时钟系统，主要包括中枢生物钟系统和外周生物钟系统。哺乳动物的中枢生物钟系统位于下丘脑视交叉上核（SCN），其通过视网膜－下丘脑通路接收光线刺激信号，同时接收由其他神经传输的非光线刺激的生理信号，如饮食、温度、药物刺激等，这些信号经过视交叉上核的整合后通过神经传导及内分泌调节等方式传到下游的大脑区域及各大器官、系统，并协调其功能。外周生物钟广泛分布于机体各种组织、细胞内（包括胰腺、肝脏、胃肠道、平滑肌和脂肪组织等），维持昼夜节律并调节组织特异性基因的表达。其中中枢生物钟是节律的起搏点，能控制外周生物钟产生与其同步的节律，并通过体液来维持、调节外周生物钟节律。

二、胃肠道动力与昼夜节律

昼夜节律调控着胃肠道的许多功能，使其在 24 h 内发生周期性的变化，胃肠道运动也遵循着这种节律，Goo 等对 16 名健康男性志愿者的胃排空进行研究，监测前 3 天受试

者禁用烟草、乙醇和促胃肠运动的药物，监测当日禁止进行会改变胃肠蠕动的剧烈运动。受试者进食后，分别于8点和20点测定胃排空时间。结果显示，进食固体食物后，晚餐后胃排空时间显著长于早餐后胃排空时间 [（97.1±11.5）min 比（64.8±6.4）min]，但早晨和晚间液体排空时间的差异无统计学意义。另一项研究监测了30名健康志愿者的动态胃电图，结果显示胃电活动的频率有昼夜变化，中午的平均频率高于深夜的平均频率 [（2.92±0.15）次 /min 比（2.72±0.13）次 /min]。

Kumar 等使用无线电遥测胶囊，长期监测健康志愿者近端小肠的蠕动情况，观察到白天的小肠迁移运动复合波的传播速度明显快于夜间。一些监测健康志愿者结肠动力的试验以及对健康者肠道的动态压力测定的研究已证实结肠运动有昼夜节律的变化，结肠运动在白天较多，唤醒后显著增加，夜间结肠运动较少，这可能是大部分健康者在早晨醒来或吃饭后排便的原因。此外，生物节律会在跨时区飞行、轮班中发生变化，并与胃肠道症状如腹痛、便秘和腹泻相关，这些变化可能与环境中机体生物钟破坏导致结肠运动改变有关。

Auwerda 等对12名健康志愿者进行肛门直肠测压，结果显示白天所有受试者均被观察到直肠运动复合波，而晚上有5名受试者在睡眠期间无直肠运动复合波；每位受试者的直肠运动复合波数量在睡眠期间显著减少，白天与夜晚的比例为8 : 1。此外，直肠运动复合波在夜间的持续时间减少，峰值明显降低；研究结果表明直肠运动呈节律性变化。

由此可见，昼夜节律调控着胃肠道动力，一旦昼夜节律紊乱，就会出现相应的胃肠道症状。这些胃肠道不适症状包括食欲不振、便秘、消化不良等，昼夜节律的紊乱会使胃肠道疾病患者的病情加重。

三、肠道菌群与昼夜节律

正常人体肠道内定植了约100万亿个微生物，正常情况下肠道菌群对维持机体健康和微生态平衡起着重要的作用，目前已知肠道菌群的组成随着饮食摄入量而变化，细菌的种类在不同年龄阶段人群中存在差异。此外，肠道菌群的组成还受宿主遗传学、抗生素使用情况、生活方式和伴随疾病的影响。

近年来研究发现，昼夜节律也调节着肠道菌群，肠道菌群的组成和功能存在昼夜变化，并且时差等导致昼夜节律紊乱的因素会诱发小鼠和人类的肠道菌群失调。

Thaiss 等将小鼠置于12h亮、12h暗的"人工昼夜"中，并按小鼠进食习惯进行喂养，每隔6h进行粪便取样，对便样品进行宏基因组测序，并对基因所属通路进行分析。结果发现，在样品中的所有细菌种类中，超过15%的肠道细菌的数量呈周期性波动，如乳杆菌目在12点数量最多，在6点或0点最少；脱盐杆菌目在12点数量最少，在0点最多。这些肠道细菌除了乳杆菌目、脱盐杆菌目外，还有梭菌目及拟杆菌目，约占人体肠道细菌总数的60%。研究还发现，当抑制 Per 基因表达（Per1 和 Per2 双敲除实验）时，小鼠表现出肠道菌群失调，呈昼夜波动的细菌数目减少，细菌丰度的节律波动几乎完全丧失（如拟杆菌目）；同时发现抑制 Per 基因表达的小鼠的某些功能改变，如维生素代谢、核苷酸代谢、DNA 修复、细胞壁合成等途径失去了昼夜节律性。

目前被研究的昼夜节律突变基因除了 Per1 和 Per2，还有 Clock 和 Bma。Rosselot 等用 Clock 基因显性失活 D19 等位基因的纯合小鼠（ClockD19 突变体小鼠）作为研究昼夜节律的基因破坏的模型，以野生型同窝小鼠作为对照。结果显示，ClockD19 突变体小鼠肠道细菌的均匀性和多样性显著降低，表明 ClockD19 突变导致昼夜节律破坏，使肠道微生态失调。

Liang 等的研究显示肠道菌群的数量和种类均呈昼夜性波动，敲除 Bmal1 基因后肠道菌群的组成和数量均失去昼夜节律。另一项研究将实验小鼠持续置于"人工昼夜"中，结果喂食低脂肪或高脂肪饮食的无菌小鼠表现出中央生物钟基因和肝脏昼夜节律基因表达明显受损。上述研究均表明，肠道菌群的组成和功能显示出昼夜节律变化，昼夜节律改变则影响肠道正常的微生态，使益生菌数量减少，病原菌增殖并激活条件致病菌。

另有研究发现，抗生素诱导的肠道菌群失调会导致小鼠肠上皮细胞的昼夜节律振幅减弱，这说明肠道菌群也影响肠道的昼夜节律，表明肠道昼夜节律与肠道菌群之间有双向调节作用。

第二十二节　功能性消化不良与睡眠障碍

研究表明，功能性消化不良（FD）患者多伴有不同程度的睡眠障碍，睡眠障碍可能在 FD 的发病过程及预后中起着一定的作用。

一、FD 患者的睡眠障碍特点

1. FD 合并睡眠障碍的患病率　据报道，睡眠障碍在 FD 患者中约 68%。研究显示，就诊于基层医院和三级医院门诊的 FD 患者伴睡眠障碍分别达 37.3% 和 44.0%，明显高于健康对照组，在睡眠持续时间、睡眠药物使用方面明显高于健康对照组，可见，睡眠障碍在 FD 患者中普遍存在。

2. FD 患者的睡眠质量和睡眠结构的变化　孙晓娜等发现，FD 患者睡眠质量下降与睡眠生理结构异常有关。匹兹堡睡眠质量指数问卷（PSQI）评估显示，FD 者与健康受试者的睡眠质量、入睡时间、睡眠时间、睡眠效率、睡眠障碍、催眠药物、日间功能评分和 PSQI 总分间存在显著差异。伴有睡眠障碍的 FD 患者与对照组比较，预后差，睡眠障碍在难治性 FD 患者中更常见。足够睡眠的受试者患 FD 的概率明显低于睡眠障碍者，FD 患者的睡眠质量和睡眠生理结构是受损的，睡眠损害似乎与症状的严重程度有关。

二、睡眠障碍 FD 患者的精神心理特点

研究发现，与无睡眠障碍组相比，FD 伴睡眠障碍患者组的焦虑患病率和抑郁患病率均显著升高，生理功能、活力、精神健康、总体健康的维度评分均显著降低，FD 患者的 PSQI 得分明显高于健康对照组，且 PSQI 得分与胃肠道症状量表（GSRS）和抑郁自评量表（SRQ-D）得分密切相关。有研究认为快速眼球运动（REM）睡眠潜伏期缩短是负面情绪引发的睡眠生理紊乱特征性改变，包括有慢波睡眠（SWS）减少，REM 密度增加，睡眠效率降低及 REM 时间增多等异常。为了验证 FD 患者睡眠障碍与疾病症状程度以及心理情绪之间的关系，按 FD 患者病情分组，发现 FD 症状积分愈高者，抑郁情绪评分愈大，睡眠质量也就愈差。易平等对 35 例伴睡眠障碍 FD 患者给予 12 周多潘立酮联合文拉法辛和支持性心理治疗的研究发现，经 12 周的治疗后，患者的汉密尔顿抑郁量表（HAMD）评分和汉密尔顿焦虑量表（HAMA）评分明显下降，消化不良症状改善。以上研究表明，睡眠障碍 FD 者常伴焦虑、抑郁情绪，其睡眠障碍的产生可能与焦虑、抑郁情绪有关。

三、FD 患者睡眠障碍的影响因素

一项对 FD 患者饮食习惯、生活质量、睡眠障碍的研究发现，就诊于三级医院门诊的 FD 患者其高脂肪饮食与 PSQI 得分显著相关，高脂饮食加重 FD 患者临床症状，如恶心、腹痛，研究发现，主观睡眠质量与胃排空迟滞时间（Tmax）、胃半排空时间（T1/2）密切相关，FD 患者的睡眠障碍与多种临床症状及抑郁有关，FD 患者 GSRS 得分与 PSQI 得分及 PSQI 的 3 个分量表（主观睡眠质量、睡眠障碍、日间睡眠障碍）得分密切相关，睡眠障碍同样与 GSRS 的 3 个分量表（上腹部灼热感、餐后饱胀不适、胃食管反流）得分密切相关。一项关于睡眠障碍与腹部症状之间关系的研究发现，FD 样症状对日间睡眠障碍的 OR 值为 3.375，高于上腹痛（OR 值为 2.603），明显高于肠易激综合征样症状（OR 值为 1.906）。睡眠障碍与未经调查的消化不良呈正相关，进一步分层分析发现，睡眠障碍与单纯餐后不适综合征及重叠综合征有关，与单纯上腹痛综合征无关，可见，FD 患者的睡眠障碍与其消化道症状有关，尤其是与 FD 样症状有关，减轻其消化道症状，或可改善其睡眠障碍，从而改善其生活质量。

四、睡眠障碍对 FD 者胃肠功能的影响

睡眠障碍伴 FD 患者的胃肌电活动降低，胃肠分泌功能发生变化，且睡眠障碍影响

FD 患者内脏敏感性。研究显示与单纯 FD 者比较，睡眠障碍伴 FD 者的总睡眠时间、深睡眠时间、REM 时间、睡眠效率明显减少，睡眠潜伏期延长，深睡眠比例、REM 睡眠减少，胃电振幅降低，在浅睡眠 S2 期、深睡眠 S4 期、REM 期胃肌电主频明显下降，血浆胃动素、生长抑素水平均升高。胃动素主要促进和影响胃肠运动及胃肠道对水、电解质的转化，血浆胃动素水平升高会导致腹痛等症状。生长抑素对胃肠运动与消化道激素的分泌均有一定的抑制作用，提示睡眠障碍与 FD 密切相关。睡眠障碍影响胃运动功能的机制可能与血浆胃动素、生长抑素的变化有关。有研究发现，消化不良症状会影响睡眠，由于睡眠不足导致痛觉过敏，因而睡眠中断也会加重 FD 的症状，可以肯定的是，睡眠障碍影响胃肌电活动、胃肠分泌功能、内脏敏感性。

研究显示，睡眠障碍可通过脑 – 肠轴影响胃肠运动分泌功能、内脏敏感性等生理过程，产生消化系统症状和疾病；另一方面，胃肠道病理生理异常又可通过脑 – 肠轴环路，影响中枢神经系统，改变患者情绪反应，导致焦虑、抑郁、睡眠障碍的发生。提示 FD 影响睡眠的机制可能是由于其存在神经精神活动异常，导致脑 – 肠轴系统中促肾上腺皮质激素、5– 羟色胺、胃动素等激素的异常释放，影响睡眠过程的不同时相、睡眠方式、睡眠周期，从而导致睡眠障碍的发生。睡眠障碍对胃动力功能的影响目前尚不清楚，有学者提出睡眠障碍作为一种应激来干预胃肠动力。Chen 等提出，睡眠损伤可能激活应激系统，导致胃肌电活动，从而影响胃动力功能。Chen 等发现，睡眠质量差的人中 50% 有胃节律紊乱，而睡眠质量好的人 21% 有胃节律紊乱，有胃节律紊乱的患者的睡眠质量更差。这都说明睡眠障碍对胃动力存在影响，可以使胃肌电紊乱。

五、改善 FD 患者睡眠障碍的治疗

目前对 FD 伴睡眠障碍患者主要采用综合治疗，包括在抑酸、促动力药的基础上联合抗焦虑、抑郁药物及心理治疗。抗抑郁药物既可以提高 FD 疗效改善情绪障碍，也可以改善 FD 患者睡眠，有学者发现，PPI 不仅显著改善 FD 患者胃食管反流症状、胃肠动力，还能显著改善睡眠障碍情况（主观睡眠质量、睡眠紊乱、日间睡眠障碍），但睡眠障碍的改善程度与胃食管反流症状严重程度并无相关性。

第二十三节　功能性消化不良的社会人口学与精神心理研究

功能性消化不良（FD）患者的人口学与精神心理状况，分析报道较少。

有一组报道，对 FD 273 例患者进行研究，根据症状按照罗马Ⅲ诊断标准分为：

①餐后不适综合征（PDS）。②上腹痛综合征（EPS）。③餐后不适综合征 + 上腹痛综合征（PDS+EPS）。

调查信息：入选者进行性别、年龄、民族、体质量指数（BMI）、婚姻状况、文化程度的信息问卷调查。FD 症状评定表，将各种症状在入组患者中进行统计。

精神心理状况评分：采用 SDS 评分方法，SDS 评定采用抑郁严重度指数方法。

结果：社会人口学分析在年龄分组中，以 <30 岁及 50~59 岁所占比例较多，分别为 27.5% 及 25.3%；在 BMI 分组中可观察到以 BMI18.1~23.0kg/m² 所占比例最多（55.3%）；婚姻状况中以已婚者所占比例最多（76.2%）；文化程度不同组中以大学本科及以上者所占比例最多（50.9%）。餐后饱胀的发生比例最高（91.2%），其余症状按照发生比例由高到低依次为嗳气（79.5%）、早饱（68.5%）、上腹痛（57.9%）、上腹烧灼感（46.5%）、恶心（38.5%）、呕吐（12.1%）。FD 的常见症状得分进行分析，餐后饱胀的得分最高，其次为上腹痛、早饱感、嗳气、上腹烧灼感、恶心，呕吐得分最低。

FD 主要的病理生理机制是胃动力异常及感觉异常，但目前 FD 的确切发病机制尚不清楚。有证据显示，FD 发病与精神心理因素密切相关，且 FD 患者常合并精神心理异常，国内有研究 FD 患者约有 23.6% 伴有焦虑和（或）抑郁症状。消化不良症状与精神心理异常的机制可能涉及脑 – 肠互动异常，从而导致胃肠运动分泌异常，属于一种生物 – 心理 – 社会综合模式。

分析 FD 患者的社会人口学特征，资料显示 FD 患者以大学本科以上文化程度、中年女性人群发病率较高，与既往报道此类患病人群的流行病学特点类似。研究发现，FD 患者中女性患者的 SAS 评分与男性相比更高。年龄 50~59 岁中年患者的 SAS 评分及 SDS 与年龄 <30 岁的青年患者相比更高。离异或丧偶的患者 SAS 评分及 SDS 更高，与已婚患者相比。提示婚姻状况和家庭支持可能是影响患者情绪和心理状态的因素之一。FD 患者的精神心理状况与 BMI 及民族无关。大学本科及以上患者的 SAS 评分及 SDS 与高中及初中以下患者相比更低。

PDS 合并 EPS 的 FD 患者其焦虑水平增高，症状越多的患者精神心理状况越差。国外研究基线抑郁水平升高是 FD 较强的独立预测因子，FGIDs 及某些消化道症状是焦虑和抑郁的较强独立预测因子，精神心理状态尤其是焦虑和抑郁情绪与胃肠道的功能状态关系密切。

评估精神心理状况以汉密尔顿焦虑量表（HAMA）和汉密尔顿抑郁量表（HAMD）、Zung 焦虑 / 抑郁自评量表（SAS/SDS）及功能性胃肠病罗马 Ⅱ 委员会编制的心理社会警报问卷（RPAQ）。SAS 对 FD 患者焦虑的检出率低于 HAMA，SDS 对 FD 患者抑郁的检出率与 HAMD 相仿，RPAQ 对焦虑及抑郁的检出率明显低于其他评量表。尽管 Zung 量表目前不能作为诊断焦虑和抑郁的金标准，但是可以基本反映出患者的心理因素，且该量表操作简单省时，更符合临床工作需要，故仍是评价患者症状的重要工具。

分析 FD 的人口学特征，女性和中年患者更常见，且不同人口学特征的 FD 患者合并焦虑和（或）抑郁的程度差别较大，在临床诊治中应重视患者的社会 - 心理因素，尤其对于女性、中年、离异状态和文化程度低的患者在关注消化道症状的同时，应注意其焦虑、抑郁状态，并进行针对性治疗才能提高临床疗效。

第二十四节　失眠合并抑郁患者的血清甲状腺素水平研究

失眠是指持续 1 个月以上维持睡眠困难、难以入睡或睡眠后精力未恢复，是最常见的睡眠障碍。失眠症患者多伴有抑郁、焦虑症状，而这些不良情绪也会影响患者正常生活，加重失眠。甲状腺功能与抑郁障碍的相关性近年来在临床中也受到广泛关注，抑郁症患者可能存在甲状腺功能减退。研究对血清甲状腺素在失眠合并抑郁患者中的作用进行了探究。

选取 2015 年 6 月 ~2017 年 6 月期间收治的 138 例失眠患者为研究对象，依据患者汉密尔顿抑郁量表（HAMD）评分（评分 ≥ 8 分为抑郁症）分为抑郁组（n=35）和非抑郁组（n=103）。观察组 69 例患者中，男性 27 例，女性 42 例；年龄为 18~71 岁，病程为 5~75 个月。对照组 69 例患者中，男性 25 例，女性 44 例；年龄为 18~70 岁，病程为 7~75 个月。

纳入标准：①经临床诊断为失眠症的患者。②无精神障碍病史的患者。③年龄 ≥ 18 周岁的患者。排除标准：①近 3 个月内服用过如皮质醇类药物、肝素钠等影响甲状腺素分泌药物的患者。②合并严重神经系统疾病的患者。③合并严重的心、肝、肾、肺功能障碍的患者。④哺乳期或妊娠期患者。

研究方法：依据患者汉密尔顿抑郁量表（HAMD）评分（评分 ≥ 8 分为抑郁症）分为抑郁组和非抑郁组。两组患者均给予帕罗西汀联合阿普唑仑治疗，共治疗 6 周。治疗方法：服用帕罗西汀，治疗前两周每晚口服阿普唑仑，共治疗 6 周。比较抑郁组与非抑郁组患者的血清甲状腺素水平，分析失眠抑郁患者 HAMD 评分与血清甲状腺素水平的相关性，并比较治疗前后抑郁组血清甲状腺素水平。① HAMD 评分，总分为 20~35 分为肯定有抑郁症；总分为 8~20 分为可能有抑郁症；总分 <8 分为正常。②血清甲状腺素测定血清 T_3、T_4、FT_3、FT_4 和 TSH 水平。

结果抑郁组患者的血清 FT_3 水平低于非抑郁组，血清 TSH 水平高于非抑郁组。抑郁组患者的 HAMD 评分与血清 TSH 和 T_3 水平表现出负相关。治疗后较治疗前抑郁组患者的血清 FT_3 水平升高，TSH 水平降低。抑郁组血清甲状腺 FT_3、FT_4、TSH 水平降低。

随着人们生活节奏的加快和社会经济的快速发展，失眠症已经成为常见疾病，会加重高血压、慢性疼痛、心肌梗死、脑卒中、糖尿病、焦虑、抑郁等疾病。

失眠症患者极易出现抑郁和焦虑的情绪，抑郁情绪的发生可能与患者的人格特征、错误的态度和信念、精神紧张、睡眠周期紊乱等有密切相关性。已有研究指出，抑郁障碍患者多数存在神经内分泌功能失调，特别是下丘脑－垂体－甲状腺轴功能异常，本研究对血清甲状腺素在失眠合并抑郁患者中的作用进行了探究。

研究发现：两组患者的血清 T_3、T_4 和 FT_4 水平比较差异无统计学意义，抑郁组患者的血清 FT_3 水平低于非抑郁组，血清 TSH 水平高于非抑郁组。说明失眠伴抑郁患者可能存在甲状腺功能紊乱。FT_3 是外周甲状腺激素的主要生理活性部分，约占 T_3 的 0.3%，可以透过细胞膜进入组织细胞内，进而发挥生理效应。失眠患者可能由于体内外环脱碘酶活性降低而导致血清 FT_3 水平降低。其次，失眠症患者由于长期睡眠不良，其甲状腺纤维化水平较高，甲状腺自身对甲状腺激素的调节能力降低，导致血清 FT_3 水平降低。TSH 是腺垂体分泌而来，能够促进甲状腺上皮细胞代谢，促进体内合成蛋白质和核酸，使细胞呈高柱状增生，增大腺体。TSD 的分泌不仅受到下丘脑分泌的促甲状腺激素释放激素的促进影响，还受到血清 T_3 和 T_4 的反馈性抑制影响，二者相互拮抗。失眠抑郁患者血清 FT_3 水平降低时，TSH 水平升高。

研究还发现：抑郁组患者的 HAMD 评分与血清 TSH 和 T_3 水平表现出负相关。治疗后较治疗前抑郁组患者的血清 FT_3 水平升高，TSH 水平降低。这可能是由于甲状腺激素可以影响去甲肾上腺素和 5-羟色胺的调节、转运，血清 T_3 能够增强两种神经递质的传导，而失眠抑郁患者的血清 T_3 水平降低，减少了皮质 5-HT 的释放，导致患者产生抑郁的情绪，进而加重失眠症状，形成恶性循环。当失眠症患者的病情缓解，其血清甲状腺素水平紊乱程度降低。

第二十五节 功能性消化不良合并焦虑症的危险因素研究

功能消化不良（FD）患者常合并焦虑状态或焦虑症，且焦虑症与 FD 症状严重程度相关，联合心理治疗或抗焦虑药物可提高 FD 的治疗效果。然而抗焦虑药物的价格相对昂贵，且存在一定不良反应。因此如何识别 FD 患者中需抗焦虑药物的目标人群显得特别重要。本研究通过探讨 FD 合并焦虑症的危险因素。

研究选取 2014 年 6 月~2014 年 9 月消化内科诊断为 FD 的患者。方法：研究为非随机对照研究，向入选者发放调查问卷。

1.一般情况调查问卷 自编一般情况调查问卷，内容包括性别、年龄、FD 病程、文化程度、经济状况、婚姻状况（完整指处于结婚状态，不完整指未婚、离异或丧偶等）、职业状况、医疗保险、居住地、饮酒情况、合并躯体疾病、胃镜检查次数、既往精神病史、家族精神病史、精神药物使用史、FD 分型等相关资料。

2.焦虑症的诊断 采用患者健康状况调查表 9（PHQ-9）进行焦虑症初筛，疑似有焦虑症患者再由精神科医师采用美国精神疾病诊断与统计手册（DSM-IV）进行焦虑症或抑郁症确诊，然后采用汉密尔顿焦虑量表对患者焦虑症病情严重程度进行评估，≤ 7 分、8~14 分、15~23 分、≥ 24 分分别表示为无焦虑、轻度焦虑、中度焦虑、重度焦虑。采用汉密尔顿抑郁量表对患者抑郁症病情严重程度进行评估，≤ 7 分、8~16 分、17~23 分、≥ 24 分分别表示为无抑郁、轻度抑郁、中度抑郁、重度抑郁。

结果：

（1）临床特征：共纳入 295 例 FD 患者，其中餐后不适综合征（PDS）124 例，上腹痛综合征（EPS）171 例。

（2）合并焦虑症情况：295 例患者中，24 例（8.1%）存在焦虑症，其中轻度焦虑 6 例，中度焦虑 15 例，重度焦虑 3 例；59 例患者合并抑郁症，其中轻度抑郁 40 例，中度抑郁 17 例，重度抑郁 2 例。20 例（83.3%）焦虑症患者同时合并抑郁症。焦虑和抑郁严重程度与 FD 分型无相关性。24 例合并焦虑症的患者中，病程 1~5 年。

（3）危险因素分析：单因素分析显示，年龄、病程、婚姻状况、既往精神病史和精神药物使用史与 FD 合并焦虑症有关。多因素分析显示，病程、婚姻状况和既往精神病史为 FD 合并焦虑症的危险因素，说明病程长、婚姻不完整、既往有精神疾病的 FD 患者更容易患焦虑症。

FD 是指具有胃和十二指肠功能紊乱相关症状，经检查排除引起这些症状的器质性疾病后的一组临床综合征，是临床上最为常见的一种功能性胃肠病。FD 患者多伴有较多的精神心理问题，其中焦虑和抑郁最为常见，且精神心理问题与患者的生活质量和临床疗效密切相关。因此临床上常使用抗焦虑或抗抑郁药物辅助 FD 的治疗，然而多项系统综述和 meta 分析结果显示抗焦虑药有助于缓解 FD 患者症状，但抗抑郁药的作用尚不明确，故识别 FD 中合并焦虑症的患者具有重要意义。多项研究显示 FD 患者合并焦虑的发生率为 13.7%~53.3%，明显高于正常人群中的焦虑症发生率。研究采用 DSM–IV 诊断标准，发现 FD 患者中焦虑症的发病率为 8.1%，可能是由于上述研究采用症状自评量表而非 DSM–IV 焦虑症诊断标准，诊断的多为焦虑状态而非焦虑症。

FD 与焦虑症常相互联系、相互影响。首先，FD 患者常有神经质、性格内向等特点，增加了患焦虑症的可能性，而焦虑症的存在可增加 FD 的治疗难度。研究显示焦虑症与 FD 症状严重程度成正相关，焦虑程度可作为独立因素影响患者的就医行为，且伴有焦虑症的 FD 患者的生活质量差于不伴焦虑症者。Jiang 等的研究显示，难治性 FD 患者的发生率为 24.4%，难治性 FD 患者合并焦虑症的发生率和平均汉密尔顿焦虑量表评分均显著高于非难治性患者。其次，FD 的主要病理生理学机制为胃十二指肠动力功能紊乱和内脏高敏感，而引起该病理生理学变化的相关机制在焦虑症的发病中亦起到重要作用，即两者的发生机制部分重叠。两者的发病机制可能与脑 – 肠轴功能异常相关。有报道显示联合抗焦虑药或心理治疗可提高 FD 患者的疗效，改善其生活质量。但抗焦虑药物相对昂贵，且存在一定的不良反应，导致多数患者对抗焦虑药物存在一定抵触，故识别 FD 中的焦虑症患者并针对性地给予抗焦虑药物具有重要作用。武彦芳的研究结果发现，年龄 ≥ 30 岁、婚姻状况差、健康状况差、伴有其他慢性疾病和近期发生负面的生活事件，为 FD 患者合并焦虑状态的危险因素，但该研究未将患者精神疾病相关病史纳入分析，且仅使用了汉密尔顿焦虑量表评估患者焦虑情况，不足以诊断焦虑症。研究纳入了患者的精神疾病相关病史，且使用 DSM-Ⅳ 诊断标准确诊焦虑症，最后通过 Logistic 回归分析发现，病程、婚姻状况、既往精神病史为 FD 合并焦虑症的独立危险因素。病程长、婚姻不完整、有既往精神病史的 FD 患者更容易合并焦虑症。病程越长，患者的临床症状持续时间越长，症状相对越重，接受治疗的次数越多，对疾病的忧虑和恐惧越大，发展为焦虑症的可能性越高。不完整的婚姻状态，如离婚或丧偶，对患者造成一种较大的心理刺激，可影响患者的神经内分泌功能，导致焦虑症的发生。婚姻完整的患者因家庭完整，生活平稳，心理应激小，情绪较稳定，焦虑症发生率相对较低。其他精神疾病与焦虑症的发病机制部分重叠，既往有精神病史的患者更容易出现焦虑症。但研究未收集 FD 患者症状严重程度评分，且随访过程中失访病例较多，未评价焦虑症及其严重程度与患者症状严重程度和疗效的相关性。

综上所述，研究显示，病程长、婚姻不完整、既往精神病史是 FD 患者合并焦虑症的独立危险因素，具备上述临床特点的 FD 患者应及时行焦虑症筛查，并根据筛查结果加用抗焦虑药物，或建议患者至精神科和（或）心理科就诊治疗，从而有助于提高 FD 的疗效。

第二十六节　胃窦黏膜条形充血与消化不良症状及血清 5- 羟色胺水平关系的研究

消化不良是一组来源于胃十二指肠的上腹部不适症状，胃镜检查是消化不良（UD）排查诊断的重要手段，除排查溃疡、息肉、肿瘤等明显器质性疾病以外，常会发现在 UD 患者中有胃窦黏膜特征性改变，如黏膜条形充血，镜下的典型特征为红色的充血条纹穿过胃窦，如车轮辐条样汇聚于幽门，此种特征性改变的病因和病理生理学机制，以及与消化不良症状之间是否存在联系尚不明确。有文献报道，功能性消化不良（FD）患者的血清多巴胺水平高于正常人群，胃窦黏膜条形充血患者的血清多巴胺水平亦见升高。胃镜检查观察到的胃窦黏膜条形充血是否伴随血清 5- 羟色胺（5-HT）水平的改变，尚未见研究报道。5-HT 作为胃肠道重要的神经递质，通过作用于多个受体调节胃肠道的运动、感觉和分泌功能。了解胃镜下胃窦黏膜条形充血表现与消化不良症状、血清 5-HT 水平变化的相关性，可以为探讨应用 5-HT 相关药物治疗 FD 的新思路提供参考。研究探讨了胃镜下胃窦黏膜条形充血与消化不良症状及血清 5-HT 水平的相关性，以期对胃窦黏膜条形充血形成的原因和意义有更深的理解。

UD 患者经实验室血液检测、影像学和内镜检查后未发现明显异常，或发现的异常不能解释症状成因，并且符合罗马Ⅲ诊断标准，即可诊断为 FD。FD 因其发病可能与内脏高敏感、胃肠动力紊乱、黏膜免疫功能改变肠道菌群紊乱、中枢神经系统功能异常相关，发病机制复杂导致临床治疗较为困难。在轻度胃窦黏膜炎性反应的基础上，胃镜下胃窦黏膜条形充血是否能够解释消化不良症状的成因尚不确定。研究显示，胃窦黏膜条形充血与十二指肠胃反流相关。研究结果显示，胃镜下胃窦黏膜条形充血的表现与患者消化不良症状的严重程度无相关性，提示胃窦黏膜条形充血不能作为 FD 的排除因素。

人体内约 95% 的 5-HT 来源于胃肠道，5-HT 对胃肠运动及内脏感觉有重要的调节作用，其代谢活动与功能性胃肠病的发生、发展密切相关。对肠易激综合征（IBS）患者的研究发现，腹泻型 IBS（IBS-D）患者的血浆 5-HT 水平升高，便秘型 IBS（IBS-C）患者的血浆 5-HT 水平降低，提示色氨酸羟化酶 1（TPH1）选择性抑制剂或激动剂类药物通过改变血浆 5-HT 水平可能对功能性胃肠病有一定的治疗价值。研究结果显示，胃窦黏膜条形充血组的血清 5-HT 水平显著高于对照组，提示两组与血清 5-HT 相关的炎性反应、精神心理、胃肠道运动等功能状态方面可能存在差异，Chen 等的研究提示充血的胃窦黏膜病理检查多表现为慢性炎性细胞浸润，认为慢性炎性细胞浸润与 5-HT 相关。5-HT 受体激动剂、多巴胺受体拮抗剂目前已广泛应用于消化内科临床，5-HT 再摄取抑制剂等药物目前也大量应用于功能性消化不良、IBS 等消化系统心身疾病并获得较理想的治疗收益，研究结果也许可以为合并精神心理障碍的 FD 患者辅助使用 5-HT 相关药物提供理论支持。

研究显示，两组的性别差异无统计学意义，但年龄差异有统计学意义。一方面说明不同年龄的人群出现胃窦黏膜条形充血的概率不同，另一方面在一定程度上影响了两组在年龄条件方面的可比性，可能增加了研究的局限性。此外，应综合考虑患者的十二指肠胃反流症状及幽门螺杆菌感染情况对研究结果的影响，在今后的类似研究中应予以矫正。针对 FD 患者胃窦黏膜条形充血的成因和临床意义，笔者推测 FD 患者的精神心理异常可能通过一定的机制，改变胃窦部位的运动特征，导致胃窦黏膜呈条形区域受力摩擦，引发和加重炎性反应，故胃镜下呈条形充血改变。条形充血的表现可能与年龄相关，但两组的情绪因素差异无统计学意义，笔者推测可能的原因是：①焦虑抑郁表现多样。②以胃窦黏膜外观表现区分，可能需要更大样本量。结合本研究结果，提示合并胃窦黏膜条形充血的 FD 患者的血清 5-HT 水平高于胃窦黏膜正常的 FD 患者，且该因素是 FD 患者发生胃窦黏膜条形充血的独立危险因素（$P<0.05$）。这种改变及其临床对应的问题，可能可以应用 5-HT 相关药物治疗。

第二十七节　脑肠肽在功能性消化不良中的研究

功能性消化不良（FD）的病理生理改变包括：脑肠轴的异常、动力障碍、胃底对食物的容受性舒张功能下降以及内脏感觉过敏等相关因素。其中脑肠轴的异常是 FD 发生的本质因素，各种因素刺激引起的应激反应均会引起脑肠轴中胃肠激素水平紊乱，最终导致

FD。脑肠轴的分子基础在于脑肠肽，但脑肠肽在 FD 中的具体作用机制尚不清楚，相关临床应用也不成熟。

一、脑肠轴的定义

脑肠轴为连接中枢神经系统（CNS）与胃肠道的神经 - 内分泌双向通路。一方面，各种社会应激、情绪变化等作用于高级中枢神经，通过肠神经系统影响胃肠激素的分泌，从而调控胃肠感觉和运动。另一方面，胃肠道本身接收的各种刺激亦作用于肠神经系统、迷走神经反作用于中枢，产生相应反应。因此，脑肠轴实际上是一种脑肠互动。

二、脑肠肽的功能

脑肠肽是双重分布于胃肠道和神经系统的肽类物质，包括胃肠激素、胃肠神经肽、神经肽。它直接参与调节胃肠道的感觉和运动，控制食欲，调节摄入量，调节胃肠动力及体重，并参与 CNS 调节胃肠道功能。

三、FD 主要相关脑肠肽

目前发现的脑肠肽已达 60 多种，在 FD 相关的调节胃肠动力、控制食欲等方面研究较多的有胃动素（MTL）、促生长素（ghrelin），胆囊收缩素（CCK）、瘦素（leptin）、促肾上腺皮质激素释放激素（CRH）等，调节内脏高敏感性的主要有降钙素基因相关肽（CGRP）。

1. MTL

（1）MTL 生物学效应：由小肠上段黏膜 Mo 细胞分泌，亦广泛分布于 CNS。MTL 在消化间期每 80~100 min 进行周期性释放。MTL 的生理功能是参与启动消化间期移行性复合运动（MMC）Ⅲ相收缩运动，促进胃肠运动及加速胃排空，而对消化期胃肠运动不产生影响。

Itoh 提出 MTL 主要是与延脑最后区上 5- 羟色胺神经元的 MTL 受体结合，通过 $5-HT_3$ 作用于迷走神经背核，并进一步作用于迷走神经传出束支介导 MMC Ⅲ相收缩运动。MTL 亦可作为中枢神经递质或调质，参与摄食、焦虑等行为及情绪的整合作用。有研究曾报道，提高侧脑室内 MTL 浓度可增加小鼠摄食量，且对迷宫实验小鼠有抗焦虑作用，这一作用可能与伴焦虑等的 FD 患者出现胃动力障碍有关。

（2）MTL 与 FD 的关系：生理功能是启动胃肠 MMC Ⅲ相运动，促进胃排空及参与摄食调节。胡淑娟等研究发现，FD 大鼠胃排空延长与 MTL 分泌减少有关，提高血浆中 MTL 水平可增加其胃动力。徐伟等发现高强度运动及心理应激可引起 MTL 水平下降及胃排空

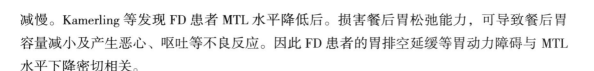

减慢。Kamerling 等发现 FD 患者 MTL 水平降低后。损害餐后胃松弛能力，可导致餐后胃容量减小及产生恶心、呕吐等不良反应。因此 FD 患者的胃排空延缓等胃动力障碍与 MTL 水平下降密切相关。

2. CCK

（1）CCK 的生物学效应：由小肠 I 型细胞及神经元于进食脂质、蛋白质类食物后分泌。CCK 可使胃排空延缓及摄食减少。CCK 主要通过作用于幽门及胃平滑肌上 CCK-A 受体、迷走 - 迷走反射以及中枢边缘系统海马和杏仁核舒张近端胃、提高幽门括约肌张力，从而延缓胃排空。迷走传入神经途径是介导 CCK 抑制摄食活动的主要途径。CCK 介导的这一效应可能部分是通过刺激迷走传入神经释放可卡因、苯丙胺，调节转录肽 CART 以及与肽 YY3-36 作用的 Y2 受体的表达，并抑制大麻素 CB1 受体、黑色素浓集激素（MCH）和 MCH-1 受体的表达而实现。CCK-8 是一种饱激素，它作用于下丘脑食欲中枢可产生明显致饱效应，但 CCK 号称众多调节饱腹感的胃肠肽之一，其作用可被其他激素代偿。

CCK 还可引起胃电节律失常，CCK 水平增高导致胃电节律异常程度增高，并与胃排空延缓相关。

（2）CCK 与 FD 的关系：CCK 是一种饱腹激素，同时参与胃排空的调节，Pilichiewicz 等发现 FD 患者空腹和餐后血浆 CCK 浓度升高从而引起恶心，并与恶心程度有关。Murphy 等发现 FD 患者浓度升高的 CCK 通过受体作用于下丘脑饱腹中枢起饱腹感从而降低食欲。Chue 等发现 FD 患者中，血浆中 CCK 浓度升高，可增加胃肠黏膜的敏感性。此外，CCK 拮抗剂右氯谷胺能显著减弱 CCK 介导的脂质饮食后出现的恶心、呕吐、腹感等消化不良症状。杨宇等发现老年 FD 患者血浆 CCK 浓度明显升高，且与胃电节律异常正相关性，导致胃动力障碍。因此，CCK 在饱腹形成、降低食欲、延缓胃排空上有一定作用。

3. Ghrelin

（1）Ghrelin 的生物学效应：Ghrelin 是近年发现的一种脑肠肽，与 MTL 有 36% 的同源性，故又称 MTL 相关肽。Ghrelin 是目前发现的生长激素释放激素受体（GHSR）的唯一内源性配体，主要由胃泌酸腺的 X/A 样细胞及下丘脑分泌。Ghrelin 有基化和去酰基化两种形式。目前多认为酰基 ghrelin 在介导饥饿的产生及促进胃肠运动中主要作用，而去酰基化 ghrelin 与 FD 的关系有待进一步研究。其中，酰基化 ghrelin 通过与 ghrelin 联合作用于迷走神经传入孤束核，在丘脑弓核激活经肽 γ，作用于迷走神经背核，进一步通过迷走神经传出纤维，作用于胃肠道上部，调节胃肠功能。

Ghrelin 除促进生长素的分泌，调节内分泌代谢心血管功能外，还具有调节食欲，促进摄食，加强胃排空，保护胃肠道黏膜等作用。酰基化 ghrelin 刺激胃窦的动力指数并诱导十二指肠的动力，加速胃十二指肠的运动，加快胃排空。Brzozowski 等研究表明，用酰基化 ghrelin 进行预处理可避免乙醇、应激性损伤及缺血再灌注损伤。

（2）Ghrelin 与 FD 的关系：Ghrelin 在控制食欲、调节胃肠动力、调节饱腹感上有重要的作用。Akamizu 等发现通过实验控制 ghrelin 可出现明显的饥饿感。Fujino 等研究表明，酰基化 ghrelin 可增加胃窦动力指数，诱导十二指肠蠕动。Shindo 等研究发现，空腹状态下，加快 MMC Ⅲ 相收缩，促进胃排空。而 FD 患者中尤其是餐后不适综合征（PDS）患者，其血浆酰基化 ghrelin 水平明显下降，且与 ^{13}C– 呼气试验中 Tmax 呈负相关，胃排空延迟，导致早饱感的产生。因此，胃内酰基化 ghrelin 水平的变化在 FD 患者中起到重要的作用，尤其在 PDS 的早饱感及饱腹感形成方面。

4. Leptin

（1）Leptin 的生物学效应：Leptin 是近年发现的脑肠肽，由下丘脑和胃黏膜主细胞分泌。Leptin 的生物学功能广泛，它与功能性受体 Ob-Rb 结合，可参与抑制胃排空，产生饱腹感，这一作用受中枢及外周调控。在中枢调节中，Cakir 发现下丘脑 leptin 通过迷走 – 胆碱能神经及由 CCK-A 介导控制摄食，抑制胃运动。而在外周调节中，进食或胃扩张时刺激胃黏膜主细胞迅速分泌 leptin 至胃液和血液中，产生短效的早饱信号。当 leptin 到达小肠后与小肠后内分泌细胞上 Ob-Rb 结合分泌 CCK，与 leptin 共同维持饱腹感。Kutlu 等通过外周给予 leptin 干预，可明显降低痛阈，增加对疼痛的敏感性，但是否与内脏高敏感性相关还有待研究。

MTL 和 leptin 共同完成空腹 MMC 与餐后胃运动模式的转换，形成饥饿 – 进食 – 饱感 – 饥饿的循环，从而控制摄食量。王礼建等发现，leptin 通过作用于下丘脑启动消化期胃运动，并证明 MMC 收缩运动是寻找食物的启动因子，而终止进食依赖于消化期运动。

Leptin 与 CCK 之间存在正反馈循环。Guilmeau 等研究发现，提高胃肠内 leptin 或 CCK 血浆浓度可增加另一个的浓度，并证实存在 leptin-CCK 正反馈环。Mcminn 等发现空腹时 leptin 水平降低，可减弱 CCK 的饱腹感作用，两者协同参与对胃运动的抑制及饱腹感的形成。

Leptin 与 ghrelin 相互拮抗。Leptin 与 ghrelin 是生物学效应相互拮抗的一对脂肪因子。陈莹等发现，leptin 与 ghrelin 的比值为定值，从而维持机体能量代谢的平衡。在 FD 尤其是 PDS 患者中，血清 ghrelin 水平下降，则 leptin 发生适应性下降。但亦有报道发现，ghrelin 与 leptin 并无关系。两者的相互关系还有待于进一步研究。

（2）Leptin 与 FD 的关系：Leptin 通过自身及与其脑肠肽相互作用来抑制胃排空、参与饱腹感的形成。刘汶等发现 FD 患者餐后 leptin 水平下降后胃动力减弱。陈莹等发现 PDS 患者 leptin 水平发生适应性下降，引起患者早饱、餐后饱胀不等症状。孟杰发现 FD 患者中，leptin 水平随 TL 水平升高而降低。但刘杰民等研究表明，在慢性应激性小鼠中 leptin 水平升高，导致胃动力障碍，参与 FD 的发病。FD 患者 leptin 水平的变化并无统一结果，可能是由于 leptin 本身作用机制还未明确，亦有可能跟 FD 不同亚型的症状表现不同。

5. CRH CRH 是在机体中广泛分布的一种下丘脑神经肽，FD 发病与精神心理应激有关，CNS 释放的 CRH 是情绪应激对胃肠作用的主要介质，并通过情绪应激神经通路及自主神经活动发挥作用。Tache 等研究发现，脑室内注射 CRH 可通过脑内受体介导降低 MMC 频率、抑制胃排空，而与下丘脑 – 垂体轴无关。下丘脑的室旁核及迷走神经背侧群

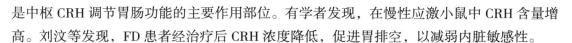

是中枢 CRH 调节胃肠功能的主要作用部位。有学者发现，在慢性应激小鼠中 CRH 含量增高。刘汶等发现，FD 患者经治疗后 CRH 浓度降低，促进胃排空，以减弱内脏敏感性。

6. CGRP　CGRP 广泛分布于 CNS 和胃肠道的壁内神经。CGRP 可抑制胃酸分泌、增加胃黏膜血流、减缓胃肠运动、抑制炎性反应、拮抗自由基损伤及调节胃肠激素的分泌等方面保护胃肠功能。中枢、外周释放的 CGRP 均参与了内脏敏感性的变化。章菲菲等发现，静脉注射 CGRP 能产生类似伤害性扩张诱发的胃痛觉过敏，而 CGRP 的拮抗剂 HCGRP8-37 逆转这一作用。徐勇等发现，对胃机械感觉过敏的 FD 患者胃黏膜中 α-CGRP mRNA 表达异常增高，其含量与胃机械感觉阈值呈负相关。此外 CGRP 在中枢的延髓和胸髓中也发挥对内脏感觉的作用。

四、脑肠肽在 FD 治疗药物中的应用

脑肠肽水平的改变与 FD 的症状息息相关，作用于脑肠肽及其他相关位点的药物将有望改善 FD 的症状。目前尚无确切的 FD 治疗药物，常用的有抗酸剂、抑酸剂、促胃肠动力、助消化、根除 Hp 治疗、精神心理治疗等，其中促动力药的作用较为肯定。

新近研究发现的药物主要有：① MTL 受体激动剂 GSK962040。② Ghrelin 受体激动剂 TZP-101、TZP-102。③乙酰胆碱酯酶拮抗剂 acetamide（Z-338 或 YM443）。

Broad 等发现，MTL 新受体激动剂 GSK62040 能增强胃收缩、促进胃动力。Riskier 等发现，ghrelin 受体激动 TZP-101 可减轻上腹症状及促进胃排空。有研究表明，acetamide 可通过加强胃宿主容受性舒张功能及加速胃排空来改善 FD 症状，尤其是 PDS 患者的餐后饱及早饱感。但这些药物目前仍在临床实验中，应用于临床尚需进一步研究。

随着对脑肠肽的深入研究，将会进一步揭示 FD 的发病机制。作用于脑肠肽及其相关位点的药物如受体激动剂或拮抗剂的研究应用将给 FD 患者带来更多的治疗方案。但由于脑肠肽之间相互影响、共同调节胃肠功能，众多脑肠肽共同作用引起 FD 的临床表现，并且 FD 的发病机制尚未完全明确，因此各脑肠肽在 FD 中的具体作用机制及其受体激动剂或拮抗剂的应用尚未十分清楚，还有待于进一步研究。

第二十八节　Ghrelin 与功能性消化不良研究

Ghrelin 的结构与胃动素相类似，在外周或中枢参与胃肠生理活动的调节，尤其对胃运动和分泌有影响，可能在 FD 发病机制中起一定作用。Ghrelin 能促使 MMCIII 相提前出现，促进胃肠运动、促进胃酸分泌。研究表明 ghrelin 与 FD 存在相关性。

Shinomina T 等研究发现，尽管健康对照组和女性 FD 患者血浆酰基化或非酰基化

ghrelin 水平无差别，但血浆酰基化 ghrelin 水平与女性 FD 患者的主观症状评分以及酰基化与非酰基化 ghrelin 比值相关联，推断酰基化 ghrelin 在 FD 的病理生理学起一定作用。基于这种假设，有研究应用 ghrelin 改善消化不良症状。Takamori K 等研究显示，FD 患者与对照组相比空腹血浆非酰基化 ghrelin 水平和血浆 ghrelin 水平显著降低，但空腹血浆酰基化 ghrelin 水平和餐后各种形式的 ghrelin 水平是相似的。

FD 者的血浆总 ghrelin 水平在空腹和进食后没有变化，而对照组则有变化。推断 FD 患者的胃排空、血浆 ghrelin 水平和心理因素之间没有相关性。提示：FD 患者的血浆 ghrelin 总的分泌能力或者代谢状况可能是有变化的，这在 FD 患者的病理生理中起了一定的作用，并且不依赖胃排空延迟或是心理紊乱。

Takamori K 等研究表明，动力障碍型 FD 患者血浆 ghrelin 水平降低，餐后不适和早饱感的 FD 患者活化 ghrelin 水平降低，而动力障碍型 FD 患者和健康对照组则相似。Lee KJ 等研究表明，FD 组的餐前血浆 ghrelin 水平低于健康对照组，而餐后血浆 ghrelin 水平两组相似，反常的餐前低血浆 ghrelin 水平的 FD 患者缺乏餐后血浆 ghrelin 水平降低的现象。FD 组中胃排空延迟的患者发现有着低血浆 ghrelin 水平。Shinoto T 等通过比较 FD 患者中 PDS、EPS 以及 NERD 患者胃排空及 ghrelin 血浆水平，发现 PDS 的最大排空时间长于健康对照组，PDS 及 NERD 酰基化的 ghrelin 水平低于健康对照组。在 PDS 组胃排空能力与酰基化的 ghrelin 水平相关，而在 FPS 及 NERD 组则不存在这种相关性。陈莹等研究发现，FD 组与对照组相比血清 ghrelin 水平明显减低，该实验中将 FD 患者分为两组（PDS 组、EPS 组），其中 PDS 组较对照组血清 ghrelin 水平明显减低，并且也明显低于 EPS 组，而 EPS 组与对照组比较血清 ghrelin 水平差异无统计学意义。提示 FD 患者特别是 PDS 患者的早饱、餐后饱胀不适等症状的发生可能是由于血清 ghrelin 水平的异常降低，抑制了食欲、胃酸分泌及胃排空。

潘彤彤等研究发现：①器质性消化不良组和功能性消化不良组血浆 ghrelin 水平比较差异无显著性，但均显著高于正常对照组。②血浆 ghrelin 水平与患者呕吐、餐后饱胀、早饱、纳减症状积分均呈显著负相关，与上腹疼痛、饱胀不适、恶心均无显著相关。FD 组与正常对照组空腹血浆 ghrelin 水平比较差异有统计学意义。正常对照组空腹与餐后血浆 ghrelin 水平比较有统计学意义，提示血浆 ghrelin 水平下降与消化不良症状的发生及严重程度以及胃排空能力有一定相关性。Takamori K 等分别于餐前及餐后检测 FD 患者及健康志愿者血浆中 ghrelin 水平及胃排空能力，发现 FD 患者的血浆 ghrelin 水平低于正常组，且胃排空明显延长，基于这种变化，推断 ghrelin 可能与 FD 患者的动力异常有关，且 ghrelin 能加速胃排空，改善 FD 症状。李娜等分别给予 FD 患者单独以及联合应用促动力药物，发现各种促动力药物治疗后较治疗前 FD 临床症状积分明显改善，胃肠排空率明显改善，ghrelin 含量显著增高，且联合用药组优于单独用药组。在一些动物模型中，ghrelin 也显示出能减轻消化不良症状厌食症和呕吐症状的能力。

国外研究者观察到，接受雌激素治疗 FD 妇女血清中 ghrelin 显著升高，这也可能是雌激素改善围绝经期功能性消化不良患者症状的一个重要机制。Takamori K 等分别于早、晚餐前输注 ghrelin 3μg/kg，每天 2 次，1 次 30mm，并持续 2 周，发现给予外源性 /ghrelin 治疗的方法是安全的，可增加 FD 患者摄食量约 30%，摄食量的增加可持续至治疗后 1 周，能够促进 FD 患者的消化。

尽管 ghrelin 是一种新发现的脑肠肽，但已有大量相关文献出版。Ghrelin 的发现具有重要意义，其在消化系统疾病治疗方面应用前景广阔。可利用其增进胃肠功能的生物学效应，用于治疗某些胃肠功能障碍或分泌异常的疾病以及治疗外科手术后的胃肠功能紊乱、恶病质患者的恢复以及由糖尿病等引起的胃轻瘫等。

FD 的病理生理学机制尚未明确，主要表现为 FD 患者胃排空表现与其消化不良症状（如上腹部烧灼感、上腹部疼痛、餐后饱胀和早饱等）之间的相关性、脑肠肽（如 ghrelin 等）与胃肌电、胃排空之间的相关性，诸如此类的问题，目前观点仍未完全统一。但多数学者认为，ghrelin 与 FID 有关，FD 患者血浆较正常人群降低，ghrelin 及 ghrelin 受体激动剂可能会成为改善 FD 症状的一种新治疗方法。因此 ghrelin 及 ghrelin 受体激动剂的研究和开发，以及其广泛的临床应用前期的实验研究乃至临床实验，将成为今后的研究热点及发展方向。为了进一步阐明 ghrelin 与 FD 发生之间的关系，有必要做更深入的研究，以确定二者之间的关系，如：①定量研究二者之间的关系。②进行 ghrelin 与 FD 多帆随机对照双盲研究。③进行分子生物学、遗传学以及基因多态性检测以探究其确切的发病机制。

第二十九节　多巴胺及其受体与消化道疾病的研究

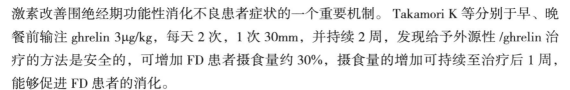

多巴胺（DA）属于儿茶酚胺类神经递质，在中枢神经及外周均有不同程度的分布，许多动物实验和人体研究证实，DA 及其受体与人体多种疾病（如：帕金森病、精神分裂症、药物依赖与成瘾、肝性脑病、多巴反应性肌张力障碍、高血压等）都有着密切的关系。作为脑肠轴的重要递质，DA 及其受体在胃肠运动、胃酸分泌、胃黏膜血流的供氧、肿瘤等多种消化道疾病中起着重要调节作用，已被公认为是一种重要的胃黏膜保护因子。

一、DA 受体及其亚型

Ehrlich 和 Langley 于 19 世纪末、20 世纪初在实验室研究的基础上提出受体的概念。1908 年 Ehrlich 首先提出受体概念，在此表明药物需与受体可逆性或者非可逆性结合才可发挥相关作用。后来学者基于选择性配基和信号转导途径相偶联，把 DA 受体分为 D1 和 D2 两种亚型。随着现代 DNA 克隆技术的发展，又将 DA 受体亚型分为 D1~D5。D1、D5

受体亚型被称为 D1 样受体，总体上起兴奋性作用。D2、D3、D4 受体与 D2 亚型受体特征相似，被称为 D2 样受体，总体上起抑制性作用。

DA 受体属于 G 蛋白偶联受体，分子结构由 7 个跨膜结构域组成，通过与膜受体结合发挥相应的作用。DA 受体亚型在脑内分布差异很大，在它们的跨膜区域分别有高度氨基酸序列同源性。如 D1 和 D5 有 78% 的同源性，D2、D3、D4 的同源性大约为 50%。DA 的配体化合物很容易将 D1 样受体和 D2 样受体家族区分开来，但多数化合物不能把相同家族的受体亚型区分开来。尽管如 D1 和 D5 受体在药理学特征上相似，但在特异抗体免疫组化的方法可显示：由于细胞和亚细胞的定位不同，相同受体表现的功能不一定相同。

二、DA 与消化道的关系

1. DA 与人食管下括约肌（LES） LES 的收缩和舒张的功能调节机制是在中枢神经系统的支配下，由许多激素、不同的神经递质以及本身肌源性因素共同作用下完成的。许多食管运动功能异常的疾病：如贲门失弛缓症、弥漫性食管痉挛、胡桃夹食管等均与 LES 的运动异常有关。目前研究发现 LES 的调节机制涉及许多受体、神经递质及信号转导通路。已有学者发现，DA 受体亚型在人 LES 套索纤维、钩状纤维、食管体部环形肌以及胃底环形肌均有不同程度的表达，存在有 3 种 DAR 亚型——D1R、D2R、D5R。而表达水平的高低分别为 D1R > D5R > D2R，3 种 DAR 亚型在 LES 的功能调节中发挥着重要的作用。宋胜波等通过临床疗效观察发现，DA 受体阻断剂不但可以增加食管蠕动，也可以使 LES 的压力增加。Ozucelik 等研究显示，给予 DA 受体拮抗剂如甲氧氯普胺、多潘立酮等，LES 的压力以及胃肠道的动力都会升高，说明 DA 受体在 LES 的运动中发挥着平衡协调的作用，否则会导致 LES 运动异常。但据目前研究显示，DA 受体在 LES 的分布规律及对 LES 的调节功能还没有确切的答案，还需进一步系统深入研究。

2. DA 与胃肠道黏膜 许多研究发现，DA 在胃肠道中分布很广，是一种重要的胃肠道神经递质，对胃肠道的运动、分泌、胃黏膜血流以及氧供等方面有着很大的调节功能，是目前参与胃肠道黏膜的保护因子之一。在胃中，DA 受体 5 种亚型均有不同程度的分布，且主要分布在黏膜组织，沿靠近黏膜肌层分布。有学者研究显示，DA 及其类似物可减轻实验大鼠胃溃疡及十二指肠溃疡的发生率，而 DA 拮抗剂可诱发或加重其他因素所致胃溃疡及十二指肠溃疡的发生。正常情况下胃肠道黏膜有自我防御和修复机制，通过多种生理功能维护黏膜的完整性，如：碳酸氢盐屏障、黏膜屏障、前列腺素、黏膜血流、生长抑素、表皮生长因子及 VIP 等。目前研究发现，DA 及其受体抗胃肠黏膜损伤机制有如下：①DA 受体激动剂可抑制胃酸的分泌、Sikiric 等研究表明 DA 及其受体通过与神经系统的相互作用，来维持消化道黏膜的完整性。②DA 可降低胃的张力，增加胃的容受性扩张，可使胃内压降低。③DA 能增加胃黏膜的血流，改善胃肠道黏膜血流循环，减轻应激反应所造成的黏膜损伤。Holzer 等（2001）通过给大鼠灌注药品如 DA、多巴酚丁胺、多培沙明及可乐定 4 组实验，结果发现 DA 组较其他 3 组更能增强胃黏膜血管的扩张，最终增加胃黏膜血流。④ Penissi 等（1998）指出，DA 可刺激胃肠道黏液、碳酸氢盐的分泌，保持屏障功能的完整性。另外，有报道指出，DA 可刺激内源性前列腺素（PG）的合成。PG 具有抑制胃酸分泌，保护胃壁细胞，可用来治疗胃溃疡、出血性胃炎及肠炎等疾病。总之，随着生理学、免疫组化及现代分子生物化学的发展，证实 DA 及其受体参与了胃肠道黏膜保护机制的多个方面。

3. DA 与胃肠动力　神经胃肠病学中指出功能性胃肠病 FGIDs 和胃肠动力疾病不是同一种病，两者虽然在症状上有重叠，但前者是没有器质性病变，后者多由神经支配调节障碍。胃肠动力障碍大多表现为胃排空延迟、餐后胃窦动力下降、恶心、呕吐、上腹饱胀、嗳气等。目前研究表明，促胃肠动力药物主要有胃动素受体激动剂、生长激素释放肽、DA 受体阻滞剂、5-HT 受体激动剂及胆碱酯酶抑制剂和红霉素等。DA 作为一种重要的脑肠肽神经递质，其受体拮抗剂是目前国内外研究最常用的促胃肠动力药物。梁鹏研究表明，DA 受体在胃肠道内分布较广泛，既可以降低 LES 的节律及胃内压力，同时对胃窦、十二指肠的协调运动有着很大的作用。常用的 D2 受体阻断剂有甲氧氯普胺、多潘立酮、氯丙嗪、依托必利等。甲氧氯普胺具有中枢和外周双重作用，可阻断中枢化学感受器 D2 受体，发挥止吐等作用，但引起锥体外系不良反应较突出，在外周阻断胃肠 DA 受体，可促进胃肠运动，加速胃的正向排空，临床上可治疗慢性功能性消化不良引起的胃肠运动障碍。Bassil 等通过实验大鼠研究发现，高浓度的甲氧氯普胺能增加电刺激，引起大鼠贲门部的收缩。多潘立酮在结构上与丙基甲酮苯基相似，是一种选择性 D2 受体拮抗剂，不易透过血脑屏障，主要作用于外周，可增强胃肠蠕动，加速胃排空，抑制食管反流，对食管、胃和十二指肠有明显的促动力作用。也有报道，多潘立酮也有明显的促进结肠运动作用。张丽萍研究示多潘立酮与其他药物联合应用起协同作用。氯丙嗪具有阻断中枢化学感受器（CTZ）DA 受体作用，降低呕吐中枢的神经活动，可减轻轻度化疗所引起的恶心、呕吐等症状。许多研究同时证实，氯丙嗪是典型的抗精神病药。依托必利是高选择性 D2 受体阻断剂，同时也是抑制胆碱酯酶活性的第 3 代促胃肠动力药物。依托必利有着安全有效、无严重药物不良反应、总体耐受性好等许多优点，是目前用于治疗胃肠动力障碍疾病的新型药物。

4. DA 与胰腺炎　目前实验研究发现小剂量 DA 对大鼠急性出血坏死性胰腺炎有一定的治疗作用。小剂量 DA 可以刺激 β 肾上腺素能受体，阻止类似组胺和缓激肽样物质所导致的微血管通透性增加。许多学者的研究表明，DA 可以减少胰腺血流并降低微血管的通透性，进而减轻急性胰腺炎的损伤程度。Fa-genholz 等指出，重症急性胰腺炎病情较凶险，是目前较常见的危重难治性疾病，重症急性胰腺炎在早期即可引起严重的并发症，如休克、急性肾衰竭、呼吸窘迫甚至死亡，与胰腺的血浆外渗、血容量减少有很大的关系。彭晓晖等用大剂量万汶加上小剂量 DA 的方法，按照限制性液体复苏原则，进行液体复苏治疗重症急性胰腺炎，而且效果较好。目前研究表明，小剂量 DA 在急性胰腺炎的诊治过程中发挥一定的作用。

5. DA 与消化道肿瘤　食管癌、胃癌、大肠癌等消化道肿瘤目前在我国发病率较高。杜业勤等通过探讨 DA 等单胺类神经递质，尤其在食管癌方面，通过对比放射治疗前后神经递质的变化情况，说明 DA 等单胺类神经递质与食管癌患者的性别、年龄及癌症的分化程度有关。于德志等通过临床案例发现，小剂量 DA 加上胺碘酮对老年食管癌切除手术后引发的心房颤动有较好的治疗作用。也有人研究证实，在癌症患者的外周血中，DA 及去甲肾上腺素含量较正常时升高。近阶段研究发现，DA 对胃肠道黏膜上皮细胞的有丝分裂起着负调控的作用，进而可以阻止胃肠道肿瘤的发生和发展。也有研究表明，DA 受体亚型在胃肠道内均有不同程度的表达，而且发现 D2 受体与相关神经内分泌肿瘤及肿瘤的分级有关，例如胃肠源性神经内分泌肿瘤等有很大影响。Ganguly 等研究表明 DA 通过与其 D2 受体结合，可使胰岛素样生长因子表达受到抑制，进而使肿瘤细胞生长受到抑制。郭长青等通过原位杂交技术发现，D4 与癌基因 c-fos-mRNA 存在胃癌组中，并且 D4 和 c-fos 呈负性表达，而 D4 在胃癌组织中低表达和 c-fos 的高表达对胃癌的发生以及癌细胞的生长可能起着重要的作用。也有学者在正常结肠组织中检测出 DA 含量及第 2 信 cAMP 水平要比良性息肉组织中均明显降低。而具体胃肠道癌症发生机制与 DA 及受体相关性还需进一步深入研究。

三、DA 与其他系统的相关疾病

DA 及其受体是近年来研究的热点，与各个系统的相关疾病均有不同程度的联系。DA 与其受体结合或与其他药物联合应用，在临床及实验中发挥着不同的作用。目前研究最为常见也较成熟的疾病有帕金森病、精神分裂症、多发抽动症、药物依赖与成瘾、高血压、DA 反应性肌力障碍等。

四、问题与展望

DA 及其受体与多种疾病有着不同程度的相关性，它涵盖了从基因到系统的多个方面，涉及许多学科，在中枢神经系统中的作用已被认识多年，但人们对 DA 及其受体在胃肠道的定位及生物学特性的认识还需进一步加深，随着现代科学技术及检测手段的不断进步，DA 及其受体与消化道疾病的相关机制将不断被揭示，为研发胃肠道系统保护性药物提供有力证据。

第三十节　改变认知因素对功能性消化不良患者生命质量研究

近来有研究发现，FD 患者对疾病的病因、诊断、治疗和疗效等方面的认知与临床实际情况存在差异，并影响患者的生命质量。

研究于 2013 年 5 月至 2015 年 2 月在消化内科门诊随访符合罗马 Ⅲ 标准的 FD 患者。

随访开始，所有入选 FD 患者均采用疾病认知简易问卷（B-IPQ）评估其对 FD 的相关认知。该问卷有 5 项内容用于评估疾病相关认知，即疾病影响、疾病定性、治疗控制、个人控制、病程。疾病影响：患者认为疾病对其健康和生活的影响，如健康、饮食、工作等。疾病定性：把疾病或症状归咎于某种疾病或病变。治疗控制：医疗干预措施对疾病的控制。个人控制：自身对疾病或症状的控制。病程：疾病可能持续和治疗的时间。有 2 项内容用于评估情感反应，即关注和情绪反应，指患者对疾病或症状的关注和疾病对其情绪的影响，例如担忧、恐惧、烦躁和沮丧等。有 1 项内容评估患者对疾病的认知程度，即疾病理解。病因评估为开放性问题，由受测者列出 3 个自认为最重要的致病因素。前 8 项内容均采用 0~10 级的 11 点评分，得分越高表明患者对题干所描述的症状和现象感受越明显，认知信念越坚定。

针对患者对 FD 的不同错误认知给予相应的认知干预。①疾病影响：例如，向患者说明 FD 不会恶化或癌变，适当的工作或活动不会加重病情，饮食因素在 FD 中的作用证据级别低，严格的饮食控制对疾病的治疗影响不大。②疾病定性：使其认识到 FD 不是慢性胃炎、癌症或找不到原因的严重疾病，其躯体化症状如胸痛、胃痛、气促、疲乏感等与 FD 密切相关，且抗躯体化治疗可能有助于提高生命质量。③治疗控制：让患者了解 FD 在一些患者中是可治愈的，但是药物的疗效有限，且少数患者可能需要较长时间的间断治疗，帮助患者树立恰当的治疗信念。④个人控制：指导患者改变不良生活习惯，如适当活动，保持良好的睡眠和饮食习惯，调节不良情绪等可能对缓解消化不良症状有一定帮助。⑤病程：让患者认识到 FD 是慢性疾病，症状多变，多数患者的消化不良症状可能长期存在且易反复发作。⑥情感反应：加强与患者的沟通，鼓励他们说出对疾病的疑虑和担忧，用简单易懂的语言解答他们的疑问，从而减轻其对疾病的担忧、恐惧、焦虑等负面情绪，并让患者尝试控制对疾病的过度情绪反应，对疾病治疗持积极态度，减少对症状的关注。⑦疾病理解：讲解关于 FD 的病因、诊断、治疗等基本信息，加深患者对 FD 的疾病认识。B-IPQ 中除病因外的 8 项认知评分随访前后差值的总分大于随访前认知总分的 50%，则认为患者对 FD 的不良认知有明显改善，反之则认为无明显改变。每例患者在接受认知干预的同时，根据其意愿给予抑酸、促动力或抗焦虑抑郁药物治疗。采用尼平消化不良指数（nepean dyspepsia index，NDI）简表评估 FD 患者的生命质量，得分越高，认为疾病对患者生命质量的影响越大。消化不良症状严重度（DSS）量表用于评估 FD 患者消化不良症状严重程度，得分越高，消化不良症状越重。所有入选患者在随访前后均需完成 B-IPQ 和 NDI 简表调查。随访 1 年后，患者需说明当前的治疗情况，例如服用西药、中药或未使用药物；还需提供自觉症状的变化，例如症状消失、改善、无变化或恶化。

结果：

（1）FD 患者随访前后对疾病的认知情况：335 例 FD 患者中，疾病认知改善的患者有 185 例（55.2%），认知无改善者 150 例（44.8%）。随访后，疾病影响、疾病定性、治疗控制、关注和情绪反应得分均较随访前降低分别为（2.8±2.3）分比（5.6±2.2）分、（2.2±1.9）分比（4.7±2.1）分、（7.9±1.2）分比（8.8±1.4）分、（3.9±2.7）分比（8.4±1.7）分、（2.6±2.1）分比（6.5±2.2）分，差异均有统计学意义。个人控制、病程和疾病理解得分均较随访前升高（4.9±2.1）分比（2.5±1.9）分、（5.4±1.5）分比（3.2±1.9）分、（5.9±1.7）分比（3.0±1.3）分，差异均有统计学意义。疾病影响、疾病定性、治疗控制、个人控制、病程、关注、情绪反应和疾病理解随访后与随访前得分差值分别为（-2.5±2.2）、（-2.3±1.9）、（-0.8±1.5）、（2.1±1.9）、（2.1±1.7）、（-4.2±2.7）、（-3.6±2.5）、（2.4±2.0）分。

（2）FD 患者疾病认知改变与治疗方式、NDI 的相关性：接受认知干预的 335 例 FD 患者在随访 1 年后选择口服西药（促胃肠动力药、PPI）、中药、未服药者分别为 150 例（44.8%）、40 例（11.9%）、145 例（43.3%）。疾病认知改善与无改善患者口服西药者比例 [40.0%（74/185）比 50.7%（76/150）]，差异无统计学意义。而疾病认知改善者选择中药者的比例低于疾病认知无改善者 [6.5%（12/185）比 18.7%（28/150）]，疾病认知改善者未服药者比例明显高于疾病认知无改善者 [53.5%（99/185）比 30.7%（46/150）]，差异均有统计学意义。随访 1 年后，FD 患者总体 NDI 得分为（35.5=12.2）分，低于随访前的（52.1±14.0）分，差异有统计学意义。疾病认知改善与疾病认知无改善 FD 患者随访前 NDI 总体得分分别为（53.2±13.5）和（51.8±13.1）分，差异无统计学意义。随访后，疾病认知改善者 NDI 总体得分低于疾病认知无改善者，且选择口服西药、中药、未服药的 FD 患者 NDI 得分亦均低于疾病认知无改善者，差异均有统计学意义。

（3）FD 患者疾病认知改变与症状改善程度的相关性，随访前，FD 患者疾病认知中疾病影响、疾病定性、关注、情感反应得分与 DSS 均呈正相关。个人控制、疾病理解得分与 DSS 均呈负相关。疾病认知改善与疾病认知无改善 FD 患者随访前 DSS 总体得分分别为（8.1±2.7）和（7.9±2.5）分，差异无统计学意义。随访 1 年后，二者 DSS 总体得分分别为（3.5±1.7）和（5.4±2.3）分，差异有统计学意义。随访 1 年后，自觉消化不良症状消失、改善、无变化、恶化的 FD 患者分别为 62 例（18.5%）、176 例（52.5%）、68 例（20.3%）、29 例（8.7%），NDI 得分分别为（24.7±3.1）、（32.3±6.2）、（47.6±8.7）、（58.2±9.6）分，并且自觉症状消失、改善、无变化、恶化的患者 NDI 得分不同，差异有统计学意义。疾病认知改善与无改善者自觉症状改善、无变化和恶化发生率 [分别为 62.2%（115/185）比

40.7%（61/150），12.4%（23/185） 比 30.0%（45/150），4.3%（8/185） 比 14.0%（21/150）]差异均有统计学意义，而症状消失率 [21.1%（39/185）比 15.3%（23/150）]差异无统计学意义。

（4）FD 患者对疾病的认知与生命质量的相关性，随访前，疾病认知与 NDI 的相关性分析（横向分析）显示，疾病影响、疾病定性、个人控制、关注、情绪反应、疾病理解与 NDI 得分均相关。患者文化程度与 NDI 无相关性。

随访前后 FD 患者对疾病的认知变化与 NDI 的相关性分析（纵向分析）显示，疾病影响、疾病定性、个人控制、病程、关注、情绪反应、疾病理解与 NDI 得分均相关随访后 NDI 得分与文化程度呈负相关。

（5）FD 患者对疾病的认知影响生命质量的线性回归分析，随访前，FD 患者对疾病的认知影响生命质量的横向线性回归分析发现，疾病影响、疾病定性、关注、情绪反应是 NDI 的横向影响因素。随访后，FD 患者对疾病认知变化影响生命质量的纵向线性回归分析发现，疾病影响、疾病定性、个人控制、关注、情绪反应、疾病理解是 NDI 的纵向决定性影响因素，校正文化程度与随访后 NDI 相关。

讨论：FD 患病率高，目前药物疗效并不令人满意。除药物治疗外，认知行为干预在 FD 的治疗中也有一定疗效，但此治疗方法需要专业训练和技巧，使其开展受限。本研究对 FD 患者的疾病认知进行评估和干预，探讨其对患者生命质量的影响。

研究中的 FD 患者在药物治疗基础上均接受了简单的认知治疗，发现消化不良症状消失、改善、无变化和恶化的患者分别占 18.5%、52.5%、20.3%、8.7%，与 Kindt 等的研究相比，症状消失的患者比例相似，症状改善的患者比例增加，较少患者抱怨症状无变化或恶化。此外，疾病认知改善者中自觉症状改善的比例高于疾病认知无改善者，而症状无变化和恶化者比例均低于疾病认知无改善者，提示纠正患者对疾病的错误认知可能有助于 FD 的治疗。

FD 患者对药物治疗亦存在错误的认识，例如，认为只有服药才能控制症状，担心药物依赖性和药物不良反应等，这些认知与患者的治疗依从性密切相关。纠正 FD 患者对疾病的错误认知可能在一定程度上改善患者的治疗依从性并提高其生命质量。本研究结果显示，纠正 FD 患者对疾病的不良认知可能较好地改善其生命质量。分析疾病认知对患者疾病应对方式选择的影响发现，疾病认知改善者未服药的比例明显高于认知无改善者，提示纠正患者对 FD 的错误认知可能有助于患者减少药物服用。

FD 患者对疾病的相关认知易受到生活经历的影响，也可能随时间的推移而改变或遗忘，故本研究采用 NDI 评分分析不同方面的疾病认知对 FD 的影响。结果提示疾病影响与 NDI 呈正相关，即患者认为疾病对其健康和生活的影响越大，其生命质量越低，例如疾病恶化或癌变影响工作和生活，必须限制饮食等；疾病定性与 NDI 呈正相关，与左锦等报道的 FD 患者对疾病的错误认知影响生命质量的结果一致。患者对疾病或症状的情感反应（关注和情绪反应）也与 NDI 呈正相关，即对疾病持有负面的情绪如过度担忧、恐惧、焦虑，过于关注自身健康的患者其生命质量较低，这与 Van Oudenhove 等报道的焦虑、抑郁等情绪是 FD 患者生命质量受损的独立危险因素一致。个人控制与 NDI 呈负相关，即有不健康的饮食习惯、缺乏锻炼、睡眠差和压力大的患者其生命质量低，与既往相关研究 Miwa 的报道相符；疾病理解与 NDI 呈负相关，表明患者对 FD 的病因、诊断、治疗等方面的了解越少，其生命质量较差。改变 FD 患者对疾病的错误"疾病影响"和"疾病定性"信念，减少对疾病或症状的"情感反应"，更有助于提高患者的生命质量。

研究发现病程与 NDI 呈负相关，即认为 FD 在短时间可完全治愈、不接受可能间断服药数年的患者，其生命质量较低，与左锦等的认知因素对 FD 患者生命质量影响的研究报道一致。患者的文化程度在接受认知干预后与 NDI 相关，可能由于文化程度较高的患者更容易理解和接受简单的认知干预，有助于其改善错误的疾病认知。本研究虽为前瞻性，但考虑患者选择促胃肠动力药、PPI、中药或未服药的差异很大，故未设单纯药物治疗对照组。本随访研究中有部分患者为电话随访，数据准确性可能存在偏倚，结果需进一步研究证实。此外，仍有 44.8% 的患者对疾病认知无明显改善，随访结果显示疾病越严重，越易影响认知改变，有研究发现 FD 患者常对药物持有错误的治疗信念，这亦可能影响其对疾病的认知。加强与患者沟通，树立恰当的治疗信念等是否有助于进一步改善患者的错误疾病认知，提高其生命质量，有待今后进一步研究。

综上所述，FD 患者对疾病的认知与生命质量相关，改变患者的不良疾病认知可能提高其生命质量，有助于 FD 的治疗。

第三十一节　抑郁障碍认知功能损害的相关性研究

抑郁障碍在多数情况下是较严重的、复杂的大脑疾病，主要临床表现为持久而显著的情绪低落、兴趣及愉快感的丧失和疲劳感增加等。最近越来越多的研究发现并证实，认知功能损害已逐渐发展为抑郁障碍的临床特征及核心诊断标准，且独立于抑郁障碍的情感症状。认知功能的损害包括多个维度，即执行能力、学习及记忆能力、信息处理速度和注意力及专注度，并与社会心理和职业成就相关。认知与情感是相互连通的过程，在神经生物学领域方面也涉及相关研究，认知症状作为重度抑郁障碍（MDD）的治疗靶点，不仅要对认知损害进行全面识别，更要进一步研究抑郁障碍在神经网络内部与认知损害的关系，以及社会认知外部因素介导抑郁障碍患者心理社会功能障碍的相关性。

一、抑郁症认知障碍的识别

MDD 是一种普遍的、致残且累及多维度的慢性精神疾病。认知障碍是症状和诊断的核心，是重度抑郁功能恢复的主要决定因素。在病程中虽然情感症状有所缓解，但认知的损害是持续存在的，即在 MDD 中，情感症状与认知障碍是独立存在、互不影响的。多个领域的复发性损害，包括执行能力、学习及记忆能力、信息处理速度、注意力和专注度，与脆弱的社会心理和职业成就相关。因此需要对 MDD 中的认知障碍进行全面的临床研究。

大脑的一些结构区域，包括海马体，均与 MDD 的病理生理学存在一定关联。海马体的体积与疾病的持续时间呈负相关，即海马体的体积越小，抑郁障碍的严重程度越高。此外，海马体的体积与住院次数及复发率相关。频发、慢性、长期的抑郁状态会损害大脑功能，使其社会功能受损。如果未得到充分有效的治疗，大脑功能可能会受到损害，从而对 MDD 的整体功能结果产生负面影响。在抑郁症影响的不同领域中，认知是与人力资本损失的密切影响因素。虽然 MDD 治疗的重点是临床观察到的症状学指标，包括抑郁情绪和快感缺乏，但新证据表明，这些领域的症状改善与功能改善和及时回归社会无关。这一转变突出强调了与恢复病前社会心理功能密切相关的新目标的必要性。为了达到这一目的，认知功能障碍已成为 MDD 功能损害的重要媒介。

认知指的是与思考、学习和记忆相关的心理过程。MDD 从根本上改变一个人对周围环境的感知和互动，不仅影响社会环境，还影响信息和智能处理。最新的研究进展已经开始揭示认知作为临床重点的相关性，认知功能障碍是决定 MDD 患者亚群健康结果的主要因素，为评估患者的健康状况以及社会认知提供了一个主要决定因素。

认知是多维度的，现阶段仍缺乏统一的分类。其中，传统的分类学将认知划分为 4 个主要领域——执行功能、注意力 / 集中力、学习 / 记忆和处理速度。此外，相关文献还提出了一个新的临床相关分类，分为"冷"认知和"热"认知两个不同领域。这些认知过程通常发生在缺乏情感投入和（或）动机的情况下。Roiser JP 等将"冷"认知过程用于评估抑郁症患者的神经心理功能，通常包括以下认知子领域：执行功能、学习和记忆、注意力和集中力以及处理速度。相比之下，"热"认知指的是充满情感的认知过程，这些功能受个体情绪状态的影响，可能包括消极的注意偏见、情感相关的回忆、沉思和快感缺乏症。

神经心理学测试揭示了已受损脑神经网络的病理生理学的重要推论，这一推论对"冷"认知功能有直接影响。Clark L 等发现在抑郁状态下，包括前额皮质和扣带回、纹状体和丘脑的皮质下区域以及包括杏仁核和海马在内的颞叶结构在功能上发生改变，即执行功能的缺陷与前额叶皮质外侧的病理生理学机制有关。此外，记忆功能下降已被证明与海马体积减少有关，海马体积减少可能是 MDD 的一个渐进发展结果。

MDD 的认知缺陷是持久的、反复的、非特异性的，并具有一定临床意义。由于认知属于 MDD 的一个重要诊断学范畴，认知的异常可用作识别高危个体和（或）评估疾病发作和进展的预后指标。认知障碍的表现具有异质性，这种差异来自不同个体及特定的疾病相关因素。例如，认知障碍的严重程度取决于抑郁发作频率和病程长短。相应的，抑郁症状比较严重的个体认知损害较病情平稳的患病个体更突出。此外，Kessing LV 等在一项评估包括 MDD 在内的情感障碍临床进展的系统综述表明，认知功能与之前发病的持续时间和频次有关；单相抑郁也被发现与患痴呆的风险增加有关，痴呆通常被理解为认知障碍发展的最后阶段。

值得注意的是，现有的研究往往包括高度异质性的人群。这是一个重要的考虑因素，因为在 MDD 中有多种认知功能的共同决定因素，它们可能会随着疾病的严重程度和持续时间而产生中介和（或）调节效应。例如，共病和（或）精神症状的存在可能对认知功能和表现产生直接影响。与代谢相关共病，如肥胖，也与认知障碍有关，常见于抑郁症患者。研究表明，肥胖与执行功能（如工作记忆、规划和执行控制）的显著缺陷有关。此外，年龄、抑郁症发病年龄、受教育程度、MDD 亚型、炎症状况、治疗方案和童年遭遇等因素也被证明会影响 MDD 患者的认知表现。认知领域的严重损害在疾病发作的各个时期均有体现；因此，认知障碍和重度抑郁发作之间的时态性和（或）因果关系仍是个未知数。有研究发现认知功能障碍是 MDD 发展的危险因素。Airaksinen E 等在一项评估 20~64 岁非抑郁症患者的人群研究中发现，情景记忆能力下降是诊断 3 年内患抑郁症的可靠预测因素。此外，Simons CJP 等在另一项评估出生队列中抑郁症状纵向分布的研究发现，抑郁症状与神经发育障碍有关，后者可能有认知介导。研究显示，认知障碍会在症状缓解期间持续存在，对功能的影响独立于情绪症状，并与功能损害相关。有证据表明，特定的症状区域，如认知，可能与整体健康结果有更大的相关性。这一人群的神经认知缺陷与工作能力受损直接相关，并在患抑郁症的总人群中占显著比例。中度至重度抑郁症患者的失业率、致残率和缺勤率均有所增加。工作效率和工作业绩的下降被证明是由认知障碍所介导的。例如，一项利用人口调查评估抑郁症与社会角色功能之间关系的研究发现，注意力和集中力的缺失介导了抑郁症与社会角色功能受损之间的关联。认知功能对于工作能力的评估优于抑郁症的严重程度。这些观察表明，认知功能障碍是功能损害的主要中介，并强调了它们在评估和管理 MDD 结果中的相关性。认知功能障碍是 MDD 的一个核心病理特征，在 MDD 的诊断和治疗中常常被忽视和低估。它是心理社会和功能结果的主要中介，对工作效率和重返社会有重要影响。对于认知，主观和客观措施的评估结果是临床工作的重心，并与改善 MDD 功能的预期结果相关。

二、内在神经功能网络与抑郁障碍认知损害的相关性

老年抑郁症（LLD）或 60 岁以上成年人的 MDD，是一种以神经精神症状及多领域的认知缺陷为特征的临床异质性综合征。Tadayonnejad R 等的研究表明，内在的大脑网络功能障碍是导致 LLD 发病的潜在神经网络机制。进一步说明，成人 MDD 和 LLD 不仅与内在大脑网络的功能改变有关，而且和静止状态神经网络连接的改变有关，特别是默认模式网络（DMN）、认知控制网络（CCN）及独立网络（SN）。

DMN 作为大脑内的一组神经区域，在休息时活动增加，在被动集中注意力时活动减

少。DMN 与自我认知相关，它的前中枢参与自我认知的形成和当下状态的情绪调节，后中枢参与情景记忆回顾和场景重构中。虽然 DMN 在被动注意时活动减少，但在 MDD 中，DMN 活动在接受外部活动刺激和沉迷于消极沉思时更高。在成人 MDD 和 LLD 中，前、后中枢的功能连接增加，但前、后中枢的 DMN 之间的连接减少。DMN 与包括 CCN 在内的其他网络的连接在 LLD 中增强。

CCN 参与外界直接的认知过程，同时参与注意力控制、情感调节和高级功能，包括重大问题的决策和解决矛盾冲突。在 MDD 中，当机体处于静息状态时，为应对不良刺激、调节情绪反应，CCN 活动减少。虽然尚未得到普遍结论，但大多数关于 MDD 和 LLD 的研究表明，大脑神经网络内部之间连接减少。此外，在 LLD 中，与 SN 相连的 CCN 连接增加，并与抑郁症的严重程度相关。

当需要将注意力从内部状态转移到外部刺激时，SN 有助于 DMN 和 CCN 之间的切换。SN 在多种强烈刺激下被激活，包括岛叶、背侧前扣带回皮质（dACC）和杏仁核。在 MDD 中，SN 区域通常对情感问题表现出过激的反应，尤其是负面刺激。MDD 的特征是杏仁核、前岛叶和 ACC 区域的 SN 连接改变，同时也是 CCN 和 DMN 区域的 SN 连接改变。

LLD 的特征是 DMN 区域的后扣带回皮质与 CCN 额极区域的连接减少。CCN 和 SN 网络组间连接性差异无统计学意义。然而，在 LLD 组中，CCN 连接的增加与抑郁症严重程度的增加、快感缺失和疲劳感增加，以及情景记忆测试能力下降，执行功能下降和工作记忆能力下降相关。LLD 患者结果显示了后扣带回皮质和左额极之间积极的功能连接减少，表明这两个区域间活动减少。DMN 连接性减少可能是抑郁症易感性的一个生物标志物，且不会在发作期间引发症状。CCN 区域连接性与神经精神症状的严重程度相关。dACC 参与冲突控制、认知信息处理、抉择和抑制。结构和功能异常的 dACC 可预测 LLD 对抗抑郁药的反应。左 CCN 与 dACC 之间的连接与抑郁症的严重程度有关，辅助运动皮质（SMC）与内因动力学习能力和运动计划有关。然而，SMC 的体积在抑郁症患者的大脑中有所减少，由此证实了左背外侧前额叶皮质（dlPFC）–SMC 区域连接的增加与抑郁症的临床表现——快感缺乏和疲劳感增加有关。

三、社会心理功能障碍与抑郁症认知障碍的相关性

在日常生活中，社会信息解读是一种普遍而必要的能力。Air T 等表明，MDD 与许多社会领域的缺陷有关，包括肢体语言、眼神交流、语音语调和信息解读。社会能力高度依赖于认知功能（如感知、记忆和学习），这使得研究人员创造了"社会认知"一词来表示认知领域在社会环境中的应用。社会认知还包括思想理论及对他人心理和情绪状态的判断能力。目前已经发现社会认知缺陷存在于 MDD 和处于缓解期的 MDD 患者，对于这些社会认知缺陷是否会导致功能问题（如工作能力障碍），有进一步研究调查 MDD 患者的社会认

知和社会心理功能之间的关系。

社会认知信息的合成需要多个认知系统的协调，包括视觉空间和语言记忆，以及执行和注意力控制。因此，MDD 中的冷认知缺陷可能与社会认知问题呈负相关。在注意缺陷多动障碍、双相情感障碍和精神分裂症的研究中发现了对这一概念的支持。研究结果表明认知障碍（如处理速度和执行功能）对社交能力有负面影响。例如，Anselmetti S 等发现，信息处理速度的下降与精神分裂症患者的思维贫乏有关，但与健康受试者无关。这项研究的结果表明，认知能力和社交能力之间的相互作用在患有和不患有精神疾病的人之间有所差异。此外，Williams LM 等对精神分裂症患者的认知、社交和一般功能进行的因子分析发现，许多认知领域（如工作记忆和执行功能）的损害与社会认知缺陷有关。综上所述，现有的研究支持其他精神障碍患者的认知和社会能力之间的密切关系，并强调需要对 MDD 患者的社会认知进行进一步的研究。

MDD 中的认知缺陷可能通过消耗有限的认知资源使社会功能障碍进一步加重，而这些认知资源在社会情境中往往需求很高。这一解释得到了 Joormann J 和 Gotlib IH 的支持，他们发现与中性和悲伤情绪状态的参与者相比，MDD 患者从工作记忆中排除负面信息的能力较弱。考虑到解释肢体语言、韵律、语言解释、思想理论和产生回应的认知需求，工作记忆能力的下降会降低 MDD 患者的社会功能。消极情绪和社会偏见也可能在社会认知功能障碍中发挥重要作用。具体来说，面对失败的预测和自卑心理，可能会导致 MDD 患者对社会信息的过度负面解读，包括面部表情中对于识别恐惧和愤怒的可能性增加，以及在面部表情中体验幸福的敏感性降低。

社会认知缺陷和功能问题之间的关系，发生在不同临床亚型的抑郁症。研究表明韵律解释与整体社会心理功能之间存在一定的关系，而情感识别和意义探索与功能问题无关。然而，对发病期和缓解期 MDD 组的分析表明，韵律解释功能关系只存在于处于缓解期的 MDD 受试者中，社会认知与发作期 MDD 患者的整体社会心理功能无关。急性发作期抑郁症患者的社会心理功能可能在很大程度上受到冷认知缺陷的影响，因为在疾病的急性发作阶段，认知缺陷更严重。最新研究与这一解释一致，因为冷认知缺陷（如执行功能、记忆）与心理社会问题有关，因此可能会改变当前抑郁症患者的社会认知效应。同样，在健康对照人群中也没有发现社会认知和整体社会心理功能之间的相关性，这表明心理健康的个体在日常生活中保持正常的社会功能，与社会认知能力无关。这些研究结果表明，在疾病缓解期，社会认知因素在社会功能中发挥着重要作用，缓解期 MDD 特有的特征（例如持续的负面偏见和对社会的负性感知）是社会认知缺陷影响社会功能执行的机制。而在MDD 急性发作期，社会认知并没有独立发挥作用。在缓解期 MDD 患者中，韵律解释与职业能力障碍、人际关系问题和主观认知功能障碍有关。韵律解释在人际和职业领域的作用可能是由这些领域的语言交际的重要性来解释的，并且高度依赖韵律信息。在缓解期个体中，持续的悲观偏见可能导致对韵律信息的过度负面解读并影响随后的工作和人际关系问题。此外，消极韵律解释可增加对社交失败的自我感知，而实际上这种失败并未增加，该现象可能导致自卑、社交回避和随后的功能问题。同样，对感情信息解释的误读可能被患者视为冷认知能力（如注意力和记忆力）的缺失，这可能解释了韵律与认知功能障碍之间的关系。虽然持续的认知缺陷与缓解期 MDD 中的社会心理缺陷有关，目前研究确定了社会认知对缓解期社会功能的贡献。这一发现的特殊意义在于发作期抑郁症患者的社会认知缺陷可能更严重；然而，目前的结果表明，这些缺陷对社会功能的影响相比于缓解期患者而言会更严重。

Knight MJ 的研究显示间接中介理论认为意义解释通过执行功能间接地与社会心理功能障碍相关，执行功能又与感知认知表现相关，即抑郁症患者解读他人情绪和意图的能力依赖于执行功能，而执行功能反过来又影响日常功能；抑郁症的情绪障碍和认知缺陷在调节社会认知能力和心理社会功能障碍之间没有显著差异，仅介导了意义解释与自我认知的认知功能障碍之间的间接关系。韵律解读，而不是面部表情或意义的解释，有助于社会功能的发挥。韵律解读在社会功能中的主要作用可能表明，言语解释在缓解期抑郁症患者的日常沟通技能中比面部情感识别或思维判断理论更为普遍，且社会认知和社会心理功能之间的关系在 MDD 的急性期和缓解期有所不同，韵律解读应该被认为是仍残留社会心理问题的患者的治疗目标。

四、结论

综上，通过抑郁障碍的临床表现及预后可知，抑郁发作的患者认知功能的损害程度，与抑郁症状的严重性无关。即使抑郁症状得到有效缓解，认知功能障碍可能长期存在，并影响患者的生活、学习、工作质量，导致其无法正常回归社会，进而影响患者的情绪和生活兴趣，长久以往导致恶性循环。因此在临床诊断和治疗过程中，需对抑郁障碍认知功能的损害进行全面地识别，注重患者社会功能的恢复。认知功能的损害与脑器质性损害息息相关，不同的大脑神经网络功能和结构的改变，大脑不同区域如海马体、杏仁核等区域发生的功能改变，均可以导致认知损害。因此，在未来医学发展过程中，可以针对这些器质性和功能性的改变，借助辅助诊断工具，给予精准医学治疗，有利于抑郁症患者认知损害的进一步恢复。社会心理因素同样与认知障碍息息相关，它体现在社交生活的方方面面，社交能力障碍如言语交流障碍、信息解读能力下降都可以影响认知功能。由此可见，除了药物治疗外，需要从患者的社会心理认知角度引导患者，鼓励患者从积极、自信的态度出发看待问题、交流问题，增加表达的频率，达到交流上的互动、理解和包容，从而进一步改善患者的认知损害。

第三十二节 抑郁障碍患者自主神经功能研究

一、抑郁症（MDD）与心率变异性（HRV）

HRV 被定义为两次心跳之间的变化，通常用心电图来测量，它广泛用于检测自主神经功能障碍的相关研究。HRV 被认为反映了人体对微妙的环境挑战和变化的反应能力，较高的 HRV 意味着自主神经功能应对变化的心理、社会和物理环境有良好的灵活性。

大量研究表明，MDD 和心血管疾病间存在双向联系，心血管疾病影响着 MDD 的发生与发展，另外心血管疾病也被认为是 MDD 的继发症状。HRV 增高反映心脏功能正常，降低反映的是自主神经功能不灵活，并且随着时间的推移可能会增加心血管疾病的风险。纵向研究表明，MDD 患者心血管疾病风险增加了近两倍，而死于心脏事件的可能性增加了近 3 倍。HRV 低甚至被证明可以预测那些没有心血管疾病史的患者未来的心血管不良事件。

1. HRV 的测量 HRV 的记录和分析分为静态（时间为数分钟）和动态分析（时间可长达 24h）。HRV 评估方法分为时域、频域和非线性分析。常用的时域指标有正常 R-R 间期标准差（SDNN）、相邻 R-R 间期的均方根（RMMSD）以及相邻 R-R 间期大于 50ms 占 R-R 间期总数的百分比（PNN50）等。SDNN 可以反映交感神经系统和副交感神经系统的活动。RMSSD 和 PNN50 是副交感神经系统活性的高障碍度特异性指标。

2. 尤因实验 尤因实验是心血管自主反应性的临床自主测试，已经成为一种标准工具，用于检查自主感神经功能和模拟评估 MD 的应激反应，并且不需要昂贵或特定的设备。尤因试验分为 4 个基本环节：①静息状态：受试者采取坐立位，静息状态自主呼吸 4min。②深呼吸状态：患者吸气屏住呼吸 5s，然后呼气再屏住呼吸 5s，重复 6 次，共 1min 的深呼吸状态。③ Valsalva 试验：受试者保持呼吸 15s，呼气放松 15s，重复 3 次，90s。④站立状态：试者采取站立位，保持 2min 自主呼吸。试验中每个状态之间，参与者有 30s 放松和调整时间。整个尤因试验持续时间为 10min。

二、MDD 患者 HRV 的改变

与健康个体相比，MDD 患者自主神经功能异常表现为自主神经张力的改变，导致副交感神经活动减少，交感神经活动增加，自主神经功能失衡，HRV 症状则被认为与副交感参数（如 LF、HF、SDNN、RMSSD 及 PNN50）降低 1H8。

两项荟萃分析已经证明 HRV 与成人 MDD 有关，但也有观点认为抗抑郁药是导致 MDD 患者 HRV 降低的主要事由，还有研究认为，虽然使用三环抗抑郁药（TCA）与 HRV 大幅降低有关，但其他抗抑郁药包括选择性 5-羟色胺再摄取抑制剂（SSRIS）并未发现对 HRV 产生影响。

Ewing 测试中，正常对照组静息状态下自主神经功能平衡，在深呼吸和 Valsalva 试验状态下，人处于应激状态，可导致自主神经系统失衡，其中副交感神经活动占主导地位，在站立状态下，心率加快，交感神经活动增加，副交感神经活动减少。通过时域、频域和非线性动态的测量，MDD 患者 HRV 明显低于健康个体，在静息状态下，MDD 患者 HRV 参数如 HF 低于健康个体，表明了交感神经激活减少，在深呼吸和 Valsalva 试验状态下，与 MDD 患者副交感神经活性相对应参数如 SDNN、RMSSD 等都远远低于健康个体，这一结果也证实了在长期抑郁状态下会出现副交感神经系统功能障碍。当 MDD 患者副交感神经系统受刺激时不能像健康人那样激活增加，在站立状态下，MDD 患者的 LF/HF 高于健康个体。由于 LF/HF 反映自主神经功能平衡，提示 MDD 患者交感神经激活增加，交感神经系统与副交感神经系统平衡紊乱。

三、MDD 与胃动力

有研究表明，胃肠道症状与 MDD 和焦虑症密切相关。MDD 患者经常伴有自主神经功能紊乱症状，并且与贝克抑郁自评量表（BDI）、汉密尔顿抑郁量表（HAMD）和蒙哥马利抑郁评定量表（MADRS）评估的疾病严重程度相关。应用胃电图评估 MDD 患者胃运动的研究表明，胃肌电活动发生了变化。

四、胃电图

胃电图通过使用皮肤电极测量肌电活动，信号包含慢波（电控活动）和脉冲活动。采用自适应运行谱分析法测定胃肌电活动百分比。在禁食一夜之后，研究人员在早上对患者进行数据采集。

胃节律失常包括胃动过缓、胃动过速和胃无节律。胃动过缓，主要与迷走神经调节有关，是由位于胃体的正常起搏频率降低引起的。胃动过速和胃无节律比例增加可能与交感神经调节有关。主顺率（ICDF）的不稳定系数和主功率（ICDP）是胃电峰稳定性指标，反映慢波变化。慢波耦合的百分比是两个胃电图通道间耦合的度量，定义为记录慢波耦合的时间段数与总段数之比，它是胃中下段收缩频率和传播方向的最终决定因素。

有研究发现，MDD 患者胃动过缓减少，反映了肠神经系统迷走神经调节减少；而 MDD 患者胃动过速增加，是交感神经系统调节的反映，是由于位于胃窦外部起搏活动引起搏活动位于胃腔内，向后传播至胃体。

有研究发现，胃动过速与自主神经系统症状评分呈正相关，表明胃动过速与饱腹感、上腹部不适和恶心感有关；腹泻或出汗等自主神经系统症状与交感神经调节增强有关，而口干或便秘等症状则被认为与副交感神经功能减弱有关。SSRI、5-羟色胺和去甲肾上腺素选择性再摄取抑制剂（SNRI）等抗抑郁药对肠神经系统的影响的相关研究目前较少。

五、呼气试验

^{13}C-呼气试验检查胃功能前 11h 需要限制食物、液体、药物和尼古丁的摄入。检查在早上开始，第 1 次呼吸样本的值为参考值；在此之后，给患者 300ml 测试饮料，其中溶解了 100mg ^{13}C-乙酸钠。该饮料必须在 2min 内饮用，然后在 3h 内每隔 15min 收集 12 个呼吸样本。利用同位素选择性非色散红外光谱（NDIRS）计算呼吸样品中 CO_2 的同位素比值 $^{12}CO_2/^{13}CO_2$。

研究显示，MDD 患者胃排空最大速率（Tmax）和胃半排空时间（T1/2b）明显晚于对照组，说明 MDD 患者整体运动缓慢；与无自主神经系统胃肠症状的 MDD 患者相比，有自主神经系统胃肠症状的 MDD 患者排空无明显延迟；持续时间与 Tmax 或 T1/2b 无显著相关性；MDD 严重程度（BDI 和 HAMD 评分）与 Tmax 量负相关。

研究发现，抑郁症状往往会随着年龄的增长而发生变化，不再主要与情绪有关，而是与躯体症状状态有关；老年 MDD 患者明显比年轻患者有更多的自主神经系统症状，但没有明显的胃排空延迟。

第三十三节　脂肪酰胺水解酶基因 rs324420 多态性与抑郁障碍及抗抑郁疗效的研究

动物模型及临床研究均表明内源性大麻素系统在抑郁障碍及抗抑郁疗效中发挥着重要作用。大麻素作为重要的内源性大麻素神经递质，主要由脂肪酰胺水解酶（FAAH）代谢。rs324420 是 FAAH 基因上的一个功能单核苷酸多态性（SNP），由于 C 到 A 碱基的突变，导致 FAAH 蛋白第 129 位脯氨酸-苏氨酸的转变，并由此损害 FAAH 的生理功能及活性。本研究探讨 rs324420 多态性与抑郁障碍及抗抑郁疗效的关系。

研究方法：抑郁障碍患者组，2009 年 8 月至 2015 年 12 月在门诊或住院治疗的 18~65 岁汉族抑郁障碍患者 226 例；均符合美国《精神障碍诊断与统计手册》第 4 版（DSM-IV）抑郁障碍诊断标准；汉密尔顿抑郁量表-17 项（HAMD-17）≥ 18 分。排除符合除抑郁障碍外的 DSM-IV 轴 I 诊断（包括精神分裂症及双相障碍等）、患有重大躯体疾病、严重自杀倾向、孕／哺乳期女性患者。对照组，同期招募健康志愿者 411 人，排除患有严重躯体疾病、本人或一级亲属有任何轴 I 诊断的精神疾病史。

患者的治疗及临床评估，入组后接受单抗抑郁药治疗 8 周；其中服用帕罗西汀 24 例、度洛西汀 13 例、阿美拉汀 8 例、文拉法辛 13 例及安非他酮 45 例。治疗前及治疗后 2 周、4 周、6 周、8 周进行 HAMD-17 评估，以治疗后 HAMD ≤ 7 为临床缓解。

FAAH 基因 rs324420 多态性检测：采用天根 DNA 分离试剂盒提取基因组 DNA（天根）；采用 TaqMan assays（Thermo Fisher Scientific，Waltham，MA，USA）对 rs324420 进行基因分型。标准聚合酶链反应（PCR）方法进行扩增，扩增后在 ABI PRISM R 7900 检测系统上检测基因型特异性荧光。rs324420 基因分型成功率达 98.9%。

表达数量性状基因座分析：将 rs324420 在 BrainCloud 数据库中进行表达数量性状基因座分析；包括 237 名健康对照者背外侧前额叶皮质（DLPFC）的基因表达数据。

结果：①共 98 例患者纳入分析。其中 51 例患者 HAMD ≤ 7 分，归入缓解亚组；47 例归入未缓解亚组。②病例组与对照组基因型及等位基因频率比较差异无统计学意义。③缓解亚组与未缓解亚组 rs324420 多态性比较缓解亚组与未缓解亚组间 rs324420 基因型频率比较差异无统计学意义；缓解亚组 A 等位基因频率显著高于未缓解亚组。④患者组不同基因型间 HAMD 评分比较，rs324420 不同基因型间 HAMD 总分及减分率比较差异无统计学意义。AA 基因型携带者在 2 周、4 周、6 周和 8 周的 HAMD 总分均低于其他基因型。④eQTL 分析发现 rs324420 基因 CC 型 FAAH mRNA 表达水平最高，其次为 CA 杂合子，而 AA 基因型 FAAH 表达水平最低，3 组差异具有统计学意义。

研究探讨 FAAH 基因上的功能 SNP rs324420 与抗抑郁药疗效的关系。经比较发现 226 例抑郁障碍患者与 411 名健康对照者 FAAH 基因 rs324420 位点基因型及等位基因频率差异无统计学意义；与文献报道结论一致。研究 98 例完成单一抗抑郁药 8 周治疗的患者中，51 例临床缓解，47 例为非缓解，缓解亚组与未缓解亚组间 FAAH 基因 rs324420 位点基因型频率差异无统计学意义；但缓解亚组 A 等位基因频率显著高于非缓解亚组。不同基因型患者中，与 AC、CC 基因型比较，AA 基因型患者在治疗后 2、4、6、8 周时 HAMD 总分更低，减分率更高；推测 FAAH 基因 rs324420 多态性可能与抗抑郁药物的疗效相关，A 等位基因及 AA 基因型患者的抗抑郁疗效较好。实验数据表明，阻断内源性大麻素系统可诱导动物产生类似抑郁的行为。相反，给予大麻素受体（CBI）激动剂或内源性大麻素摄取抑制剂或 FAAH 酶抑制剂可产生抗抑郁效应，并能增强抗抑郁药氟西汀对实验动物的疗效，因此，内源性大麻素系统在一定程度上能调节情绪及行为，而该系统的增强可能对减轻抑郁症状有效。

rs324420 由于 C 到 A 碱基的突变导致了苏氨酸到高度保守的脯氨酸的突变，且显著降低 FAAH 酶活性近 50%，由此导致两种重要的内源性大麻素即大麻素（AEA）和花生四烯酰甘油（2-AG）的表达水平增加。研究通过 eQTL 分析发现 AA 基因型的 FAAH mRNA 水平明显低于 C 等位基因者，由此推测 A 等位基因可能通过下调 FAAH mRNA 的表达，进而上调内源性大麻素的表达并产生了较好的抗抑郁作用。因此推测 rs324420 多态性的 A 等位基因为保护基因型。

Maple 等研究发现 FAAH 基因 rs324420 位点 A 等位因携带者 Beck 抑郁评分较 CC 基因型低。这两项研究与本研究结论一致。另外，Lazary 等的研究发现携带 A 等位基因与 CC 基因型相比。若童年创伤评分高时焦虑和抑郁得分也显著增加。其主要原因可能与该研究得出的结论一致，即 FAAH 基因的遗传变异合并早期童年创伤可能会使受试对象表现出不同的反应。本研究样本量相对较小，尤其是接受抗抑郁药物治疗的患者数较少，结果还需在更大样本中进行验证；本研究主要纳入 FAAH 基因上功能 SNP rs324420，并未覆盖该基因上的所有多态性；抗抑郁药的种类较多，可能是影响 rs324420 与疗效相关性的混杂因素。总之，FAAH 基因 rs324420 多态性可能与抗抑郁药物的疗效相关，A 等位基因及 AA 基因型携带者的抗抑郁疗效较好。

第三十四节　皮质醇分泌缓解负性情绪的证据及其机制研究

压力又称应激，是人们在面对能够引起自己紧张性情绪的刺激物及情境时，所做出的生理和心理反应的一系列整合过程。心理反应就是人们在面对压力事件时的主观情绪体验，包括正性情绪和负性情绪表现。压力的交互作用理论认为，如果个体把自己所处的情景解释为有挑战的、可控的，他就会产生正性的情绪反应，反之亦然。生理反应就是当有机体受到各种内、外界刺激时所表现出的以交感神经系统（SNS）兴奋和下丘脑－垂体－肾上腺轴（HPA）的激素分泌为主的一系列神经内分泌反应以及由此而引起的各种机能和代谢的改变。研究发现，应激的生理反应是有一定的时间序列特性的。SNS 轴是个体面对压力时的第一反应通路，能够在短时间内使个体表现出心跳加快、血压升高等状态；相比于 SNS 轴的反应，应激后的 HPA 轴激活则是一种慢反应。其源于下丘脑内侧室旁核接收刺激后分泌促肾上腺皮质激素释放因子（CRH），从而引起垂体前叶促肾上腺皮质激素（ACTH）的释放，最终伴随着肾上腺皮质分泌的终端产物糖皮质激素（人类体内为皮质醇，cortisol；动物体内则为皮质酮，corticos-terone）含量的增加。进一步研究表明，皮质醇是人类 HPA 轴功能的重要生物指标，在压力事件发生十分钟之后其分泌浓度达到高峰，它可以在外界压力出现后，提升人体的生理和行为反应，以适应特殊的环境变化。

临床研究揭示，一方面，皮质醇正常分泌对人体客观生理状况有着不可替代的积极作用。其因为可以抑制在人体炎症中发挥中心作用的蛋白质，被认为是身体的天然抗炎药物。因此，医学界称它为免疫系统的重要调节剂。另一方面，皮质醇异常分泌（表现为分泌不足或分泌过多）与个体的主观情绪反应之间有一定的内在相关性。压力状态下，情绪障碍人群（如创伤性应激障碍、女性经前期综合征等群体，其在压力面前表现出更多焦虑、抑郁等负性情绪）大多都伴有 HPA 轴功能活性反应异常，即与正常对照组相比，障碍人群表现为皮质醇分泌不足或者显著升高。然而，正如皮质醇对个体生理健康的积极作用一样，有研究者也认为皮质醇正常分泌能够缓解个体压力后的负性情绪，促进心理健康。皮质醇如何对个体的负性情绪体验产生积极的作用？皮质醇影响情绪的机制是什么？这些问题值得深入探讨。因此，梳理皮质醇对个体主观情绪带来积极影响的证据及相关作用机制，有利于了解压力后负性情绪的产生原因以及相关的调节方式。最终为压力相关情绪障碍的探索及应对提供可参考的方向。

一、皮质醇分泌对负性情绪反应的积极影响

1. 来自生理反应相关研究的证据

Mauss 等人发现，在面对压力时，人和动物都会做出相应的主观心理反应和客观生理反应来维护生存及维持体内平衡。心理和生理反应二者互相影响，密不可分。具体来说，个体接受压力刺激时，通常 SNS 轴会迅速被无意识地激活，促使个体做出"战斗或逃跑"的决策，之后大脑通过前额叶皮质整合感官信息，使得压力相关的认知和情绪反应得以形成，并同时激活像 HPA 轴这样的生理系统。机体 SNS 轴反应系统与压力情绪体验关系密不可分。SNS 轴的功能失调，对机体的心血管系统、免疫系统以及主观情绪反应都有着危害性影响。具体来说，虽然压力后适当提升的心率、血压反应对机体来说是适应性的，然而，过度的 SNS 激活则会引起焦虑、抑郁等负性情绪体验的显著升高。同时，研究发现，HPA 轴皮质醇分泌，能通过调节 SNS 轴肾上腺素能的反应性，达到缓解与机体 SNS 轴相关的心血管反应和抑制免疫系统的过度激活的目的，而可能正是因为 SNS 轴反应得到调节，最终降低了个体的负性情绪感受，帮助个体在压力事件后恢复到正常状态。Teixeira 和 Sapolsky 等人也提出，糖皮质激素（皮质醇）可以对 SNS 轴激活后释放的神经类物质儿茶酚胺（CA）发挥抑制或许可作用，从而有效调节个体 SNS 轴的功能反应。因此，正常的 HPA 轴皮质醇分泌在压力反应中通过调节 SNS 轴肾上腺素能的分泌，有利于机体维持情绪稳定性，起重要的保护作用。

2. 来自临床治疗相关研究的证据

关于皮质醇对情绪影响的临床研究，人们更多地把关注点放在情绪问题与皮质醇水平的相关性探讨上。首先，对健康群体的皮质醇水平与负性情绪体验关系的研究发现，在压力事件后，较高的皮质醇分泌水平能够减少机体焦虑、恐惧等负性情绪。Het 研究指出，在实验室压力事件导入之前口服了皮质醇药物的健康女性被试对压力事件引起的负性情绪的感受性要显著低于安慰剂对照被试组。Het 等人对 232 个个体在应激实验（TSST）后的皮质醇水平进行测量也证明，皮质醇分泌和个体的消极情绪呈负相关。Carpenter 等甚至发现，儿童早期受虐待经历与成人后的焦虑情绪有很大相关性，而在儿童早期受过虐待的成

人其在 TSST 任务中的皮质醇唤醒水平也显著低于健康成人。因此，压力后较低的皮质醇唤醒水平可能会带来负性情绪感受的升高。其次，研究者也把注意力放在了 HPA 轴皮质醇分泌与情绪障碍治疗的相关研究领域中。

Monteleone 等人对焦虑情绪患者的临床研究发现，个体皮质醇水平与焦虑情绪呈显著负相关。临床研究也显示，与正常对照组比较，创伤后应激障碍患者普遍表现出皮质醇低下的特征。Soravia 等人叫对惊恐障碍患者进行一小时的皮质醇药物治疗后也发现，与安慰剂组相比，惊恐障碍患者表现出的恐惧情绪显著降低。但是，机体压力后的皮质醇激活程度并不是越高越好。研究发现，过度的皮质醇分泌也会给个体带来抑郁情绪的困扰，抑郁症患者的 HPA 活动轴过度升高是其重要特征。因此，一定程度皮质醇分泌能够帮助维持情绪稳定、减少个体对负性情绪的感受性，从而展现出 HPA 轴特有的保护功能。

二、皮质醇分泌影响压力情绪反应的作用机制

1. 大脑皮质活动与皮质醇分泌的关系

HPA 轴是人体中的一种神经内分泌环路，下丘脑的室旁核（PVN）是它的直接控制部位。其调控伴随着室旁核中间小细胞促垂体神经元的分泌紧张度的调节。然而，人们面对压力时会产生的一系列认知和情绪问题，这首先是伴随着大脑前额叶皮质、边缘系统等相关脑区的激活的，这些特定区域是通过突触连接下丘脑室旁核（PVN）中的垂体神经元，以此来下行影响 HPA 轴的皮质醇反应。因此，对于 HPA 轴皮质醇分泌影响个体情绪的原因，有专家指出研究皮质醇分泌水平与大脑控制之间的关系是认识机体压力情绪问题的关键所在。

研究发现，压力后的大脑皮质活动与生理反应回路 HPA 轴之间有着相关关系测。一系列的神经生理实验表明，内侧前额叶皮质的损害会抑制机体面对压力时 HPA 轴的激活，进而造成迟钝的 HPA 轴的反应。Giacomo 等通过对老鼠进行微量注射 GABAA 受体拮抗剂，发现内侧前额叶皮质的激活操控 HPA 轴激素的变化，释放皮质醇，最终对生物个体的应激行为产生影响。Figueiredo 实验中损害老鼠的内侧前额叶皮质并对其施加限制活动的压力刺激，结果表明，内侧前额叶皮质操纵与压力相关的细胞活动，影响促肾上腺皮质激素的释放，以至于影响人们对应激行为的反应。可以推论，由于大脑内侧前额叶皮质的损害会抑制皮质醇激素的正常分泌，进而影响机体对压力情绪的感受性。同时，人们也发现，大脑海马区的激活程度会调节 HPA 轴糖皮质激素的分泌状况，进而影响皮质醇的释放。Herman 等进一步指出，海马和下丘脑室旁核具有抑制性连接，因此压力易感性个体大脑海马的失活，直接导致下丘脑 ACTH 的过度分泌。Yvonne 等进一步强调，海马对 HPA 轴的调节是有应激特异性的，只有在心因性的压力源影响下海马会成功对 HPA 轴激素分泌起抑制作用。综上，大脑内侧前额叶和海马是调节皮质醇分泌程度的重要脑区，最终也会

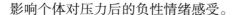

影响个体对压力后的负性情绪感受。

此外，HPA轴的激素分泌也会反过来对大脑中的细胞激素受体产生一定影响。HPA轴分泌的糖皮质激素与大脑中糖皮质激素受体（GR）相结合，从而降低了肾上腺皮质激素释放激素（CRH）在下丘脑室旁核（PVN）中的分泌，通过这种通路关系最终可以调控HPA轴的分泌活动。因此，HPA轴激素的分泌与大脑细胞激素受体之间相互的调控作用也可以导致皮质醇分泌的变化，进而对个体的压力产生相应的影响。

2. 个体情绪调节与皮质醇分泌的关系

探究皮质醇分泌影响压力情绪反应的作用机制，除了研究压力状态下大脑特定区域活动程度与皮质醇分泌的关系之外，研究者还把注意力放在了情绪调节策略和皮质醇分泌之间关系的研究上。健康个体在面对压力时，会不自觉使用认知重评或反应抑制等情绪调节策略来缓解负性情绪，而情绪障碍个体则很难进行情绪调控。研究发现，在某些压力面前，情绪调节策略与个体皮质醇激素的分泌有着密不可分的关系。Lam等人指出，个体使用认知重评情绪调节策略的水平高低与他们的皮质醇分泌的高低呈正相关。当然，在个体成功进行认知重评、反应抑制等情绪调节策略时，大脑内侧前额叶区相关皮质被激活。由此可见，使用情绪调节策略也会刺激大脑内侧前额叶活动，而脑区的激活又影响了机体HPA轴的终端产物皮质醇的分泌，最终升高的皮质醇水平帮助减少了个体负性情绪体验，这也许是情绪调节策略起作用的有效生理机制之一。总之，从个体情绪调节策略的角度入手，或许也是探讨皮质醇分泌影响压力情绪原因的重要途径。

综上，首先，HPA轴皮质醇分泌活动需要大脑皮质以及大脑细胞激素受体的激活与参与，正是这种交互作用关系，成为研究皮质醇对压力所产生的负性情绪的保护作用的机制所在。其次，个体使用适应性的情绪调节策略也能对皮质醇的分泌产生影响，这也许是情绪调节策略能缓解压力后负性情绪的原因所在。所以，弄清HPA轴复杂的皮质控制源将对压力心理健康发展有着重要意义。

三、研究展望

压力成为当今社会心理健康研究的重要问题之一。探讨皮质醇对压力反应的积极影响及相关作用机制有利于让研究者了解缓解个体因压力所带来的负性情绪的另一种途径。近年来，国内外对皮质醇分泌与情绪反应的关系研究取得了一系列的研究成果，但在过程中也存在一些值得进一步探讨的问题。

1. 压力认知与皮质醇分泌之间关系的研究 压力交互作用理论表明，面对相同的外界刺激时，个体是否把这一刺激知觉变成对其自身造成威胁的事件，是由他们早期的认知经验所决定的。也就是说，人们是否经受了压力事件取决于其是否有过类似经历以及其对事件本身和相关情景的评估，而这种主观性的评估会影响之后的生理心理反应。因此，如果个体把自己所处的情景解释为有利的、积极的，就会产生正性的情绪反应，而如果把刺激情境当作威胁事件，则就会产生负性情绪体验。有研究者认为个体所产生的不同的压力认知是受早期经验认知的影响。Shonkof 等认为，对孩子冷漠和不予关注的家庭中的儿童以及有过早期创伤性经历的儿童更容易产生对环境适应不良、压力易感性更强以及产生一系列情绪问题。因此，由于儿童早期经验会影响其今后对压力的适应，研究者也关注了经历过早期创伤的人群其今后的压力生理反应 HPA 轴的情况。Elzinga 等人对早期经历过严重创伤事件的个体在急性压力情境下的皮质醇分泌情况进行测量发现，相比于控制组，他们在压力面前有着较低的皮质醇反应。早期不良认知经验不仅对个体的压力内分泌反应产生影响，也与成年后抑郁等情绪问题的发生有很大相关性。因此，早期认知会导致个体压力后的皮质醇分泌和情绪反应的不同，如果想要研究皮质醇分泌对个体主观情绪的影响，就要深入探讨早期认知经验在二者之间的关系，才能发现二者之间的相互作用机制。

2. 探索降低压力后负性情绪体验的方式　因压力所带来的负面情绪问题困扰着许多人的生活，如何正确面对和处理这些消极情绪值得进一步深入探讨。从皮质醇分泌与情绪体验的关系这一角度入手，我们发现可以把临床治疗与心理治疗结合起来，共同对压力后个体的负性情绪进行干预。首先，药物治疗成为最快速直接的缓解情绪的手段。口服氢化可的松等皮质醇药物能在一定程度上刺激急性压力后的皮质醇分泌，使其处于正常水平，这有利于压力后负性情绪的降低，其次，心理治疗则是更为长期有效的调节负性情绪的方式。神经生理研究表明，大脑多个区域活动与机体情绪调节有关。在个体进行调节策略时，大脑前额叶区相关皮质被激活，而掌管情绪产生和调节的大脑边缘系统的杏仁核的活动更是有不同程度的增强。前文论述，使用情绪调节策略会刺激大脑内侧前额叶活动，而脑区的激活又影响了机体 HPA 轴的终端产物皮质醇的分泌，最终升高的皮质醇水平帮助减少了个体负性情绪体验。一项对 134 名青少年的压力皮质醇水平测量和情绪调节关系的研究发现，压力面前皮质醇分泌水平与情绪调节能力成正相关，而这些情绪调节能力低的青少年则更偏向于借助药物来缓解自己的负性情绪。因此，研究压力状态下生理反应 HPA 轴的激素分泌活动与个体情绪调节的关系以及其中的大脑运作机制，可以为个体提供一种除药物治疗外的非侵入性的调整情绪的方式。然而，我们知道，情绪调节方式包括注意分配、认知重评和反应抑制等。不同的情绪调节方式对情绪体验会产生不同程度的影响。研究发现，个体使用认知重评情绪调节策略的水平高低与他们的皮质醇分泌的高低呈正向相关性。因此，后续研究可以从不同的情绪调节方式入手，探索他们对皮质醇分泌的影响有何不同。

综上所述，HPA 轴功能皮质醇分泌对压力后负性情绪有着积极影响。相关研究揭示，皮质醇分泌有利于缓解个体压力后所产生的负性情绪体验，而大脑特定区域的激活以及大脑细胞激素受体的参与，是影响皮质醇分泌进而降低压力所产生的负性情绪的作用机制。此外，皮质醇水平在个体大脑和情绪调节之间起着不可忽视的桥梁作用，机体使用情绪调节策略后也能成功激活大脑内侧前额叶皮质及相关脑区，而活跃的内侧前额叶皮质会促使

HPA轴生成皮质醇激素，最终，升高的皮质醇反应会对个体的情绪体验产生积极影响。因此，研究HPA轴功能与个体情绪体验的关系，可以为学界探讨缓解压力后负性情绪体验的方式提供思路。

第三十五节　成年海马神经再生与抑郁

重症抑郁是一种严重的精神障碍，其终生患病率超过15%，主要的行为变化是情绪低落、消极观念、无助、活力和注意力下降，自杀比例约15%，是全球第四大致残因素。尽管抑郁症从症状到流行病学情况都十分严重，但对此病的有效干预仍显不足，而进一步揭示抑郁症病理、生理学面临巨大的挑战，究其原因为：①综合征分类法及病因学的多样性。②内疚、自杀等综合征在实验动物中难以模拟。

尽管如此，近年来，一些综合征还是完成了精确的动物模型，加上来自临床的实践，为抑郁症病理、生理学的深入理解提供了途径，其中，关于海马与抑郁关系的研究，成为新近的焦点之一。关于海马神经再生与抑郁关系的直接或间接研究，以期进一步理解抑郁症。

一、哺乳动物成年海马神经再生

1. 概念、过程与调节　神经再生是指成年大脑产生新的神经元，该术语包含了一系列复杂的过程：包括从前体细胞繁殖开始，之后固定为一种神经元表现型，伴随着功能神经元特征的发展，形态学和生理学方面成熟，最终新生神经元以一种输入依赖方式，幸存并整合到现存的神经网络中，在成人大脑中，神经再生局限于两个区域——室下区（SVC）和海马齿状回亚粒区（SGZ）。成年SVC区的神经元通过吻侧迁移流迁移至嗅球成为颗粒神经元和球旁神经元，而SGZ的神经元则迁移至齿状回的颗粒细胞层成为齿状回颗粒细胞，与神经精神障碍关系密切的是海马神经再生，海马神经再生被许多因素双调节，包括内在和外在的因素，从神经营养因子、抗抑郁剂、应激、类罂粟碱、癫痫发作到体力活动、学习和激素（性激素）等。

2. 海马神经再生的地位、作用　涉及成人大脑中新生神经元最具有挑战性和最重要的功能是学习。神经再生作为学习这一特定角色的证据被限定在了学习暂时性方面（编码新的信息，这与海马相关），研究表明：对学习起关键作用的神经细胞在出生后存活（而非生成）得以增加，这种存活是一种在神经再生适宜微环境，一种功能依赖性调节，即不断形成的新的记忆（短暂记忆）需要海马新生神经元。

消除海马神经再生，导致海马依赖性学习阻碍，而非延时学习阻碍。另一项MAM（甲基偶氨甲醇，抑制细引周期中的分化过程）的研究也表明：海马神经再生最有可能与学习的特定方面，如时间或困难任务相关，如此理解海马神经再生作用似乎为抑郁症病因学提供了一种解释，有明显的临床数据表明，抑郁症病人在清晰学习，记忆上存在障碍且认知的灵活性降低，应激引起的神经再生下降可能引起更稳的适应行为、习得性无助抑郁情绪。这与 Beck 抑郁认知模式一致。

对抑郁症海马体积的研究结果表明，抑郁症海马体积缩小，海马萎缩的大小与抑郁症发作次数及抑郁症经历未处理的时间长短相关，并且，抗抑郁药效应与保护海马体积下降有关。Sapolsky RM 指出：海马体积选择性的、持续的丧失不仅由海马神经元的死亡引起，也由神经再生降低引起，因此，在抑郁症中扮演重要角色的神经再生而言，海马需要在该病理学中占据首要地位，有观点甚至认为：神经再生扮演了抑郁症病因学的角色，然而不少的观点对此予以了反驳。神经再生与抑郁症关系的争议，主要集中在应激、抑郁症患者或动物模型、抗抑郁治疗、神经营养因子等方面。

二、海马神经再生与抑郁关系

1. 应激在海马神经再生方面的后果　来自临床的研究表明，应激性生活事件在敏感个体中易累积致抑郁。Fritz A 等指出，由于压力是海马齿状回亚粒状区（SGZ）新生细胞形成的一个重要调节因素，而对室下区（SVZ）无影响，因此，海马似乎是应激与其影响关联的焦点。应激作为抑郁症的触发或诱因作用，已经发现会增加炎症反应，但减少神经再生，早期（幼儿期）的应激可能增加杏仁核、海马、前扣带回、胼胝体生长异常，在成年树鼩（tree shrews），应激降低海马齿状回神经再生。Malberg JE 等通过不可逃避的电击，建立动物急性应激模型，研究表明：急性应激导致老鼠逃避时间延长（类抑郁行为），神经细胞繁殖下降。在慢性应激中，海马体积变小，支持神经再生假说病因学观点的人坚持认为：这些体积改变可能是由于新生细胞生成率的改变。

如上所述，一些应激源已经明显表现出降低细胞繁殖和神经再生，但是，研究结论没有特异性，在这之中，应激在许多精神疾病中都扮演了角色，例如 PTST（创伤后应激障碍）和双向情感障碍，它们也存在海马体积的减小，这表明：所有应激相关疾病，至少当它们变成慢性和表现出海马体积减小后，可能引起神经再生下降，这种病理生理学改变。最近来自临床和前临床的证据表明：海马体积的减少很可能是由于神经纤网、胶质数量和（或）突轴的复杂程度，而与神经细胞复制或凋亡没有必然联系。

2. 抑郁症病人或抑郁动物模型中，海马神经再生的改变　在动物模型中，Malberg JE 等通过不可逃避的电击，模拟人类抑郁行为（急性应激致老鼠逃避时间延长），结果表明：出现抑郁症状的老鼠神经细胞繁殖下降。来自临床抑郁症病人神经再生的证据是间接的，并涉及抑郁症与海马体积的关系问题，在抑郁症病人中经由 MRI 判断的结构性脑改变已在几个脑区被报道，包括海马、杏仁核、前额叶皮质、前扣带回和基底神经节体积上改变，Sapolsky RM 认为，海马体积选择性的、连续的丧失包括两个原因，海马神经元凋亡和神经再生降低。

相反的观点主要来自动物模型，Vollmayt B 等培养、无助性训练一批动物后分为两组，即表现或无助行为的各一组，在训练的第 3 天，两组都表现了细胞繁殖的显著降低，但两组之间，无论 3 天，还是其他时间点，都无统计学差异。表明无助性应激训练对新生神经细胞存活有影响，这种影响在表现出和未表现出无助行为改变的动物中是相同的。也就是说，新生细胞的减少没有导致抑郁行为。在此基础上，研究者使用另一种方法论证是否神经再生将改变应激的易感性，实验小组被降低动物神经再生约 40%，然后查看它们是否对习得性无助模型更敏感。结果是，只有 60% 神经再生的动物与神经再生 100% 的野生型动物发展出了几乎相似比例的无助行为，因此，几乎没有易感性的差异。最终结论：没有证据表明，新生神经再生降低会导致抑郁类似行为。这与 Santarelli 等和 Malberg 等研究结论一致。

3. 抗抑郁疗效与神经再生　抗抑郁剂疗效从治疗开始有几周延迟时间，与海马新生神经元成熟时间接近，这是相信海马神经再生是抗抑郁活性基础的一条理由，更多的理由为：来自不同分类的许多抗抑郁药能明确增加啮齿动物海马神经再生。有抗抑郁作用的其他治疗，如 ECT 也增加神经再生。Czeh B 等指出：抗抑郁剂治疗保护树突抵制应激减少海马体积的效应。最近，来自临床的研究表明，抗抑郁药使下降的神经营养因子逐步减轻并有益于神经再生。另一项的研究表明：氟西汀长期（28d）而非急性期（15d）治疗，能提高海马出生后神经元存活。

进一步地，通过光照特定海马区域或者通过转基因方法，消除成年老鼠海马神经再生，如 Santarell L 等用 X 射线处理海马以破坏神经再生，能干扰抗抑郁剂氟西汀和米帕明的抗抑郁效果，由此，Santarell L 提出疑问，神经再生是否为抗抑郁活性所必需？

否定的回答来自磁疗，Cezh B 等报道，经颅刺激可以逆转被应激引起的 HPA 轴分泌作用，但不能刺激老鼠的细胞复制，相似的结果在对猴子的研究中得到。那么，经颅刺激是抗抑郁的有效方法吗？最近，更细致的针对治疗抵抗病人进行的对照实验清楚表明，磁疗是有效的治疗方法。这些研究表明，有效的抗抑郁治疗不需要细胞繁殖的改变为前提。

4. 神经营养因子、神经再生和抑郁　神经生长因子在神经发育中表达，也调节成人神经元可塑性，神经营养因子及其受体组成大脑主要神经保护体系，它们稳定并保持内环境的稳定，控制和清理神经毒素，调节神经元的新生和衰亡，与神经再生关系密切。观察发现抑郁症亚群病人海马和其他前额叶区域体积减少，提供了抑郁症涉及神经因子减少这一流行假说。

神经营养因子显著降低，尤其是 BDNF（脑源性神经营养因子），已经在抑郁症病人和抑郁动物模型中获得，在动物模型中，已发现海马神经再生降低与脑区 BDNF 下降伴行，最近的研究表明，成纤维细胞生长因子体系在整个大脑发育过程中的下降，可能成为抑郁症的遗传缺陷或易感因素。

增加海马几种生长因子总量会影响神经再生包括 BDNF 主要活性之一是使结构改变变得更容易，比如突轴发生与神经再生。也包括 VEGF/NGF（表皮生长因子／神经生长因子），这二者本身有抗抑郁和促进神经再生的性能。这种机制（通过这种机制，新生神经元可能恢复情绪）仍存在很大的未知。活动依赖性神经再生的增加可能促进海马亚区域复制的活性，这也促进了海马网状体系适应和学会新的经历。目前比较能统一的观点是：脑内多种神经因子可能在神经再生的所有阶段的精确调节方面，发挥了重要作用。

总之，抑郁症的病理、生理学知识总体上得到发展，然而，抑郁症本身及其治疗知识的巨大空隙始终存在。神经生物学对进一步认识和治疗该病提供了有益的方向，总体而言，哺乳动物成年海马神经再生与抑郁之间的关系是复杂而充满争议的，争议的焦点主要在应激、抑郁动物模型，患者，抗抑郁治疗效应和神经营养因子等几方面。部分学者坚持将神经再生假设为抑郁的病因，而不少的学者予以了反驳，从目前临床的证据而言，在抑郁症中，当前的神经再生似乎应当更多地考虑表象，而不是病因学变量。

在抑郁症的关联研究中，其他因素如年龄、性别、饮食等因素对神经再生的影响仍待确定，直到患病人群中直接的神经再生测量成为可能之前，对神经再生在抑郁症中的准确定位将不能完整作出。我们必须进一步开创有益的动物模型和实验手段，促进包括灵长类在内的动物模型建立，甚至获取来自临床的直接证据，这样，当更多可选择、可诱导的体内神经再生操作方法得到发展时，成人神经再生在海马功能与病因学的作用将得到更多的理解。

第三十六节　脑源性神经营养因子与锌

已发现的神经营养因子有 20 余种，其中以脑源性神经营养因子（BDNF）和神经生长因子（NGF）的研究最为深入。脑源性神经营养因子（BDNF）是人体内含量最多的神经营养因子，由德国神经生物学家 Barde 和 Edgar 等人于 1982 年从猪脑提取液中发现。

一、BDNF 的分布

BDNF 分布在中枢神经系统、周围神经系统、内分泌系统、骨和软骨组织等广泛区域内，但主要是在中枢神经系统内表现，其中海马和皮质的含量最高，而最为集中的是在锥体细胞、齿状回和门区。在神经元内 BDNF 则主要定位于细胞体和轴突。

二、BDNF 的功能

BDNF 在中枢神经系统的发育过程可以帮助神经细胞发育、生存、分化和功能表达，还可以维持成熟神经元的功能。同时，BDNF 还具有防止神经元坏死和调亡的功效。

BDNF 发挥其生物学作用依赖于特异性受体结合。神经营养因子（NTFs）的跨膜受体有两种，分别为高亲和力跨膜受体和低亲和力跨膜受体。高亲和力跨膜受体酪氨酸受体激酶（Trk），有 TrkA、TrkB、TrkC 三种，而 TrkB 就是 BDNF 的特异性功能受体。BDNF 与受体 TrkB 结合后，TrkB 会发生二聚化，同时其酪氨酸残基会快速自磷酸化，进而激活蛋白激酶（MAPK）等通路，从而起到促进神经元生长发育和发挥对神经细胞的保护作用。此外，通过上述途径，BDNF 还可增加突触可塑性，达到易化长程增加，从而提高人体学习和记忆能力。

三、BDNF 与部分疾病的相关性

1. 与抑郁症的相关性　目前许多研究证实，在抑郁和应激相关的情感变化中，海马 BDNF 的表达和血浆中 BDNF 浓度受到损害，虽然海马损伤的内在机制尚未阐明，但众多研究表明 BDNF 及其传导通路在海马神经元的损伤和修复中发挥了重要作用，与抑郁紧密关联。许多国内外学者研究报道，用小鼠的杂合子基因型 Val/Met 去替代 BDNF 基因纯合子（BDNF Met/Met）后，BDNF 的释放明显减少，类焦虑情绪及行为增多且对氟西汀的抗焦虑疗效延缓，且基因方面的研究发现 BDNF Val66Met 多态性的人发生抑郁的可能性更高，提示了 BDNF 的单核苷酸多态性在抑郁症发病机制过程中发挥着巨大的作用。

从影像学上讲，磁共振成像显示是正常个体的海马体积相比，抑郁个体的海马体积大大减小，而从结构上看，BDNF 与其 TrkB 受体结合能促进新生神经细胞的存活，自杀个体海马 TrkB 受体的磷酸化水平比正常人低。对死亡抑郁焦虑者的尸检，将死后的脑组织进行分析得出海马区的 BDNF 和 TrkB 表达均减少，而生前进行过抗抑郁治疗患者的海马 TrkB 表达是呈现升高状态的，同样有学者也得出结论，通过抗抑郁药物治疗可使 TrkB 水平得到回升。说明小鼠的抑郁症在本质上与海马 BDNF 表达密切相关，BDNF 在抗抑机制中参与并发挥重要作用。同时，BDNF 与 BDNF-TrkB 的信号传导通路，两者可是抗抑郁药物治疗过程中的重要环节，甚至后者可为研发新型抗抑郁药物提供一个有效作用靶点。

2. 与阿尔茨海默病的相关性　近十几年研究发现，在阿尔茨海默病患者脑内海马和皮质的 BDNFmRNA 的蛋白含量和表达水平有所减低。

3. 与阻塞性睡眠呼吸暂停低通气综合征的相关性　BDNF 广泛分布于中枢神经系统内，

包括对呼吸节律和调节有影响的神经细胞群中。

4. 与脑外伤、脑缺血及灌注等脑损伤的相关性。

四、BDNF 的临床应用

脑源性神经营养因子 BDNF 不仅在中枢神经系统中起到作用，还在其他许多疾病的发生发展中起着重要作用。目前，在 BDNF 学术研究方面已经积累了不少的经验，但需要进入临床阶段则存在诸多的问题。

BDNF 作为一种蛋白质，透过血脑屏障十分困难，通过消化道给药不能达到目的，通过外周静脉用药也无法真正在中枢神经系统内发挥作用，还有脑室内用药损伤太大，操作过于困难而且效果不佳，所以临床应用还在研究阶段。外源性 BDNF 难以给予，内源性 BDNP 的含量又极低，如何提高 BDNF 的表达有待进一步深入探索。

基因治疗将会为 BDNF 在临床治疗中发挥更大的作用而提供有力帮助。另有研究发现，对 BDNF 进行加工处理后与转铁蛋白受体单克隆抗体进行结合，使在血脑屏障的滤过率大幅度升高，其中 BDNP 的生物活性还可以保存完好，改善了外周给药后 BDNF 的生物效应及疗效。还有研究表明，对缺血缺氧损伤后脑组织进行注射 BDNF 对海马和皮质有着积极的作用，但剂量升高则保护作用会降低。

脑源性神经营养因子在小鼠肠神经 - 平滑肌重构中的作用及其对肠动力的影响：

研究证实，BDNF 大量表达于肠神经元和肠黏膜。

BDNF 在肠道各层亦有大量表达，包括肠神经系统、肠黏膜上皮和肠肌层，其在肠道的表达量甚至超过在脑中的表达量。以往研究主要侧重于肠道感染方面。BDNF 可以加快健康成人或外周神经病变患者的肠道排空，增加排便频率。

肠道动力的产生是通过 ENS（肠神经系统）直接影响肠道平滑肌的功能。

BDNF+/- 小鼠的肠神经、神经 - 平滑肌接头及平滑肌存在退行性变，以及其减弱的肠道动力，推测 BDNF+/- 小鼠可作为一种便秘动物模型。

五、锌与 BDNF、抑郁症

抑郁症是由各种原因引起的，以心情低落为主要特征的一组心境障碍或情感障碍综合征。

病因：①神经递质学说：神经递质学说认为脑内神经递质在突触间的浓度相对或绝对不足，导致整体精神活动和心理功能的全面性低下状态。其中中枢去甲肾上腺素（NE）、5- 羟色胺（5-HT）、多巴胺（DA）等单胺类神经递质的含量过低及其受体功能低下被认为是引起抑郁症的主要原因。②细胞因子学说：外周细胞因子通过信号传导进入脑内与中枢产生的细胞因子共同作用于下丘脑－垂体－肾上腺轴和 5- 羟色胺系统，从而导致抑郁症。③信号通路学说：CAMP（环磷酸腺苷）是细胞内最重要的第二信使之一，而抑郁模型大鼠的腺苷酸环化酶 AC 活力降低，会导致 CAMP 含量下降，进一步降低了脑内 CREB（环磷酸腺苷反应元件结合蛋白）和 BDNF（脑源性神经营养因子）这两个转录因子的表达。④锌缺乏学说。1955 年首次发现在哺乳动物的海马和脑皮质中高度富含 Zn^{2+}。多数研究发现血清锌水平在抑郁症患者中是降低的。

六、锌影响神经递质的传递

锌缺乏导致免疫细胞功能低下，免疫应答都需要锌参与。

锌与信号通路，CREB 是细胞内与抑郁相关的几个信号转导通路中的一个交汇点，在中枢神经系统中起着关键作用，可促进神经细胞的存活、再生、分化等。抗抑郁药物能激活 cAMP 依赖性 PKA 活性，增加海马细胞内 CREB MRNA、CREB 蛋白和 CREB/CRE 结合。

BDNF 是脑组织中含量最丰富的神经营养因子，有研究表明抑郁患者的血清 BDNF 水平较正常人显著下降，血清 BDNF 水平能够间接反应脑内 BDNF 水平，而抗抑郁药疗法能够增加海马（和皮质）BDNF MRNA 水平，Nowak 等研究发现，2 周的锌的治疗提高了大鼠大脑皮质 BDNF MRNA 水平。也有些未发表的数据表明予以低剂量的锌治疗 1 周提高了大鼠海马的 BDNF MRNA 水平。

西酞普兰是一种选择性 5- 羟色胺再吸收抑制剂，被广泛用于重型抑郁障碍的治疗，常被推荐为抗抑郁的一线用药。而有趣的是研究发现在无效剂量的丙咪嗪或者西酞普兰中加入极低剂量的锌离子提高了丙咪嗪或者西酞普兰的抗抑郁的效果。

第三十七节　锌与抑郁症研究

微量元素锌是哺乳动物神经和免疫系统中的重要调节剂。研究发现复发性抑郁症和重度性抑郁症与低的血清锌水平有关，而经过有效的抗抑郁治疗后，血清锌的水平会被提高。锌缺乏也会引起人类抑郁和焦虑样的行为，反之补充锌治疗后抑郁症症状又有所好转，这种锌缺乏与抑郁症的相关性在临床研究和动物模型中都已经被证明了，这表明锌可能具有抗抑郁作用。

一、抑郁症的发病机制

抑郁症是由各种原因引起的，以心情低落为主要特征的一组心境障碍或情感障碍综合征，是世界上最易致残的情感障碍性精神疾病之一。又因其高发病率和高病死率受到神经、精神科医师的高度重视。仅在中国，就有超过 2600 万人患有抑郁症，其带给中国的总经济负担达到 622 亿人民币。抑郁症在世界致残疾病中排名第四，随着社会的发展，社会压力的增加，抑郁症的发病率呈逐年上升趋势。

抑郁症病因和发病机制复杂，至今仍未完全阐明。目前认为抑郁症的发病机制主要与下列因素有关：①神经递质学说：神经递质学说认为脑内神经递质在突触间的浓度相对或绝对不足，导致整体精神活动和心理功能的全面性低下状态。其中中枢去甲肾上腺素（NE）、5- 羟色胺（5-HT）、多巴胺（DA）等单胺类神经递质的含量过低及其受体功能低下被认为是引起抑郁症的主要原因。②细胞因子学说：抑郁症是由免疫细胞活化后所分泌的细胞因子导致的，细胞因子尤其是白细胞介素在抑郁症的病因和病理过程中有重要作用。外周细胞因子通过信号传导进入脑内与中枢产生的细胞因子共同作用于下丘脑 - 垂体 - 肾上腺轴和 5- 羟色胺系统，从而导致抑郁症。③信号通路学说，cAMP（环磷酸腺苷）是细胞内最重要的第二信使之一，而抑郁模型大鼠的腺苷酸环化酶 AC 活力降低，会导致 cAMP 含量下降，进一步降低了脑内 CREB（环磷酸腺苷反应元件结合蛋白）和 BDNF（脑源性神经营养因子）这两个转录因子的表达，而经典的抗抑郁剂可以提升上述物质的含量并逆转抑郁症状。④锌缺乏学说：Litter 等研究证实抑郁症患者血清锌降低，Nowak 等指出锌水平升高可产生一个抗抑郁药样的效应。补锌治疗后能够明显逆转抑郁症状和增加海马区域的神经发生。⑤其他因素：有研究发现抑郁症患者存在色氨酸羟化酶（TPH）基因、5-HT 转运体（5-HTT）基因、单胺氧化酶（MAO）基因、儿茶酚胺氧位甲基转移酶（COMT）基因等基因方面异常，表明抑郁症患者可能存在遗传方面的缺陷。另外社会环境、经济、教育、个人性格及生活方式等方面的变化都会促发抑郁症，一些严重的躯体疾病，如脑卒中、心脏病等也能引发抑郁症。

二、锌与抑郁症的实验室及临床研究

锌是一种人体必需的微量元素，人体中所有器官中也都含有锌，它以 Zn^{2+} 的形式存在，1955 年首次发现在哺乳动物的海马和大脑皮质中高度富含 Zn^{2+}，所以说锌离子对脑部的成熟和功能来说是必须的，脑部锌离子水平的失调多见于像抑郁症这样的精神和神经系统的疾病中。研究表明人体中锌的含量对免疫、内分泌变化及某些神经递质有较大的影响，而抑郁症的发生、发展往往伴有这些因素的改变。多数研究发现血清锌水平在抑郁症患者中是降低的。Maes 发现与没有患抑郁症的受试者相比患重性抑郁症者显示出更低的血清锌水平，患有轻度抑郁的患者表现出轻度的锌水平，并且单相性抑郁症不仅仅与更低的血清锌水平相关，而且抑郁症的严重性与血清锌水平成正比，这表明血清锌是抑郁症的一个敏感且特异的标志。

1. 锌与神经递质　锌与神经递质的合成密切相关，锌浓度的增高或降低均可影响氨基酸神经递质的传递，包括 5- 羟色胺、去甲肾上腺素以及多巴胺等。这是因为锌能影响膜结构的稳定性及其功能，抑制肥大细胞脱颗粒及血小板释放 5-HT，还抑制 ATP 酶的功能。缺锌时膜上受体的结构、数量、敏感性、对递质分泌及回吸收功能可发生障碍，随之可引起单胺功能紊乱，影响神经递质的传递。

2. 锌与细胞因子及免疫　锌参与机体中 300 多种酶的催化和合成，血清锌降低使机体多种酶的活性降低，进而影响机体的免疫功能。锌缺乏还可导致免疫细胞（单核细胞和巨噬细胞）的功能下降，淋巴细胞有丝分裂原的应答反应减弱，T 细胞减少且活性下降，有功能活性的白细胞的生成和释放减少，并短暂地损伤 B 淋巴细胞，进而影响机体的免疫应答。可以说几乎所有的免疫应答的正常进行都需要锌的参与，锌不但影响着机体后天获得性免疫的各个方面，还参与了上百种基因的表达，影响着机体的先天免疫，而抑郁症患者存在细胞因子介导的免疫功能的异常。

3. 锌与信号通路　cAMP 通路系统是研究最早，最为深入的抗抑郁药信号转导通路。此通路反应的大致过程为：AC 活化—催化 ATP 生成第二信使 cAMP—PKA 激活—CREB 磷酸化—调节基因转录—发挥生物学效应。CREB 是细胞内与抑郁相关的几个信号转导通路中的一个交汇点，在中枢神经系统中起着关键作用，可促进神经细胞的存活、再生、分化等。抗抑郁药物能激活 cAMP 依赖性 PKA 活性，增加海马细胞内 CREB mRNA，CREB 蛋白和 CREB/CRE 结合。有学者提出磷酸化的 CREB 可能是抗抑郁治疗显效的生物学标记。

先前有研究表明锌调节着很多锌指转录因子的活动，像 MTF-1、CREB、CBP 等。细胞内锌的缺乏会减少 CREB 的表达和活力，而外源性的锌的补充能够恢复神经细胞和其他细胞系统中 CREB 的表达和活力。

BDNF 是脑组织中含量最丰富的神经营养因子，对神经细胞有保护、促进存活及损伤后再生的作用，被认为是神经修复中有着重要影响的细胞因子。CREB 磷酸化后要通过调节其下游通路的 BDNF 等基因表达，完成神经细胞生化反应。在研究表明抑郁患者的血清 BDNF 水平较正常人显著下降，血清 BDNF 水平能够间接反应脑内 BDNF 水平面抗抑郁药疗法能够增加海马（和皮质）BDNF mRNA 水平，Nowak 等研究发现，2 周的锌的治疗提高了大鼠大脑皮质 BDNF mRNA 水平。也有些未发表的数据表明予以低剂量的锌治疗 1 周提高了大鼠海马的 BDNF mRNA 水平。这些都表明锌同临床上的抗抑郁治疗一样能够增加大脑皮质 / 海马的基因表达。

4. 锌与抗抑郁药　在导致抑郁症患病率增加的原因中，锌缺乏是一个可逆的原因。有报道指出全世界超过 25% 的人口都处于锌缺乏的危险当中，有研究表明，抗抑郁药能升高血清锌的水平，因而改善抑郁症状。长期使用非选择性的三环类抗抑郁药丙咪嗪治疗，明显减少了海马 p21 mRNA 和蛋白水平，并且抑郁症患者在给予一段时间的丙咪嗪治疗后血清锌水平有了逐步的提高。

西酞普兰是一种选择性 5- 羟色胺再吸收抑制剂，被广泛地用于重型抑郁障碍的治疗，常被推荐为抗抑郁的一线用药。而有趣的是研究发现在无效剂量的丙咪嗪或者西酞普兰中加入极低剂量的锌离子提高了丙咪嗪或者西酞普兰的抗抑郁的效果，所以说锌具有潜在的抗抑郁治疗的价值。

中药治疗抑郁症历史悠久，许多中药及复方在治疗抑郁症时取得了良好效果。含锌中药如当归、川芎、白芍、茯苓、郁金、合欢皮、甘草、柴胡、黄芪、石菖蒲、赤芍等都被证实是有效的抗抑郁中药，而研究证实抗抑郁有效的复方如逍遥散、柴胡疏肝散、柴胡温胆汤等都或多或少含有这些含锌中药。李清亚等在对 86 名老年抑郁患者治疗中发现，服用西酞普兰加服自治中药解郁汤（含锌中药川芎 12g，当归 10g，丹参 10g，香附 20g，合欢皮 10g 等）的患者疗效明显优于单独服用西酞普兰的患者。既往也有多次研究证实在应用西药的基础上，加用单味中药及复方加减治疗，其疗效均高于单用西药。

研究结果显示锌和抑郁症发病机制具有相关性，且锌具有抗抑郁剂样和增强抗抑郁剂疗效的作用，在未来的抑郁症药物治疗的研发方面，可以研发出复方制剂，即抗抑郁剂加锌的复方制剂；在抑郁症的治疗方面，可以用中西医结合的方法，在西药治疗的基础上，加用含锌中药及复方，这样可以减少抗抑郁剂的剂量，进而减少患者的经济负担，且可以减少抗抑郁剂的药物不良反应：如抗胆碱能样作用、糖脂代谢障碍、体质量增加、性功能障碍等。

第三十八节　锌与 cAMP/PKA–CREB–BDNF 信号通路在抑郁症发病机制中的相关性研究

抑郁症是由各种原因引起的以抑郁为主要临床表现的心境障碍或情感障碍。迄今抑郁症尚缺乏有效的治疗方法。有研究证实血清锌与抑郁症有密切关系，大多数抑郁症患者血清锌水平降低。影响抑郁症发病机制的信号转导通路主要有三条：环磷酸腺苷（cAMP）通路、钙调蛋白激酶（CaMK）通路、丝裂原活化蛋白激酶（MAPK）通路，其中 cAMP 信号通路是研究得最早、最为深入的信号转导通路，它在情绪调节中起重要作用。同时，锌离子稳态的变化会使 cAMP/PKA–CREB–BDNF 信号通路中多种信号分子表达异常，从而导致抑郁症等其他神经系统功能障碍。

一、锌与抑郁症的关系概述

锌分布于人体所有的组织与器官，在大脑内含量最多，尤其是海马与大脑皮质，它是维持脑功能所必需的微量元素之一。脑内锌浓度偏高或降低会影响人的思维及行动，如厌食、焦躁、认知障碍以及一些精神性疾病。研究发现重度抑郁症患者血清锌的水平降低，经有效的抗抑郁治疗后血清锌的水平有所提高。这种锌缺乏与抑郁症的相关性在动物模型和临床研究中都已得到证明。Litter 等研究发现抑郁症患者伴随血清锌的减少。Maes 等发现重度抑郁症患者与没有患抑郁症的受试者相比显示出较低的血清锌水平，而轻度抑郁的患者表现出轻度的锌水平降低。此后，越来越多的学者开始研究血清锌与抑郁症的关系。

Nowak 等研究证实在抑郁症发作期患者血清锌明显减少，中度抑郁症患者血清锌的浓度介于重度和轻度抑郁症患者之间，推测血清锌水平下降的程度与抑郁症的严重程度呈正相关。随后，Blier 等研究表明，抑郁症患者食欲差进食少，血清锌长时间处于较低水平，同时重度抑郁症患者血清锌浓度明显降低，推断出抑郁症患者血清锌浓度较低可能继发于抑郁症。Siwek 等指出血清锌的改变可作为抑郁症的一个敏感且特异的标志。然而，认为抑郁症等复杂的精神疾病仅由微量元素的水平降低而导致的是不完整的，因为其他一些因素如遗传因素、环境因素、营养因素等都是不可或缺的。

二、cAMP/PKA–CREB–BDNF 信号分子与抑郁的关系

影响抑郁症发病机制的信号转导通路中，cAMP 信号转导通路是研究最早且最深入的，它在情绪调节中起重要作用。cAMP 信号转导通路的级联反应过程为：腺苷酸环化酶（AC）活化—催化三磷酸腺苷（ATP）生成第二信使 cAMP—蛋白激酶 A（PKA）激活—环磷腺苷反应元件结合蛋白（CREB）磷酸化→脑源性神经营养因子（BDNF）表达 / 调节基因转录—发挥生物学效应。

1. cAMP/PKA 信号对抑郁症的影响　环磷酸腺苷（cAMP）是细胞内重要的第二信使，可介导多种细胞内激素、神经递质及其他信号分子。腺苷酸环化酶（AC）是 G 蛋白偶联信号转导途径中一个重要的酶，它能够将三磷酸腺苷（ATP）转化为第二信使 cAMP，cAMP 再激活蛋白激酶 A（PKA），PKA 能将许多蛋白磷酸化，包括转录因子、离子通道、细胞骨架元件和酶，其中一个磷酸化转录因子是 CREB。

在正常生理状态下，cAMP 由 ATP 经 AC 的催化生成，主要被Ⅳ型磷酸二酯酶（PDE4）降解，AC 和 PDE4 两者的功能状态共同维持着神经细胞中 cAMP 水平的稳定。

Dwived 等证实自杀死亡的抑郁症患者前额叶皮层中 cAMP 和 PKA 活性均降低，被 cAMP 或 PKA 激活的神经保护和突触可塑性分子 Rap-1 表达也下降；该学者在获得性无助抑郁症大鼠模型中观察到，大鼠脑内海马和皮质中的 cAMP 和 PKA 活性均降低，且大鼠逃避失败的行为改变与之有关。Shelton 等研究抑郁症患者外周血及尸检脑组织标本发现，抑郁症患者 PKA 活性降低，在特殊的临床表型尤其是重度抑郁症和自杀患者中，PKA 活性特别低。许多研究表示，cAMP 信号转导通路通过神经细胞内 PKA 在抗抑郁治疗中发挥重要作用。抗抑郁药如洛利普兰能激活 AC–cAMP/PKA 通路，在大鼠和小鼠的多种行为中

检测到其抗抑郁的活性。使用抗抑郁药治疗抑郁症能使受体后细胞中 cAMP 通路上调，长期使用抗抑郁药治疗 AC 有所增加，进而激活 cAMP 依赖性 PKA 活性。研究结果显示抑郁症患者的 cAMP 信号通路功能下调，对其进行抗抑郁治疗能够上调 cAMP 通路的功能。因此 cAMP 及调节 cAMP 浓度的 AC 和 cAMP 调节细胞作用的媒介 PKA 在 cAMP 信号通路中起着至关重要的作用。

2. CREB 在抑郁症中表达的变化　环磷酸腺苷反应元件结合蛋白（CREB）是胞内与抑郁症相关信号转导通路中的一个交汇点，能够调节多种神经系统功能，对胞内生化过程有重要的影响，在中枢神经系统中起关键作用。有证据表明 CREB 参与了心境障碍的发病过程，特别是抑郁症，CREB 被认为是抑郁症的易感基因之二。有学者尸检研究发现，抑郁症患者大脑颞叶 CREB 表达下降，使用抗抑郁药能够逆转这一过程。Yuan 等对重度抑郁患者尸脑额叶皮质研究显示其 CREB 蛋白水平明显低于正常对照组。

CREB 的调节转录功能还受到其自身磷酸化 CREB（P-CREB）的调节，P-CREB 可调节促细胞生长、增殖、存活和神经可塑性的基因表达，精神科医生一直希望通过简单的血液检测就能找出抗抑郁症治疗显效的生物学标记物。Koch 等学者测定抑郁症患者在抗抑郁症治疗前后 1 周的 P-CREB，发现治疗有效者 P-CREB 显著增加，提出 P-CREB 能是抗抑郁症治疗显效的分子标志物。Nakagawa 等在研究抑郁症的发病机制时发现，抑郁症下调了 cAMP-CREB 系统功能，减少了 CREB 及磷酸化 CREB（P-CREB）的表达，从而减少了脑源性神经生长因子 BDNF 及其受体酪氨酸激酶 B（TrkB）的表达。许多学者在研究慢性应激的大鼠模型中也都检测到脑中多个部位的 CREB 蛋白含量及磷酸化 CREB 水平较正常对照组有明显下降。

CREB 基因构成较复杂，作用重大，基因扫描研究发现 CREB1 基因可能与抑郁症存在着连锁关系。还有研究显示，6265BDNF—rs6265 等位基因与大脑思维活动有密切关系，可通过大脑的思维活动与当前抑郁程度联系在一起。以上研究提示，抑郁症患者的 CREB 蛋白表达和功能下降，增加 CREB 表达水平有抗抑郁作用，因此，研究 CREB 调节与抑郁症的关系对阐明抑郁症发病机制有重要意义。

3. BDNF 与抑郁症　脑源性神经营养因子（BDNF）广泛分布于中枢神经系统及周围神经系统，尤其在海马中的表达水平最高。经典的理论认为，BDNF 可以促进神经元的分化，维持神经元的生长，修复神经元的损伤，即 BDNF 可调节神经系统的生长、发育、分化、成熟以及再生。近来，有许多学者发现 BDNF 参与抑郁症的发病及治疗过程。如 Yulug 等认为人类的抑郁障碍与脑部 BDNF 的表达水平降低及功能状况下调有关。Lang 等对 118 名抑郁症患者研究发现，BDNF 表达水平的降低与抑郁症的发病风险呈正相关。Shimizu 等研究发现，抗抑郁治疗可提高抑郁症患者血清 BDNF 表达水平。Shimizu 研究 24 名抑郁症患者血浆 BDNF 的表达水平，发现其明显低于对照组，经过 6 周的抗抑郁药物治疗，抑郁症患者血浆 BDNF 水平较基础水平有所升高。临床资料也有证据显示，抑郁症患者血清中的 BDNF 明显降低，且 BDNF 降低的水平与抑郁的严重程度有关，在进行抗抑郁治疗后

BDNF 有所增高。

有学者对 BDNF 编码区基因多态性 Val66Met 研究发现，该多态性与人群抑郁症有显著关联。Hwang 等对 110 例老年抑郁症患者研究发现，抑郁症患者的 M et 等位基因频率显著高于对照组，Val66Met 基因型分布较对照组有显著差异；由此可以看出，BDNF Val66Met 多态性可增加抑郁症的患病风险。以上研究提示 BDNF 基因可能与抑郁症的病因有关，BDNF 可能是调控抑郁症的一个重要因子，但具体作用机制尚待明确。

4. 锌缺乏和 cAMP/PKA-CREB-BDNF 信号分子对抑郁的作用 在导致抑郁症患病率增加的原因中，锌缺乏是一个可逆因素。Siwek 等研究表明锌稳态的改变使患者产生情绪障碍，特别是抑郁症状。有报道指出，全世界超过四分之一的人口都处于锌缺乏的危险当中。锌缺乏在老年人中最为常见，它与抑郁症、氧化应激、免疫功能紊乱及心血管疾病都有着密切的联系。人体中的锌以锌离子（Zn^{2+}）为中心存在于多种酶或金属蛋白中，直接参与基因的表达与调控，影响和调节机体的生长发育。目前已有研究证实，锌缺乏可使大鼠海马和皮质中 cAMP 水平显著增加，使 PKA 活性显著降低，通过进一步研究证实 cAMP 浓度的过量增加可使 PKA 活性下降，锌缺乏还会使大鼠海马和皮质中 CREB mRNA 的表达水平显著下降，进而影响 BDNF 的转录其原因可能是缺锌影响许多含锌酶的活性，进而影响包括 CREB 在内的多种转录因子的活性。

大量研究表明，cAMP/PKA-CREB-BDNF 信号转导通路参与了抑郁症等神经系统疾病所导致的认知功能障碍。在 cAMP/PKA-CREB-BDNF 信号通路中，G 蛋白耦联受体可以与多种神经递质结合，活化导致 AC 的活性升高，继而通过升高 cAMP 的水平从而激活 PKA，活化的 PKA 使 CREB 磷酸化，进而调节转录因子活性，介导细胞对外界刺激的反应。抑郁症患者其 cAMP/PKA-CREB-BDNF 信号通路功能下调，抗抑郁治疗一段时间后细胞内的 cAMP/PKA-CREB-BDNF 信号通路功能上调。

以上提示，锌离子缺乏使 CAMP 浓度增加，PKA 活性降低，从而影响 cAMP/PKA-CREB-BDNF 信号通路中 CREB 的激活和 BDNF 的表达。因此有理由推测，锌离子稳态的变化会使 cAMP/PKA-CREB-BDNF 信号通路中多种信号分子表达异常，从而导致抑郁症以及其他一些神经系统功能的障碍。

迄今已证实锌与抑郁有着密切的联系，缺锌可通过 cAMP/PKA-CREB-BDNF 信号通路影响神经系统的功能从而导致抑郁症的发生，然而缺锌是否影响神经系统中的其他信号通路以及其相关机制有待进一步的研究。cAMP/PKA-CREB-BDNF 信号通路在中枢神经系统中起着关键作用，但是单纯地了解一个信号通路对于抑郁症的发病机制是远远不够的，应该积极寻找其他有效参与抑郁症发病机制的多条信号通路并探索各个通路之间存在的交叉联系及相互作用关系。相信开展抑郁症的微量元素和信号通路研究，能够为改善神经系统疾病所导致的功能障碍提供新思路。

第三十九节　Nesfatin-1 与肥胖研究

Nesfatin-1 是近年发现的一种新型神经肽，早期实验证实，中枢脑室或部分核团注射 nesfatin-1 可显著减少摄食量，外周静脉注射也能够轻度抑制摄食，目前，研究仅发现 nesfatin-1 的作用是瘦素非依赖性的，提示其可能直接传递信号，刺激神经元放电或胃肠道平滑肌舒缩，且肥胖时瘦素抵抗现象非常普遍。

Nesfatin-1 在肥胖治疗中的作用

脑内直接摄食抑制作用脑内注射实验显示，nesfatin-1 可直接刺激中枢神经系统抑制摄食。最早研究发现，通过第四脑室注射 nesfatin-1 能够呈剂量依赖性地降低大鼠夜间进食量，后续在小鼠、大鼠和金鱼的脑室或下丘脑室旁核、下丘脑外侧区、背侧迷走复合体等核团中注射 nesfatin-1 都可明显减少进食量。

药物代谢动力学研究探讨 nesfatin-1 抑制摄食的时效特点发现，侧脑室注射 nesfatin-1 对大鼠夜间摄食量的抑制作用具有延迟启动的特性，在注射后第 3 小时其抑制作用方可达到最大功效，摄食量减少约 87%，持续时间较长（6~48h）。

Nesfatin-1 在小鼠体内也如此，脑室内注射约 2h 后发挥最大作用，药效持续 48h。但在大鼠第三脑室、第四脑室或小脑延髓池注射 nesfatin-1 后，其抑制摄食作用在给药后 1h 内就可观察到，提示 nesfatin-1 在前脑和后脑有不同的下游作用通路，进一步通过摄食自动监控系统分析 nesfatin-1 抑制摄食的作用方式，结果发现，nesfatin-1 快速注射入小鼠脑室内后减少其夜间摄食的原因，包括每餐摄食量的减少（提示饱食感增加）和就餐频率的降低，以及就餐间隔延长（饱食感已经提高的指标），实验还发现，nesfatin-1 蛋白 30~59 氨基酸之间的片段是其活性的关键区域，将此段多肽注射入大鼠脑室后也可降低其摄食量，主要原因是增加就餐间隔，但并不影响每餐进食量，以上不同结果也许与大鼠和小鼠间种属差异有关，也许与蛋白全长和片段与不同的受体/受体区域结合而引发不同的下游信号通路有关，从而激活产生不同的作用通路间接摄食抑制作用。最初发现 nesfatin-1 摄食抑制作用为非瘦素依赖性，然而，有实验发现应用腺病毒载体编码的 shRNA 抑制下丘脑室旁核中 NUCB2 mRNA 表达后，外周和中枢注射瘦素均不能抑制小鼠摄食，说明瘦素信号有可能反过来依赖 NUCB2/nesfatin-1 发挥作用。类似于常见的肽类激素，NUCB2/nesfatin-1 也可通过影响其他中枢神经递质表达和功能而发挥摄食抑制作用，如减少神经肽 Y、促甲状腺激素释放激素等的表达和信号传递，增加促皮质素释放因子 2、缩宫素、α-黑色素细胞刺激素和 5-羟色胺等神经元活性和表达。

外周肥胖治疗作用 Nesfatin-1 在外周对摄食和体重的调控作用。禁食后外周血液循环中 NUCB2/nesfatin-1 的浓度降低，重新摄食后恢复，提示 nesfatin-1 参与摄食和体重的调控。

静脉注射 nesfatin-130-59（功能核心部分）或高剂量 nesfatin-1 均降低夜间摄食量，外周连日注射 nesfatin-1 后大鼠摄食抑制现象逐渐加重，体重明显减轻，Nesfatin-1 激活体外原代培养的结状神经节细胞，引起 Ca^{2+} 内流，推测大脑和肠道间的信号通路通过迷走神经发挥作用。还有实验发现，经脑室注射高剂量 nesfatin-1 后金鱼摄食被强烈抑制，而外周注射引起的摄食抑制却很弱，因此，在外周 NUCB2/nesfatin-1 所发挥的抑制摄食的作用可能不是其唯一或主要的功能。

第四十节 血清 C 反应蛋白水平与抑郁症患者病情严重程度的关系研究

很多研究表明抑郁症和炎症有关联，而 C 反应蛋白（CRP）作为一种炎症标志物，与抑郁症有一定相关性，近期有文献报道情感障碍患者症状严重程度与 CRP 水平有关。

研究方法：患者组为 2016 年 1 月至 2017 年 1 月情感障碍病房住院患者 159 例；均符合抑郁症诊断标准，对照组为同期在本院进行健康体检者 159 名，排除可识别感染性疾病、自身免疫学疾病。血清 CRP 水平测定，抑郁程度评估结果：①患者组血清 CRP 水平为（3.4±3.2）mg/L，HAMD 评分为（30.60±3.41）；对照组 CRP 水平为（1.2±0.3）mg/L，HAMD 评分为（21.6±2.65）。②血清 CRP 水平与 HAMD 评分的相关性分析呈正相关。③血清 CRP 水平与 HAMD 中各维度评分分析显示，血清 CRP 水平与患者 HAMD 中焦虑/躯体化、绝望感和阻滞这 3 个维度评分呈正相关；女性患者中，血清 CRP 水平与焦虑/躯体化、绝望感、阻滞、认知障碍 4 个维度评分呈正相关。

关于促炎免疫反应在抑郁症发生、发展作用的研究文献近些年已有较多报道。在抑郁症患者机体的免疫应答系统被激活，导致各种炎症因子水平升高，比如 CRP、白细胞介素（IL）-6、IL-17 等；有文献报道 CRP 与抑郁症发生发展之间存在关联。但这些炎症因子与抑郁症之间的内在机制尚不完全清楚。有文献报道机体内的免疫炎症反应可能与抑郁症的发生有关。研究发现患者血液和脑脊液中促炎因子，如肿瘤坏死因子 -α、IL-6 和 CRP 水平升高。一方面促炎因子可诱导吲哚胺 2，3 双加氧酶（IDO）将 5- 羟色胺的前体色氨酸分解为酪氨酸，色氨酸的分解导致 5- 羟色胺合成减少，这与抑郁症的病因直接相关。另一方面促炎因子可能通过影响糖皮质激素受体功能引发下丘脑 - 垂体 - 肾上腺皮质轴（HPA）的过度活跃，导致免疫激活。炎性细胞因子通过激活 MAPK 途径，增加了 5- 羟色胺、去甲肾上腺素和多巴胺再摄取泵（转运体）的表达和功能。而 CRP 作为经典的炎症因子，其升高可以反应机体的炎症水平。有关抑郁症状的文献研究发现，高 CRP 水平者抑郁症状更严重，同样针对抑郁障碍的文献中也发现，随着抑郁症状的加重，CRP 水平也会增加。这与本研究结果相同，即 CRP 水平的升高与抑郁症的严重程度有一定的相关性。进一步发现女性抑郁症患者与 CRP 的相关性更具显著性，并且在个别抑郁症状（焦虑／躯体化、认知障碍、阻滞和绝望感）中更具显著性，这种现象的具体原因目前尚不明确。有文献认为也许可以用性激素的差异效应来解释。但未有明确的定论。

CRP 不仅能反映抑郁症患者的炎症反应水平，近些年来还被认为有指导用药的意义。Ufer 等研究发现 CRP 的升高可以作为抗抑郁药物治疗反应的预测因子，CRP<1mg/L 的抑郁症患者对选择性 5- 羟色胺再摄取抑制剂（SSRI）的反应更好，而 CRP>1mg/L 的抑郁症患者对三环抗抑郁药（TCA）的反应更好，Freeman 等研究证明 CRP 水平与抑郁症复发相关（比值比 OR = 1.92 ： 95% CI：1.43~2.55；$P<0.0001$）；表明炎症是复发的风险因素。未来还需要更多基础性的炎症反应与抑郁症的前瞻性研究。

研究还发现抑郁组的 BMI 指数与无职业率均高于对照组，考虑与抑郁症状导致活动意愿下降及抗抑郁药的不良反应有关，并且社会功能的减弱使抑郁患者更难胜任一些社会工作，故无业率较高。

综上所述，血清 CRP 水平与抑郁症的严重程度具有一定相关性，并且在女性患者中更为显著。另外 CRP 水平与抑郁症症状中的焦虑／躯体化、认知障碍、阻滞和绝望感也有相关性，同样女性患者更为显著。因此，在治疗疾病期间，可以定期监测患者特别是女性患者 CRP 水平，以辅助判断患者病情严重程度，观察症状及病情变化。

第四十一节　肠道味觉信号与消化系统疾病

在发现胃肠道存在味觉受体及相关信号分子之前，人们对它的理解局限在食物的消化吸收功能，随着舌味蕾中营养敏感机制的研究进展，出现了许多关于肠道化学感受细胞的相关研究。肠道化学感受机制与其消化吸收功能密切相关，对肠道味觉信号的研究有助于揭示肠道消化吸收功能的调节过程。

一、肠道味觉信号及其传导机制

一般把味觉分为酸、甜、苦、咸、鲜 5 种基本的生理感觉。舌味蕾是哺乳动物中味觉感受器，内含味觉受体细胞，味觉受体细胞直接与味质接触感受特定味道，并与神经纤维突触连接传导味觉信号。

舌味觉受体细胞对 5 种不同味质的响应机制并不相同，咸和酸的刺激通过特殊化学门控通道，甜味涉及受体、G 蛋白和第 2 信使系统，苦味和鲜味则由于物质结构不同可能存

在多种传导机制。

目前发现肠道内存在苦、甜、鲜味觉受体及相关味觉信号分子，酸、咸味受体及其传导机制还有待发现。2000 年研究人员克隆出了味觉受体第 2 家族（T2Rs），它存在于舌味觉受体细胞，能够被苦味物质激活，属于 G 蛋白偶联受体（GPCRs）超家族。

研究表明，肠道内存在味觉受体细胞，通过味觉信号转导和信息传递感受肠道内容物。研究人员发现肠道味觉受体细胞分布于肠黏膜上皮细胞内（K、L 型内分泌细胞），它表达与调节胃肠道和摄食行为相关的味觉受体及信号分子。Lindemann 的研究表明支持 GPCRs 超家族成员作为肠腔内容物的传感器，接受刺激后，通过 G 蛋白信号级联的启动功能反应，虽然肠味觉信号传导机制暂未研究清楚，但是相关研究证实了一些信号转导途径的存在，如用苯酸草胺酰胺（DB）刺激小肠内分泌细胞系（STC-1 细胞）可引起 Ca^{2+} 升高，在其他肠内分泌细胞中也存在相同的现象。研究发现酸、甜、苦、咸、鲜食味剂可诱导 STC-1 细胞胆囊收缩素（CCK）和胰高血糖素样肽 1（GLP-1）释放，但可被钙离子拮抗剂所阻断，导致所有食味剂诱导激素的释放完全丧失，因而认为不同食味剂诱导的 CCK 和 GLP-1 的释放是由细胞外 Ca^{2+} 流入细胞介导的。胃肠上皮细胞表达相关味觉受体及信号分子，为在口腔上皮中发现的味觉信号转导机制也在肠道中起作用的假说提供了有力的支持。于是设想 GPCRs 作为传感器发挥作用，以不同的腔内容物激活蛋白质，通过第 2 信使和离子通道导致胞内 Ca^{2+} 的增加，触发释放关键信号，这种信号级联负责协调对特定营养物或有害物质的适当反应，从而使肠道准备吸收它们或启动保护性应答。

一种方案显示通过 T2Rs 和 T1Rs 在开放性肠内分泌细胞顶端的味觉诱导信号转导与 PLCB2、TRPM5 和 L 型 VSCCs 结合使细胞内 Ca^{2+} 浓度升高。该第 2 信使结合二酰甘油（DAG）介导的蛋白激酶 C（PKC）和蛋白激酶 D（PKD）激活触发 GI 肽释放到基底外侧部分的细胞。胃肠激素以内分泌或旁分泌方式发挥生理效应作用。

二、肠道味觉信号分子及受体

1. 味觉信号分子 识别甜、鲜和苦味的感受器已被鉴定为 GPCRs 家族的味觉受体第 1 家族（T1Rs）和 T2Rs 味觉受体家族。T1Rs 家族由 3 个不同的成员组成，分别是 T1R1、T1R2、T1R3，它们通过异源二聚体来感受甜味（T1R2 和 T1R3）和鲜味（T1R1 和 T1R3），而 T2Rs 家族则包含了许多不同的 GPCRs。味觉受体与特定的味蛋白相互作用，味蛋白由 α、β、γ 3 个亚基组成。其中 Gagust 是一种味觉特异性信号蛋白，在甜、鲜和苦味中起显著的作用。研究人员在大鼠肠黏膜和胰管及人的胃肠黏膜中均观察到 Gagust，且 Gagust 与 T1R2 和 T1R3 在小鼠十二指肠中共表达，进一步支持该 G 蛋白在肠道味觉传导中的作用。Mazzoni 等在家养鸡胃肠道内发现 α-gustducin 和 α-transducin 蛋白亚基的表达，它们的免疫反应细胞与 GLP-1、胰腺多肽 YY（PYY）和 5- 羟色胺等共表达，且不同节段胃肠道表达分布存在差异。Gatran 是一种特异性 G 蛋白，在结构和功能上与 Gagust 相似。口服苦味受体激动剂可使小鼠血浆辛酰化胃饥饿素水平升高，敲除 Gagust 基因后使胃饥饿素水平升高作用显著降低，但并未完全消除，提示苦味受体激动剂灌胃后使血浆辛酰胃饥饿素升高部分通过 Gagust 介导，但也可能与 Gatran 有关。

2. 甜味觉受体　研究发现甜味受体 T1R2 和 T1R3 在啮齿动物和人肠道中表达。用葡萄糖或三氯蔗糖刺激可增加小鼠小肠 L 细胞分泌 GLP-1 和胰高血糖素样肽 2（GLP-2），这种作用可被古马林（甜味抑制剂）抵消。缺乏 T1R3 或 Gagust 的小鼠在含碳水化合物的食物进入小肠后，不能增加肠中钠依赖葡萄糖转运蛋白（SGLT1）的表达，这些动物摄取糖后钠依赖葡萄糖的转运也受到损害。Mace 等发现往大鼠空肠灌注甜味配体可增加葡萄糖转运体 2（GLUT2）的表达，他们推测是由于上皮细胞表达的甜味受体与 Gagust 和 Gatran 共同激活所致。

樊冬梅等用厚朴、枳实、大黄等建造脾虚小鼠模型，与正常对照组小鼠相比，脾虚组 Gagust 表达下降，使用健脾方药能够增加脾虚小鼠 Gagust 的表达，认为健脾方药对 Gagust 有一定的调节作用。此外，一项临床试验证实了健脾方药可有效增加脾虚组功能性腹泻患者肠道甜味觉受体细胞（T1R1、T1R2、T1R3）及关键信号分子 α-gustducin mRNA 的表达。

3. 鲜味觉受体　Bezencon 等研究证实小鼠和肠道内存在鲜味受体（T1R1+T1R3）和相关信号分子的表达。STC-1 细胞表达鲜味受体，用鲜味配体激活这些受体可刺激瞬时受体势离子通道 M5（TRPM5）和细胞外调节蛋白激酶 1/2 活性，促进 GLP-1、PYY 释放。

4. 苦味觉受体　人类基因检测至今共发现 25 个 T2Rs 的基因，已知 hT2R38 是苯（基）硫脲（PTC）的受体，hT2R47 是 DB 的受体，在老鼠和人肠黏膜中检测到多种 T2Rs 转录本，发现 mT2R138 和 hT2R38 是苯（基）硫脲的受体，mT2R108 和 hT2R47 是 DB 的受体。胃肠道黏膜与腔内潜在有害物质接触后，T2Rs 发出警告信号，启动对药物、毒素和微生物的中和或排出反应，防止摄入潜在的有毒物质。在禁食状态下，给健康女志愿者的胃注入奎宁能够降低血清胃动素和胃饥饿素的水平，同时减少胃窦运动的波动，证实了苦味受体具有调节人类消化间运动靶点的潜力，Andreozzi 等往健康人十二指肠内注入奎宁，发现在不影响就餐时间和饱腹感强度的情况下显著减少试验餐中热量的摄入。然而，另外一项研究表明，联合应用多种味觉剂才能够降低食物摄取量和饥饿感。以上 2 个试验的研究人数较少，皆不足 20 例健康受试者。

T2R138 主要在小鼠十二指肠和远端结肠表达，高脂饮食可诱导十二指肠 T2R138 mRNA 水平显著升高。动物实验表明，高脂饮食可诱导小鼠体质量增加，使大肠内 T2R138 和 T2R16 的 mRNA 表达上调，显著增加肿瘤坏死因子 -α（TNF-α）的表达，同时使黏膜屏障功能标志物 occludin 下降。使用广谱抗生素治疗后，部分小鼠体质量下降，T2R138、T2R16 mRNA 水平下调，炎症和黏膜屏障标志物也恢复至正常水平，研究者认为 T2Rs 具有哨兵样作用，监测调节腔内稳态调节因子和高脂饮食引起的炎症相关的肠道微生物群变化。

　　酰基高丝氨酸内酯（AHL）是由革兰阴性菌天然产生的化合物。研究人员认为它们具有信号转导分子的作用。用 PTC、DB 或 AHL 刺激 STC-1 细胞可诱导 ERK 磷酸化，使用 hT2R38 拮抗剂后，显著降低 PTC 和 AHL 诱导的 ERK 激活，但不降低 DB 诱导的信号，支持 AHL 通过 hT2R38 诱导 ERK 磷酸化，因而认为细菌产物激活 T2Rs 可能启动炎症过程对这些病原体作出反应，脂肪酸味觉受体 G 蛋白精联受体 40（GPR40）是中长链脂肪酸胃肠道受体 Gagust、GPR40 和胃饥饿素在小鼠胃内共定位，敲除 α-gustducin 基因后，小鼠血浆辛酰化胃饥饿素水平仍随着辛酸的喂食而增加，表明 GPR40 和 Gagust 偶联不太可能在胃饥饿素活化中起主要作用。研究发现与正常微生物组小鼠相比，无菌小鼠舌头和肠道脂肪味觉感受器发生了改变，且更喜欢吃甜食，胃肠道中含有更多的甜味受体，提示微生物可以通过改变受体的表达或转导来影响食物的偏好。

三、肠道味觉信号与消化系统疾病

　　Campa 等采用标记法调查了所有与结肠癌风险相关的基因区域的共同遗传变异，探讨 T2R14 的遗传变异影响其结合苦毒化合物和启动清除外源性物质的能力。他们发现 T2 R14 基因多态性与患结肠癌风险没有统计学意义关联。在胰腺肿瘤发生过程中发现上皮中存在丛状细胞，它表达 TRPM5 和 α-gustducin 两种化学感受器级联的组成部分，切除 Gagust 后，发现这种缺失增加了胰腺相关肿瘤发生模型的侵袭性。由此推测丛状细胞可能利用化学感觉反应途径来重建胰管腺癌中的微环境。

　　Feng 等研究发现小鼠肠黏膜中存在 T1R3 和 gustducin。剔除 gustducin 基因（KO 小鼠）后，利用右旋糖百硫酸酯钠（DSS）诱导小鼠结肠炎模型，与野生型小鼠相比较，KO 小鼠白细胞浸润较多，体质量减轻、腹泻、肠道出血的症状均加重，结肠黏膜炎症、组织损伤更严重。表明味觉信号通路可能在调节肠道炎症中发挥作用。Feng 等利用 DSS 诱导炎症性肠病小鼠模型，还发现 KO 小鼠使 TNF-α 和 γ-干扰素的表达增加，使结肠中白细胞介素-13 和白细胞介素-5 的表达降低。Akiba 等用引哚美辛诱导小鼠肠道溃疡模型，发现利拉列汀可增加 GLP-2 浓度，促进溃疡愈合，呈治疗剂量依赖性的降低溃疡评分。此外，联合运用鲜味受体激动剂能够进一步加速溃疡愈合。提示二肽酰基肽酶 4 抑制和营养受体激活可以促进 GLP-2 的释放，有利于非甾体抗炎药肠病的治疗。

　　在 T1R3-/- 和 GLUT5-/- 小鼠中，由于十二指肠碳水化合物吸收不良，2 种基因型小鼠近端结肠扩张，这是由肠道微生物菌群发酵的结果，这种效应类似于在肠易激综合征患者中观察到的效应。樊冬梅等通过临床试验证实健脾方药可有效治疗功能性腹泻，增加肠道味觉受体细胞 T1R1、T1R2、T1R3 及关键信号分子 Gagust、TRPM5 蛋白的表达。味觉受体在肠道表达及其在消化和营养吸收中所起的作用为治疗儿童挑食、厌食症等功能性胃肠疾病提供了一种潜在的思路。一项临床研究表明，与健康者相比较，危重病患者 T1R2 和 SGLT1 的表达显著低于正常人，危重病患者肠道内缺乏 T1R2 和 SGLT1 会导致葡萄糖吸收不良，不利于病情恢复和改善临床结局。

四、小结

胃肠道不仅仅是消化吸收的器官，它们还是感觉器官，对来自腔内的营养和非营养化学物质稳态调节。这些肠肽在胃肠道味觉细胞中的分泌可能为开发治疗新药物提供新的途径。这是一个有广阔发展前景的领域，未来的研究应该重点关注肠道中营养物质的感知是如何被健康和疾病中的不同味觉受体精细调节，这有利于帮助发现新的药物靶点。

第三篇
功能性消化不良发病机制

第一节　功能性消化不良专家共识解读

2007 年，中华医学会消化病学分会胃肠动力学组制定了《中国消化不良的诊治指南（2007，大连）》，对消化不良，尤其是功能性消化不良（FD）在定义、流行病学、发病机制、诊断、治疗等多个方面进行了系统的阐述，在帮助临床医师深刻理解 FD，规范诊治 FD 方面发挥了重要作用。随着国内外对 FD 的不断深入研究，在 FD 发病机制方面有了更多更新的认识和相关循证医学证据。有鉴于此，中华医学会消化病学分会胃肠动力学组和中华医学会消化病学分会胃肠功能性疾病协作组于 2015 年制定了最新版的 FD 共识意见《中国 FD 专家共识意见（2015 年，上海）》。现结合国内外相关研究进展，对该共识意见中的病因和发病机制部分进行解读。

与疾病的诊断和治疗相比，部分临床医师对病因和发病机制的内容不够重视，这点在 FD 这类病因和发病机制尚不完全明确的功能性疾病上表现得尤为突出。实际上，明确 FD 病因和发病机制对指导临床诊治有重要价值。一方面，对病因和发病机制的深刻理解，有助于加深对 FD 的深层次认识；另一方面，不同患者、不同症状的发病机制各不相同，相似症状也可能源于不同的发病机制，明确 FD 的发病机制，有助于选择靶向针对相应机制的药物，指导个体化治疗。

一、明确多种因素在 FD 发病中的相互作用

与其他功能性胃肠病类似，目前 FD 的确切发病机制尚不清楚，但是普遍认为，FD 的发病是由多种因素共同参与介导的。这些因素包括胃十二指肠动力异常（以胃排空延迟和容受性舒张功能下降为主要表现）和内脏高敏感，胃内局部环境影响因素（胃酸和 Hp），脑肠轴异常（精神心理因素），以及其他受到广泛关注但尚未得到高质量支持证据的因素，如遗传、饮食、生活方式等。FD 的各种发病机制之间并不是完全独立的，而是相互影响、相互作用的。一般认为不同的病理生理学机制可能与 FD 的不同症状相关，但各种机制与特定症状之间的具体关系尚不十分明确。

二、强调胃十二指肠运动功能紊乱和内脏高敏感在 FD 发病中的核心地位

1. 胃十二指肠运动功能紊乱主要表现为胃排空延迟和胃容受性舒张功能下降

（1）胃排空延迟：已有多项研究探讨了 FD 患者的胃排空状态改变。一项纳入了 17 项研究包括 868 例 FD 患者的 Meta 分析结果显示，FD 患者的固体胃排空时间是健康对照者的 1.5 倍，在 FD 患者中约有 40% 存在胃排空延迟表现。国内类似研究较少，有文献报道 FD 患者中胃排空延迟的发生率为 31.8%，但是仅纳入了 22 例 FD 患者，证据等级较低。一般认为，胃排空延迟与 FD 的餐后饱胀、恶心、呕吐等症状相关。临床医师遇到以此类症状为主的 FD 患者时，应考虑患者存在胃排空延迟的可能，必要时可酌情考虑进行闪烁扫描术检查，详细评估患者的胃排空变化情况。

（2）胃容受性舒张：胃容受性舒张是指进食后胃底反射性扩张以容纳食物，以保证食物在胃内得到充分消化。胃容受性舒张功能是胃的重要生理功能，发生在餐后，由迷走神经介导，可以降低胃张力，增加胃顺应性，增加胃容量但不升高胃内压，有利于储存食物，促进消化。研究显示，FD 患者中有 40%~50% 存在胃容受性舒张功能下降。正常情况下，胃的容受性舒张使进餐后胃内压仅有轻度升高，人体没有不适感觉，当容受性舒张功能下降时，胃内压升高，患者可能会出现 FD 的相关症状。因此，容受性舒张功能受损可能主要与进食后的 FD 症状有关，如早饱等。国内一项研究将 40 例 FD 患者分为早饱与非早饱组，发现早饱组患者阈值饮水量和饱足饮水量显著低于健康对照者和非早饱 FD 患者，提示容受性舒张功能受损参与 FD 早饱症状的发生。目前，对胃容受性舒张的检测方法主要有恒压器法、超声、磁共振等，其中恒压器法为金标准，并可同时检测胃顺应性、敏感性等指标，但恒压器法为侵入性检测，临床可酌情选用。

2. FD 患者的内脏高敏感主要表现为对机械扩张和对化学物质的高敏感

（1）对机械扩张的高敏感：使用恒压器可评估 FD 患者对机械扩张的敏感性变化，评价指标为不同压力梯度下患者的上腹部感觉。在同一扩张压力下，FD 患者感觉评分高于健康对照者；而在同一扩张压力下，有更多的 FD 患者表现出上腹不适症状。对机械扩张的高敏感，可能与 FD 患者的餐后腹痛、嗳气、体质量下降等症状相关。近来有研究关注餐后对机械扩张的高敏感在 FD 发病机制中的意义。FD 患者餐后感觉阈值显著低于空腹感觉阈值，而健康者无此趋势。这提示 FD 患者餐后内脏高敏感或许对餐后症状的产生有着更为重要的作用。餐后饱胀、腹胀、恶心、上腹痛等症状与餐后压力阈值有显著相关性，但与空腹压力阈值无相关性，提示进食增加了胃对机械扩张的高敏感反应。此项研究说明，对 FD 患者内脏高敏感的检测，不应仅限于空腹状态下，餐后内脏高敏感的检测同样非常重要，尤其是针对症状出现在餐后的患者。

（2）对化学刺激的高敏感：与健康对照者相比，FD 患者胃内或十二指肠内滴注酸之后表现出更为严重的上腹部不适症状（如恶心），提示对酸刺激的高敏感反应可能是 FD 消化不良症状产生的一种机制。亦有研究发现，部分 FD 患者对脂质、辣椒素等物质也呈现高反应性，可能导致部分症状的发生。但相关研究尚不系统，有待进一步高质量研究证实。

三、部分 FD 患者的症状可能与胃内局部环境影响因素有关

1. 胃酸　多项临床试验探讨了 PPI 抑酸治疗对 FD 的作用，但结果并不一致，2007 年发表的一项 Meta 分析纳入了 7 项随机、双盲、安慰剂对照临床试验包括 3725 例患者，结果显示 PPI 对 FD 的治疗效果优于安慰剂，尤其对溃疡型和反流型 FD 更有效，而对动力不良型和非特异型 FD 效果不明显。与健康者相比，FD 患者对酸的清除能力下降，十二指肠 pH 值更低，酸暴露时间更长，十二指肠酸化可导致近端胃松弛，对扩张的敏感性增加并抑制容受性舒张功能，从而导致消化不良症状的产生。以上结果显示，部分 FD 患者的不适症状与胃酸环境异常有关，这种胃酸环境异常的原因可能是胃酸分泌增加，也可能是 FD 患者对酸的清除能力下降，或者两种原因均参与。对 FD 患者，支持使用 PPI 进行抑酸治疗。

2. Hp　Hp 可能会通过影响胃部炎性反应、胃酸分泌、胃肠激素等途径引起 FD 症状。目前认为 Hp 感染参与 FD 发病的主要证据有两部分，首先，FD 患者 Hp 感染率较高。Meta 分析结果显示，FD 患者中 Hp 感染的 OR 值 1.6（95% CI 1.4~1.8），亚洲人群中 FD 患者的 Hp 感染率在 60% 左右。另外，Hp 根除治疗可改善部分 FD 患者的症状。在亚洲和欧美地区，已有多项临床试验评价了 Hp 根除治疗与 FD 症状之间的关系，但是各项试验之间存在试验设计、评价方法、评价指标等的异质性，试验的结论也不完全一致。最新的一项 Meta 分析纳入 14 项随机对照临床试验，结果显示 Hp 根除组消化不良症状改善显著优于对照组（OR=1.38，$P<0.01$）；针对不同地理区域的亚组分析显示，在欧洲、亚洲、美洲人群中，根除 Hp 均可有效改善 FD 症状。以上证据均提示 Hp 感染参与 FD 的发病，对合并 Hp 感染的 FD 患者，应结合 Hp 根除指南、患者具体情况等进行谨慎的个体化处理。

四、精神心理因素与 FD 的发病密切相关

近年来，脑 – 肠轴异常在功能性胃肠病发病中的作用越来越受到重视。调查研究证实，与健康者相比，FD 患者焦虑、抑郁评分更高，经历的应激生活事件也更多、更严重。国内学者对北京、成都和广州 6 家三级综合医院的 305 例 FD 患者进行调查，发现 FD 患者中存在抑郁和焦虑症状的比例分别达到 13.8% 和 19.7%，有 9.8% 的 FD 患者同时存在焦

虑和抑郁症状。国内外多项临床试验及 Meta 分析结果均显示，抗抑郁和抗焦虑药物可能对部分 FD 患者有显著的治疗作用。但精神心理因素通过何种机制影响 FD 尚不明确。有研究显示 FD 是患者的焦虑与胃容受性舒张功能受损显著相关，而应激生活事件的严重程度与异常胃电活动相关。新近研究发现 FD 患者伴或不伴焦虑、抑郁时脑区糖代谢显著不同，提示改变的脑区糖代谢在二者之间的联系作用。这些相关的研究均为初步探讨性质，尚未形成系统的理论证据支持。合并精神心理异常的 FD 患者脑 – 肠轴具体有哪些改变，这些改变通过何种具体途径影响到 FD 症状的产生，仍需要进一步深入的研究。

五、FD 的发病可能有遗传、饮食、生活方式等多种因素的共同参与

目前发现有多种与 FD 相关的基因多态性，具体如环氧合酶 –1、T–1676C、瞬时受体电位辣椒素型 1G315C、NADPH 氧化酶、p22PHOX 组件 C242T、儿茶酚 –O– 甲基转移酶基因 val158met、胆囊收缩素 –1 内含子 1 的 779T 载体、5– 羟色胺转运体基因相关的多态性区域 SLC6A4、SCN10A 非同义多态性、$β_2$ 肾上腺素受体多态性（rs1042714）。但是各基因与 FD 之间的相关性尚未在不同特征的大规模人群中得到验证，其引起 FD 症状的具体机制亦未阐明相关证据等级不高。

有学者认为某些特定饮食可能与 FD 症状的发生相关，如生奶、豆类、洋葱、香蕉、碳酸饮料与腹胀症状有关，而咖啡、奶酪、洋葱、胡椒、牛奶、巧克力等与胃灼热症状相关。而有研究调查发现不规律的饮食习惯、快速的进食速度、不吃正餐、额外加餐等不良生活习惯与 FD 的症状相关。但是，以上结论目前仍缺乏高质量的研究证据支持。而且，不同国家、地区和人群的饮食习惯、生活方式差异巨大，与 FD 发病之间的确切关系及相关机制难以准确验证，所以相关证据仍需要设计良好的多中心试验进行更进一步的探讨。

与 2007 年的共识意见相比，《中国 FD 专家共识意见（2015 年，上海）》对 FD 发病机制的描述更为详尽，并综合考虑了国内外的最新研究进展、临床实际和证据强度等级等。近年来有研究发现一些新的可能导致 FD 的发病机制，如上消化道黏膜局部低度炎性反应、屏障功能破坏、通透性增加等，但是相关理论尚未形成共识，并未纳入本次共识意见之中。相信随着更新、设计更为良好的研究的不断出现，对 FD 发病机制的认识一定会更加清晰，也有助于临床医师更好地理解 FD，诊断 FD，治疗 FD，使更多的 FD 患者获益。

第二节　功能性消化不良的相关因素

心理压力，特别是抑郁、焦虑与功能性消化不良有关，而且在某些人群中可能先于疾病发作。换言之，肠道症状发生在抑郁、焦虑发作前，这说明肠道驱动的脑部障碍可以解释某些病例。

中枢性疼痛过程在功能性消化不良人群中可能是异常的，虽然它是由肠道紊乱引起或者是一种主要症状但都是不确定的。遗传因素也被牵连在功能性消化不良中，但是这种联系仍然很弱。

功能性消化不良通常归因于胃生理性因素紊乱，例如胃排空缓慢，饭后胃底未能放松（胃底失去调节，是一种迷走反射），或者伴有胃胀的胃超敏反应。某些功能性消化不良患者可能没有这些异常，而任何与特定症状的联系是不能令人信服的，除非不能完成一顿正常饮食和胃底调节失败的可能。胃容纳性失败也可能与食管下括约肌短暂松弛（发生在GERD中）有关，部分地解释了GERD与功能性消化不良重叠。十二指肠对酸过敏或者扩张在功能性消化不良患者中也有报道。感染可能引起功能性消化不良，但是Koch法则尚未发现任何微生物满足条件。感染后肠易激综合征的发生已经非常成熟，然而，胃肠炎也能带来功能性消化不良或者持久的功能性消化不良和肠易激综合征症状联合。沙门菌、大肠杆菌O157、空肠弯曲菌、贾第鞭毛虫和诺如病毒可能诱发功能性消化不良；风险因素包括遗传因素和吸烟。可以想到的是，当肠内感染后近端小肠或胃发炎，功能性消化不良就会产生，尽管肠易激综合征可以起源于远端小肠或结肠受累；如果近端和远端小肠都发炎，重叠综合征（肠易激综合征和功能性消化不良）就有可能发生，而这种假设需要正式试验。十二指肠炎在高达40%的功能性消化不良患者中发现，特别是敏感十二指肠嗜酸性粒细胞增多，在某些病例中，过量的嗜酸性粒细胞和嗜酸性粒细胞脱颗粒与神经毗连。总之，这些研究结果表明一些功能性消化不良患者的症状可能有器质性机制。另外一种可能的感染病因是幽门螺杆菌。虽然幽门螺杆菌感染通常是无症状的，在一个小型功能性消化不良患者亚组中，感染根除可能带来长期的症状缓解。而其他微生物在功能性消化不良的作用是未知的。功能性消化不良最通常的是饮食诱导的综合征。高脂肪饮食，例如通过改变肠道激素反应的方式（包括提高胆囊收缩素水平）可能改变胃的生理性能。食物不耐受或过敏可能在功能性消化不良中发挥直接作用，但是这种可能性研究较少。

第三节　胃排空障碍

胃排空是指胃内容物通过幽门进入到十二指肠的生理过程，它是胃窦收缩（即窦泵）作用、幽门运动及胃窦－幽门－十二指肠协调作用下完成的。

一般来说，正常人摄入食物后多在相对恒定的时间内完成胃排空，胃的消化期运动约持续 2h。由于某些因素而使胃排空时间延长者称为胃排空延迟，表示有胃排空功能障碍。无出口机械性梗阻的胃排空障碍，并有上腹部胀、痛及恶心、呕吐等症状者称为胃轻瘫或胃轻瘫综合征。

一、胃运动的生理学基础

1. 胃的生理分区　从生理学角度，胃可以被划分为两个部分，即近端胃（也称头区胃）和远端胃（也称尾区胃）。

（1）近端胃：包括胃底和胃体近端 1/3，该区域的电活动较稳定，无强力的收缩，只保持紧张性收缩，调节胃内压力，维持胃十二指肠压力差，并调节胃内容量，受纳食物，起储存器作用。近端胃偶尔也出现较强的节律性收缩。近端胃对液体的排空起一定作用，而对固体食物的胃排空影响不大。

（2）远端胃：近端胃之外的胃腔属于远端，即胃体远端 2/3 和胃窦。该区域有较强的电活动和胃肌肉活动，表现为蠕动。现在认为远端胃的运动源自该区靠近近端胃区域大弯侧的起搏点（即 Cajal 间质细胞）。远端胃蠕动具有一定节律性，每分钟约 3 次。胃蠕动使胃内容物进行混合、研磨，并将研磨到一定大小的食糜推进十二指肠，完成食物的胃排空。因而认为远端胃对固体食物的研磨、排空起重要作用。

2. 胃的运动形式　有紧张性收缩、蠕动等运动形式。在消化的不同时期胃的运动形式是不同的。

（1）消化期：到达胃内的食物储存于近端胃内，逐层包裹形成食团，在近端胃紧张性收缩的作用下，含有胃酸、胃蛋白酶、内因子的胃液逐渐向食团内渗透，起到初步的消化作用。同时，食物分步骤地、逐渐向远端胃内推进，在远端胃内，食物受到反复研磨，使大颗粒的食物研磨成细小的食糜，当食糜直径小于 2mm 者可通过幽门排空到十二指肠内，而大于 2mm 者不能通过幽门，再被送回胃窦部继续研磨。无法被研磨的、小的固体物质（比如被误吞入的沙子、金属等）将在消化间期被移行性运动复合波（MMC）Ⅲ相运动所排空，无法通过幽门的将成为异物滞留于胃内。

在正常情况下，进食 2h 后，食糜可以到达回盲部，胃的消化期运动结束，进入消化间期运动状态。

（2）消化间期：人类胃在消化间期的运动形式是 MMC，而 MMC 是由消化间期复合肌电所诱发的。MMC 呈时相性变化，分为 4 个时相：I 相属于运动静止期，胃无收缩运动，持续约 45min；Ⅱ 相为不规则收缩期，出现少数间断的蠕动性收缩，持续 40min 左右；Ⅲ 相有强力的收缩，收缩强度达到最大值，时程约 10min，可使胃腔内直径大于 2mm 的颗粒排空到十二指肠，MMC Ⅲ 相以 5~10cm/min 的速度向远端推进，约 1.5h 可以抵达回肠远端，被称为胃肠道清道夫或管家 Ⅳ 相运动常不易观察而易被忽略。

3. 胃排空调节　受神经和体液因素的调节，其中神经调节主要是迷走神经。

（1）消化间期：支配胃十二指肠的迷走神经含有兴奋性和抑制性运动神经纤维，兴奋性神经的节后纤维释放乙酰胆碱，引起平滑肌收缩，维持胃内压力。迷走神经反射决定胃窦运动。

体液调节机制主要是胃肠肽类激素，如促胃动素、胃泌素、胰多肽、生长抑素、胆囊收缩素、胰高糖素样肽 –1、肠抑胃肽、胰高血糖素等。

（2）消化期：进餐后，饮食的理化特点可以诱发神经反射和体液调节，控制餐后的（即消化期）胃运动和排空模式。食物的容量、颗粒大小、酸碱度、渗透压、化学组成等都可以直接刺激胃肠道的相应受体，通过反馈机制调节胃的运动和排空功能。

二、胃排空功能障碍的病因

根据胃排空延迟的持续存在的时间，可以将胃排空功能障碍分为暂时性胃排空功能障碍和慢性胃排空功能障碍。能够引起胃排空功能障碍的原因非常多，如糖尿病、硬皮病、迷走神经切断术后、慢性特发性假性肠梗阻等，其中被研究最多的是糖尿病胃轻瘫。

三、胃排空功能障碍的机制

胃排空功能障碍的确切机制尚未完全明确，但从病理生理学角度而言，任一维护完成胃排空的因素发生紊乱都可能导致胃排空功能障碍，如：①近端胃的张力低下。②胃窦的蠕动功能低下（胃窦 "泵功能" 低下）。③胃的神经 – 肌肉损伤：内分泌疾病（如甲状腺功能低下、糖尿病等）、自身免疫性疾病（如系统性硬化症、多肌炎等）、中毒和电解质紊乱等均可能影响胃的神经 – 肌肉功能。④胃的运动节律异常：胃电活动紊乱、神经 – 体液因素异常等。⑤胃窦 – 幽门 – 十二指肠运动不协调。⑥其他：如增强的抑制性反馈、精神状态异常等。

四、胃排空功能障碍的临床表现

胃排空功能障碍的症状多是非特异性的。除了原发病的表现外，临床上可单独或者联合出现下述症状：持续性的嗳气、胃部胀气、腹痛、厌食、早饱、恶心伴或者不伴呕吐、排便习惯改变、泛酸、烧心感。值得注意的是，出现上述症状的并非都是胃排空延迟，某些胃排空加速的患者也会出现上腹部不适、嗳气、早饱等症状。

第四节　内脏高敏感

内脏高敏感是指引起内脏疼痛或不适刺激的阈值降低、内脏对生理性刺激产生不适感或对伤害性刺激反应强烈的现象，是目前公认的功能性胃肠疾病的重要病理生理基础之一，但是其发生机制至今尚未阐明。

一、内脏高敏感形成的中枢机制

1. 大脑网络知觉的适应性改变　研究显示，大脑网络知觉的适应性在内脏高敏感的形成中扮演了一定的角色。IBS 患者表现出对内脏刺激不适感和疼痛值降低，对胃肠道感觉、症状以及这些胃肠道感觉、症状发生环境警觉性增高。 Labus JS 等将多变量功能与高效连通分析应用于正电子发射断层扫描（PET）数据，12 个病人在为期一年的 4 阶段内脏感觉测试（包括直肠球囊扩张）前、后参加了 PET 研究。结果显示：专注网络高效连通和调节性杏仁体作用的改变，提示与重复内脏刺激相关的知觉适应，导致自上而下的专注线路调节的提高，杏仁体相关的专注干预功能的降低前额叶皮质在疼痛刺激（包括内脏疼痛）感知中起着重要的作用。近期人体脑成像研究进一步强调了肠易激综合征（IBS）症状严重程度和内脏刺激反应中大脑活动和电路改变的重要性。 Gibney SM 等用 c-fos 蛋白免疫活化作为细胞活化指示剂，对 WY 和 SD 大鼠中枢对结直肠扩张（CDR）和有害内脏刺激的反应进行研究，结果发现 CDR 诱发 WY 大鼠额前叶皮质活化与 IBS 病人的表现具有一致性内脏痛觉过敏，是便秘型肠易激综合征（IBSC）主要的病理生理机制。通过对 IBSC 的研究发现，鸟甘酸环化酶与内脏高敏感之间关系密切。利那洛肽是一种新的口服研究用药，目前在临床上用于 IBSC 和慢性特发性便秘治疗。 Eutamene H 等对利那洛肽对啮齿目动物炎性、非炎性腹痛模型镇痛作用机制进行了相关研究，显示利那洛肽显著降低了不完全束缚应激（PRS）和避水应激（WAS）模型的内脏高敏感性，对基础状态的内脏敏感性没有影响。另外，利那洛肽显著降低了野生型大鼠的内脏高敏感，对鸟甘酸环化 C（CCC）

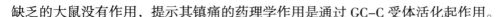

缺乏的大鼠没有作用，提示其镇痛的药理学作用是通过 GC-C 受体活化起作用。

延吻段腹内侧部（RV）ON 样细胞在下行伤害易化方面具有重要作用。Sano ja R 等对内脏伤害性刺激激活 RM 中 N 样细胞，进而增强下行易化引起内脏痛觉过敏这一假说进行了研究，结果表明伤害性内脏刺激可能通过促进 RW 中 N 样细胞长效活化引起内脏高敏感。

Sab Y 等对小神经胶质细胞在内脏高敏感性中的作用做了研究。研究结果显示参与神经元与小胶质细胞信号转导的趋化因子 FKN（fractalkine）增加了内脏伤害性刺激的传入，而小神经胶质细胞抑制剂二甲胺四环素在慢性致敏模型中抑制内脏高敏感性，提示小神经胶质细胞在内脏高敏感性中起了一定的促进作用。

2. 下丘脑 – 垂体 – 肾上腺轴（HPA）反应性的增强　IBS 病人显示出杏仁核活动的提高和下丘脑 – 垂体 – 肾上腺轴（HPA）反应性的增强。Myers B 等通过选择性药理激活对杏仁核中糖皮质激素受体（GR）、盐皮质激素受体（MR）在焦虑样行为、内脏高敏感性、躯体敏感性中的作用做了研究。他使用雄性 Fischer-344 大鼠，将 GR 激动剂地塞米松（dexamethasone，DEX）和 MR 激动剂醛固酮（aldosterone，ALDO0）植入中央杏仁核双侧背部边缘，胆固醇作为对照剂。结果显示，ALDO 增加了 CDR 腹部收缩次数，DEX 仅仅增加了伤害性 CDR 内脏敏感性。另外，GR 活化降低了躯体痛阈值。提示 GR 和 MR 介导的机制诱发了内脏高敏感，而躯体敏感仅涉及 GR，表明皮质激素可能通过源于杏仁核、涉及特异性类固醇受体机制的不同过程增强内脏躯体感。Winston JH 等的研究显示，外周应激介质去甲肾上腺素通过增加结肠壁神经生长因子的表达，诱发了结直肠扩张的内脏高敏感性对异型慢性应激的反应，在缺乏炎症反应的状态下使初级传入致敏。

La JH 等研究显示，外周促肾上腺皮质素释放激素（corticotropin-releasinghormone，CRH）在肠道炎症中表达增强，运用 CH 拮抗剂可减弱炎症后内脏高敏感性，提示 CH 介导了炎症后内脏高敏感性。Ma XP 等对电针对 IBS 大鼠 P 物质（SP）及其受体（SPR）、CH 的影响做了研究。结果显示与正常组相比，模型组内脏感觉阈值显著降低，电针组较模型组相比内脏感觉阈值显著增高；黏膜肥大细胞数量模型组最高，电针组最低；下丘脑 CH 水平模型组最高，电针组显著降低；电针后 IBS 大鼠 SP 及 SPR 显著降低。提示电针 ST25（天枢）和 ST37（上巨虚）能够降低 IBS 大鼠黏膜肥大细胞数量，下调下丘脑 CRH、结肠 SP 及 SPR 表达。同时 UHG 等通过电针治疗 IBS 大鼠的研究发现 IBS 大鼠的内脏敏感性值显著降低；结肠黏膜肥大细胞（MC）计数和 c-fos 阳性细胞计数显著增加，且呈正相关；电针 ST25 和替加色罗灌胃均能抑制结肠 MC 增值与活化，调节 SP、SPR、VIP（血管活性肠肽）、VIPR（血管活性肠肽受体）分泌；电针的作用显著优于替加色罗灌胃。提示结肠黏膜异常增殖与活化、神经肽及其受体的过度分泌是 IBS 病因学的重要机制；黏膜 MC 异常增殖与活化和 SP、VIP 过度分泌是电针治疗 IBS 的主要作用途径。

3. 中枢对伤害性刺激的整合作用失衡　5-HT 是脑肠互动中重要的单胺类神经递质。中枢的 5-HT 能神经元分布较为广泛，但主要集中在脑干的中缝核团。研究显示中脑的部分中缝核团参与下行疼痛抑制，并通过 FHT 发挥作用，提示内脏高敏感的机制既有外周伤害性刺激的传入增多，也有中枢下行抑制的减弱。Thou EH 等通过实验研究发现慢性内脏高敏感性大鼠腹直肌对结直肠扩张的 AWR 分值增加，同时 5-HT 浓度增加；悬灸和隔药灸治疗都可以通过降低慢性内脏高敏感大鼠结肠 5-HT 浓度提高痛阈、恢复正常内脏敏感性。刘慧荣发现 IBS 患者的腹泻、腹痛、腹胀等临床症状可能与 EC 释放 5-HT 有关；隔药灸通过调节 5-HT 表达改善腹泻型 IBS 临床症状。同时有研究发现电针可提高慢性内脏高敏感性（chronic visceral high sensitivity，CH）大鼠痛阈、降低了 5-HT 浓度、提高了 5-HT$_4$R 浓度，但是对 5-HT$_3$R 浓度没有影响。Hashi-DoiK 等对内脏高敏感大鼠的研究显示，灌注 RS-127445 显著抑制了应激及 TNBS（三硝基苯磺酸，2，4，6- trinitrobenzene sulfonic acid）诱发的内脏高敏感性，提示 5-HT 受体参与了内脏高敏感性大鼠结肠的信号转导。

在关于 N- 甲基 D 天门冬氨酸（MDA）与内脏高敏感的研究中，Shen L 等研究显示，NMDA 受体单位在急性抑制应激诱发的内脏高敏感中起到重要作用，而 UX 等认为 NMDA 介导了内脏高敏感诱发后的前扣带皮质反应性神经元突触反应。同时 Suckow SK 等研究证实结肠脊髓传入神经元中 MDA 和 PAR2 受体表达有助于炎症中内脏高敏感性的诱发。

脑源性神经营养因子（brain-deried nerve factor，BDNF）是一种广义的肽类激素，与感觉过敏密切相关，且参与肠道动力调节。赖华梅等对结肠扩张刺激乳鼠诱导的慢性内脏高敏感性动物模型的研究表明，BDNF 在慢性内脏高敏感和肠道动力的变化中起一定作用。

二、内脏高敏感形成的外周机制

1. 突触可塑性的变化引起神经递质释放的变化　　突触是神经元之间相互接触的部位，是传递神经冲动的基本结构。中枢神经系统中，突触最为敏感，在各种生理和病理因素的作用下，突触的结构、数量和功能可随体内外各种因素的影响而发生变化，即突触可塑性。杨小军等在对急性束缚应激大鼠模型研究发现，应激模型组近端结肠和远端结肠突触素 mRNA 和蛋白表达水平均显著提高，表明突触的功能增强，与突触超微结构下突触囊泡数量增多，突触前、后膜的电子密度增加的变化一致。充分证实急性束缚应激时肠神经的突触可塑性变化确实存在，这种变化调节着神经递质的释放。

2. 离子通道激活　　外周神经致敏电压门控钠通道在神经元动作电位的产生和传递过程以及细胞膜兴奋性的维持中起着极为重要的作用。王亚雷等研究了阻断 Nav1l.8 表达对大鼠内脏高敏感性的影响，结果显示鞘内注射反义寡核苷酸阻断 Mav1.8 的表达，可以降低大鼠内脏高敏感状态。Martinez V 等对 Na（v）1.9 基因敲除大鼠没有结肠炎症显示时诱发结直肠扩张急性内脏高敏感性做了研究，结果表明 Na（v）1.9 通道在正常内脏痛对急性结肠刺激的反应中几乎不起作用，但是可能在炎症相关急性内脏痛觉过敏反应发展中作用重大。

近年来众多研究发现，三磷酸腺苷（ATP）及其离子通道型 P2X 受体家族在内脏伤害性信息传递中起着重要作用。Wymm 等通过免疫组化及外盆神经 - 结直肠分离标本电记录发现，支配结直肠的腰 1 及骶 1 背根神经节中有 P2X3 受体的表达，结直肠扩张可使其上皮细胞压力依赖性释放 ATP 并使盆神经放电增加，这种释放可由应用 ATP 或 qβ - MEATP 所展现，非选择性 P2 受体拮抗剂 PADS（磷酸吡哆醛 -6 偶氮苯基 -2′, 4′- 二磺酸）以及选择性 P2X3 及 P2X2/3 受体拮抗剂 TNP-ATP 可阻断感觉神经元的放电活动，单细胞记录显示，αβ-meAP 尤其可影响高阈值的感觉神经元。

P2XR 表达增强及其功能可能在内脏高敏感性的维持中起着重要的作用，成为慢性内脏痛觉过敏治疗的特异性神经生物学靶标。UGY 等的研究证实 P2X1、P2X3、P2X2/3 拮抗剂 TNP-ATP 能够逆转内脏高敏感性。王玮等的研究结果表明，卵巢激素可通过影响背根神经节细胞上过量表达的 5-HT 受体将扩大的感觉信号传导至中枢，引起内脏高敏感性，并通过神经反射活动引起肠道功能紊乱。苏军凯等对雄激素对大鼠内脏高敏感形成和 P2X mRNA 表达的影响做了研究，结果提示雌激素可促进大鼠内脏高敏感的形成，其机制可能是雌激素通过调节在避水应激过程中的应激反应程度，影响了结肠肥大细胞释放神经生长因子等，从而上调了背根神经节 P2 G mRNA 表达。Lu CL 等的研究指出雌激素通过 G 蛋白偶联受体 GPR30 迅速调节 5-HT 诱发的内脏高敏感性。Sano ja R 等对内脏感觉敏感性的雌激素依赖性研究显示，雌激素的持续性减少（卵巢切除）会产生慢性痛觉过敏。这种痛觉过敏以腹部、骨盆区机械力及痛觉过敏、内脏高敏感为特征，并可通过外源性雌激素得到逆转。Qian AH 等认为 IB-4 阳性结肠感觉神经元中电压门控钾离子通道介导了内脏高敏感的形成，其研究显示内脏高敏感可能与结肠肥大细胞增殖和 IB-4 阳性结肠神经元敏感性增加有关。瞬时受体离子通道 TRPW4 是机械刺激反应敏感的渗透压敏感通道。Cenac N 等研究显示，TRPV4 激动剂特异性激活阳离子电流和钙流入，剂量依赖性引起内脏高敏感。TRNV4 特异性 SIRNA（sma1 interference RNA）椎间注射能够减轻 TRPV4 及 PAR-2 激动剂诱发的内脏高敏感，表明 TRN4 在内脏高敏感中作用关键。

瞬时受体离子通道 TRVI 是内脏高敏感中的疼痛感受器，新霉素不仅是功能强大的抗生素，体外实验数据表明它还是 TRPV1 拮抗剂，具有减轻躯体疼痛的作用。Van den Wijngaard RM 等研究证实新霉素能够以非杀菌方式抑制结直肠扩张的内脏高敏感性，提示可能通过 TRW1 调节发挥作用。

研究表明，HS 在疼痛信号中起到一定作用。胱硫醚 β 合成酶（CBS）是内源性 HS 产生酶。Xu GY 等研究显示内脏高敏感大鼠结肠背根神经元（DRG）中 CBS 表达增强，HS 供体 NAHS 显著增强两次基电流电刺激诱发的结肠特异性 DRG 神经元动作电位频率。表明 DRG 中 CBS 表达上调以及 HS 信号可能在慢性内脏高敏感中起到重要作用。

肥大细胞作为一种在肠道广泛存在的炎症免疫细胞，内含大量的分泌颗粒，包括细菌、病毒、寄生虫等在内的众多因素可激活肥大细胞，使其脱颗粒释放生物活性因子。肥大细胞释放的这些生物活性因子作用于邻近的肠道神经，通过外周神经致敏而参与内脏高敏感性的形成。Van denWi-jngaard RM 等的研究显示，肥大细胞稳定剂和抗神经生长因子抗体能够阻止急性应激所致结肠高敏感性。非特异性瞬时受体离子通道拮抗剂抑制应激后内脏高反应性，而特异性瞬时受体离子通道拮抗剂逆转前者对内脏高反应性的抑制。急性应激使结肠肥大细胞略有增加，不伴有炎症征象出现证实了应激通过肥大细胞脱颗粒和瞬时受体离子通道调节诱发内脏高敏感性。研究发现对敲除了肥大细胞基因的大鼠肠道注射 2，4，6- 三硝基苯磺酸后，此大鼠区别与正常大鼠并没有产生内脏高敏感性。此实验亦提示了肥大细胞在内脏高敏感的形成中起到主要作用。

蛋白酶激活受体 4（PAR-4）在结肠中大量表达，而 PAR-4 激动剂可调节结肠疼痛反应，抑制结肠高反应性和初级传入神经元对促疼痛介质的反应；内源性 PAR-4 的激活在控制内脏痛中同样起了主要作用。腹泻型肠易激综合征（IBS-D）患者结肠腔丝氨酸蛋白酶活性的提高引起蛋白酶激活受体 2（PAR-2）介导的结肠高敏感性。尽管排泄物中丝氨酸蛋白酶活性同样处于升高水平，炎症性肠病 IBD 患者却显示出内脏低敏感性。Annahdzi A 等研究发现，溃疡性结肠炎（ulcerative colitis，UC）患者排泄物上清液诱发内脏低敏感的机制在于 PAR-4 的激活剂组织蛋白醇 G（Cat-G）激活 PAR-4，同时 PAR-2 激活产生了 IBS-D 患者的内脏高敏感。

三、其他

1.肠道通透性增加　肠道通透性增加与内脏和热高敏感性也存在联系。Zhou Q 通过乳果糖 / 甘露醇法检测 IBS-D 患者肠壁通透性后得到确认。应激和炎症的交互作用造成内脏高敏感也比较常见，而 Lars-son 等研究却显示炎症与应激在内脏高敏感性的形成中没有直接关系。在精神方面，内脏高敏感普遍存在于 IDBS 精神并发症患者中，但是不伴随精神并发症的 IBS-D 患者的内脏敏感性变化却少有报导。

Spetalen S 等研究提示不伴有精神并发症的非便秘型 IBS 患者内脏敏感性增高与体积阈值有关，体积阈值降低是由于直肠音的增强所致。另外有研究表明，内脏高敏感性与皮肤热敏感性增高、疼痛抑制密切相关。

2. 直肠顺应性降低　内脏高敏感被证实与直肠感觉的反应也有一定的联系。功能性腹痛综合征（functional abdominal pain syndrome，FAP）和IBS都表现出不明原因的腹痛症状。Nozu T 等对 FAPS 患者的内脏感觉功能变化进行了研究。他测定了 FAPS、IBS 及正常对照的直肠感知阈值、感觉强度、直肠顺应性等指标，结果显示 IBS 患者直肠感知阈值显著降低，FAPS 患者没有变化。表示感觉强度的视觉模拟量表（VAS）等级在 IBS 患者中增加，FAPS 患者显著降低；IBS 患者直肠顺应性降低，FAPS 患者没有改变，提示较高、较低扩张压力下内脏敏感性表现出的矛盾可能是了解 FAPS 发病机制的关键特征。

综上所述，通过对最新的关于内脏高敏感研究的文章发现，内脏高敏感可能与肥大细胞、中枢致敏、P2X 受体、激素神经递质以及离子通道等因素有关，其中中枢神经系统在痛觉感知、调节和传导过程中起到重要作用，而外周的伤害性刺激以及致敏的强弱共同决定了内脏的敏感程度，所以加强中枢和外周神经系统的研究将成为内脏高敏感机制研究的主要发展方向之一。

第五节　胃十二指肠黏膜炎症

一、FD 伴十二指肠黏膜低度炎症

研究发现，FD 患者的胃肠道黏膜存在低度炎症。

Tally 等的研究发现，FD 患者十二指肠球部嗜酸性粒细胞数量增加，活检可见呈激活状态的脱颗粒嗜酸性粒细胞簇分布于十二指肠球部和降段黏膜隐窝基底部。Walker 等对 FD 患者十二指肠黏膜进行活检，发现十二指肠球部和球后黏膜嗜酸性粒细胞、肥大细胞以及淋巴细胞数量增加，提示 FD 患者存在超敏反应和炎性反应。

Kindt 等的研究发现，感染后 FD（PI-FD）患者十二指肠黏膜 T 细胞灶性聚集，CD4+T 细胞数量减少，巨噬细胞数量增加，推测急性感染引起患者黏膜免疫异常，从而导致炎症持续存在。

Futagami 等对 PI-FD 患者十二指肠黏膜进行活检，发现其组织学炎症程度显著高于健康对照者，且细胞表面趋化因子受体 2（CCR2）和 CD68 阳性表达的巨噬细胞增多。

Vanheel 等亦对 FD 患者和健康对照者十二指肠黏膜活检发现，FD 患者十二指肠黏膜肥大细胞和嗜酸性粒细胞浸润增加，提示 FD 患者十二指肠黏膜存在低度炎症。

二、黏膜屏障功能受损与黏膜炎症

肠黏膜屏障功能受损使其通透性增加，促使食物中的抗原和细菌产物通过上皮屏障进入固有层，从而激活肠道免疫反应，诱发黏膜炎症。

三、胃肠道感觉运动功能障碍与黏膜炎症

内脏高敏感性是 FD 患者上腹疼痛的重要机制。Winston 等对新生大鼠人为造成结肠

炎症损伤，发现其血浆皮质醇异常升高，神经生长因子、脑源性神经营养因子以及钾离子通道异常表达，交感神经系统兴奋性增强，大鼠成年后胃敏感性增高，提示 FD 患者的内脏高敏感性可能与幼年时期神经系统未发育完全时发生肠道炎症相关。

研究显示，精神心理因素能导致个体免疫功能异常激活并影响肠黏膜通透性。

四、脑－肠轴与黏膜炎症

中枢神经系统受精神心理因素或社会环境的影响释放的神经递质，如促肾上腺皮质激素释放因子和催乳素，可能与胃肠道免疫激活导致黏膜炎症相关。

五、幽门螺杆菌（Hp）与黏膜炎症

Hp 感染、十二指肠炎症可能与 FD 症状存在一定联系。

研究表明，功能性消化不良患者十二指肠黏膜存在轻度炎症，抗原透过上皮层引起免疫反应，而免疫反应反过来又可导致炎症，引起临床症状。

比利时胃肠道紊乱转化研究中心的 Jan Tack 教授等认为，肠黏膜通透性增加可能导致炎症及 FD。该研究纳入 15 名符合罗马Ⅲ标准的 FD，所有研究对象均内镜检查，并在十二指肠降部取活检。

FD 患者的十二指肠黏膜完整性受损，表现为上皮跨膜电阻（TEER）降低、对荧光标记的右旋糖酐（FITC-dx4）的通透性增加，且 TEER 及 FITC-dx4 的通透之间存在负相关。

患者紧密连接处的 ZO1、OCLN，明显低于健康志愿者，且丝氨酸/苏氨酸的磷酸化程度降低，黏附蛋白水平，相对于健康志愿者，FD 患者的 β－连环素（β-catenin）基因表达降低，免疫荧光示 FD 患者黏附连接处的 β－连环素及 E-钙黏蛋白的表达降低。桥粒蛋白水平，FD 患者的 DSC-2、DSG-2 mRNA 表达均低于健康志愿者，DSG-2 蛋白水平的表达亦降低。

FD 患者的嗜酸性粒细胞、肥大细胞浸润均增加，提示轻度炎症。

研究结果对传统的理论即 FD 患者胃肠道无器质性病变提出了质疑，认为肠黏膜屏障功能受损是 FD 发病的病生基础，因此重塑肠黏膜的完整性可能是治疗 FD 的潜在治疗目的。

TLR/NF-κB 介导的十二指肠黏膜损伤或是 FD 发病机制。

功能性消化不良（FD）最新研究显示，黏膜通透性增高和（或）低度炎症为特征的十二指肠黏膜完整性受损与 FD 发生发展存在明显的相关性。

肠黏膜屏障损伤，尤其是机械屏障的受损，可能是功能性消化不良反复发作迁延不愈的重要机制之一。修复肠黏膜屏障可能成为治疗功能性胃肠疾病的重要靶点。

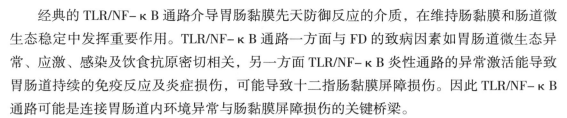

经典的 TLR/NF-κB 通路介导胃肠黏膜先天防御反应的介质，在维持肠黏膜和肠道微生态稳定中发挥重要作用。TLR/NF-κB 通路一方面与 FD 的致病因素如胃肠道微生态异常、应激、感染及饮食抗原密切相关，另一方面 TLR/NF-κB 炎性通路的异常激活能导致胃肠道持续的免疫反应及炎症损伤，可能导致十二指肠黏膜屏障损伤。因此 TLR/NF-κB 通路可能是连接胃肠道内环境异常与肠黏膜屏障损伤的关键桥梁。

TLR/NF-κB 介导的免疫 / 炎症反应损伤胃肠黏膜屏障损伤的可能机制，为 FD 的临床诊疗提供新的思路。

第六节　情绪与心身

不良情绪不仅是心血管疾病的独立危险因素，而且对个体的心身健康有巨大的影响。研究显示，情绪状态受情绪调节的影响，有效的情绪调节不仅可以改善个体的情绪状态，而且会影响人体的躯体健康及生活质量。

一、情绪调节的概念及分类

情绪管理是对个体情绪体验、表达及行为反应进行调节与控制的过程。情绪调节策略是情绪管理的核心部分，是个体为了达到情绪调节的目的，有计划、有意图地做出努力并付诸于行动。目前研究中最常用的两种：一是 Gross JJ 提出的情绪调节过程模型，其中最常用和有价值的降低情绪反应的策略是认知重评与表达抑制，前者被认为是适应性情绪调节策略，后者被认为是非适应性。二是 Garnefeski N 提出的认知性情绪调节策略，是指个体为适应内外环境要求及有关的情绪困扰而做出的认知努力。研究包括自我责难、接受、沉思、灾难化、责难他人等非适应性情绪调节策略及积极重新关注、重新关注计划、积极重新评价、理性分析等适应性情绪调节策略。

二、情绪调节的神经反应机制

在人的情绪调节过程中，神经中枢要经过一系列的反应。大脑腹内侧前额叶及杏仁核的激活改变与情绪生理反应密切相关。大量研究显示，适应性情绪调节与腹内侧前额叶及杏仁核活性降低呈正相关，而非适应性情绪调节则相反。例如，Mcrae K 等用功能性磁共振成像技术（functionalmagnetic resonance imaging，fMRI）研究发现，当采用认知重评时，其杏仁核、腹内侧眶额皮质被激活的程度下降，而当人使用表达抑制负性情绪时，右侧前额皮质背外侧、左侧腹外侧前额叶、杏仁核都被激活。以上结论是在健康人群中的研究结果，那么在精神障碍患者中是否有同样的反应机制？ Kreifelts B 等采用 fMRI 技术对社交焦虑障碍患者进行研究发现，社交焦虑障碍患者在使用认知重评调节情绪的过程中，是通过左侧背外侧前额叶来减弱对颞区感觉皮质的控制能力，从而减弱对负面社会性信息的解释和加工的偏向。Reinecke A 等用同样的方法发现，惊恐障碍患者采用认知重评后，其腹外侧前额叶、背内侧前额叶及顶叶激活减弱，其中腹外侧前额叶与背内侧前额叶激活与惊恐障碍病情严重程度呈正相关。

综上可知，前额皮质背外侧等脑区是情绪调节的神经反应基础，并有杏仁核、腹外侧前额叶等其他的脑区参与。无论是在正常人群中还是精神障碍患者中，适应性情绪调节会减弱杏仁核和腹内侧眶额叶皮质的活动，而非适应性情绪调节则反之。因此，不同调节情绪在发挥作用的过程中，其神经生理反应机制也不相同。

三、情绪调节与生理反应的相关性研究

1. 情绪调节对脑电反应的影响　晚正成分（late positive potential，LPP）是一种情绪反应指标，与负性情绪体验强度及认知资源呈正相关，而中央额叶 P3 是一种抑制情绪表达的脑电位指标。程利等发现，大学生观看恐怖图片后，认知重评和表达抑制条件下的 LPP 波幅明显低于对照组，且负性情绪减少。袁加锦等进行了相似的研究发现，表达抑制比认知重评对 LPP 波幅的调节作用更早，在中央额区引发的 P3 波幅更大，这与 Yuan J 等研究结果一致。有学者在抑郁症患者中也进行了相似的研究。在认知重评条件下，抑郁症患者比正常健康者 LPP 波幅降低的幅度更小，持续时间更短。以上研究进一步证明了使用认知重评或表达抑制均能有效减少个体的负性情绪，表达抑制虽能更快、更早地调节负性情绪，却需要消耗更多的认知资源。

2. 情绪调节对心血管的影响　研究发现，不同的情绪调节对心血管的影响也不同。罗峥等让大学生观看负性视频发现，认知重评能有效的降低消极情绪强度，提高皮肤电水平，降低心率。Denson TF 和 Mauss IB 等也在此人群中发现，当面对愤怒事件时，采用认知重评和适应性情绪调节的个体表现出更少、更低程度的愤怒，且能更好地适应心血管反应。Memedovic S 等在受到挑衅的健康者中发现，对认知重评的依赖程度越高的个体，愤怒情绪及血压越低。Jamieson JP 等也发现，与对照组相比，被要求进行重新评估的参与者血管收缩减少，心排血量增加，对心血管具有保护作用。C- 反应蛋白是一种急性时相反应蛋白，在炎性反应或应激状态时 C- 反应蛋白等炎症因子明显升高，且与心血管疾病密切相关。Appleton AA 等在围产期孕妇中调查显示，认知重评得分与 C- 反应蛋白水平呈负相关，表达抑制得分与 C- 反应蛋白的水平呈正相关。Appleton AA 等在此基础上还发现，认知重评能将 10 年心血管疾病的风险度降低至 5.9%，而表达抑制将 10 年心血管疾病风险度增加至 10%。由此可见，非适应性情绪调节会增加个体的心血管反应及 C- 反应蛋白，

从而影响心血管的功能，而适应性情绪调节策略能够改善心血管疾病的结果，降低疾病的发生率。因此，临床工作者应该更关注心血管病患者的情绪调节行为，针对性指导其使用适应情绪调节策略，从而减少心血管反应。

3. 情绪调节对神经内分泌的影响 皮质醇是由下丘脑-垂体-肾上腺轴分泌，是与情绪反应相关的生理指标之一。研究显示，情绪调节能力差与神经内分泌反应呈正相关，即情绪调节能力越差，其皮质醇反应活性越低。Carnuta M 等也发现，情绪失调会导致有早期生活压力病史的健康志愿者的皮质醇反应迟钝。而适应性情绪调节策略与神经内分泌的研究存在不同的结论。Gaab J 等在健康青少年中发现，长期的认知行为训练（以认知重评为主要）会降低急性压力引起的神经内分泌反应。Antoni MH 等对男性艾滋病患者进行 10 周的认知行为训练后发现，干预组的皮质醇水平及抑郁症状明显低于对照组。Turan B 等也发现，对初始压力源反应强烈的个体进行约 8 周冥想等情绪调节训练可以有效降低其皮质醇水平。但有学者发现，适应性情绪调节策略也会导致神经内分泌反应增强。邢萌萌在成年志愿者完成紧急演讲任务过程中发现，采用认知重评的个体呈现出更高的皮质醇反应性。Denson TF 等发现，相比于对照组，在认知重评下进行社会演讲任务或疼痛应激的大学生的皮质醇反应更高。Lam S 等也发现，在公开演讲的压力下使用认知重评的健康者表现出较高的皮质醇反应。

由此可知，适应性的情绪调节（如认知重评）在急性应激状态下会增加神经内分泌的反应性，使得其皮质醇水平增加。而随着时间的延长，适应性的应对策略不断被强化，从而变成一种自动化的情绪调节方式，使得其皮质醇水平降低，这可能是导致以上研究结果不一致的原因。

四、情绪调节对社会功能的影响

相关研究显示，长期使用非适应性情绪调节不但不能改善个体的生理、心理反应，还可能对患者的社会功能有负面影响。周晗昱等调查发现，表达抑制对大学生的社会适应有负向预测作用，而认知重评对社会适应有正向预测作用。李艳兰等在此人群中也发现，使用非适应性情绪调节策略的大学生更容易出现攻击性行为（如身体、言语攻击、敌意、愤怒）。但也有学者发现，在中国文化背景下，表达抑制比认知重评更快地降低负性情绪的唤起水平，从而减少其冲动行为的产生，促进人际关系和谐。Ryder AG 和 Dere J 等在不同文化背景下发现，使用表达抑制的华裔人比北美人有着较少的社会冲突和较好的人际关系。Butler EA 等也发现，表达抑制会增加欧裔美国人的负面情绪，减少人际互动关系，而对于亚洲人来说，这种消极的社会影响明显减少。

尽管在唤起阶段，表达抑制比认知重评能更早、更快地降低情绪的唤起水平和强度，从而可以控制情绪的暴发，有利于社会和谐。但也有研究显示，表达抑制策略对行为控制

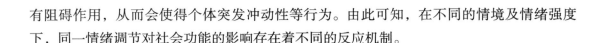

有阻碍作用，从而会使得个体突发冲动性等行为。由此可知，在不同的情境及情绪强度下，同一情绪调节对社会功能的影响存在着不同的反应机制。

五、情绪与胃肠

在长期的临床工作中发现，有大约 50% 胃肠道疾病的患者，同时伴有情绪方面的障碍。这一类患者，大多数表现为上腹部胀满、疼痛、恶心、嗳气、胃内嘈杂、反酸烧心、两胁胀痛、肠鸣、大便黏腻不爽或排便次数改变等。但是经过相关的检查，却没有发现有明显器质性病变。经过多方针对胃肠病的药物治疗疗效甚微。如果进一步深入了解患者的病史以及发病过程会发现这一类患者同时伴有情感方面的问题，曾经有过心理创伤或者精神打击，工作生活压力较大，焦虑、失眠、情绪低落或烦躁不安，经过焦虑抑郁评估大多数人有或轻或重的焦虑倾向。

人体是复杂的，即使医学发展到今天，对人体的了解也不能窥其全貌。在生活中，我们经常会在心情不好的时候出现食欲减退，不想吃饭，而在心情非常好的情况下却表现为胃口大开，这是事实。深入探索其发生的机制是很有价值的也是不容易的。从现代医学角度来讲，人类的情绪问题，比如精神的异常（焦虑或抑郁）、性格的异常，作为一个反馈信号传递给了中枢，影响了脑肠轴的变化，从而进一步影响了神经内分泌、肠神经系统以及植物神经系统而造成的。

在祖国医学中，古人早就有这方面的认识。早就提出"内伤七情""忧思伤脾""肝气犯胃""肝胃不和"等概念。这些概念其实就是指人的情感问题作为病因而导致疾病。

因此，无论是患者还是医生对这个问题都应该关注，如果任其发展有可能导致严重的问题。

在针对这一类患者的治疗中发现，经过单纯针对胃肠道问题用药，疗效不佳。但是如果在针对胃肠疾病药物的基础上增加一些抗焦虑药物，疗效会有明显地提高；在中医治疗上经过辨证，给予疏肝理气，健脾和胃的药物同样会得到明显改善；对病人的心理进行疏导病情同样会有改善。

可见人类的情绪问题是导致胃肠疾病的很重要的一个原因。其实不仅仅是胃肠道疾病，在其他系统疾病中，比如心血管疾病中也是屡见不鲜。随着现代社会节奏的加快，人们的工作生活压力逐渐增大，情感障碍的问题也日渐突出，不能不说这是一个很严峻的问题，需要全社会，特别是医生引起足够的重视。

六、讨论与展望

纵观以上研究，适应性情绪调节能有效降低 LPP 的波幅，减少心血管及内分泌反应，而非适应性情绪调节与之相反，这表明认知重评更有利于个体的躯体健康。而非适应性情绪调节对个体的影响也并不都是不利的，如在极度愤怒、生气时，及早地运用表达抑制能减少负性情绪及冲动行为的产生，可能更有利于促进社会和谐。因此，在不同情境下，如何根据生理指标灵活地使用不同的情绪调节策略来更好地促进患者的心身健康和社会功能，从而达到彼此优势的最大化，这是在中国文化背景下需要进一步深入研究的课题。综上可知，情绪调节对心身疾病的影响及所涉及的生理、心理机制尚需进一步探究以期为临床的心理干预提供理论依据。

第七节　功能性消化不良与 CRF、焦虑／抑郁

促肾上腺皮质激素释放因子（CRF）是一种脑肠肽，已有研究显示 CRF 水平失调与胃肠道功能紊乱及焦虑、抑郁有一定关系。

一、CRF 在 FD 中的作用

FD 症状起源于胃和十二指肠区域，并无可解释症状的器质性、系统性及代谢性疾病，脑－肠轴异常，继而导致脑肠肽水平紊乱，可能对 FD 的发病起重要作用。

CRF 是一种由 41 个氨基酸组成的神经内分泌肽，广泛分布于中枢及外周。CRF 有 CRFR1 和 CRFR2 两种受体，发挥不同的作用，CRFR1 促进结肠传输运动，CRFR2 抑制胃排空；CRFR1 增强伤害感受性，CRFR2 有抗伤害感受性作用；CRFR1 可促焦虑、抑郁，CRFR2 可产生抗焦虑抑郁作用。

中枢介导上述作用的主要为 CRF1，外周则主要通过 CRF2 发挥作用。应激可通过下丘脑－垂体－肾上腺轴（HAP）和（或）自主神经激活下丘脑神经内分泌细胞，影响 CRF 的表达和分泌，导致脑－肠轴间相互作用异常，参与胃肠道黏膜免疫炎症反应、影响胃肠动力、内脏敏感性及精神心理症状，尤其是焦虑、抑郁的形成，胃肠道免疫炎症和精神心理因素也可进一步加重 FD 患者内脏高敏性和胃肠运动紊乱。

研究发现，FD 患者各组血清 CRF 浓度均高于正常对照组，且 CRF 浓度与 FD 症状量化积分或 HAMA 评分、HAMD 评分呈正相关。

目前已知内脏痛觉高敏和胃排空延迟是 FD 发生的两大主要病理特征，其中，PDS 亚型与进食有明显关系，属于动力相关性消化不良，此类患者胃和十二指肠动力障碍明显，可能与外周 CRF2 增多有关。Nijsen 等实验发现 CRFR2 被激活后可抑制胃排空、减少结肠运动和排便反应，CRFR2 拮抗剂可消除由 CRF/CRF2 介导或压力引发的胃排空延迟。Million 等在 SD 大鼠外周注射 CRF 及其相关肽发现胃排空延迟，远端结肠运输增加，效

应呈剂量依赖性，CRFR2 激动剂可明显延迟胃排空而无结肠刺激作用，此抑制效应可以被 CRFR2 特异性拮抗剂 astressin2-B 拮抗，并也呈剂量依赖性。Nozu 等发现，自由活动小鼠皮下注射 CRF 可引起胃运动增强，选择性 CRFR2 激动剂抑制该作用，而 CRFR2 和 CRFR1 拮抗剂又可增强由 CRF 引起的胃收缩。CRER2 对小肠运动也有抑制作用，但作用明显低于对胃排空的抑制。

内脏痛觉高敏性是 FD 另一主要特征，可能与 EPS 亚型的发病有关。慢性刺激、炎症反应和精神因素均可通过 CRF 导致内脏敏感性增强，有关 CRF2 在内脏痛觉的相关研究较少，但目前已证实了 CRFR1 信号通路在应激引起的内脏高敏感中发挥重要作用。Gue 等观察发现，中枢内注射 CRF 后可模拟压力诱导的结直肠扩张的内脏敏感性增加，注射 CRF1/CRF2 拮抗剂 α-螺旋 CRF9-41 阻止 CRFR1 通路介导的内脏感觉敏感。Vicente 等在大鼠中枢注射 CRF 后，可引起结肠运动时间缩短，粪便排出量增加 20 倍，同时加剧结肠扩张引起的内脏痛，而中枢注射 CRF 拮抗剂可抑制应激引起的内脏高敏感和胃肠道功能的改变。实验数据显示，PDS 重叠 EPS 组症状量化积分明显高于 PDS 组、EPS 组，但 CRF 浓度无明显组间差异，分析这可能与 CRF 生理作用特点有关，即 CRF 两种亚型的存在，而两亚型生理功能不同，内脏敏感性及胃排空运动可能是 CRF1 与 CRF2 作用总和。目前就 CRF 与内脏高敏性关系研究集中于 IBS 领域颇多，IBS 症状表现部位和 FD 虽有差异，但二者同属于功能性胃肠病中的常见病，发病机制相通，推测 CRF 与 FD 的内脏痛觉过敏有关。

二、CRF 与焦虑/抑郁的关系

大脑和胃肠之间存在神经-内分泌双向内在关联，FD 患者中可能合并焦虑/抑郁等精神心理症状，同时焦虑/抑郁可引起或加重 FD 的症状，目前临床上已使用抗抑郁药治疗 FD，部分顽固性 FD 也可采用心理干预治疗。一项荟萃分析显示，抗抑郁、抗焦虑治疗可使 FD 患者获得满意效果。Faramarzi 等发现，FD 患者所有胃肠道和大部分精神症状可通过 CCRT 精神分析疗法治疗得到改善。脑-肠轴功能异常有利于解释 FD 与精神症状的相关性。CRF 浓度与精神心理症状存在关系已被证实，急、慢性应激事件均可刺激下丘脑分泌 CRF，继而引起垂体释放 ACTH，刺激肾上腺皮质激素的分泌，但慢性应激可致 HPA 轴负反馈受损时导致 CRF 过度分泌，从而产生焦虑/抑郁样行为，焦虑/抑郁症状与血中 CRF 浓度升高程度有显著相关性，大鼠侧脑室慢性注射 CRF 后，大鼠表现类抑郁样行为，中枢 CRF1 发挥主要作用，CRFR1 特异拮抗剂有抗焦虑、抗抑郁样行为作用，可减少广泛性焦虑症的发生。

研究显示，66.67% 的 FD 患者存在不同程度的焦虑/抑郁，说明与焦虑/抑郁共病的 FD 患者较多，这与前人研究报道一致。实验结果也验证了 FD 患者各组中伴焦虑/抑郁者的血清 CRF 水平均高于不伴焦虑/抑郁的患者，且 CRF 浓度与 HAMA、HAMD 呈正相关性。国内樊力红等研究结果也显示，PDS 组与 EPS 组中伴焦虑/抑郁率比较差异无统计学意义。有趣的是，研究发现 PDS 组 HAMA 评分高于 EPS 组、PDS 重叠 EPS 组，而症状量化积分则是 PDS 重叠 EPS 组高于 PDS 组、EPS 组。这与 Hsu 等研究得出的结论，即重叠组精神心理症状较 PDS 组和 EPS 组症状重不一致，研究指出，符合 PDS 诊断标准的患者精神心理障碍比 EPS 患者明显增加，可体现为躯体化、焦虑、恐惧等症状，可解释实验中 PDS 组焦虑评估高于 EPS 组，而重叠组患者可能以 EPS 症状为主，精神症状评估更倾向于 EPS 组结果，故无法与 PDS 组作准确比较。

FD 及焦虑/抑郁的发病均与性激素有关，尤其是雌激素，雌激素可以在分子水平上调 CRF 表达，通过 HPA 轴增加内脏敏感性、产生心理压力。蒋建新等通过给予大鼠慢性轻度不可预见性刺激（CUMS）发现可使大鼠血清 CRF 升高，引起抑郁行为，且雌性大鼠 CRF 水平高于雄性大鼠。研究结果表明，女性 FD 患病率（75.8%）高于男性（24.2%），女性症状量化积分高于男性（$P<0.05$），这与前人的结论是一致的，女性伴焦虑/抑郁检出率虽高于男性，但男、女性血清 CRF 浓度比较差异也无统计学意义。

FD 患者的血清 CRF 水平较正常人增高，在伴焦虑/抑郁的患者中更为明显，表明 CRF 在 FD 以及焦虑、抑郁的发生发展中存在意义，可为 CRF 及其受体成为 FD 诊断方法或治疗靶标提供理论依据。目前有研究报道，选择性 CRFR1 阻断剂作为抗抑郁药的研究热点已经进入临床试验阶段，这也进一步加深了焦虑、抑郁对 FD 发病的理解。

三、促肾上腺皮质激素释放激素（CRF）

CRF 的主要作用是促进腺垂体合成与释放促肾上腺皮质激素（ACTH）。

1. 分泌特点　分泌 CRF 的神经原主要分布在下丘脑室旁核，其轴突多投射到正中隆起，在下丘脑以外位，如杏仁核、海马、中脑，以及松果体、胃肠、胰腺、肾上腺、胎盘等处组织中。均发现有 CRF 存在。下丘脑 CRF 以脉冲式释放，并呈现昼夜周期节律，其释放量在 6~8 点钟达高峰，在 0 点最低。这与 ACTH 及皮质醇的分泌节律同步。机体遇到的应激刺激，如低血溏、失血、剧痛以及精神紧张等，作用于神经系统不同部位，最后将信息汇集于下丘脑 CRF 神经元，然后通过 CRF 引起垂体-肾上腺皮质系统反应。

2. CRF 调节　CRF 与腺垂体促肾上腺皮质激素细胞的膜上 CRF 受体结合，道过增加细胞内 cAMP 与 Ca^{2+} 促进 ACTH 的释放为神经垂体及下丘脑中含有的能刺激促肾上腺皮质激素释放的物质。在垂体门脉血液中，末梢血中发现也有此类因子。主要作用于促垂体的促肾上腺皮质细胞受体，通过 cAMP 系统促进促肾上腺皮质激素的合成与释放。其活性以下丘脑正中隆起最高。电刺激杏仁核区下丘脑结节部、乳头部，可引起促肾上腺皮质激素释放。各种传入性影响主要以改变下丘脑 CRF 的合成和释放，来改变腺垂体-肾上腺皮质的功能。组成下丘脑 – 垂体 – 肾上腺皮质轴（HPA）。电刺激杏仁核，可引起 CRF 释放，而刺激海马则抑制 CRF 释放。调节 CRF 的兴奋性递质主要有乙酰胆碱和 5– 羟色胺、抑制性递质为儿茶酚胺和 γ – 氨基丁酸。

第八节　亚型功能性消化不良与心理特征

对功能性消化不良（FD）的发病机制的研究中，精神心理因素正越来越受到关注，成为 FD 重要的致病因素之一。

一项全球性的流行病学研究发现，近 50% 的 FD 患者合并抑郁、焦虑等精神心理异常。瑞典 Aro 等的大样本量研究发现，FD 与焦虑有关，而非抑郁。国外也有针对不同亚型 FD 的研究，显示不同亚型 FD 患者的精神心理特点有所不同。宋志强等的研究则显示，各亚型 FD 患者的抑郁和焦虑没有差别。研究选用 HAMD 和 HAMA 分别检测 FD 患者的抑郁和焦虑状态，结果显示其抑郁、焦虑得分高于划界分。说明大部分 FD 患者有抑郁和（或）焦虑症状。

研究发现，PDS+EPS 组的抑郁和焦虑发生率与躯体焦虑和精神焦虑评分均高于两个单纯组，而两个单纯组之间差异无统计学意义。与古巧燕等和 Aro 等的研究有差异。前者研究显示，单纯 EPS 和 PDS+EPS 以焦虑为主，单纯 PDS 以抑郁为主；后者研究显示，单纯 PDS、PDS+EPS 均以焦虑为主。而研究发现，单纯 EPS 组和 PDS+EPS 组的躯体焦虑比精神焦虑明显，单纯 PDS 组躯体焦虑和精神焦虑评分差异无统计学意义，这提示单纯 EPS 和 PDS+EPS 患者的心理问题可能会更多地以躯体症状表现出来。

研究显示，与十二指肠球部溃疡患者和健康者相比，FD 患者经历更多的负性生活事件。国内研究认为，负性生活事件可能通过诱发患者的精神心理异常影响 FD 的发生与发展。有学者认为，FD 患者不能有效应对所经历的生活应激事件，所以受应激事件的影响更大，但目前对不同亚型 FD 生活事件影响的研究较少。

研究发现，3 组 LEU 总分差异无统计学意义，分析生活事件的分布情况发现，居于前两位的是睡眠习惯改变和严重疾病外伤，均是与躯体有关的事件，严重疾病外伤的发生率在 3 组间差异无统计学意义，单纯 EPS 组和 PDS+EPS 组的睡眠习惯改变发生率差异无统计学意义，但均高于单纯 PDS 组，进一步分析 HAMD 的睡眠障碍因子评分，发现 PDS+EPS 组高于单纯 PDS 组和单纯 EPS 组，单纯 EPS 组高于单纯 PDS 组。由此推测睡眠障碍与 FD 发病可能有关系，而且各亚型间有差异。Vege 等调查发现，在睡眠障碍患者中有 21.3% 患有 FD，单因素分析显示 FD 与睡眠障碍相关。Lacy 等关于 FD 与睡眠障碍的研究显示，PDS、EPS 和 PDS+EPS 之间匹兹堡睡眠质量指数和失眠程度指数差异均无统计学意义。而国内研究显示，睡眠障碍的发生率依次递增为 PDS、EPS 和 PDS+EPS。

人格是一切心理特征的总括，它决定了个体对环境独特的适应性。有研究对 FD 患者进行 EPQ 测试，发现其神经质维度得分较健康对照者高，具有个性内倾的特点。

研究显示，3 组 P 量表评分以正常居多，E 和 L 量表评分以偏低居多；这 3 个量表在各亚型间差异均无统计学意义。提示各亚型 FD 患者多数无明显的精神症状，性格以内向、能诚实交流或有社会幼稚性居多。说明他们平时可能遇事不易向他人求助、倾诉，对环境变化的适应性较差。N 量表在各亚型间有所差异：单纯 PDS 以偏低居多，提示该型以情绪反应较慢、不易生气居多，而躯体脏器上可能也会有相似的表现；而其他两型以正常居多，提示他们情绪相对稳定。

综上，不同亚型 FD 患者的社会心理特征有所差异：① PDS+EPS 患者抑郁和焦虑的发生率最高，躯体焦虑比精神焦虑更明显，睡眠障碍最严重。② EPS 患者的躯体焦虑也较明显，有较多的睡眠事件。③各亚型 FD 患者的性格均以内向为主，可能有社会幼稚性，其中 PDS 患者以情绪反应慢最多见。这提示必须针对不同亚型患者的社会心理特征，采取不同的干预治疗方案以达到更好控制病情的目的。

第九节　功能性消化不良与 ghrelin

机体的各种组织能分泌生长激素释放多肽（胃促生长素，ghrelin），但主要是胃组织分泌。

Ghrelin 调节垂体的 GH 释放，参与能量代谢调节，抑制肿瘤细胞增殖，以及影响心血管功能和其他激素的释放。

胃肠激素是胃肠运动功能的重要调节因素。

Ghrelin 是由 28 个氨基酸组成的胃肠激素，主要由胃底泌酸腺 X/A 样细胞分泌，其 N 端的第 3 位丝氨酸酰基化是 ghrelin 的主要活性形式。大量研究证实，ghrelin 具有明显促进胃肠动力、加速胃排空的作用，可能通过迷走神经通路，肠神经元介导以及调节其他胃肠素释放等多种途径发生作用。

虽然 ghrelin 的生理作用已较明确，但其与 FD 关系的研究仍处于初步阶段。Nishizawa 等的研究发现运动障碍样型 FD 患者空腹血浆 ghrelin 水平显著高于对照组，并与消化不良症状评分呈正相关。

Lanzini 等亦报道 FD 患者血清 ghrelin 水平明显升高。研究发现 PDS 患者空腹血浆酰基化 ghrelin 水平明显高于对照组，并与 GETa 呈正相关。其可能机制为机体对 FD 各种功能异常的一种病理生理反应，酰基化 ghrelin 水平代偿性升高以改善患者的不良胃肠动力。Ghrelin 的这种代偿性升高在神经性厌食症和肺癌恶病质患者中亦被证实。此外，ghrelin 分泌受自主神经调节，尤其是通过胃的胆碱能通路，而 FD 患者可有自主神经功能的紊乱，从而可能导致 ghrelin 分泌的异常。

本组 EPS 患者未发现血浆酰基化 ghrelin 水平有明显升高的趋势，且与胃排空无关，其可能原因是 EPS 的发生主要与胃黏膜承受的化学刺激增加和（或）内脏敏感性增高有关，而非胃肠动力障碍。

综上，FD 患者确实存在胃排空延缓，尤其是 PDS 患者，且 PDS 型 FD 患者血浆酰基化 ghrelin 水平升高与胃排空功能相关，提示循环中酰基化 ghrelin 水平可能在 FD 的发生过程中发挥一定的作用。此外，胃排空功能和血浆酰基化 ghrelin 水平是否可作为 FD 患者分型的依据，以及 FD 患者 ghrelin 异常的机制尚有待更大规模的临床研究进一步证实。

一、Ghrelin 与功能性消化不良

Ghrelin 的结构与胃动素相类似，在外周或中枢参与胃肠生理活动的调节，尤其对胃运动和分泌有影响，可能在 FD 发病机制中起一定作用。Ghrelin 能促使 MMC III 相提前出现，促进胃肠运动、促进胃酸分泌。研究表明，ghrelin 与 FD 存在相关性。

Shinomina T 等研究发现，尽管健康对照组和女性 FD 患者血浆酰基化或非酰基化 ghrelin 水平无差别，但血浆酰基化 ghrelin 水平与女性 FD 患者的主观症状评分以及酰基化与非酰基化 ghrelin 比值相关联，推断酰基化 ghrelin 在 FD 的病理生理学起一定作用。基于这种假设，有研究应用 ghrelin 改善消化不良症状。Takamori k 等研究显示，FD 患者与对照组相比空腹血浆非酰基化 ghrelin 水平和血浆 ghrelin 水平显著降低，但空腹血浆酰基化 ghrelin 水平和餐后各种形式的 ghrelin 水平是相似的。

FD 者的血浆总 ghrelin 水平在空腹和进食后没有变化，而对照组则有变化。推断 FD 患者的胃排空、血浆 ghrelin 水平和心理因素之间没有相关性，提示 FD 患者的血浆 ghrelin 总的分泌能力或者代谢状况可能是有变化的，这在 FD 患者的病理生理中起了一定的作用，并且不依赖胃排空延迟或是心理机能紊乱。

Takinori K 等研究表明，动力障碍型 FD 患者血浆 ghrelin 水平降低，餐后不适和早饱感的 FD 患者活化 ghrelin 水平降低，而动力障碍型 FD 患者和健康对照组则相似。LeeKJ 等研究表明，FD 组的餐前血浆 ghrelin 水平低于健康对照组，而餐后血浆 ghrelin 水平两组相似，反常的餐前低血浆 ghrelin 水平的 FD 患者缺乏餐后血浆 ghrelin 水平降低的现象。FD 组中胃排空延迟的患者发现有着低血浆 ghrelin 水平。Shinoto T 等通过比较 FD 患者中 PDS、EPS 以及 NERD 患者胃排空及 ghrelin 血浆水平，发现 PDS 的最大排空时间长于健康对照组、PDS 及 NERD，酰基化的 ghrelin 水平低于健康对照组。在 PDS 组胃排空能力与酰基化的 ghrelin 水平相关，而在 EPS 及 NERD 组则不存在这种相关性。陈莹等研究发现 FD 组与对照组相比血清 ghrelin 水平明显减低，该实验中将 FD 患者分为两组（PDS 组、EPS 组），其中 PDS 组较对照组血清 ghrelin 水平明显减低，并且也明显低于 EPS 组，而

EPS 组与对照组比较血清 ghrelin 水平差异无统计学意义。提示 FD 患者特别是 PDS 患者的早饱、餐后饱胀不适等症状的发生可能是由于血清 ghrelin 水平的异常降低抑制了食欲、胃酸分泌及胃排空。

潘彤彤等研究发现：①器质性消化不良组和功能性消化不良组血浆 ghrelin 水平比较差异无显著性，但均显著高于正常对照组。②血浆 ghrelin 水平与患儿呕吐、餐后饱胀、早饱、纳减症状积分均呈显著负相关，与上腹疼痛、饱胀不适、恶心均无显著相关。FD 组与正常对照组空腹血浆 ghrelin 水平比较差异有统计学意义。正常对照组空腹与餐后血浆 ghrelin 水平比较有统计学意义，提示血浆 ghrelin 水平下降与消化不良症状的发生及严重程度以及胃排空能力有一定相关性。Takamori K 等分别于患餐前及餐后检测对 FD 患者及健康志愿者血浆中 ghrelin 水平及胃排空能力，发现 FD 患者的血浆 ghrelin 水平低于正常组，且胃排空明显延长，基于这种变化，推断 ghrelin 可能与 FD 患者的动力异常有关，且 ghrelin 能加速胃排空，改善 FD 症状。李娜等分别给予 FD 患者单独以及联合应用促动力药物，发现各种促动力药物治疗后较治疗前 FD 临床症状积分明显改善，胃肠排空率明显改善，ghrelin 含量显著增高，且联合用药组优于单独用药组。在一些动物模型中 ghrelin 也显示出能减轻消化不良症状厌食症和呕吐症状的能力。

国外研究者观察到，接受雌激素治疗 FD 妇女血清中 ghrelin 显著升高，这也可能是雌激素改善围绝经期功能性消化不良患者症状的一个重要机制。Takamori K 等分别于早、晚餐前输注 ghrelin 3μg/kg，每天 2 次，1 次 30ml，并持续 2 周，发现给予外源性 /ghrelin 治疗的方法是安全的，可增加 FD 患者摄食量约 30%，摄食量的增加可持续至治疗后 1 周，能够促进 FD 患者的消化。

尽管 ghrelin 是一种新发现的脑肠肽，但已有大量相关文献出版。Ghrelin 的发现具有重要意义，其在消化系统疾病治疗方面应用前景广阔。可利用其增进胃肠功能的生物学效应，用于治疗某些胃肠功能障碍或分泌异常的疾病以及治疗外科手术后的胃肠功能紊乱、恶病质患者的恢复以及由糖尿病等引起的胃轻瘫等。

FD 的病理生理学机制尚未明确，主要表现为 FD 患者胃排空表现与其消化不良症状（如上腹部烧灼感、上腹部疼痛、餐后饱胀和早饱等）之间的相关性、脑肠肽（如 ghrelin 等）与胃肌电、胃排空之间的相关性，诸如此类的问题，目前观点仍未完全统一，但多数学者认为，ghrelin 与 FD 有关，FD 患者血浆较正常人群降低，ghrelin 及 ghrelin 受体激动剂可能会成为改变 FD 症状的一种新治疗方法。因此 ghrelin 及 ghrelin 受体激动剂的研究和开发以及其广泛的临床应用前期的实验研究乃至临床实验，将成为今后的研究热点及发展方向。为了进一步阐明 ghrelin 与 FD 发生之间的关系，有必要做更深入的研究以确定二者之间的关系，如：①定量研究二者之间的关系。②进行 ghrelin 与 FD 多心随机对照双盲研究。③进行分子生物学、遗传学以及基因多态性检测以探究其确切的发病机制。

二、功能性消化不良患者血清 ghrelin 及瘦素水平变化

探讨功能性消化不良患者血清 ghrelin 及瘦素水平变化及其临床意义。有学者研究 60 例 FD 患者，其中餐后不适综合征（PDS）30 例，上腹痛综合征（EPS）30 例，健康对照者 30 名，分别采用酶联免疫法和放射免疫法检测血清 ghrelin 及瘦素水平。结果 FD 组血清 ghrelin 水平较对照组明显降低，FD 组血清瘦素水平也较对照组明显降低。PDS 组血清 ghrelin 和瘦素水平组明显降低，且较 EPS 组明显降低。而 EPS 组血清 ghrelin 和瘦素水平与对照组比较差异无统计学意义。

研究结果认为，FD 患者血清 ghrelin 和瘦素水平降低主要是由 PDS 患者血清水平改变所致。PDS 的病理机制可能主要与胃肠运动异常相关，血清 ghrelin 和瘦素在 FD 发病过程中存在相互作用。

三、血清和胃黏膜组织 ghrelin 水平影响因素

Ghrelin 主要来源于胃，其次为十二指肠是生长激素促分泌激素受体的内源性配体，不但能够促进与调节生长激素分泌的作用，还具有增强食欲，减少脂肪利用、增加体重、维持能量正平衡的调节能量代谢作用。目前，关于 Hp 感染与 ghrelin 水平的关系仍存争议。

研究结果，血清 ghrelin 水平虽然与 Hp 感染状况无关，但 Hp 感染可能增加胃窦部 ghrelin 表达，而对胃体部 ghrelin 表达水平无显著影响，不同胃黏膜组织 ghrelin 表达水平无显著差异。

本研究需要进一步检测血清及胃黏膜组织中酰基化 ghrelin 的表达水平，同时还应对 Hp 的细菌毒力进行分析，以进一步明确感染状况及胃黏膜病理与 ghrelin 水平的关系。

第十节 失眠患者焦虑抑郁及认知功能

睡眠是一种自发的、可逆的静息状态，是人体最重要的需求，睡眠时间占据了人类生命的 1/3。失眠属于睡眠障碍，主要指由入睡困难、维持睡眠障碍等引起的睡眠时间不充足、睡眠质量不佳、睡眠中容易觉醒等问题，无法满足人体正常的生理需求，且影响白天活动的睡眠障碍综合征。近年来，随着人们生活节奏不断加快，失眠的发生率也呈现逐年上升趋势，尤其是老年人群失眠率更高。相关研究指出，若患者长期处于失眠状态，将形成亚健康状态，并引发多种身心疾病，包括糖尿病、高血压、心率加快、溃疡、负面情绪、认知障碍等。目前，对失眠患者焦虑、抑郁情绪及认知功能相互关系的重视度也逐渐提升。

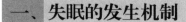

一、失眠的发生机制

失眠主要包括：①入睡时间延长（入睡时间 >30min）。②维持障碍。入睡后，夜间觉醒 >2 次或醒后再次入睡需 >30min。③早醒。出现凌晨早醒现象，提前至少 1h。④睡眠质量降低，包括睡眠浅，易醒，多梦。⑤睡眠时间明显缩短（睡眠时间低于 5h）。⑥日间残留效应。白天伴有嗜睡、乏力、头晕、精神萎靡、注意力不集中、性功能减退、月经不调等表现。失眠属于较为常见的生理现象，人们常在特定的情景或状态下产生失眠，如发生重大的生活事件前，则可能出现不同程度的失眠表现，若其失眠症状未对其正常生活及社会功能产生影响，则无需进行过多干预，而若失眠者的失眠现象持续且长时间出现，且对其生活、学习及工作均造成影响，则表明其已发展为失眠症，需进行进一步诊疗。多数人群均存在不同程度的失眠经历，失眠患者发生失眠前常伴有负性生活事件的发生，如重症疾病、家庭矛盾等，均可能使患者出现一过性短暂的失眠经历。同时，还可能伴有一些不良认知或行为等。首次发生失眠的患者通常会很快好转，且在较长一段时间内维持正常睡眠，但失眠的体验将保存在患者记忆中。若在较长一段时间后，再次突发不良事件或刺激，将再次诱发患者失眠。相关研究指出，亚急性失眠状态人群是患有慢性失眠患者的 5 倍，若该类人群的失眠问题未及时处理，可能发展为慢性顽固性失眠。

二、失眠患者焦虑抑郁情况

焦虑主要指对某种尚未发生的事情所产生一种忐忑不安、不愉快的情绪体验，常伴有紧张、出汗、恐惧、不安等症状；抑郁主要指自己感觉心情沉重，产生绝望、无助、无用等感受，且伴有兴趣缺乏、乐趣丧失、疲倦懒散等症状。

1. 失眠对焦虑抑郁的影响　失眠患者常因失眠产生痛苦，加上对睡眠过度关注，并对理想的睡眠状态过度期待，导致其产生抑郁、焦虑、恐惧等负面情绪，这些负面情绪将进一步干扰患者的正常睡眠。长期失眠患者通常伴有不同程度的抑郁、焦虑情绪，近年来，关于失眠与抑郁焦虑情绪关系的研究逐渐增多，但对于两者的因果关系仍不明确。相关研究指出，约 50% 的失眠患者伴有精神障碍疾病。顾鑫等研究指出，慢性失眠患者的睡眠质量与抑郁、焦虑严重程度呈正相关。马国重等研究指出，抑郁症伴发失眠患者的躯体觉醒水平比原发性失眠患者高。张瑞星等研究指出，失眠患者的主要特征包括不成熟的防御机制、消极的应对方式等，这些特征使慢性失眠患者形成压力应对方式，使患者无法有效应对压力源，继而增加患者焦虑程度，加上患者对自身的躯体症状过度关注，导致失眠时间不断增加。

2. 失眠患者焦虑抑郁的影响因素

（1）受教育程度较低的失眠患者伴发焦虑、抑郁的发生率通常高于受教育程度较高者，这主要与受教育程度较高者具有更广泛的知识面有关，其可通过书籍、网络、知识讲座、社会支持等获取更多的睡眠相关知识，提升其对睡眠的认识及了解，使其可自主调整睡眠行为、观念及习惯，进而减少失眠患者焦虑、抑郁的发生。侯　俊霞和林秀孟研究指出，受教育程度在初中以下的失眠患者焦虑和（或）抑郁者发生率高于初中以上者。郝淑芹等研究指出，文化水平低（初中以下）的患者焦虑得分高于文化水平高（初中及以上）者。

（2）社会生活因素是影响失眠者焦虑、抑郁的重要因素，主要包括压力大、应激事件多、静坐少动、不良生活习惯等方面。吴婷婷和田海华研究中对 235 例失眠患者进行研究，结果发现，失眠者伴焦虑者 94 例，占 40.0%；失眠伴抑郁者 86 例，占 36.6%，失眠合并焦虑及抑郁者 72 例，占 30.6%，结果显示，不规律的生活习惯是焦虑的影响因素。李娜和张振贤研究指出，机体长期处于不良应激中将引发焦虑、抑郁等心理障碍，且可能引发多种疾病。陈忠等对 2061 名儿童进行研究，发现 1481 名儿童存在睡眠问题，占 71.9%，睡眠焦虑发生率为 38.0%，且学习压力较大的儿童更容易发生睡眠障碍。

（3）慢性疾病也是造成失眠患者焦虑、抑郁的重要因素，失眠患者长期受到高血压、糖尿病、脑梗死、冠心病等疾病的影响，导致失眠不断加重，进而形成恶性循环，使其心理也受到严重影响。刘春萍等对 612 例患者进行研究，其中慢性病组 385 例，非慢性病组 227 例，结果发现慢性病组患者发生失眠的比例高于非慢性病组，同时，合并焦虑、抑郁的比例也处于较高水平，临床中应积极重视慢性病患者的睡眠情况，尽早识别其焦虑、抑郁等情绪，必要时采取相应的干预措施，以改善患者预后。

三、失眠对认知的影响

认知主要指认识活动的过程，主要分为接受和评价信息、应对及处理问题的方法、预测及估计三部分，认知功能主要包括失语、失用、失认、记忆障碍、执行功能减退、定向力降低、视空间功能下降等，而轻度认知功能障碍主要指介于正常衰老及痴呆之间的状态。长期处于失眠状态时，将影响患者的生理功能、情绪等，还将降低其认知功能，进而对患者的社会功能造成严重损害。良好的睡眠可使神经系统功能快速恢复，而失眠患者因受到慢波睡眠缺陷的影响，使脑内蛋白质无法合成，并无法建立新的神经突触联系，使皮质认知的电位发生改变，进而使患者发生认知功能损害。Scullin 和 Bliwise 研究指出，睡眠与认知功能间存在潜在联系，睡眠可有效促进认知功能及记忆的稳定、整合及巩固。仇福成等研究指出，睡眠质量好可有效减弱 ApoE4 基因对神经元纤维缠结的病理进展，从而对阿尔茨海默病患者的认知功能产生影响。研究总结发现，失眠对认知功能的影响主要包括对人的注意力、警觉性、记忆力、执行功能、学习记忆等方面。

（1）注意力主要指人的心理活动指向并集中于某种事物的能力，慢性失眠患者常伴有较为严重的注意力损害，贾燕燕等研究指出，睡眠是人类正常的生理需求，可有效促进生长发育，且在注意力、记忆力、学习等认知功能的维持中也必不可少，一旦发生睡眠剥夺及失眠，将导致患者注意力、记忆力、学习等认知功能发生障碍；研究中还指出，睡眠剥夺及失眠患者的注意力、警觉性、记忆力相关脑区激活均下降。

（2）警觉性属于注意稳定性，失眠患者通常伴有一定程度的警觉性障碍，患者通常在较为简单的警觉性任务中可表现出较快反应，而在相对复杂的警觉性任务中则表现出较慢反应。梁学军等研究指出，严重的失眠可导致警觉性下降，记忆力、分辨力减退。张奉明等研究中通过睡眠剥夺实验发现，睡眠障碍将导致警觉性降低。

（3）记忆力主要指识记、保持、再认识、重现客观事物所反映出来的内容及经验的能力，其是认知功能研究的重要方面，良好的睡眠可有效促进新记忆的保存及巩固，而失眠患者往往受到睡眠缺失的影响，无法进行正常的记忆巩固，导致失眠患者的记忆能力受损，通常表现为记忆巩固功能受损、学习能力下降、长时记忆受损等。失眠患者对记忆的保存及整合能力受损的主要因素是慢波睡眠减少，而快速动眼期在失眠患者的记忆巩固中发挥重要作用。许良和王博对 1954 例失眠患者进行调查，结果发现伴有记忆力减退的患者约占 80.71%。

（4）执行功能主要指机体对事项及行动进行意识控制的相关心理过程，其在认知过程中属于较为复杂的方面，其主要涉及注意力、行为能力、计划、程序化思维、创意和决策、抽象概念的形成等能力。张宝和等研究中对 325 例高龄失眠患者进行检查，发现失眠患者多存在视觉空间、形象力、执行力等受损，且研究证实高龄离退休老年人睡眠质量较差，睡眠质量与认知损害存在相关性。Haimov 等研究中也发现老年失眠患者普遍存在记忆广度、执行功能、注意分配等下降的现象。

（5）良好的睡眠可对记忆进行有效的巩固，而失眠患者通常存在不同程度的记忆力减退，其也是影响患者生活及社会活动的重要因素。陈莉弘和黄俊山研究指出，睡眠与学习记忆关系密切。鲁珊珊等研究指出慢性失眠对瞬时记忆、延时记忆等均具有显著影响。刘艳和吴卫平对 24 只 1 月龄雄性小鼠进行研究，将其分为慢性睡眠限制组、睡眠剥夺组及对照组，结果发现，连续 5d，每天 6h 的睡眠限制及睡眠剥夺均可减弱幼鼠的空间学习记忆能力，且睡眠剥夺的影响程度更大。

四、焦虑、抑郁与认知功能的关系

（1）情绪对注意的调节作用主要包括情绪信息知觉及情绪状态对注意的影响，在良好情绪的刺激下可使人的注意更加投入，从而在信息知觉上占据优先地位，且在知觉目标及提示线索方面均可增强其注意，促进认知。情绪信息所产生的愉悦度及唤醒度均具有调节认知过程的作用，个体的情绪状态也会对注意分配产生影响，反之，焦虑、抑郁等负面情绪将对注意力产生负面影响。Lo 等对抑郁青少年与健康对照组进行研究，结果发现抑郁患者在情感任务中更难以转换其内部注意的焦点。Bloch 等研究指出，青少年抑郁症中，注意力是状态依赖的，且抑郁症状改善后，其注意力也随之改善。Huan 等研究指出，考试焦虑的学生注意效率较对照组低，表明焦虑个体的注意缺陷代表注意成分的缺陷。

（2）焦虑、抑郁对认知过程产生的影响通常被认为是对学习记忆的影响，且不同类型的情绪状态对学习记忆产生的影响各不相同，而特定的情绪状态对不同类型的学习记忆的影响也可能不同。杨慧芳等对 32 名本科学生进行研究，在中性和焦虑情绪图片呈现的阶段，所有参与者完成言语、空间记忆任务各 160 个试验，结果发现言语记忆任务呈现在右视野时，正确率较高，且反应较快，而呈现在左视野时，反应优势相似；且焦虑情绪状态下的学习记忆表现明显优于中性情绪，表明言语及空间记忆分别具有左、右半球加工优势，且焦虑情绪对学习记忆具有促进作用。何小婷等研究指出，伴焦虑症状的抑郁症患者在执行功能、认知加工速度、记忆及注意力上的损伤均比无焦虑症状的抑郁症患者更为严重。张小聪等研究指出，高情绪表达水平可以缓冲考试焦虑对记忆容量的影响。

（3）认知执行功能与焦虑、抑郁状态相互影响，焦虑、抑郁状态可有效提升认知水平，并对认知控制的神经机制起到调节及支持作用，反之，认知执行功能也可对患者的焦虑、抑郁进行调节。孙华和曾芳研究中将 55 例帕金森病伴发焦虑抑郁情绪的患者作为研究对象，并选取 30 例健康者作为对照组，利用贝克焦虑量表、蒙特利尔认知功能评定量表、Barthel 指数量表对两组的焦虑情绪、认知功能、日常生活能力进行评估，结果发现，帕金森病患者存在一定程度的认知障碍及明显的日常生活能力受限，而焦虑可对帕金森病患者的认知功能产生不同程度的影响，尤其是视空间与执行功能、记忆功能，对患者的日常生活能力及生活质量均造成严重影响。龚建兵等研究中将首发焦虑症的 98 例患者作为观察组，将 98 名健康成人作为对照组，利用汉密尔顿焦虑量表、汉密尔顿抑郁量表、蒙特利尔认知评估量表对两组的焦虑、抑郁情绪及认知功能进行评估，结果发现，焦虑症患者的焦虑及抑郁情绪的严重程度与认知执行功能的损害有关，且以抑郁为主。

五、小结

睡眠是人类正常的生理需求，是恢复神经系统的重要过程，具有促进人体生长发育的功能，其在维持人体注意力、警觉性、记忆力、学习能力、执行功能等方面具有重要作用，一旦人体出现失眠现象，将可能引发多种躯体疾病、心理疾病及精神疾病等。因此，在临床治疗过程中需对失眠的发病机制及诱发因素进行全面了解，同时，还需对失眠与焦虑抑郁情绪的关系、失眠与认知功能的关系、焦虑抑郁情绪与认知功能的关系等进行详细了解，以制订最佳的治疗方案。

第十一节　功能性消化不良胃肠动力研究

功能性消化不良（FD）分为 2 个亚型：餐后不适综合征（PDS）和上腹痛综合征（EPS）。自 1988 年明确其定义以来，FD 的病理生理机制被广泛研究，然而，其并不能用一个单一的机制来解释，可能是由胃动力异常、心理因素、胃酸分泌过多、内脏高敏感性、幽门螺杆菌感染、基因因素、成长环境、饮食、生活方式等众多因素共同参与。胃肠动力异常是功能性消化不良病理生理机制中主要的研究主题之一，近 50% 的 FD 患者有动力异常，如胃排空异常、进食后胃内食物分布异常、胃容受性受损、胃窦动力低下、胃电节律异常、十二指肠动力改变等。

一、胃排空异常

FD 在人群中的发病率为 8%~23%，而胃排空异常在 FD 患者中的发病率为 24%~78%，FD 中胃排空异常一般表现为胃排空延迟。Kamino 等通过随访 FD 患者，经超声检查发现，服用促动力药症状改善的患者，胃排空速度较原来加快，而症状无变化的患者，胃排空速度无明显变化。该研究也进一步说明胃排空异常是 FD 的主要病理生理机制之一。

通过观察 FD 患者的胃液体排空情况发现，FD 患者胃液体半排空时间较正常人明显延迟。陈卓琳等利用 B 超对 FD 患者胃液体排空情况进行实验发现，FD 患者腹胀症状与胃液体排空延迟有关，且近端胃液体排空延迟较远端胃多见。有学者通过对 FD 患者及健康志愿者行固体胃排空实验发现，27.8% 的 FD 患者存在固体胃排空延迟，且 PDS 及 PDS+EPS 型 FD 患者的固体胃排空时间长于 EPS 型。该研究同时发现 FD 患者的餐后饱胀不适症状与固体胃排空延迟有关，恶心症状与固体胃排空指标呈正相关，而早饱、上腹痛、上腹部烧灼感症状与胃排空指标无相关性。表明胃排空延迟可能是餐后饱胀不适、恶心的发病机制。Talley 等通过对 864 例 FD 患者研究发现，每个症状（早饱、餐后饱胀、中上腹胀气、恶心和胃部疼痛）的发生与胃排空延迟均有关；而校正年龄、性别、BMI、诊疗中心、IBS 既往史和其他症状后，仅餐后饱胀勉强与胃排空延迟有关。

Delgado-Aros 等研究却发现，43% FD 患者餐后 1h 胃排空加速，其餐后症状与固体胃排空加速有关，且胃排空是餐后症状的独立预测因子。认为胃排空加速使小肠内容物增加，导致小肠扩张引起饱胀、嗳气、恶心、疼痛等症状，并促使肠肽分泌加重以上症状。

二、胃内食物分布异常

一般认为，胃分为近端胃与远端胃两部分。近端胃起容纳、贮存及控制液体排空作用，远端胃则进行较强的阶段性蠕动收缩活动，对食物进行研磨、混合，将食糜推进十二指肠。

唐海英等通过对 FD 患者和健康对照组胃排空功能及胃内食物分布情况研究发现，症状轻微和症状严重的 FD 患者胃排空时间均延长，但两组之间差异无统计学意义，胃排空正常和延迟的 FD 两组之间各症状积分相似；而在餐后胃内食物分布异常的 FD 组，恶心和早饱两种症状积分明显高于胃内食物分布正常的 FD 组。其认为胃内食物分布异常可能是 FD 患者产生消化不良症状的原因。

研究通过对胃中间横带（MTB）研究发现，正常人摄入食物后，MTB 控制其自近端向远端的转运，当进食过多时，胃内容量负荷增加，MTB 通过面积的变化调节食物的转运、分布及进入远端胃的量和速度。FD 患者的 MTB 明显增宽，近端胃与远端胃排空均慢于对照组，近、远端胃比值与对照组也有显著差异，考虑为进食即刻 FD 患者可能有更多的食物由近端胃进入远端胃，导致食物在远端胃潴留，从而出现消化不良症状。郑敏等通过检测 FD 患者胃排空时间及胃窦部容积（AV）发现。FD 患者禁食时及试验末的 AV 均较正常对照组扩张。胃排空延迟的 FD 患者中，禁食时和试验末期 AV 明显大于对照组及胃排空正常的 FD 组。而胃排空正常的 FD 患者禁食时及试验末期的 AV 与对照组比较无统计学意义。认为 AV 扩张与胃排空延迟密切相关。

三、胃容受性受损

胃容受性包括胃容受性舒张和适应性舒张。胃容受性舒张是指由进食动作和食物对咽、食管等处感受器的刺激反射性引起胃底和胃体肌肉的舒张。适应性舒张用来维持胃的松弛性，可依据特定的食物来调节胃的容受性。在 FD 患者中，胃窦部扩张、十二指肠内营养物质的摄入，反射性引起近端胃容受性受损，其可以导致胃内食物分布异常，食物潴留于远端胃，同时 FD 患者胃窦部对扩张敏感性增高，导致相应的症状发生。胃容受性受损与消化不良的严重程度密切相关，特别是早饱，通过给予红霉素或胃动素实验性药物刺激胃动素受体，诱导近端胃收缩，可以增加健康志愿者的早饱症状，表现为热量摄入减少。给予 4 周基底部松弛药物丁螺环酮，胃固体排空速度及胃扩张的敏感性没有改变，而胃容受性明显提高，改善 FD 患者餐后饱胀、早饱、上腹部饱胀等消化不良症状。

四、胃电节律异常

胃电图（EGG）通过腹部皮肤表面的电极记录胃的肌电活动。FD 的发病机制可能与胃电节律紊乱有关。利用水负荷试验发现，EGG 异常的 FD 患者，水摄入量明显减少，恶心症状明显增多，且与 EGG 异常明显相关。同时还发现，EGG 正常的 FD 患者，摄入水量较正常对照组减少，说明可能还有其他机制参与其中。Sha 等发现有 2/3 的 FD 患者中存在胃肌电活动异常及胃窦十二指肠动力异常。通过检测 31 例 FD 患者餐前 3~4h，固体食物餐后 2h 的 EGG 发现，胃电节律异常患者占 71%，其中，餐前胃电节律异常为 51.6%，餐后胃电节律异常为 48.4%。

Forts 等对 60 例 FD 患者及 30 名健康对照者进行检测，发现 FD 患者胃电节律紊乱主要以胃电节律过缓为主，且两种亚型 FD 患者表现不同。EPS 患者主要表现为胃电节律过缓，还发现大量胃电节律过速的表现，该差异可能会成为诊断 FD 亚型的一种方法。

胃动力药也可以通过调节 FD 患者胃肌电活动来改善其消化不良症状，EGG 可能是评估各种胃动力药物疗效的有效方法。

五、胃窦十二指肠动力异常

很大一部分 FD 患者存在胃窦动力低下，胃窦动力低下通过食物排空速度减慢导致胃内食物潴留。通过研究 67 例 FD 患者发现，45% 的 FD 的患者，胃窦幽门协调收缩频率较正常对照组明显减少，同时还发现 FD 患者胃窦部收缩幅度较正常对照组低。Sha 等通过胃窦十二指肠测压法发现 80.6%FD 患者存在胃窦动力异常，74.2% 的 FD 患者存在十二指肠动力异常，但胃窦十二指肠动力参数与症状得分之间并无相关性。Lunding 等通过假饲试验使迷走神经兴奋，可以使 FD 患者的胃窦运动能力增加，从而证明胃窦运动能力减退与迷走神经兴奋不足有关。

FD 患者数量众多，需要有效的治疗方案，大部分药物只能针对其中一种病理生理机制，但是参与 FD 的病理生理机制却是多样的，不同亚型的 FD 患者胃肠动力异常机制也可能不同。研发能够同时针对多种病理生理机制的药物将是未来的一个研究方向。

第十二节　超声检查功能性消化不良胃动力障碍的研究

目前 FD 的发病机制尚未完全明确，大多认为与多种因素相关，而胃肠道动力障碍是 FD 的主要病因之一。研究发现，约 70% 的 FD 患者伴有不同程度的胃肠动力障碍表现，如胃固体排空延缓、胃体及胃窦部胃壁运动异常、幽门开闭与十二指肠球部的协调运动失常以及消化间期Ⅲ相胃肠运动异常等，主要表现为上腹部不适、恶心、早饱感等。目前临床对 FD 的诊断还只是排除性诊断，缺少诊断 FD 胃动力障碍客观、标准、可靠的方法。胃充盈超声在评估 FD 胃动力障碍研究中起到重要作用。

一、评价胃动力障碍的方法

临床中评价胃动力障碍的方法种类繁多，各有优缺点，但尚无金标准。①胃压计：主要用来评估胃底、胃体处近端胃的张力和顺应性，但因具有侵袭性、胃压力袋本身对胃动力的影响以及测量误差等原因，临床应用较少。②腔内恒压计：主要用于评估胃窦部胃壁的收缩特性，但无法测量蠕动波的收缩幅度，且具有侵袭性，患者耐受性差。③体表胃电图：该法无创且方便，与胃收缩频率相关性较好，可用于胃动力紊乱患者的检查，但体表胃电图并不完全与胃活动相对应，仅能提供胃壁收缩的频率，无法提示胃壁收缩的幅度，不能全面评估胃动力功能。④阻抗技术：其根据胃壁收缩和舒张运动阻抗信号的不同，通过分析进餐前、后胃壁蠕动节律的变化信息以评估胃壁的动力情况，但此法不能估测胃窦容积和胃壁收缩的幅度，难以对实际胃动力状况做综合评价。⑤X 线消化道钡餐造影：可动态检测胃壁的蠕动和排空率，但该检查时间长，需多次 X 线照射，辐射剂量大，不适用于孕妇和儿童。⑥核素显像：患者进食标准试餐后仰卧在检查床上，利用 γ 照相机采集图像，该法为非侵入性检查且符合正常生理性，因而在临床应用较多，但不同患者、不同团队研究的结果差异较大，因而其结果的准确性及重复性还有待进一步研究。⑦磁共振成像（MRI）：崔玲玲等认为 MRI 在监测胃动力紊乱和评价治疗效果中有一定价值，但因 MRI 的非实时性且单次扫描时间短，导致部分患者未能检测出蠕动波，且费用较高，临床推广有一定难度。⑧超声：20 世纪 80 年代国外渐有报道，有学者利用超声探头将全胃从胃底至胃窦切成若干横断面，计算每个断面的面积，再利用计算机累加计算全胃体积，得出胃液体食物的排空率。二维超声对操作者的依赖性较强，加之胃腔形态极不规则，并受胃蠕动的影响，导致胃腔最大横径测量的重复性偏低；另外，胃底部常有气体存在，易出现彗星尾征和混响效应等；肥胖患者腹壁过厚，超声探头难以在肋缘下显示完整的胃腔；故二维超声评价胃功能未能在临床广泛开展。近年来随着胃充盈超声在临床的开展以及二维、彩色及三维超声技术的提高，超声图像质量大幅提高，不仅能清晰显示胃壁的五层结构，准确测量胃的容积，且能实时观测胃壁蠕动的幅度、频率等，使得胃充盈超声在评估 FD 是否伴有动力障碍中的作用日益显著。

二、超声对 FD 胃动力障碍的研究

FD 的病理生理学基础是胃动力障碍和功能紊乱，包括胃容受性舒张异常、胃窦运动异常及胃排空异常，检测指标有胃容积、胃排空时间、排空率、胃窦蠕动幅度和频率、动力指数等，这些指标直接或间接反映胃动力的变化。

1. 胃容量性指标 包括近端、远端及全胃最大容受体积以及排空时间、排空率。

胃的适应性调节是进食后，迷走神经受进食刺激而产生的。适应性调节功能使胃壁顺应性进一步增加而胃壁张力减小，作用是在胃内容积增大的情况下仍保持胃内压力不变，不仅在近端胃为食物储存提供了更大的容量，也为食物从胃排至肠道提供了压力。胃的适应性调节分为容受性舒张和适应性舒张，目前临床常用的检测方法主要是测量胃内压力和最大胃容量。电子恒压器可同时测定胃内压与容量，被认为是测量近端胃功能的"金标准"，但也具有侵入性、刺激性及非生理性等不足。张宏伟等研究发现，空腹胃窦面积与空腹胃液量呈直线相关，认为可采用超声测量胃窦面积，粗略估计胃液量。Gilja 等和黄绪群等采用二维超声测量发现，FD 患者的近端胃面积明显小于正常对照组，48.4%（15/31）的 FD 患者近端胃舒张功能受损，二维超声评价胃容受性受损的灵敏度为 70%，特异度为 65%。近年来随着三维容积超声的应用，其测量规则或不规则结构容积均较二维超声更为准确。Mundt 和 Samsom 将三维容积超声与恒压器比较，结果显示，两者有良好的相关性，三维容积超声对胃容受性受损的发现率较恒压器更高。

可通过测量胃窦前后径与 1/2 左右径之和估算胃窦容积。陈晓康等认为，三维容积超声 VOCAL 技术测定的体积与实际容积相关性更好，FD 患者远端胃排空率各时间节点均较正常健康组减小，胃半排空时间延长；腹痛、早饱、嗳气、餐后饱胀等症状是远端胃及全胃半排空延迟的危险因素；胃半排空时间与患者症状的严重程度不呈正相关关系，因此不可根据患者临床症状的轻重程度评价远端胃及全胃的排空率。吕林等认为，决定胃排空率的是近端胃，当近端胃的容受功能降低，进食食物时则不能适时舒张，导致食物向食管反流或加速流入远端胃体、胃窦部，引起食物在胃内异常分布，进而影响了胃排空率。李启祥等研究也认为，胃内液体的半排空时间随着胃底及胃体的适性舒张容积的变化而变化，容积越小，排空时间越长（r=–0.351，P<0.05）。关于胃排空率与近端胃或远端胃的关系，各学者的研究结果不一致，可能是因为胃排空率受多种因素影响，如幽门螺杆菌感染造成胃黏膜损伤可引发 FD。朱世霞等研究发现，幽门螺杆菌感染根除组儿童餐后胃排空

率明显高于幽门螺杆菌感染未根除组。胃壁的蠕动波起源于胃底部，并逐渐向远端移行，蠕动幅度逐渐增大，至胃窦部最明显。胃窦部的蠕动波呈环形收缩，主要功能是研磨固体食物以及均匀混合胃内容物，其次是由胃底向幽门递进蠕动波产生的压力梯度，促进胃排空率。

2. 胃动力研究　大部分是以胃窦部的收缩运动为指标，包括胃窦部胃壁的收缩幅度、收缩频率以及运动指数。胃窦部胃壁收缩幅度 =AS/Sd，其中 Sd 为最大舒张面积（胃窦中部非收缩时的横截面积），AS=Sd−Sc，Sc 为最大收缩面积（胃窦中部收缩时的横截面积）；收缩频率是胃窦部每分钟的收缩次数，胃窦部胃壁收缩幅度与收缩频率之积为胃窦部运动指数。张宏伟等研究发现，FD 患者空腹时胃窦部胃壁收缩幅度明显降低、收缩频率也减缓，导致胃窦部胃壁的运动指数明显降低。由此说明 FD 患者在消化间期也存在胃壁收缩运动障碍。李文艳等研究发现，服用造影剂后 5~30min，焦虑症组各时间点胃窦收缩幅度、收缩频率及运动指数均较健康对照组降低（$P<0.05$）。吴波等发现，45%（30/67）的 FD 患者胃窦幽门协调收缩频率 [（1.0±0.6）次 /min] 较正常人 [（3.0±0.8）次 /min] 明显减少。综上，大部分研究认为无论 FD 患者是在消化期还是消化间期，胃动力性指标均有不同程度的降低。

三、超声检查在 FD 胃动力障碍研究中存在的问题

1. 胃充盈物种类、总量及饮用速度　胃充盈物有能全素、高乐高、雀巢全脂奶粉、纯牛奶、黑芝麻糊、Lundh 试餐（蛋白质 15g、脂肪 18g、碳水化合物 45g）、"天下"牌速溶胃肠超声助显剂、矿泉水等；饮用总量为 250~1120ml；饮用速度为 15~250ml/min。进餐后消化系统的运动和分泌模式立即发生改变，近端胃张力降低以容纳食物，而远端胃则开始不规律的时相性收缩。Marciai 等认为，不同食物的密度不同，供能成分也不同，进而影响胃的排空率。如高脂试餐胃排空明显快于碳水化合物；Steingoetter 等认为，液态、体积小、饱和的脂肪乳剂排空时间长。Tack 认为，胃调节反应属于慢反射调节，在快速（>100ml/min）饮入时胃的调节反应尚未充分发挥，不宜用来评价食物诱导的胃适应性反射（即容受性舒张和适应性舒张）。故胃充盈物的种类、饮用总量及速度不同会导致胃容受性舒张、适应性舒张、排空时间、排空率不同。

2. 近端、远端胃体积分界　孙圣斌等认为，近端胃体积是从胃底顶端延长轴向下 7cm 的范围；吕林等认为，近端胃体积为胃底体交界处以上胃底体积；而徐茜茜等认为，近端胃的主要功能是适应性调节，是功能性概念，其在解剖学上应包括胃底部和胃体近端 1/3；刘秋月等探查至胃角切面，出现"∞"后，以该部位为界将胃分成近端胃和远端胃。在临床检查中，患者服用胃肠造影剂使胃充盈后发现，近端胃底和胃体的蠕动波收缩不明显，主要起容受性功能，而胃角以远胃窦部的蠕动波收缩幅度明显，频率规律，主要起收缩运

动的功能，故认为超声探查至胃角出现"∞"后，以胃角为界分为近端胃和远端胃为佳。Moore 等观察到胃中间横带也位于此，形成一缩窄带，位置恒定，不受蠕动影响，解剖位置容易辨认。

3. 胃窦部收缩幅度的测量方法不同　张青萍等和李文艳等采用 ΔS/Sd 表示胃窦收缩幅度，其中 ΔS 是胃窦中部横截面积最大收缩面积 Sc 与最大舒张面积 Sd 的差值；谢启东等和高瑞风等采用胃窦中部横截面积最大收缩面积 Sc 与最大舒张面积 Sd 的差值 ΔS 表示胃窦收缩幅度；而 Kwiatek 等采用 MRI 测量的胃窦部收缩幅度为（D4 − D1）/D4×100%，其中 D1 代表胃窦收缩期内径，为胃窦部收缩时蠕动波凹陷处胃窦腔内径，D4 代表胃窦舒张期内径，D4=（D2+D3）/2，D2、D3 分别为胃窦部收缩时蠕动波前、后非凹陷处胃窦腔内径。在实际临床工作中发现，患者右侧卧位时胃窦部的横断面虽易于显示，但蠕动波呈窄环形且是动态过程，因而检查时很难准确扫查到蠕动波所在的平面，故横断切面测量胃窦收缩的最小面积可能会有偏差。胃窦部斜冠状切面易于显示，并能清晰显示蠕动波出现时胃壁的环形收缩形态，为准确测量方法。

目前临床上检测 FD 胃动力障碍的方法众多，各有优缺点，但均不能作为诊断 FD 的金标准。超声在 FD 胃动力障碍的研究中取得了一定的进步，显示 FD 患者的胃蠕动幅度、频率、运动指数、近端胃容量、远端胃排空率等均低于健康对照组，但因各研究的液体试餐种类、饮入总量、速度等并不统一，各项检查的指标及流程均不相同，得出的数据也仅提示 FD 患者胃动力功能较正常人群减小，未能给出 FD 患者与健康人群胃动力各项指标的截断值，尚不能给临床诊断 FD 提供准确的定量指标。

第十三节　5-羟色胺代谢动力学与功能性胃肠病的研究

功能性胃肠病（FGIDs）因发病机制多样，临床表现复杂，FGIDs 的诊治有一定难度。

胃肠道是人体内最大的内分泌器官，目前已知人体约 95% 的 5-羟色胺（5-HT）源自胃肠道，仅 5% 存在于中枢神经系统（CNS）、血小板等胃肠外组织或细胞中，因此 5-HT 对胃肠运动和内脏感觉有重要调节作用，FGIDs 的发生、发展与其代谢活动密切相关。

一、5-HT 的人体代谢动力学

5-HT 的合成是以食物中的色氨酸为原料，在 5-HT 能神经元或肠嗜铬细胞（EC）内经色氨酸羟化酶催化生成 5-羟色氨酸，后者在色氨酸脱羧酶的作用下生成 5-HT。5-HT 的合成可在 CNS、外周 EC 和肠神经系统（ENS）中同时进行。外周 5-HT 无法透过血脑屏障，因此中枢与外周的 5-HT 合成互不影响，但脑 - 肠轴的神经内分泌活动存在双向调节。

5-HT 的储存和释放是在细胞水平实现的。EC 合成的 5-HT 形成囊泡颗粒，聚集在细胞膜下，EC 的微绒毛起感受器作用，在肠管扩张、迷走神经兴奋、进餐或肠管内出现各种刺激时接收这些理化信号，并迅速转变为生化内分泌信号，促进 5-HT 释放。神经元内 5-HT 的释放依赖于神经冲动的发放和调节。5-HT 释放后与受体结合而发挥生物学效应。

5-HT 的灭活是由单胺氧化酶 A（MAOA）催化生成 5- 羟基吲哚乙酸（5-HIAA），后者经有机酸代谢途径进一步代谢。5-HT 释放后存在于肠黏膜固有层和突触间隙，可被 EC、肠上皮、神经元、血小板等再摄取，再摄取过程由神经元或细胞膜上的 5-HT 再摄取转运体（SERT）介导。SERT 是一种载体蛋白，易受多种因素影响而出现异常。

二、5-HT 代谢动力学与 FGIDs 研究

1. TpH5-HT 合成的限速酶　因此其选择性激动剂或抑制剂以及酶底物拟似物可作为 FGIDs 的研究靶点。研究发现腹泻型 IBS（IBS-D）患者血浆 5-HT 含量增加，便秘型 IBS（IBS-C）患者血浆 5-HT 含量降低，提示 TpH1 选择性抑制剂或激动剂对 IBS 有一定治疗价值。这一研究路径可能产生新型 IBS 治疗药物。目前已开展小分子 TpH1 抑制剂 LX1031 的临床试验，发现该制剂可抑制胃肠道局部 TpH1，对非便秘型的 IBS 患者可缓解腹痛或腹部不适，改善粪便性状。5-HT 的储存与细胞基底部和腺腔端的囊泡单胺类转运体 1（VMAT1）有关。

5-HT 与胃肠道局部免疫调节密切相关。多种免疫细胞如单核细胞、巨噬细胞、树突细胞、B 细胞、T 细胞等均存在 5-HT 受体，肥大细胞、巨噬细胞、T 细胞还能利用色氨酸合成、释放 5-HT。研究显示，IBS-D 患者十二指肠局部免疫活性增强，同时血小板 SERT mRNA 表达下调，两者间呈显著负相关，SERT 下调导致 5-HT 再摄取减少，黏膜局部 5-HT 活性增强，提示调节 5-HT 相关全身或胃肠道局部免疫功能，可能为 FGIDs 的治疗提供新的靶点。

此外，霍乱毒素、肠道细菌产生的短链脂肪酸、食物中的 D- 葡萄糖和半乳糖等均可促进 5-HT 释放，因此维持肠道微生态平衡、合理膳食可能使 FGIDs 患者获益。一些研究表明益生菌制剂可改善 IBS 症状，缓解病情。

2. 5-HT 代谢路径与 FGIDs 研究　5-HT 的灭活是由 MAOA 催化，因此寻找对肠道 MAOA 具有高选择性的激动剂或抑制剂可减少或增加肠道局部 5-HT 含量，有望用于 IBS-D 或 IBS-C 的治疗。目前已有多个选择性 5-HT 再摄取抑制剂（SSRIs）应用于 IBS 的临床治疗，主要包括西酞普兰、帕罗西汀和氟西汀等，新型 5-HT 和去甲肾上腺素再摄取抑制剂（SNRIs）度洛西汀和文拉法辛对抑郁症伴慢性疼痛有效，文拉法辛能增强胃容受性、结肠顺应性并降低结肠敏感性。

迄今为止已发现 5-HT 受体家族 7 类共 14 种亚型，胃肠道主要有 5-HT$_1$、5-HT$_2$、5-HT$_3$、5HT$_4$、5-HT$_7$ 五类受体亚型，5-HT$_2$、5-HT$_3$、5-HT$_4$ 受体介导胃肠道平滑肌收缩，5-HT$_1$、5-HT$_7$ 受体则介导胃肠道平滑肌松弛。

目前研发的 5-HT$_1$ 受体激动剂包括舒马曲坦、丁螺环酮等，可通过舒张胃平滑肌改善胃容受性，延缓胃排空，因此可改善 FD 症状。5-HT$_1$ 受体拮抗剂的研发尚无进展，5-HT$_2$B 受体拮抗剂 RS-127445 尚处于动物实验阶段，5-HT$_3$ 受体拮抗剂包括格拉司琼、昂丹司琼、阿洛司琼等，该类制剂最初用于化疗引起的恶心、呕吐，研究显示阿洛司琼可减慢小肠传输、抑制小肠分泌，增加结肠对扩张刺激的顺应性，从而改善 IBS 症状。研究发现一种新型化合物 TZB-30878 可在拮抗 5-HT$_3$ 受体的同时激动 5-HT$_1$A 受体，动物实验显示其可抑制应激诱导的腹泻。5-HT$_4$ 受体激动剂中的西沙必利、伦扎必利、莫沙必利主要用于 FD 的治疗，相关制剂对 IBS 的作用则集中于促进结肠平滑肌收缩和结肠传输，高选择性 5-HT$_4$ 受体激动剂 velusetrag、naronapride 给 IBS-C 的治疗带来希望，普卡必利则已在多个国家上市。5-HT$_7$ 受体可介导结肠平滑肌松弛，对调节胃肠动力和内脏敏感性可能有重要意义。

3. CNS 中的 5-HT 代谢动力学与 FGIDs 研究　CNS 中的 5-HT 能神经元主要分布于中缝核，其轴突投射至几乎整个大脑区域，CNS 包含所有 5-HT 受体，主要分布于边缘系统，参与摄食、精神情绪、性、记忆、情感与认知、神经内分泌等的调节。CNS 的 5-HT 代谢动力学与外周组织相似，但多数受体亚型的分布和功能尚不清楚，鉴于 70%~90% 的 FGIDs 患者合并精神心理障碍，且抗焦虑 / 抑郁治疗有一定疗效，5-HT 相关抗焦虑 / 抑郁药将是研究者持续关注的热点。

综上，5-HT 的人体代谢动力学与 FGIDs 密切相关由此衍生出众多研究靶点和治疗药物。然而迄今为止，5-HT 的代谢部位、代谢环节、始动因素以及 5-HT 受体家族的确切作用机制仍未完全阐明。FGIDs 患者外周和中枢的 5-HT 能神经如何借助神经内分泌系统进行互动调节，即脑 - 肠轴双向调节，也给 FGIDs 发生机制和治疗药物的研究留下了广阔的空间。

第十四节　十二指肠与功能性消化不良

功能性消化不良（FD）传统观点认为，消化不良症状主要由胃产生。近来的众多研究表明，FD 患者存在许多十二指肠的感觉动力和结构异常，故十二指肠可能参与了 FD 发生的病理生理过程。

一、FD 十二指肠对酸的异常反应

Samsom 等研究报道，与健康对照组相比，对 FD 患者进行十二指肠酸输注可诱发恶心。这表明，FD 患者十二指肠对酸存在高敏感性。但有些研究发现，在健康志愿者中，十二指肠酸化也可诱发恶心等消化不良症状。与生理盐水灌注相比，十二指肠内酸灌注15min 可显著增高健康人的腹部不适、烧心、恶心、上腹烧灼感等症状积分。也有研究报道，在健康志愿者中，十二指肠浸酸可诱发上腹胀满、腹胀、恶心、早饱、上腹烧灼及上腹痛等症状；在以恶心为主要症状的 FD 患者，浸酸前后、浸酸及生理盐水之间，其消化不良症状积分并无显著变化。因此，目前关于 FD 患者十二指肠酸高敏感性及其在 FD 病理生理机制中作用的研究尚存在争议，尚需要大样本的研究。24h 便携式 pH 监测仪显示，FD 患者十二指肠存在自发性酸暴露增强。有研究报道 FD 患者白天及餐后的十二指肠酸暴露显著增强。较之十二指肠酸暴露正常的 FD 患者，存在自发性十二指肠酸暴露增强的患者的消化不良症状更为严重。FD 患者存在十二指肠酸暴露增强的可能机制包括十二指肠中和胃酸的功能受损，以及十二指肠清除胃酸的作用减弱。H^+ 可激活酸感受器如十二指肠传入神经的香草素 1 受体，继之释放降钙素基因相关肽（CGRP）及一氧化氮（NO）。因此，酸可直接刺激十二指肠对化学敏感的传入通路。如化学刺激可在外周或脊髓水平诱发高敏感性，则酸对十二指肠传入神经的刺激可通过诱发脊髓的敏感性导致胃的机械敏感性。十二指肠内注酸可导致一种肠胃反馈，这种反馈机制抑制了餐后胃窦的蠕动，刺激幽门压力增高从而导致胃排空延迟，十二指肠内的酸性越强，胃排空的抑制就越明显，因此，可以认为十二指肠内的酸暴露增强导致过度的肠胃反馈而延迟胃排空。因此，十二指肠对酸的暴露增加在 FD 的消化不良症状发生中起到一定的作用，这一作用是通过诱发胃的动力和感觉异常而实现的。

二、FD 十二指肠对脂类的异常反应

与健康对照者比较，FD 患者对十二指肠内的脂类存在高敏感性。大部分 FD 患者在十二指肠灌注脂类时会出现恶心和腹胀，但灌注生理盐水却无症状发生，健康对照者灌注脂类也无症状发生，十二指肠内灌注脂肪后，95% 的 FD 患者可出现对胃扩张的初始感觉、腹胀或腹部不适的程度超出正常范围。因此，十二指肠内的脂类可能参与了 FD 患者消化不良症状的发生，这一作用通过十二指肠对脂类的高敏感性及增强胃的敏感性来实现。长链和中链三酰甘油对感觉、胃动力及胃肠激素的释放有着不同的影响。在十二指肠内灌注长链三酰甘油可导致早饱、饱胀及恶心症状，可降低胃运动的协调性，可导致血浆胆囊收缩素（CCK）、抑胃肽、神经紧张肽及胰多肽的水平增加，而在十二指肠内灌注中链三酰甘

油可降低胃运动的协调性，但并不影响感觉功能及血浆胃肠激素的水平。因此，长链三酰甘油似乎较中链三酰甘油更能诱发症状的发生。因为胃的松弛并不伴随血浆胃肠激素水平及感觉的明显变化，因此与长链三酰甘油相关的症状可能归因于肠道激素水平的变化，包括 CCK 在内。实际上，CCK-A 受体拮抗剂可缓解十二指肠内脂肪灌注所诱发的消化不良症状，这表明 CCK 可能在十二指肠内脂肪诱发高敏感性中起到关键性的作用。

已有研究表明，大部分具有和 FD 相类似的动力障碍症状的患者都存在对 CCK-8 灌注的异常反应。这种对 CCK 的异常反应可能在 FD 患者消化不良症状的发生中起到一定的作用。

三、FD 十二指肠免疫激活

FD 患者存在十二指肠免疫激活现象。有研究指出，在 FD 的某一亚型患者尤其是在感染后 FD 患者中，存在十二指肠嗜酸性粒细胞或肠上皮间淋巴细胞数量的变化。与感染后肠易激综合征（IBS）一样，有些患者可在急性胃肠炎后罹患 FD。有研究评估了成年人罹患由沙门痢疾杆菌所致的急性胃肠炎 1 年后消化不良和 IBS 的流行情况，研究表明沙门胃肠炎后 1 年内，消化不良和 IBS 的发生率均较对照组明显增加。这些研究证实，FD 可在急性炎性损伤后发生，称之为"感染后 FD（PI-FD）"。PI-FD 与十二指肠局部 T 细胞的持续增多、$CD4^+$ 细胞的减少以及巨噬细胞的增加等免疫因素有关。儿童消化不良的研究表明，71% 患儿的十二指肠黏膜活检显示嗜酸性粒细胞增多，而应用 H_1 和 H_2 受体拮抗剂治疗后，再次活检则显示嗜酸性粒细胞数量减少，腹痛症状可减轻甚至消失。Talley 等的研究表明，十二指肠的嗜酸性粒细胞与成人 FD 相关。与正常对照组相比，FD 患者十二指肠的嗜酸性粒细胞显著增加，并可在十二指肠黏膜隐窝内聚集。有研究显示，与正常对照组相比，FD 患者十二指肠球部及降段的嗜酸性粒细胞集簇明显多见（51% 比 21%；62% 比 12.5%），嗜酸性粒细胞脱颗粒也仅出现在 FD 患者（7/15，47% 比 0），这表明十二指肠黏膜的嗜酸性粒细胞增多与 FD 相关。

FD 患者十二指肠嗜酸性粒细胞增多及嗜酸性粒细胞在胃肠功能调节中的作用提示，十二指肠嗜酸性粒细胞可能在 FD 的发病中起作用。Powell 等认为，嗜酸性粒细胞 – 肥大细胞轴可能在功能性胃肠病的发病中起重要作用，消化道黏膜中的嗜酸性粒细胞被激活后脱颗粒，释放阳离子蛋白、主要碱性蛋白、嗜酸性粒细胞过氧化物酶及化学增活素、生长因子等，这些活性物质可导致嗜酸性粒细胞与 T 细胞、肥大细胞之间的相互作用，这些免疫细胞被激活后，又进一步释放各种活性物质刺激肠神经元，从而导致平滑肌收缩，并可影响内脏的敏感性而引发胃肠功能紊乱的症状。据此，Talley 等提出 FD 发病的十二指肠嗜酸性粒细胞假说，指出十二指肠可能是功能性胃肠病的重要靶点，十二指肠嗜酸性粒细胞的变化可能是 FD 的根本发病机制，有望成为 FD 的生物学标志。

Walker 等提出，十二指肠可能是功能性胃肠病发生的关键部位。然而，FD 患者的十二指肠动力、感觉异常发生的关键因素以及其与已知的 FD 发病的病理生理机制之间的相互关系，尚有待进一步研究。

第十五节 功能性消化不良患者食物过敏与十二指肠肥大细胞相关性研究

研究中 PDS 组生肉、鸡肉、蟹、虾、小麦的特异性抗体 IgG 阳性率显著高于对照组，EPS 组牛肉、鸡肉、大豆的特异性抗体 IgG 阳性率显著高于对照组，表明食物过敏原特异性抗体 IgG 参与了 FD 的发病过程。FD 患者十二指肠黏膜肥大细胞数量及脱颗粒肥大细胞百分比较对照组显著增高，存在十二指肠黏膜免疫激活，成为可被机体免疫系统识别的抗原，刺激机体产生特异性 IgG 抗体。有研究显示，肠易激综合征（IBS）患者血清中的食物特异性抗体 IgG，尤其是 IgG4 水平明显增高，推测 IgG4 可能与某些亚型 IBS 患者内脏高敏感有关。

研究显示，FD 患者十二指肠黏膜肥大细胞数量及脱颗粒肥大细胞百分比较对照组显著增高，存在十二指肠黏膜免疫源。研究显示，FD 患者胃窦黏膜肥大细胞计数增加，且与胃排空及胃电活动障碍相关。感染后 FD 患者胃黏膜中肥大细胞数量增加，且与神经纤维毗邻，肥大细胞及其介质可能参与感染后 FD 的发病。研究显示，十二指肠黏膜肥大细胞也可能参与 FD 的发病。

研究显示，FD 患者食物过敏原特异性抗体 IgG 阳性评分和种类均与十二指肠球部肥大细胞数量及脱颗粒肥大细胞百分比呈正相关，提示食物特异性抗体 IgG 可能对胃肠功能产生影响。

研究显示，FD 患者食物过敏原特异性抗体阳性评分和种类均与十二指肠球部肥大细胞数量及脱颗粒肥大细胞百分比呈正相关，提示食物过敏原特异性抗体 IgG 对胃肠功能的影响可能基于十二指肠肥大细胞的活化。食物过敏原可导致明显的肠道肥大细胞浸润。肥大细胞表面有 IgG 受体，IgG 与受体结合后可活化肥大细胞。IgG 可与抗原结合，形成抗原抗体复合物（IC），IC 是肥大细胞活化的因素之一。功能性胃肠病患者血清食物过敏原特异性抗体 IgE 和 IgG 可同时升高，IgG 可视为针对 IgE 超敏反应的保护性抗体。有研究推测，FD 时，IgE 激活大细胞产生过敏反应，继而 IgG 通过某些尚不明确的途径将过敏反应局限在肠黏膜中，从而出现与食物过敏原相关的胃肠道症状，但全身症状无或轻微。

综上，研究显示 FD 患者十二指肠肥大细胞数量、脱颗粒肥大细胞百分比、食物过敏原特异性抗体 IgG 阳性评分及种类与各症状积分无相关性，其可能的原因有：FD 发病涉及多种机制，FD 症状不是仅由十二指肠肥大细胞活化和食物过敏所引起。

第十六节　Hp 感染后功能性消化不良患者的胃黏膜肥大细胞研究

功能性消化不良与 Hp 感染等有关，根除 Hp 能使 1/12 感染 Hp 并伴有 FD 患者的消化不良症状长期缓解，说明 Hp 感染在 FD 患者发病中有一定作用。

胃肠道内的肥大细胞通过作用于肠神经、感觉传入神经介导胃肠道感觉运动功能障碍。肥大细胞脱颗粒导致躯体、内脏感觉阈值正降。组织肥大细胞活化常见的临床表现是疼痛，可见于多种疾病的内脏和躯体疼痛。肥大细胞释放 5- 羟色胺刺激内在初级传入神经元后，该神经元在肌间神经丛中与上行、下行中间神经元形成突触，从而调节局部的兴奋和抑制。FD 患者的胃黏膜肥大细胞增多，肥大细胞脱颗粒也增多，可影响十二指肠感知和动力，与 FD 发病有关，Hp 感染引起胃黏膜肥大细胞活化。

研究发现，不论是否感染 Hp 的 FD 患者胃黏膜的肥大细胞数都较无症状对照者增多，而 Hp 感染后 FD 与慢性胃炎患者的胃黏膜肥大细胞数无差异。

有人对 FD 患者根除 Hp 者胃黏膜肥大细胞的研究结果推测，Hp 感染的消化不良患者在根除 Hp 治疗后症状不能缓解或不能长期缓解的原因，也是感染后的胃功能及感觉异常，这些异常与肥大细胞或肥大细胞相关的某些介质或介质受体有关。

研究显示，Hp 感染组 FD 患者胃黏膜脱颗粒肥大细胞占比和肥大细胞脱颗粒程度均大于无 Hp 感染组，提示肥大细胞及脱颗粒可能参与 Hp 感染介导的炎症过程。研究纳入的 FD 患者均按罗马Ⅲ标准诊断，胃镜检查时无肉眼可见的明显炎症，进一步常规病理分析后将存在光学显微镜下的重度炎症 Hp 感染或非感染患者排除。结果显示，在 Hp 感染状态下，FD 患者胃体黏膜脱颗粒肥大细胞占比者之间未发现上述现象，由此推测肥大细胞在 Hp 感染引起消化不良症状的过程中起作用。

有报道以罗马Ⅲ诊断标准对 FD 患者进行研究，发现 FD 二亚型肥大细胞数差异有显著性，其中肥大细胞数以餐后不适综合征（PDS）最高。另有研究发现，FD 患者胃黏膜肥大细胞数增加，但在 PDS 组和 EPS 组之间差异无统计学意义可能未对胃体或胃窦黏膜组织肥大细胞情况分别进行研究，亦未分析是否存在 Hp 感染。

既往研究显示，EPS（相当于罗马Ⅱ标准中的溃疡样消化不良）患者胃排空正常，以胃底容受性扩张功能异常及内脏高敏感为主要机制，部分感觉过敏的 FD 患者其近端胃黏膜肥大细胞增多，FD 症状可来源于对胃扩张刺激或化学物质刺激的高敏感性。研究显示，在 Hp 感染状态下，EPS 患者胃体黏膜肥大细胞密度大于无症状对照患者，推测 Hp 感染可能通过引起胃体黏膜肥大细胞增多，从而增加近端胃对刺激的高敏感性，故而出现 EPS 相应的症状。

研究还显示，在 Hp 感染状态下，PDS 患者胃体黏膜脱颗粒肥大细胞占比大于无症状对照患者，PDS+EPS 患者胃体黏膜脱颗粒肥大细胞占比和肥大细胞脱颗粒程度均大于无症状对照患者，认为与肥大细胞数增加产生的作用相比，肥大细胞脱颗粒释放多种介质，可能导致消化不良症状更加广泛，或者是由于肥大细胞脱颗粒增加，颗粒中的某些物质可同时诱发餐后不适和上腹痛。以往研究显示，PDS（相当于罗马 II 标准中的动力障碍样消化不良）多以胃窦运动障碍、胃排空延迟为主要表现。研究发现，在 Hp 感染状态下，PDS 患者胃窦黏膜肥大细胞密度大于无症状对照患者，推测 Hp 感染可能通过引起胃窦黏膜肥大细胞增加而导致胃窦运动障碍，从而出现 PDS 相关症状。

肥大细胞的改变在 Hp 阴性的 FD 患者和无症状对照患者中均未观察到，提示 Hp 感染诱发的 FD 与非 Hp 感染发生的 FD 在机制上可能存在差异，肥大细胞增加及脱颗粒增多可能参与 Hp 诱发的消化不良。

马斯特里赫特第 4 次共识推荐，对 Hp 感染的 FD 患者进行根除 Hp 治疗，随着近年来对 Hp 研究的深入，日本学者在 2015 年京都共识中指出，Hp 感染患者合并消化不良症状是一种不同于 FD 的疾病。这一观点在 2017 年马斯特里赫特第 5 次共识中得到认可，这次全球共识首次提出 Hp 胃炎是一种独特的疾病。这次共识的更新认为 Hp 感染相关的消化不良是一种器质性消化不良。

Suzuki 和 Moayyedi 的研究显示，根除 Hp 治疗可使消化不良患者症状得到显著、长期的缓解。可见大部分 Hp 感染 FD 患者在根除 Hp 治疗后症状均获得长期缓解，这也与目前关于 Hp 感染相关的消化不良治疗策略保持一致。但是在临床中仍不乏有根除 Hp 治疗后症状不能缓解或不能长期缓解的患者，成为治疗难题。

推测肥大细胞在 Hp 感染所致的消化不良中有重要作用。肥大细胞脱颗粒一般可见于 IBS 的内脏疼痛，而且部分 IBS 可能与肠道感染有关，那么 Hp 感染的消化不良患者在根除 Hp 治疗后症状不能缓解或不能长期缓解的原因也是感染后的胃功能及感觉异常，这些异常与肥大细胞或肥大细胞相关的某些介质或介质受体有关，这将成为下一步研究的方向。

第十七节　功能性消化不良十二指肠嗜酸性粒细胞、嗜铬粒蛋白 A 研究

功能性消化不良（FD）和肠易激综合征（IBS）分别是上、下消化道最常见的功能性胃肠病（FGIDs）。FD 具有上腹痛、上腹烧灼感、餐后饱胀、早饱等不适症状，IBS 则以反复发作的腹痛或腹部不适伴排便频率、粪便性状改变为特征，二者均缺乏引起上述症状的器质性疾病。胃肠动力障碍、内脏高敏感、脑－肠轴、黏膜免疫、低度炎症、精神心理因素等均参与其中。

FGIDs 的罗马诊断标准是基于症状学的，流行病学资料表明，FD 与 IBS 症状重叠相

当常见，一般认为 FD 症状主要源于胃运动和感觉异常，研究表明十二指肠结构和功能改变在 FD 发病机制中亦可能扮演重要角色。十二指肠内灌注脂肪后，95% 的 FD 患者可出现胃感觉阈值超出正常范围，而灌注前的相应患者比例为 65%。

FD 患者（包括患儿）十二指肠嗜酸性粒细胞（EOS）数量增多，提示十二指肠 EOS 可能在 FD 发病机制中起一定作用。嗜铬粒蛋白 A（CgA）是一种酸性蛋白分子，作为神经肽类家族的一员，泛分布于神经内分泌系统，肾上腺、脑垂体、胰腺、胃肠道内分泌细胞均可分泌 CgA，可作为胃肠道神经内分泌细胞标记物，反映其变化情况。与单纯 FD 或单纯 IBS 患者相比，FD–IBS 重叠患者胃肠道症状更严重，生活质量亦更差。

调查显示，FD 与 IBS 症状重叠在人群中十分常见，与单纯 FD 患者相比，此类患者胃敏感性更高，消化道症状更重，生活质量更差，EOS 是胃肠道黏膜固有层的常规组成成分，在宿主免疫反应、抗寄生虫和细菌感染以及维持上皮细胞稳态和功能等方面发挥重要作用。胃肠道 EOS 易被激活，即使是在非感染状态下，亦能对胃肠腔内细菌迅速做出反应，以维持上皮细胞的完整性。

动物模型研究发现，口服抗原诱导的胃肠道 EOS 浸润小鼠出现胃动力障碍，表明 EOS 增多与临床症状之间可能存在关联。近年研究表明，十二指肠可能是 FD 发病的关键部位，且分布有大量类型丰富的神经内分泌细胞。张思寒等研究选择十二指肠作为目标部位，检测重叠与未重叠 IBS 症状 FD 患者的十二指肠球部 EOS 以及神经内分泌细胞标记物 CgA 阳性细胞数量，结果显示与单纯 FD 患者相比，FD–IBS–D 重叠患者 EOS 数量显著增多，并与腹痛 / 腹部不适（下消化道）、腹泻、黏液便、排便不尽感症状呈显著正相关，CgA 免疫阳性细胞数量则显著减少，但与 FD 和 IBS–D 症状均无明显相关性。

FD–IBS–D 重叠患者十二指肠球部 EOS 增多的机制可能涉及精神心理因素和十二指肠黏膜免疫激活两个方面。研究显示 IBS–FD 重叠患者的焦虑和（或）抑郁评分显著高于单纯 FD 或单纯 IBS 患者。精神心理因素是 FGIDs 发病的重要因素之一，精神应激可激活中枢神经系统相关部位的神经活动，同时将信号沿脑 – 肠轴下传，从而改变胃肠动力和感觉，激活肠黏膜免疫，破坏肠屏障功能动物模型，研究证实应激可引发内脏高敏感。中枢神经系统主管高级神经活动的核团与负责胃肠感觉、运动的核团之间存在丰富的突触连接和环路联系，控制胃肠道不同部位和不同功能的神经中之间亦存在较大程度的重叠，因此精神心理因素可同时导致胃肠道多部位、多功能的改变。以人群为基础的调查显示，存在焦虑情绪的个体更易出现 FD 与 IBS 重叠。同时，不同 FGIDs 症状重叠亦可能加重精神心理异常。内源性促肾上腺皮质激素释放因子（CRF）由下丘脑产生，在焦虑、抑郁、心理压力等刺激下，下丘脑释放 CRF，通过与其受体结合而发挥作用。CRF 受体广泛分布于胃肠道黏膜和免疫细胞，胃肠道黏膜肥大细胞表面有 CRF1、CRF2 受体表达，其激活后可释放一系列炎症介质，募集、激活 EOS。

此外，应激状态下，肠道 EOS 亦可分泌 CRF，进而激活肥大细胞，肥大细胞、EOS 激活后释放炎症介质致肠黏膜低度炎症；CRF 可促进免疫反应向 Th2 型体液免疫偏倚，

Th2 型效应细胞释放白细胞介素 4（IL-4）、IL-10、IL-13 等细胞因子，进一步刺激肥大细胞、EOS 增殖和激活，导致黏膜 EOS 浸润。

FD 和 IBS 均存在黏膜低度炎症，十二指肠或结肠黏膜有大量淋巴细胞、肥大细胞和 EOS 浸润、激活，而肥大细胞和 EOS 是 Th2 型免疫反应中的重要效应细胞。肥大细胞通过分泌炎症介质诱导 EOS 募集至局部组织，EOS 又可激活肥大细胞二者间形成"肥大细胞 -EOS 轴"，肥大细胞活化脱颗粒可释放类胰蛋白酶、组胺、5- 羟色胺（5-HT）、前列腺素 D2 等，EOS 脱颗粒可释放主要碱性蛋白、EOS 阳离子蛋白、EOS 过氧化物酶、神经毒素等，这些因子可共同刺激肠神经系统、诱导平滑肌收缩，最终导致腹痛、腹胀等胃肠道症状。有研究发现十二指肠 EOS 数量增多与上腹痛、早饱、餐后饱胀症状显著相关，但本研究相关性分析表明十二指肠 EOS 数量与下腹痛 / 腹部不适、腹泻、黏液便、排便不尽感等下消化道症状显著相关，与上消化道症状的相关性不明显。

胃肠激素在调节胃肠道动力方面扮演重要角色。CgA 是由神经内分泌细胞分泌的一种酸性蛋白，属于高度保守的免疫球蛋白超家族成员，可作为神经内分泌分化标记物。胃肠道内分泌细胞可分泌 CgA，但其生物学功能尚未明确。研究发现 IBS 患者十二指肠 CgA 阳性细胞密度显著低于健康对照者，提示内分泌细胞数量减少。因此该指标是一个良好的诊断 IBS 的组织学标记物，诊断敏感性和特异性均较理想。IBS 患者的结肠中亦可观察到 CgA 阳性细胞密度降低。接受饮食指导治疗后的 IBS 患者结肠 CgA 阳性细胞密度显著增高，同时 IBS 症状明显改善，表明 IBS 症状发生与肠道内分泌细胞减少之间存在相关性。研究结果显示 FD-IBS-D 重叠患者十二指肠球部 CgA 免疫阳性细胞数量较单纯 FD 患者显著减少，提示内分泌细胞数量减少。胃肠道内至少分布有 15 种内分泌细胞，其微绒毛可感受肠腔内容物刺激，并释放相应胃肠激素或递质进入黏膜固有层，由此启动肠神经系统连锁反应，参与调节胃肠道运动、感觉、分泌、吸收功能以及局部免疫防御和食欲，IBS 患者的胃肠道内分泌细胞异常与其动力障碍、内脏高敏感和分泌异常高度相关，与健康对照者相比，IBS-D 患者十二指肠促胰液素、胆囊收缩素（CCK）阳性细胞密度显著降低，所有亚型 IBS 患者的肠抑胃肽（GIP）、生长抑素阳性细胞密度均显著降低；FD-IBS 重叠患者外周血管活性肠肽（VIP）、生长抑素水平显著降低，促胰液素、CCK 可促进胰腺分泌碳酸氢盐和胰酶，而碳酸氢盐可升高肠腔内 pH 值。CCK 分泌不足，肠腔内 pH<4.0 时，胰脂肪酶发生不可逆性失活，导致脂质消化不良，引起腹泻等症状。然而本研究相关性分析并未显示十二指肠球部 CgA 阳性细胞数量与上、下消化道症状之间存在相关性。

第十八节　幽门螺杆菌、一氧化氮、肥大细胞及其脱颗粒在功能性消化不良各亚型发病中的作用研究

近来许多研究表明，一氧化氮（NO）和肥大细胞（MC）在 FD 的发病中起重要作用。研究联合检测 FD 各型间 NO 含量和 MC 数及脱颗粒比，在于探讨 FD 组 Hp 感染率、NO 含量、MC 数及脱颗粒比在各型中的差别及在 FD 发病中的可能作用。

选取 35 例 FD 病人均为 2004 年 8 月，2004 年 11 月消化内科门诊患者，其中男 8 例，女 27 例，平均年龄 25 岁，病程 1~20 年，平均 5 年。FD 的入选标准严格按照罗马 Ⅱ 标准。以上受检者均于胃镜检查时取胃窦部距幽门 2~3cm 处胃黏膜 4 块，并行问卷调查。

患者症状分型　按罗马 Ⅱ 标准分为 3 型：①溃疡型：以上腹痛为主。②动力障碍型：以上腹部不适为主。③非特异型：上腹部不适，且不符合上述标准。

Hp 检测采用快速尿素酶试验，HE 染色、^{14}C 呼气试验染色共同确定，二者均阳性者视为 Hp 感染。

NO 的测定采用硝酸还原酶法，由于 NO 化学性质活泼，通过测 NO_2 的浓度来代表 NO 的含量。

肥大细胞的染色和观察采用两步法染色 M 试剂盒购，一抗为鼠抗人单克隆抗体，先于低显微镜下观察肥大细胞的分布，在高倍镜下（×400）随意取 5 个视野，计算 MC 的个数及其脱颗粒数，取其平均数，结果以个数 / 高倍视野表示，脱颗粒肥大细胞比例以脱颗粒肥大细胞数 / 肥大细胞总数表示，显微镜肥大细胞呈卵圆形，胞质呈浅至深棕色。未脱颗粒细胞完整，胞质均匀，胞膜清晰；脱颗粒者可见胞膜溃，棕色颗粒流出细胞外，细胞变为不规则形状。

结果：FD 的问卷分析发现 35 例患者中，男 8 例，占 12.86%；女 27 例，占 77.14%。溃疡型发病 12 例，占 34.29%。动力障碍型发病 15 例，占 42.86%。非特异型发病 8 例，占 22.85%。

FD 各型与 NO、MC 及其脱颗粒比的关系

FD	胃黏膜 NO（μmol/L）	MC 数（个/HP）	MC 脱颗粒比（%）
溃疡型	17.85±10.45	27.71±6.22	43.77±9.28
动力障碍型	22.62±15.11	31.37±7.21	46.64±8.75
非特异型	30.85±19.80	23.88±8.62	47.39±15.64

从上可以看到，NO 含量以非特异型为最高，溃疡型最低，MC 数以动力障碍型最高，

非特异型最低。而 MC 脱颗粒比没有明显差别。

研究选择 FD 患者 35 例，其中男 8 例，占 22.86%，女 7 例，占 77.14%，二者发病之比约为 1∶3，符合女性发病率高于男性这一特点。在西方国家，主要以溃疡型为主，而在我国则以动力障碍型为主，一般认为在半数左右。

一氧化氮（NO）是胃肠道中非肾上腺素能非胆碱能（NANC）神经递质，Kuiken 等研究发现，人体 NO 保持胃底基本张力和调节容受性舒张，但不参与内脏感觉。陈文柳等通过胃镜检查发现 FD 患者胃液 NO 水平与胃动力学类型间存在相关性，研究未能在 FD 的 3 个罗马亚型中发现 NO 水平的不同，是因为 FD 的分型标准不同，故得出的结果不同。有学者从鼠动脉输入含 NO 的化合物硝普钠时，幽门的运动明显降低，并随剂量的增加而愈明显。许多研究均表明 NO 可能参与了 FD 的发病，但 NO 与 FD 各分型间的关系有待进一步研究。

FD 患者存在内脏敏感性增高。有研究发现，FD 患者胃感觉过敏与胃黏膜 MC 数量增多、MC 脱颗粒增加有关。Stead 等研究发现，线虫寄生的大鼠空肠有 66% 的 MC 与肽能神经元（含 SP 和 CGRP）并行，SP 和 CGRP 是初级感觉神经末梢所含的递质，在感知过敏的患者其释放增加。因此认为 MC 是大脑皮质和胃肠神经系统间的一个信息桥梁，MC 接受皮质信息后释放介质，作用于局部的胃肠神经元，再作用于效应器而发挥作用。FD 的感觉过敏可能通过 MC 介导的肠神经 – 胃肠免疫系统实现。在 FD 的罗马分型中，MC 及其脱颗粒比均无明显差异，此分型按 FD 的主要症状划分。MC 可影响胃的敏感性，可能 MC 是 FD 发病中的重要因素。

研究还发现，在 FD 患者，NO 水平下降而 MC 数升高，MC 与 NO 的 pearson 相关系数 $r=-0.367$，表明 NO 可能对 MC 有负反馈作用。

Paul 等认为，MC 可表达 NOS，是内源性 NO 的一个来源，NO 可下调 MC 的功能，是一种负反馈的分子机制，研究支持上述基础研究的结论，也认为 NO 可能可以下调 MC 的表达，在 FD 中二者的相互作用还有待进一步研究。

第十九节　免疫在功能性消化不良发病中的作用

功能性消化不良（FD）的病因和发病机制尚不明了，免疫异常与 FD 的病理生理、临床症状相关，免疫反应在 FD 的发病中起介导作用。

在人体免疫防御系统中，胃肠道黏膜完整性及其完善的分泌和运动功能、胃肠道黏膜相关淋巴组织和位于胃肠道的炎症免疫细胞、胃肠道分泌型免疫球蛋白和一些细胞因子，发挥局部免疫防御和监视作用，在自身免疫耐受和免疫调节中发挥不可或缺的作用。

胃是食物、药物、毒物和病原菌经口进入体内首先停留的器官，胃酸、消化酶、胃黏液层和紧密连接的上皮、胃蠕动排空以及防御性呕吐等组成消化系统免疫防御的第一道防线，能有效抵御绝大部分不易消化的食物和食物过敏、化学性毒物、病原菌；在病原因素被驱除后，免疫系统对局部轻微炎症的持续反应可能介导了 FD 的发病。

一、免疫介导与过敏反应相关 FD

多数 FD 患者主诉其症状与进食相关，除消化不良、食物不耐受和心理因素外，食物过敏和与之相关的炎症免疫反应是导致 FD 症状的另一个病理生理因素。意大利学者进行的一项研究显示，食物过敏患者的 FD 患病率较对照组高 2%~4%。在因上消化道症状接受胃镜检查且无异常发现的患者中，存在餐后不适综合征（PDS）症状的患者（特别是有早饱症状者），十二指肠黏膜嗜酸性粒细胞明显增多，以光学显微镜下每 5 个高倍视野嗜酸性粒细胞计数 > 22 为标准，47.3% 的 PDS 患者存在十二指肠黏膜嗜酸性粒细胞增多；十二指肠嗜酸性粒细胞增多与患者过敏史（包括食物过敏）明显相关。十二指肠黏膜的这种隐性嗜酸性粒细胞增多可能与局部环境中细胞因子的改变有关，嗜酸性粒细胞脱颗粒释放主要碱性蛋白（MBP）等数种细胞毒因子以及各种细胞因子（如白细胞介素、IL-5、IL-13）、化学因子、脂类介质、神经介质，可通过 MBP 影响迷走神经 M2 受体功能和神经介质（如神经生长因子）的作用，导致平滑肌活性增加，嗜酸性粒细胞可直接或通过释放 MBP 使肥大细胞脱颗粒，释放脂类介质和白三烯，刺激平滑肌收缩。嗜酸性粒细胞还可通过刺激 T 细胞、调节 T 细胞的极化状态参与外周免疫反应。FD 患者胃窦黏膜中嗜酸性粒细胞增多和脱颗粒现象并不明显，因此，十二指肠黏膜嗜酸性粒细胞增多在 FD 的发病中可能更具意义。

二、免疫反应是 PI-FD 的主要发病机制

2002 年 6 月在西班牙 Baix Empordà 县小镇暴发急性沙门菌胃肠炎，对其中 677 例感染者和 1201 名非感染者连续随访 1 年，发现感染后 1 年消化不良患病率为 13.4%，而对照组（非感染者）患病率仅为 2.6%，两组感染事件前消化不良患病率无明显差异（2.5% 对 3.8%）。该人群中感染后肠易激综合征（PI-IBS）的患病率与 PI-FD 类似；在 PI-FD 和 PI-IBS 患者中，同时有消化不良和肠道症状者占 36%。PI-FD 患者十二指肠黏膜中可见 T 细胞，特别是 CD8+ 细胞局灶聚集，上皮隐窝内 CD4+ 细胞减少、CD68+ 细胞（巨噬细胞）增多，表明急性炎症后患者周围免疫反应力下降。免疫调节异常可能是功能性胃肠病重叠综合征的病理生理机制之一。

肥大细胞通过释放多种细胞因子和介质参与炎症免疫反应。国内研究发现，FD 患者胃窦黏膜肥大细胞计数明显高于健康志愿者，且与 Hp 感染、胃黏膜炎症有明显关系。PI-FD 和非特异性 FD 患者胃窦黏膜肥大细胞计数均较健康人增加；与非特异性 FD 患者

相比，PI-FD 患者胃窦黏膜组织慢性炎症计分较高，毗邻神经纤维的活化肥大细胞数明显增加，感染性炎症后肥大细胞活化释放的组胺、类胰蛋白的等介质可能参与了 PI-FD 症状的产生。此外，FD 患者十二指肠黏膜中肥大细胞和脱颗粒肥大细胞计数明显增加，表明十二指肠黏膜肥大细胞也可能参与了 FD 的发病。

肠嗜铬细胞（EC 细胞）及其释放的 5-羟色胺（5-HT）在 IBS 发病中的作用已得到证实。近年研究表明，EC 细胞在 FD 的发病中同样发挥重要作用。FD 患者近端胃黏膜中 5-HT 免疫染色阳性细胞数明显高于健康志愿者，且与胃黏膜炎症程度有关，在 P-FD 患者中，胃窦黏膜 EC 细胞数、毗邻神经纤维的 EC 细胞数和黏膜中 5-HT 含量均明显高于非特异性 FD 患者和健康对照者，这种针对感染后轻度炎症的反应性 EC 细胞增多、5-HT 释放增加可通过改变胃肠道分泌运动神经元活性而影响胃肠运动和分泌功能，引起消化不良症状。

三、免疫反应参与 Hp 感染相关 FD 的发病

根除感染可使少部分 FD 患者获益。与 Hp 阴性 FD 患者相比，伴有 Hp 感染的 FD 患者十二指肠黏膜上皮内淋巴细胞明显地增多，即使 Hp 根除后，部分患者局部炎症免疫细胞浸润仍可持续存在，持续的免疫激活可能是部分患者在根除后消化不良症状仍得不到缓解的原因之一。Toll 样受体 2（TLR2）是一种主要参与识别病原微生物产物和炎性组织损伤、介导感染免疫和炎症信号转导的天然受体蛋白，Hp 感染的胃上皮中存在 TLR2 表达。日本学者的研究发现，Hp 感染对 FD 的影响与患者先天免疫激活状态相关基因多态性有关，TLR2 基因 -196 至 174del 携带状态与 Hp 感染后发生 FD 特别是 PDS 的易感性呈负相关。IL-17 被认为在获得性免疫与先天免疫之间发挥连接作用，IL-17F 基因多态性也影响 Hp 感染患者发生 FD 及其亚型的易感性，这些资料表明，局部免疫反应参与了 Hp 感染相关 FD 的发病。

免疫反应除介导特定病原菌感染和 Hp 感染相关 FD 外，来自非洲尼日利亚的研究提示，炎症免疫反应还可能参与了一些未知原因或非特异性感染相关 FD 的发病。研究还发现，Hp 阴性 FD 患者也存在外周血单核细胞介导的多个细胞因子参与的免疫激活现象。

四、免疫反应与 FD 症状的病理生理联系

FD 症状的病理生理机制包括胃排空延迟、胃近端感觉功能下降和内脏高敏感。FD 患者的十二指肠黏膜嗜酸性粒细胞通过释放介质直接作用，或通过影响肥大细胞脱颗粒而影响神经-平滑肌功能，导致消化不良症状产生。在拟诊为 PI-FD 的患者中，早饱、体质量下降和恶心、呕吐症状较为常见，67% 的患者有胃顺应性受损，这种功能改变与胃内氮能

神经元功能下降有关。研究发现，上腹痛综合征患者腹痛的严重程度与胃黏膜肥大细胞数量相关。在 FD 患儿中，胃黏膜肥大细胞数量增加与胃排空延迟明显相关，在 Hp 阴性 FD 患者中，外周血单核细胞释放的细胞因子 [肿瘤坏死因子（TNF）- α、IL-1β 和 IL-10] 和 CD4 + a4B7 + CCR9 + T 细胞（一种小肠归巢淋巴细胞）与 FD 患者的疼痛、恶心、呕吐等症状以及胃排空延迟明显相关。但从整体看，对于局部和系统免疫反应与 FD、PI-FD 症状的病理生理联系，还需进行全面、系统的研究。

五、免疫反应对 FD 治疗的潜在价值

一项对 FD 患儿的回顾性研究资料表明，半数存在十二指肠嗜酸性粒细胞浸润的 FD 患儿经 H_2 受体拮抗剂雷尼替丁与 H_1 受体拮抗剂羟嗪联合治疗有效，无效患者中绝大多数（89%）经口服色甘酸钠治疗有效。近期有学者提出：对确有十二指肠嗜酸性粒细胞增多的 FD 患者，是否可以像治疗嗜酸性食管炎样选择糖皮质激素？抗炎生物制剂如针对特异性 Lsl 的制剂可否用于阻断嗜酸性粒细胞浸润并减轻症状？这一设想提示从阻断免疫反应的角度探讨难治性或特殊类型 FD 的治疗具有一定的前景。对 FD 患者而言，抗感染治疗有可能获益，但仍需全面评估糖皮质激素和生物制剂治疗这类患者的效价比以及可能存在的不良反应风险。可喜的是，已有动物实验资料显示中药对 FD 模型大鼠的免疫功能具有一定改善作用，进一步的临床研究尚有待开展。

第二十节　功能性胃肠病与胃肠道感染研究

功能性胃肠病是一组根据胃肠道症状分类的疾病，最新的罗马Ⅳ标准将功能性胃肠病定义为一类肠 - 脑互动异常的疾病。其病理生理机制复杂，涉及内脏高敏感、胃肠动力障碍、胃肠道低度炎症、肠道菌群、精神心理和遗传易感等多个因素。胃肠道感染与功能性胃肠病发生密切相关，本节就胃肠道感染与功能性胃肠病发生的流行病学、高危因素、病理生理机制、诊断和治疗等相关内容进行述评。

一项大规模的回顾性病例对照研究证实了胃肠道感染与功能性胃肠病的相关性，胃肠道感染后发生功能性胃肠病的优势比达 2.64，其中胃肠道感染为功能性腹泻和肠易激综合征（irritable bowel syndrome，IBS）的高风险因素，优势比分别为 6.28 和 3.72；胃肠道感染也是功能性便秘和功能性消化不良（functional dyspepsia，FD）中等危险因素，优势比为 2.15 和 2.391。多项前瞻性研究和 Meta 分析也证实胃肠道感染暴露明显增加功能性胃肠病的发病，采用 BrafordHill 标准从关联强度、一致性、特异性、时序性、量效关系、合理性以及总体评价因果关系等多个指标也证实胃肠道感染与 IBS 强相关，与 FD 中等相关，与

功能性便秘和功能性腹胀弱相关，说明胃肠道感染参与了功能性胃肠病的发病。

不同地区、不同病原体胃肠道感染后功能性胃肠病的患病率有较大差异。与 IBS 发病相关的胃肠道感染病原体包括细菌、原虫以及病毒。如有报道挪威地区原虫感染后肠易激综合征（post-infectious irritable bowel syndrome，PI-IBS）的患病率达 46.1%。方秀才等教授研究发现，急性志贺菌感染后 IBS 的患病率为 10.2%，明显高于未感染组。胃肠道 PI-IBS 平均患病率为 11.5%，原虫/寄生虫 PI-IBS 患病率最高，达 42%；其次为细菌 PI-IBS，为 14%；病毒 PI-IBS 最低，为 6%。随着时间推移，胃肠道 PI-IBS 发生的相对风险度明显下降，其中病毒感染后 1 年 IBS 的患病率与普通人群差异无统计学意义。而胃肠道感染后 FD 的患病率平均为 9.55%，相关的病原体包括志贺菌、沙门菌、大肠杆菌、贾第鞭毛虫及诺如病毒。患者本身及病原体等因素能明显增加胃肠道感染后功能性胃肠病的发病风险。如女性患者，本身存在焦虑、抑郁、躯体化症状及神经质，发病时患者存在腹痛，使用了抗生素、存在血便以及急性感染病程超过 7d 等这些因素能明显增加胃肠道 PI-IBS 的发病风险。

胃肠道感染引起功能性胃肠病发病的病理生理机制复杂，涉及外周以及中枢因素，如基因易感性、TLR9、IL6 和 CDH1 基因与 PI-IB5 密切相关。在胃肠道感染前存在精神心理应激等与感染后功能性胃肠病发生也息息相关。外周因素主要包括肠道菌群、肠道上皮细胞、肠内分泌细胞、肠道免疫及肠道神经动力异常。如肠道局部免疫紊乱在 PI-IBS 中研究比较深入，在 PI-IBS 患者发现肠道天然免疫中 EC 细胞、肥大细胞明显增加，CD68 和粪卫蛋白阳性的巨噬细胞数量减少。与肠神经紧密接触的肥大细胞也明显增加，这种改变与患者的腹痛和腹胀密切相关。在 PI-IBS 患者发现黏膜固有层和黏膜上皮层 T 淋巴细胞明显增加。细胞因子的改变在 PI-IBS 中研究也较多，如 PI-IBS 患者肠道细胞因子如 IL-1β 明显增加，肠黏膜中 IFN-Y 水平增加，IL-10 和 IL-13 表达下降，也提示 Th1 和 Th2 细胞参与了 PI-IBS 的发病。在 PI-IBS 模型鼠中也发现 IL6 和 L-17 表达明显增加，都提示 PI-IBS 存在肠道局部免疫紊乱。肠道菌群紊乱在 PI-IBS 发病中也有重要作用。在 PI-IBS 患者中发现，粪便菌群丰度明显降低，黏膜菌的多样性也明显减少、粪便拟杆菌增加，杆菌降低。且 PI-IBS 患者黏膜菌多样性减少与肠黏膜固有层和上皮层淋巴细胞呈负相关，提示肠道菌群与免疫相互作用参与了 PI-IBS 的发病。PI-IBS 动物模型研究发现，给予 PI-IBS 模型鼠行正常老鼠的粪便菌群移植，能明显降低 PI-IBS 模型鼠的内脏高敏感。此外，PI-IBS 患者和模型鼠中均发现肠道通透性增加，结肠平滑肌有更强的高收缩性。此外，PI-IBS 模型鼠中肠系膜神经存在异常的敏感性，也参与了 PI-IBS 的发病。感染后 FD 病理生理机制包括胃容纳能力降低，胃排空延迟，内脏高敏感以及胃十二指肠局部免疫功能紊乱，如十二指肠嗜酸性粒细胞增加，巨噬细胞增加，胃内肥大细胞和 EC 细胞增加等。研究胃肠道感染与功能性胃肠病发生可借助动物模型，目前常用的动物模型主要包括寄生虫感染后模型、细菌感染后模型以及化学物质刺激后模型等，不同模型能模拟部分功能性胃肠病的制理生理特点，如内脏高敏感、局部免疫紊乱等。

　　临床实践中需要注意的是急性胃肠道感染后功能性胃肠病不同亚型存在重叠状况，如急性胃肠道感染后半年有 13% 的患者存在 IBS 和 FD 重叠，1 年后有 24% 的患者存在 IBS 和 FD 重叠。急性贾第鞭毛虫感染 3 年后功能性胃肠病的重叠比例远远高于无贾第鞭毛虫感染的对照组，提示在临床实践中需要重视症状重叠现象。

　　感染后功能性胃肠病的诊断是在急性胃肠道感染恢复后出现符合功能性胃肠病罗马Ⅳ诊断标准的症状。急性胃肠道感染的标准为有症状的患者有阳性的粪便培养或以下 3 种急性症状中至少 2 种：发热、呕吐、腹泻。在询问病史过程中需要排除报警症状，如体重明显降低、有胃肠道出血表现等。常规的实验室检查如血常规、CRP 和粪钙卫蛋白等可以进行初步鉴别诊断。与 IBS 进行鉴别的疾病包括炎症性肠病、乳糜泻、显微镜下结肠炎、胆汁酸吸收不良、碳水化合物吸收不良、小肠细菌过度生长、热带性口炎性腹泻等。对存在报警症状的患者需要行消化道内镜筛查，以排除胃肠道肿瘤。

　　目前，对感染后功能性胃肠病如 PI-IBS 的治疗与罗马Ⅳ诊断标准下功能性胃肠病治疗手段相同，包括饮食生活方式调整，针对不同症状的药物治疗等。目前唯一强调的是患者教育以及向患者保证预后良好。强调胃肠道感染与 IBS 和 FD 等密切相关，感染后功能性胃肠病随着时间的推移，症状会明显减轻或者恢复，尤其是病毒相关的功能性胃肠病。对 PI-IBS，目前不推荐非吸收抗生素如利福昔明、益生菌和抗炎药物如美沙拉嗪做为治疗的首选药物。

　　急性胃肠道感染是功能性胃肠病如 IBS 和 FD 独立的危险因素，提示临床医师在接诊功能性胃肠疾病患者时注意询问是否存在急性胃肠道感染病史，同时注意这类患者是否存在重叠症状，总体来说，感染后功能性胃肠病如 PI-IBS、感染后 FD 是良性病程，预后较其他非感染后功能性胃肠病要好。

第二十一节　幽门螺杆菌相关消化不良的共识

　　幽门螺杆菌（Hp）胃炎京都全球共识是继 Maastricht-IVHp 共识以来 Hp 感染处理方面又一重要国际共识。该共识包括 4 方面内容，其中"Hp 相关消化不良"方面内容明确提出根除 Hp 应作为消化不良处理的一线治疗手段。

　　（1）FD 不等于慢性胃炎：消化不良是指症状，而慢性胃炎是指胃黏膜炎性细胞浸润（内镜诊断欠可靠），本不应该相等。但因为 FD 患者多数存在慢些胃炎，而被不少学者误认为相等。事实上，多数慢性胃炎患者无症状，部分 FD 患者无慢性胃炎。只有 Hp 感染的 NUD（消化不良 + 慢性胃炎）才与伴消化不良症状的慢性胃炎（慢性胃炎 + 消化不良）相等。这是一个重要概念，因为 MaastrichHp 共识将 NUD 作为根除 Hp 指征，而我国则将慢性胃炎伴消化不良作为根除指征。

（2）Hp 胃炎本质：Hp 感染后几乎均会发生慢性活动性胃炎。慢性胃炎指胃黏膜淋巴、细胞浸润，活动性指中性粒细胞浸润。Hp 胃炎的本质是慢性活动性胃炎。Hp 感染引起慢性活动性炎，证据符合科赫法则。Hp 京都共识已将 Hp 胃炎定义为一种感染（传）性疾病。Hp 胃炎是 HR 感染的基本病变，多数患者无症状，约 10% 可有消化不良症状。

（3）Hp 胃炎患者有胃肠激素（促胃液素、胃促生长素和生长抑素）水平改变，从而影响胃酸分泌；炎性反应可导致胃十二指肠高敏感和运动改变。这些改变可以解释消化不良症状的产生。

（4）Hp 相关消化不良是一种独特的疾病实体，根除 Hp 后基于症状变化情况可分为 3 类，即长期缓解、短时间改善后又复发和无改善。目前认为第 1 类患者属于 Hp 相关消化不良，这部分患者 Hp 胃炎可以解释其消化不良症状，因此不应再属于罗马Ⅲ标准定义的 FD。后两类患者虽有 Hp 感染，但根除后症状无改善或仅短时间改善（后者不排除 PPI 作用），因此仍可作为 FD。所以 Hp 相关消化不良是一种独特的疾病实体，即与根除 Hp 后症状无改善或仅短时间改善的患者不同，应归于器质性消化不良范畴，这一归类方法不同于传统归类方法，显得更科学和客观。

第二十二节　束缚－浸水应激致大鼠胃黏膜损伤的神经机制

应激是指内环境的稳定被内部或外部伤害性刺激所扰乱的状态，胃肠是对应激作出反应的主要器官。

应激性胃黏膜损伤（SGML）是一种急性胃黏膜病变，其主要特征是炎性糜烂、胃肠道出血等，临床上死亡率较高，是创伤后最常见的内脏并发症之一。

束缚－浸水应激（RWIS）是一种集心理因素（如恐惧、愤怒、焦虑、绝望等）和生理因素（如饥饿、挣扎、冷水等）的复合应激模型，能在数小时内导致胃功能紊乱、胃黏膜损伤等功能性胃肠道疾病。在导致 SGML 的生理机制中，胃运动功能亢进（胃运动幅度、胃运动指数增大）是主要因素，胃酸分泌增多、胃黏膜血流量减少以及胃黏液分泌减少等对应激性胃溃疡的发生具有促进作用。这些生理机制受到外周和中枢神经控制。

胃肠道神经控制可分为四个基本的组织层次：第一层是肠神经系统（ENS），第二层是椎前交感神经节，第三层是进入消化道的交感神经和副交感神经信号起源的初级中枢系统脑干，第四层是为第三层综合功能提供信息输入的高级中枢神经（如下丘脑）和最高级中枢（如大脑皮质）。

国内外众多学者采用基础生理学、电生理学、免疫细胞化学、药理学等多种方法，从神经递质／调质、受体、激动剂、阻断剂等多角度探讨 SGML 发生的神经机制。

一、ENS 与 SGML

RWIS 致胃肠功能紊乱的外周神经（第一层和第二层），许多学者提出了假设并初步达成共识 ENS 是由位于胃肠道壁内的神经元、神经递质、肠胶质细胞等组成的网状结构系统。ENS 神经元相互连接形成具有与脑和脊髓类似的独立神经系统，控制和调节胃肠道平滑肌、黏膜上皮和血管效应系统。这些神经控制不依赖中枢，具有高度自主性。ENS 运动神经元可分为兴奋性和抑制性两类：兴奋性神经元分泌乙酰胆碱和 P 物质，抑制性神经元释放 ATP、血管活性肠肽、垂体腺苷酸激活肽、一氧化氮等神经递质。

有研究发现 RWIS 导致大鼠血浆皮质酮、促肾上腺皮质激素含量升高，且随着应激时间的延长而递增。说明 RWIS 过程中下丘脑 – 垂体 – 肾上腺轴（HPA 轴）活动加强。预先切断膈肌下迷走神经或给予阿托品可显著减轻 RWIS 诱导的胃黏膜损伤，甚至不发生损伤，但预先切除垂体、肾上腺或给予酚苄明（肾上腺素能 α– 受体阻断剂）对 RWIS 引起的胃黏膜损伤几乎无影响，对 RWIS 状态下胃运动功能亢进、胃酸分泌增多亦无影响，说明 HPA 轴在 RWIS 诱导的胃黏膜损伤中并不起主要作用，RWIS 诱发胃功能紊乱的外周神经机制主要由副交感活动加强所致。

二、延髓胃肠中枢与 SGML

副交感控制在胃功能的神经调控中占有优势地位。支配胃肠道的副交感神经源自延髓迷走背核（DMV）和疑核（NA）。延髓孤束核（NTS）位于 DMV 的背外侧，最后区位于 NTS 背内侧，三者相互之间存在纤维联系，神经解剖学上将这三者合称为延髓迷走复合体。延髓迷走复合体和 NA 是调控胃功能的初级中枢。

有的研究通过损毁单侧或双侧 DMV、NTS，发现 RWIS 大鼠胃黏膜损伤程度较对照组显著减轻，尤其是双侧 DMV、NTS 损毁组，说明 ENS– 延髓胃肠中枢 –ENS 环路的完整是正确调控胃功能的结构基础。Zhang 等发现，不同应激时间（30、60、120、180min）RWIS 大鼠的延髓迷走复合体和 NA 中均可见不同程度 c–fos 表达，其中在 DMV 中的表达最强。初步揭示大鼠在 RWIS 过程中调控胃肠功能的初级中枢内各核团活动的时 – 空规律，也进一步证实了 RWIS 致胃功能紊乱主要是由副交感神经活动加强所致。延髓与肠之间存在一个神经环路，即延髓胃肠中枢 – 胃肠壁神经丛环路，大鼠处于 RWIS 状态时，胃肠活动信息→迷走传入神经→ NTS → DMV/NA，DMV/NA 将延髓的传出信息→迷走传出神经→胃肠壁神经丛，引起胃运动亢进、胃酸分泌增多、胃黏液分泌减少，最终导致胃黏膜损伤，同时结肠排粪便增多。多项研究对 RWIS 状态下延髓胃肠中枢活动的经递质 / 调质类型进行分析，发现 P 物质、乙酰胆碱、儿茶酚胺、精氨酸加压素 I 型 b 亚型受体、缩宫素受体、脑啡肽、氧化氮、硫化氢等神经递质/调质均参与了 RWIS 致胃功能紊乱的调控，认为 DMV 中段和 NA 内胆碱能神经元的过度活动是 RWIS 致胃功能紊乱的初级中枢机制之一。但当电刺激或化学刺激 NA、DMV、NTS 导致神经元兴奋时，胃运动均被明显抑制，说明 NA、DMV、NTS 三个核团的兴奋对胃运动起有抑制作用，与 Zhang 等的 RWIS 大鼠 NA、DMV、NTS 三个核团内 c-fos 表达显著增强的结果相矛盾。推测 RWIS 过程中，高位中枢（如下丘脑前部）的活动解除了延髓内脏中枢对胃的抑制作用，从而导致胃运动亢进、胃酸分泌增多。

三、丘脑前部与 SGML

RWIS 不同应激时间（30、60、120、180min）大鼠下丘脑视上核 c-fos 表达最强，其次是室旁核，因此下丘脑视上核、室旁核的过度活动可能是应激性胃肠功能紊乱的高位中枢机制之一。下丘脑视上核、室旁核属于下丘脑前部，而下丘脑前部在调控内脏功能方面起副交感中枢的作用，进一步证实了应激性胃肠功能紊乱的神经机制主要是副交感神经系统活动加强所致。

研究发现，电刺激或化学刺激（注射 L-Glu）视上核可促进胃酸的分泌。下丘脑中的 P 物质、儿茶酚胺、精氨酸加压素、缩宫素、脑啡肽等神经递质/调质均不同程度地参与了 RWIS 的调控。

四、前额叶与 SGML

前额皮质是哺乳动物最高级别的联合皮质，在许多脑的高级功能中起关键作用。研究发现，除 DMV、NTS、NA、视上核、室旁核外，RWIS 大鼠前额叶的边缘前皮质和边缘下皮质内的 c-fos 阳性表达亦较高。比较了假手术组、双侧 PI 损毁组、双侧 II 损毁组、双侧 PL 和 IL 同时损毁组清醒大鼠 RWIS4h 过程中的胃运动情况，发现假手术组大鼠胃运动显著亢进，双侧 II 损毁组和双侧 PL 和 IL 同时损毁组大鼠的胃运动平均幅度、胃运动指数以及收缩分数均受到明显抑制，但双侧 PL 损毁组大鼠胃运动平均幅度、胃运动指数并无明显变化，说明 IL 的损毁对 RWIS 所致的胃运动亢进有抑制作用。李颖发现 RWIS1h 组大鼠 PL 和 IL 的突触素突触蛋白 I 表达较对照组显著增多，表明在应激状态下这 2 个部位的突触可塑性发生了变化。上述研究结果说明，内侧前额皮质尤其是 IL 参与 RWIS 致胃功能紊乱的调控。马英杰发现 RWIS4h 组大鼠内侧前额皮质内单位长度树突棘数量、单位面积突触数量较对照组均显著减少，差异表达蛋白组学分析发现 NDRG 蛋白、NYAP2 蛋白在应激中可能参与了机体的保护机制，Rho-GDI 信号通路的抑制和整合素信号通路的激活可能在神经元损伤修复以及突触重塑过程中发挥重要功能。

五、杏仁复合体与 SGML

杏仁复合体是边缘系统中重要的皮质下核团，与前额叶、海马、下丘脑、迷走复合体均有复杂的相互纤维联系，参与调节情绪、情感以及与情感刺激相关的内脏活动，其重要组成核团中央杏仁核被认为是维持胃黏膜完整性的关键结构之一。不同应激时间（30、60、120、180min）后，中央杏仁核 c-fos 表达显著增强，仅次于下丘脑前部。电刺激内侧中央杏仁核（CEM）和外侧中央杏仁核（CEL）分别会兴奋和抑制胃运动。与束缚应激仅导致 CEL 神经元放电活动加强不同，RWIS 引起 CEL 和 CEM 的神经元放电活动均增强。在 RWIS 致胃肠功能紊乱中，杏仁复合体可能扮演与下丘脑类似的角色，其神经元活动可解除延髓胃肠中枢对胃肠的抑制作用，但尚有待进一步研究。

六、丘脑与 SGML

前额皮质的 c-fos、SYN、突触蛋白 I 参与 RWIS 反应。但有研究向前额皮质的 PL 和 IL 注射 L-Glu 或进行电刺激，胃运动均不受明显影响，说明 RWIS 信号需通过其他核团传入前额皮质。向前额皮质内微量注射 HRP，室旁核、视上核中均未见被标记的神经元胞体，而在丘脑背内侧核可见被标记的神经元胞体，提示 MD 可发出纤维至前额皮质，而室旁核、视上核无此功能。

MD 是丘脑内侧核群中最大的亚核，是唯一与前额皮质有相互纤维联系的丘脑核团。李颖发现，RWIS 大鼠 MD 的 c-fos 阳性表达较对照组显著加强，RWIS1h 组 SYN、突触蛋白 I 表达较对照组显著增多，说明 MD 参与 RWIS 过程。

MD 与前额皮质、下丘脑、脑干均有着复杂的传出和传入纤维联系，形成众多神经环路。赵东芹等关于 MD 的细胞构筑特点、神经递质和受体类型及其主要生理功能的研究指出，MD 作为丘脑较高级的中继核，形成皮质 - 丘脑 - 皮质回路，是重要的内脏与躯体活动的整合部位。Gong 等采用同位素相对标记与绝对定量（iTRAQ）技术对 RWIS4h 大鼠和对照组 MD 内差异表达蛋白组学进行分析，发现糖原合成酶激酶 3B（GSK3B）可能与 RWIS 引起应激性胃溃疡的中枢机制有关。

大鼠 RWIS 致胃功能紊乱的神经机制并非由传统观念认为的交感神经 - 肾上腺髓质系统和 HPA 轴的活动加强所致，主要由副交感神经系统活动加强导致。

信号分子，如 P 物质对胃功能的影响是双重的。因此部分信号分子对胃功能的影响仅具有促进或抑制作用。

脑内的核团相互联系，共同组成一张内部的信息网进行协同或结抗，但同一核团对非正常状态下胃功能的影响可能并非是单方面的兴奋或抑制作用。正常生理状态下，向大鼠 MD 注射 L-Glu 对胃运动和胃酸分泌无明显影响；电刺激单侧 PL 或 IL 后，胃运动和胃酸分泌量均无明显变化，向 PL 和 IL 内微量注射 L-Glu，对大鼠的胃运动、胃酸分泌均无明显影响。上述研究结果提示正常生理状态下内侧前额皮质、MD 对胃功能紊乱并无直接调控作用。RWIS 诱发内侧前额皮质和 MD 活动加强的机制有待进一步研究。MD 经皮质 – 丘脑通路接受前额皮质（可能是 IL）的高级神经活动信息，与来自皮质下结构（如下丘脑、延髓）的信息进行整合，并将整合后的信息经丘脑 – 皮质通路反馈至内侧前额皮质，同时 IL 与中央杏仁核间亦存在双向纤维联系，前额皮质的最终相关整合信息通过 CEM 直接或间接反馈于延髓胃肠中枢，进而诱发胃功能紊乱。这是一条复杂的神经环路，突触可塑性可维持神经环路的稳定，脑在处理应激时，可通过突触结构或功能的可塑性改变来适应内外环境的变化。

应激的时间不同，核团 c-fos 表达不同，且下丘脑视上核、室旁核、视交叉上核、中央杏仁核、内侧前额皮质等部均有不同程度的表达，故 RWIS 导致 SGML 时，各核团活动的时 – 空关系仍需要进一步研究。

第二十三节 新型序贯应激法致焦虑样胃高敏感性大鼠功能性消化不良模型的建立

胃高敏感性（GHS）是功能性消化不良（FD）的特征性发病机制之一，也是 FD 的重要病理生理改变。它不仅与 FD 的主要症状餐后上腹痛密切相关，也参与了上腹饱胀、恶心、呕吐等其他 FD 症状的发生，是 FD 治疗效果差且易于复发的重要原因。临床研究表明 35%~65% 的 FD 患者存在不同程度的胃敏感性增高，其中 10%~25% 的个体患有 GHS 相关的餐后上腹痛。由此可见，阐明 GHS 的发生机制对 FD 患者的临床诊治和药物开发至关重要。

焦虑是临床常见的精神心理应激状态，也是 FD 患者常见的伴随症状，发生率高达 40%~90%，是诱发或加重 FD 的重要因素。但是，焦虑等精神心理因素如何影响 FD 的发生和发展，其与 FD 尤其是 GHS 形成的关系是什么，目前尚不十分清楚。究其原因主要是临床上缺乏相应的病人和正常人活体组织标本，而基础研究中则缺乏适宜的动物模型供研究使用。因此，建立伴焦虑症状的 GHS 动物模型是探讨 FD 的病因和发病机制、开发 FD 防治药物的重要手段之一。既往已有研究人员分别运用新生幼仔胃刺激法（AG1）、母婴分离法（NMS）或束缚应激法（RS）建立了 GHS 大鼠模型和 FD 大鼠模型，但伴焦虑症状的 GHS 大鼠模型则尚未见报道。

本研究拟将上述两种方法与精神心理实验方法结合，建立一种新型焦虑样胃高敏感性大鼠模型，以为探讨 FD 及 GHS 的发生机制、开发相关治疗药物提供可供选择的手段和工具。

一、动物及分组

SPF 级雄性 1 日龄 SD 大鼠 32 只，体重 3~5g，随机分为对照组与模型组，每组 16 只，其中 8 只造模成功后用于进行全部行为学及肌电图等实验，8 只用于胃黏膜炎症评价实验。母婴同笼饲养、造模实验。室温（22±2）℃，相对湿度（50±20）%，按 12/12h 明暗循环，母鼠自由进食和饮水。

试剂：碘乙酰胺、蔗糖、戊巴比妥钠、甲醛及蒸馏水。

仪器：PMT-100 型大鼠高架十字迷宫，由表面用无光泽黑色丙烯酸涂装的中密度纤维板制作，包括两个开放臂和两个闭合臂，均长 50cm、宽 10cm，闭合臂的侧壁高 30cm，同一类型的臂对接后呈十字形，十字中央区长宽为 10cm×10cm。4 个臂置于距地面 50cm 高的支架上。正上方安装视频摄像追踪系统。旷场实验装置的箱高 30cm，底边长 100cm，底面平均分为 5 个 20cm×20cm 小方格。PE-240 充气导管，大鼠束缚应激装置为长 15cm、直径 6cm 之塑料圆筒，两端自由通气。

二、造模方法

1. 母婴分离法（NMS）　模型组乳鼠自出生后第 2 天起，每天与母鼠分离 3h，时间为上午 9：00~12：00，至满 3 周时结束。对照组母婴常规同笼饲养。所有幼鼠自出生后第 22 天断奶，与母鼠完全分离，单笼饲养至生后第 8 周进入束缚应激试验。

2. 束缚应激法（RS）　经母婴分离等实验后发育而成的雄性 SD 大鼠，于生后第 8 周接受束缚应激试验。每只大鼠每天被置于通风良好的束缚应激装置内，持续 90min 后放回原笼，连续 1 周。

3. 新生幼仔胃刺激法（AGI）　模型组乳鼠于出生后第 10 天起，每天采用含 0.1% 碘乙酰胺的 2% 蔗糖溶液灌胃 0.2ml，对照组仅用等容积 2% 蔗糖溶液灌胃，连续 6d。

三、模型评价方法

1. 体重测定　于灌胃后第 2~6 天、第 18 天及第 56 天分别将两组大鼠称重，观察其体重变化。

2. 高架十字迷宫试验（EPM）　将每只大鼠以同样方式置于高架十字迷宫中央区、面向实验者对侧的开放臂，同时立即开启视频摄像追踪系统并同步计时 5min，记录大鼠进入开放臂及闭合臂的次数、在开放臂及闭合臂内的停留时间（注意大鼠的四爪全部到达一个臂内方可计算为一次进入）。每只大鼠实验结束后将实验仪器四臂用 10% 乙醇清洁并用纸巾擦干以消除不同动物气味的干扰。

3.旷场（OF）试验　将大鼠置于反应箱底部中心格内并立即开始计时，记录 5min 内大鼠在中央格的停留时间（从大鼠放入中心格计时开始至 4 爪均离开此格的时间）；穿行格数（大鼠 4 爪均进入中心格以外方格的总数）；直立次数（前 2 爪离地 lcm 以上的站立次数，攀附墙壁亦计算在内）；修饰行为。每只大鼠检测完毕后均用 10% 乙醇清洁反应箱内壁及底面并用纸巾擦干，以排除上次动物的大小便、气味等余留信息对下次检测的影响。

4.气囊和电极植入术　大鼠术前夜禁食但不禁饮水。将大鼠用戊巴比妥钠溶液（50mg/kg，腹腔注射）麻醉，整个手术过程均在严格消毒下进行。事先将用乳胶手套制作的 2.5cm 长的气囊连接固定于 PE240 导管上。术中在大鼠侧腹部切开一条长 3~4cm 的切口，暴露胃，将气囊从胃底部切口插入胃内，适当固定并检查在不充气情况下，幽门不出现梗阻且不影响胃排空。然后将胃底的切口紧密结扎以防止胃液漏入腹腔。将连接胃气囊的聚乙烯导管经皮下放置到颈背部并露出皮肤。气囊植入完成后，腹腔及腹部切口予以缝合。

电极植入：将消毒过的不锈钢电极线植入到肩斜方肌（颈部表浅肌肉）上，缝合切口。

5.腹肌回缩试验　腹肌回缩试验（AWR）于胃气囊植入术后第 6 天进行，主要用于测定大鼠对胃气囊扩张时的行为学反应。胃气囊充气压力梯度为 20、40、60、80、100mmHg，每个压力持续 20s，间隔 2min。其评分标准如文献所述：①对胃扩张无行为反应。②简单头部运动。③腹肌收缩。④腹部抬高。⑤躯体弓形，骨盆抬高或身体扭伸。

6.肌电图试验　肌电图（EMG）是用于量化记录大鼠对胃扩张反应产生肌电活动的一种方法，与 AWR 同步进行。实验时先采集基线肌电图数据，然后分别记录前述不同胃气囊充气压力梯度下的 EMG。所获原始数据通过计算曲线下面积加以量化，胃对胃扩张的反应以不同胃气囊充气压力梯度下曲线下面积增加的百分比表示。

7.胃排空试验　两组动物各另取若干只进行胃排空试验。先将大鼠禁食一夜，实验开始后允许自由进食和饮水 3h，然后撤去饮食，继续观察 3h 后处死，取胃称重后将胃内食物全部倒出并称重。胃排空率（%）=100-（胃内容物重量/摄食量）×100。

8.胃黏膜炎症反应评价　①组织学评价，另取两组大鼠在接受 IA 或蔗糖灌胃后第 6 天和第 8 周被迅速处死后，取胃底组织 1 块，置入 10% 甲醛溶液中固定 48~72h，蜡块包埋切片，进行 HE 染色，显微镜下观察胃黏膜炎症情况。② MPO 试验，组织学评价同时，取同一胃组织按 MPO 试剂盒说明书进行试验，ELISA 法检测，结果以每单位 MPO 活性/组织干重表示。

四、结果

1.体重变化　模型组和对照组大鼠在含 0.1% 碘乙酰胺的 2% 蔗糖溶液或 2% 蔗糖溶

液灌胃及母婴分离法处理同时，自出生后第 2~6 天、第 18 天和第 56 天分别称重，结果显示模型组大鼠体重增加百分比在上述各时间点均低于对照组，对照组体重增长率呈现高于模型组的趋势，但两组间的体重变化差异无显著性。

2. 炎症反应　在含 0.1% 碘乙酰胺的 2% 蔗糖溶液或 2% 蔗糖溶液灌胃后第 6 天，胃黏膜 HE 染色发现黏膜表面炎症反应以模型组大鼠较明显，但 MPO 试验结果提示其与对照组间炎症未见明显差异。第 56 天序贯应激结束后，模型组和对照组胃黏膜炎症反应的 HE 染色和 MPO 试验均未见明显异常。

3. 焦虑样行为试验　① EPM 与对照组比较，模型组大鼠进入开放臂次数 / 进入开放臂和闭合臂总次数、在开放臂停留时间 / 在开放臂和闭合臂停留总时间的比值均降低，组间比较差异有显著性。② OF 试验，与对照组比较，模型组大鼠在中央格停留时间明显缩短、穿行格数和直立次数明显减少，但在修饰行为方面差异无显著性。

4. 胃敏感性变化　胃敏感性改变主要通过 AWR 和 EMG 实验加以验证。① AWR 实验，经碘乙酰胺灌胃和序贯应激处理后，模型组大鼠对胃扩张的敏感性明显增加，扩张压达到 40mmHg 以上时 AWR 得分明显高于对照组。②肌电图试验（EMG）试验，与 AWR 实验结果相似，模型组大鼠在扩张压达到 40mm Hg 以上时肩斜方肌 EMG 曲线下面积较对照组明显增加，两组相比差异有显著性。

5. 胃排空实验　禁食 18h 后，模型组大鼠 3h 的摄食量与对照组比较无明显差别，但停止摄食 3h 后对已摄取食物的胃排空率组间比较差异有显著性，模型组明显低于对照组。

焦虑等精神心理异常在 FD 患者中的发生率高达 40%~90%，是 FD 的常见症状，也是其难治的主要原因之一，与胃功能紊乱本身所致症状高度重叠，互为因果、相互影响，促进了 FD 的发生和发展。但焦虑对 FD 及 GHS 的影响机制尚不十分明确，其主要原因除与临床标本缺乏有关外，更重要的是迄今为止尚无较为成熟的焦虑样 GHS 动物模型。

研究表明，幼年的不良生理或心理体验及成年的急性应激状态均参与了 FD 症状的形成，而幼年时出现急性轻度胃炎，也可能是成年后慢性胃敏感性增高和胃功能紊乱的诱因之一。母婴分离作为幼年的不良刺激可造成大鼠成年后出现焦虑样行为，对中枢的 5-HT、GABA、去甲肾上腺素等神经递质和胃肠道的 5-HT、乙酰胆碱等神经递质有重要影响，同时亦能影响下丘脑 - 垂体 - 肾上腺轴的双向调节作用，诱导大鼠出现焦虑样心理应激反应。成年大鼠的急性应激状态除同样影响下丘脑 - 垂体 - 肾上腺轴外，尚可影响血清 ghrelin 的分泌，后者对胃动力、胃敏感性和胃容受性舒张等具有一定调节作用。而大鼠幼年时的急性轻度胃黏膜炎症，可通过内脏传入神经，最终影响成年后的胃敏感性、摄食量和胃容受性舒张功能。

然而，尽管已有大量研究分别采用母婴分离、急性应激和新生大鼠胃刺激法制作 FD 样 GHS 模型，但却鲜有研究关注上述方法对实验动物带来的焦虑等精神心理应激反应及其与 GHS 间的相互影响和发生机制。

本研究显示，应用新型序贯应激法制作的焦虑样 GHS 模型，大鼠在实验初期表现出体重增长减缓和胃黏膜轻度炎症，但体重增长在短期内即已恢复且在第 8 周时胃黏膜组织学和 MPO 试验完全正常，符合 FD 患者的临床特点。同时，与对照组相比，模型组大鼠的摄食量未明显减少、但胃排空率明显下降。

已有的临床研究提示，35%~65% 的 FD 患者存在不同程度 GHS，且后者与餐后上腹痛密切相关，也与恶心、早饱、上腹胀等非腰痛性症状有关。本研究显示，模型组大鼠胃敏感性明显增高，对照组变化不大，与前述临床研究结果具有一致性，表明本模型成功复制了 FD 样 GHS 模型。

与此同时，与对照组相比，模型组大鼠在 EPM 上向开放臂探索的次数和在开放臂的停留时间均明显减少，而后腿直立次数和头部下探次数均明显增高，提示存在焦虑样行为特征。旷场试验进一步观察到模型组大鼠在中央格停留时间缩短、穿行格数明显减少，与 EPM 实验结果具有相似性。提示本模型较好地模拟了焦虑样症状，具备了焦虑样大鼠模型的特点。

综上，本研究探索建立了一种新型焦虑样 GHS 大鼠 FD 模型，其行为学特征符合焦虑和 GHS 表现，提示模型制作成功。同时本模型也为伴焦虑样症状、以胃敏感性增高为主要病理生理改变的 FD 患者的发病机制研究和新药开发等提供了一种新的手段。

第二十四节　天麻素对焦虑样胃高敏感 FD 模型大鼠胃敏感性和焦虑样行为的影响

天麻素（Gas）是中药天麻中的一种生物活性物质，具有调节多种神经递质的作用，在精神心理障碍以及内脏感觉、运动感觉中发挥重要作用。本研究的前期临床观察发现 Gas 对伴焦虑、抑郁症状的 FD 患者有一定治疗作用，但其是否通过同时改善焦虑和降低内脏敏感性起作用尚不清楚。研究通过将 Gas 用于焦虑样胃高敏感 FD 大鼠模型，旨在探讨 Gas 对 FD 模型大鼠脑 – 胃轴调节中胃敏感性和焦虑样行为的影响，从而为阐明 Gas 药理多效性和抗 FD 治疗的机制提供一定依据。

脑 – 胃肠轴的互动调节和精神心理障碍在 FD 发病中起有重要作用。有研究表明胃敏感性增高是 FD 的主要发病机制之一，而焦虑、抑郁等精神心理障碍在 FD 患者中不仅发生率高，还促进了胃高敏感的发生和发展，是 FD 难治和易于复发的重要原因。有鉴于此，寻找具有抗焦虑和降低胃敏感性的双重作用且对脑 – 胃轴有重要调节作用的抗 FD 药物是临床和基础研究的方向之一。

既往研究显示，Gas 可调节大鼠纹状体内 γ – 氨基丁酸（GABA）、脊髓中脑源性神经生长因子（BDNF）和海马内 5– 羟色胺（5–HT）等神经递质含量，而这些神经递质与脑 – 胃轴调节焦虑、抑郁等精神心理障碍以及内脏感觉等内脏功能调控密不可分。Gas 对创伤后应激障碍所致大鼠焦虑样行为有改善作用，对病理状态下出现的内脏痛等有镇痛作用，研究的前期临床观察也发现 Gas 对伴焦虑、抑郁症状的 FD 患者有一定治疗作用。上述研究结果表明 Gas 可能具有抗焦虑和调节内脏感觉等作用，但其是否通过同时改善焦虑和降低内脏敏感性起作用尚不明确。

多项研究表明，幼年的不良生理或心理刺激以及成年后急性应激反应均参与了 FD 症状的形成，而这些不良刺激也可同时引起动物成年后的焦虑样症状和行为，影响成年动物的胃敏感性、摄食量和胃容受性舒张功能。据此，本研究采用幼年时期给予母婴分离、急性胃刺激和成年后给予束缚应激来制作焦虑样胃高敏感大鼠 FD 模型，进而探讨 Gas 对模型大鼠胃敏感性和焦虑样行为的影响。结果显示，与对照组相比，模型组大鼠在 EPM 试验中向开放臂探索的次数和在开放臂停留的时间均明显减少，在旷场虚拟中央格停留的时间明显缩短、穿行格数明显减少，表明存在焦虑样行为，这一变化较好地模拟了 FD 患者在临床上易于出现的焦虑样症状。同时，模型组大鼠在胃气囊扩张压力达到 40mmHg 或以上时，AWR 评分明显高于对照组，EMG 法亦显示相同扩张压下 AUC 较对照组明显增加。说明模型组大鼠对胃扩张刺激的敏感性明显增加，这一变化较好地模拟了 FD 患者胃敏感性增高的特点。由此可见，本研究诱导的大鼠模型具备了部分 FD 患者胃敏感性增高和焦虑样行为的双重特点。与模型组相比，Gas 高、低剂量组大鼠在 EPM 试验中进入开放臂的次数和在开放臂停留时间均明显增加，在旷场试验中于虚拟中央格停留时间明显延长、穿行格数和直立次数明显增加，提示 Gas 有一定的抗焦虑作用。胃气囊扩张压力达到 40mmHg 或以上时，Gas 高、低剂量组大鼠 AWR 评分明显低于模型组，EMG 的 AUC 亦明显降低，表明 Gas 具有明显降低大鼠对胃扩张刺激的敏感性作用。推测上述作用可能与其影响中枢和外周多种脑胃共有的神经调节因子有关。阳性药丁螺环酮具有与 Gas 类似的效集，验证了本模型和 Gas 药效学试验结果的可靠性。

综上所述，本研究采用焦虑样胃高敏感大鼠 FD 模型，初步探讨了 Gas 对 FD 大鼠脑-胃轴调节中胃敏感性和焦虑样行为的影响，结果表明 Gas 具有一定的抗焦虑和降低胃敏感性的作用，为阐明 Gas 的作用机制和从中药入手进行抗 FD 药物开发提供了新的视角，也为 Gas 用于伴焦虑症状的 FD 患者治疗奠定了一定的实验基础。

第二十五节　Nesfatin-1 对大鼠下丘脑弓状核 ghrelin 敏感性胃牵张神经元放电及胃运动的调控

大量研究结果表明，nesfatin-1 不仅广泛存在于中枢诸多与摄食及能量平衡调控相关的核团中，包括下丘脑室旁核（PVN）、弓状核（ARC）等，同时在外周组织也有表达，尤其是胃黏膜 X/A 样细胞，研究显示，中枢及外周注射 nesfatin-1 均可明显抑制大鼠摄食、降低体质量，此外，大鼠禁食可显著降低其血 nesfatin-1 水平，而进食后 nesfatin-1 水平恢复到正常状态，进一步提示 nesfatin-1 参与饱食信号调控。

有研究结果表明，ARC 内 nesfatin-1 通过抑制神经肽 Y（NPY）发挥厌食效应，外周注射 ghrelin 能够激活 ARC 的 nesfatin-1 免疫神经元，而 NPY 与 ghrelin 在 ARC 共表达、并且促进摄食与胃运动。胃运动的调控机制中 nesfatin-1 与 ghrelin 之间可能存在联系。

研究拟采用电生理及在体胃运动记录方法，观察 nesfatin-1 对 ARC 内 ghrelin 敏感性胃牵张（GD）神经元放电活动的影响，探讨外源性 nesfatin-1 注入 ARC 对胃运动的作用及其中枢调控机制。

结果：

（1）ARC 内 ghrelin 敏感性 GD 神经元的鉴定从 132 只大鼠的 ARC 共记录到 246 个神经元单位放电，66.67% 为 GD 敏感神经元，其中 53.66% 为 GD-E 神经元，46.34% 为 GD-I 神经元。胃扩张刺激后，GD-E 神经元的放电频率则由（2.18 ± 0.69）Hz 增至（3.53 ± 1.14）Hz，而 GD-I 神经元的放电频率则由（1.64 ± 0.51）Hz 下降至（1.05 ± 0.33）Hz。GD-E 神经元中 70.45% 被 ghrelin 激活，少量被抑制或无明显反应。而 GD-I 神经元中，61.84% 被 ghrelin 抑制，部分被兴奋或无明显反应。

（2）nesfatin-1 及 SHU9119 对 ARC 内 ghrelin 敏感性 GD 神经元的作用，在 ARC 内微量注射 nesfatin-1，可以抑制 62.90% ghrelin 敏感性 GD-E 神经元，放电频率由（2.07 ± 0.68）Hz 降至（1.33 ± 0.44）Hz，另外少部分神经元出现兴奋反应或神经元无明显变化。预先给予 SHU9119 后，再给予 nesfatin-1，ghrelin 敏感性 GD-E 神经元的抑制效应被部分阻断。

在 47 个 ghrelin 敏感性 GD-I 神经元中，ARC 微量注射 nesfatin-1 可兴奋 53.19% 神经元，放电频率由（2.14 ± 0.70）Hz 增加至（3.24 ± 1.07）Hz，另外有少数神经元出现抑制反应或神经元则无明显变化。同样，在预先给予 SHU9119 后，再给予 nesfatin-1，ghrelin 敏感性 GD-I 神经元的兴奋效应被部分阻断，而单独给予 SHU9119，ARC 中 ghrelin 敏感性 GD 神经元自发放电无明显变化。

（3）ARC 给予不同浓度的 nesfatin-1 对大鼠胃运动的影响，大鼠下丘脑 ARC 微量注射不同浓度的 nesfatin-1 于 5min 后，胃运动开始被抑制，13min 时胃收缩幅度变化最为显著，同时，胃收缩频率的变化也最为明显，给予 SHU9119 和 nesfatin-1 的混合液后，由 nesfatin-1 导致的胃运动幅度及频率抑制效应明显减弱。

机体摄食与能量平衡调控由下丘脑复杂神经环路来完成，包括经典核团 PVN 和 ARC。ARC 位于下丘脑的底部，毗邻第三脑室，它在食欲的调控中起着非常重要的作用。正是由于其缺乏完整的血–脑脊液屏障，ARC 能够将来自摄食与胃肠运动的外周信号进行整合，然后再上传到高一级的神经中枢，比如 PVN。Ghreli 是一种脑肠肽。ghrelin 及其受体在中枢与外周的广泛分布决定了其活跃的生物功效，诸如摄食、记忆、胃肠功能、生长激素促分泌等。ARC 作为 ghrelin 在中枢分布最多的核团，已被证明参与 ghrelin 对胃肠功能的调控。

实验生理性胃扩张刺激主要是模拟进食过程中食物充盈胃所发生的生理性反应，经胃壁机械性感受器将这种摄食信号上传到中枢。研究结果显示，ARC 微量注射 ghrelin 能够显著增加 GD-E 神经元放电频率，而降低 GD-I 神经元放电频率，提示 ghrelin 可能参与胃运动的调控。

Nesfatin-1 是近来发现的厌食肽，有报道称外周注射 nesfatin-1 能够延迟大鼠胃排空，中枢给予 nesfatin-1 也能够抑制小鼠胃十二指肠运动。

研究结果显示，ARC 注入外源性 nesfatin-1 能够降低清醒大鼠胃收缩幅度与频率；然而，α-MSH 受体括抗剂 SHU9119 能部分阻断此效应，说明外源性 nesfatin-1 在 ARC 可能通过激活黑色素神经通路抑制胃运动。

为了进一步探讨 nesfatin-1 在 ARC 对胃运动的调控机制，实验采用电生理技术观察 ARC 注射 nesfatin-1 对 ghrelin 敏感性 GD 神经元放电活动的影响。结果显示，nesfatin-1 能够降低 ghrelin 敏感性 GD-E 神经元放电频率，而增加 ghrelin 敏感性 GD-I 神经元放电频率，说明 nesfatin-1 可能参与对 ARC 内 ghrelin 敏感性 GD 神经元的调控。

下丘脑黑色素能神经系统对于中枢调控摄食和胃运动起着至关重要的作用。该系统通过激活黑色素受体 MC3/4 的内源性兴奋剂促黑素和拮抗剂刺激基因相关蛋白（AgRP）发挥作用，张晓红等研究结果显示，核团微量注射促黑色素能够作用于迷走神经复合体内 GD 神经元，从而抑制摄食。α-MSH 受体拮抗剂 SHU9119 可以缓解 nesfatin-1 诱导的厌食效果。另外，许多调控摄食的脑肠肽同样对胃肠运动起调控作用。实验结果显示由 nesfatin-1 引起的神经元放电及胃运动抑制效应能够被 α-MSH 受体拮抗剂 SHU9119 部分阻断，说明了 nesfatin-1 参与对 ARC 神经元电活动及胃运动的调控，而且此效应可能通过黑色素通来完成。

第二十六节　精神应激与功能性胃肠病

目前认为，精神应激刺激与 FGID 之间存在密切关系。

一、精神应激

应激刺激是指对机体稳态的急性威胁，这种威胁可来自外界环境，也可来自机体自身，可以是真正身体上的威胁，也可以是感知到的精神上的威胁，这里所说的精神应激刺激是指精神上的威胁，应激可引起神经系统、神经生物化学、内分泌和免疫系统功能发生变化，严重者可导致疾病，其中 FGID 就是精神应激刺激的主要相关疾病之一。

二、精神应激与功能性疾病相关的临床

大量流行病学及临床研究证实，精神应激是 FGID 症状产生和加重的一个诱发因素。给予精神应激刺激可改变肠易激综合征（IBS）患者的内脏感觉敏感性。多项流行病学研究显示，早期的不良生活事件如性虐待、身体受虐或情感受创等可能是后期 FGID 形成的一个主要原因，而早期对这些危险因素进行干预，则可纠正并保持长期的作用。

功能性脑影像学技术的应用为 FGID 的研究提供了影像学的依据。已有多项研究证明，FGID 患者内脏感觉处理相关脑区活性较健康者存在异常，如岛叶、前扣带回和杏仁核等，并发现意识情感网络相关脑区在 FGID 患者中也存在明显异常。此外，Elsenbruch 等研究发现，精神因素如焦虑和抑郁可影响 IBS 患者的内脏疼痛感觉反应并与部分中枢脑区的活性变化有关。

各种精神应激刺激诱发的内脏高敏感动物模型的建立，进一步为精神应激因素在 FGID 发生、发展中的重要作用提供了理论依据，Gunter 等对不同焦虑状态的 3 组大鼠进行内脏高敏感检测发现，高焦虑状态的大鼠直肠扩张引发的腹部收缩反射程度高于低焦虑状态的大鼠，再次证明了焦虑和内脏感觉间有直接联系，为精神应激刺激可能在 FGID 症状形成及加重中的重要作用提供了依据。

三、精神应激相关的 FGID 机制研究

1. 精神应激调节内脏高敏感的相关机制　包括初级传入敏感化、对内脏传入信息中枢反应敏感和调节脊髓疼痛传导或抑痛反应的下行通路异常，主要涉及胃肠道、脊髓和大脑 3 个水平，各个水平的神经可塑性改变均影响感知，使机体对有害刺激或正常非有害刺激的反应持续性增加，这在病理性疼痛机制中非常关键，可能在 FGID 患者内脏高敏感形成中起重要作用。

2. 外周敏感化　在外周，精神应激可引起促肾上腺皮质激素释放因子（CRF）异常释放增多，外周 CRF 可通过与肠 CRF1，CRF2。尤其是 CRF1 受体相互作用，诱发内脏高敏感的产生，外周 CRF 信号通路已证实在内脏高敏感形成中起重要作用，精神应激刺激和腹腔注射 CRF 均可引起结肠肥大细胞脱颗粒，释放多种介质如组胺、前列腺素 E、神经生长因子等参与内脏高敏感的形成。应激刺激还可损害肠道上皮屏障，增加可溶性因子（受体）进入黏膜固有层，导致感觉受体敏感化，且上皮渗透性增加后，还可进一步活化上皮 CRF 系统，活化肥大细胞，诱发内脏高敏感。除了对上皮屏障造成损害外，精神应激刺激也可改变大鼠肠道和粪便的菌群，菌群改变后反过来又可对宿主行为及内脏敏感性产生影响。

3. 脊髓敏感化　　一旦外周敏感化发生，它可刺激脊髓介质释放激肽及生长因子（P物质、神经增长因子或脑源性神经营养性因子等）增多，上调一些重要离子通道和受体，如酸敏感化离子通路1A和神经激肽受体1，引起脊髓敏感化，从而在内脏高敏感的形成和加重中起重要作用。ERK1/2是已知的伤害感觉的特异性信号通路，由神经营养因子结合它们的特异性酪氨酸激活受体诱导，或由神经活化释放的谷氨酸结合其离子型和代谢型受体诱导ERK1/2的异常也参与了内脏高敏感的形成。研究发现，脊髓神经胶质活化可能是脊髓敏感化的另一个重要的潜在机制，这种敏感化可能在精神应激相关的内脏高敏感的形成和维持中发挥重要作用。参与胶质活化信号通路的分子可能包括神经递质（如P物质、谷氨酸），也可能包括类罂粟碱和糖皮质激素等。脊髓神经胶质活化可影响星形胶质细胞对谷氨酸的摄取，谷氨酸在脊髓通过谷氨酸运载体被吸收，这对于维持生理状态下的正常感觉起关键作用，故有学者认为脊髓神经胶质活化可能通过影响脊髓谷氨酸的摄取，从而影响脊髓敏感化和内脏高敏感的形成。此外，最近有研究发现脊髓胶质细胞活化后，组胞上P物质的神经激肽受体1表达上调，予脊髓内注射药物抑制胶质细胞上神经激肽受体1的表达，可阻断应激诱发的内脏高敏感，这提示脊髓神经胶质活化亦可能通过神经激肽受体1的表达异常以调节内脏高敏感。

4. 中枢敏感化　　精神心理因素可能通过影响脑区活性及脑区之间的功能连接在内脏高敏感中起作用。已有研究证实：脑区内神经递质及受体表达异常亦可影响内脏高敏感的形成，而精神应激相关的结肠动力和感觉功能改变主要受下丘脑-垂体-肾上腺轴调节。精神应激可能引起前扣带回等大脑皮质的异常活化，活化信息传至下丘脑，引起下丘脑CRF异常释放，CRF与大脑内广泛分布的CRF1受体相结合（如蓝斑内CRF1受体），调节内脏感觉敏感性改变。Trimble等发现，予CRF1受体基因敲除小鼠慢性精神应激刺激，其焦虑症状与直肠扩张刺激反应均减轻。

此外，性别差异对精神应激刺激相关FGID的影响近来备受关注。女性较男性更易患应激刺激相关疾病，这和FGID患者以女性为主一致。应激诱发的疼痛调节存在明显性别差异，部分临床试验也揭示性别差异在一些5-羟色胺能药物治疗FGID中有重要作用，这意味着雌激素和5-羟色胺能机制在调节应激相关的内脏高敏感中可能有一定关联。

精神应激除了通过影响内脏高敏感以参与FGID发病外，还可能通过改变胃肠动力参与FGID的病理形成。如在自主神经系统水平，应激刺激相关疾病以副交感活性减低、交感传入增加为主，经常发生于FGID尤其是IBS患者，交感信号增加除能提高胃肠感觉的感知水平外，还可影响胃肠运动及自主反射。

四、精神应激相关 FGID 的治疗

对于精神应激刺激诱发的FGID，单纯调节胃肠道功能的药物治疗疗效不理想，而经

过给予调节精神心理的药物和非药物治疗往往会获得较好的临床疗效。目前精神心理干预的非药物疗法主要包括精神疗法、认知行为疗法、催眠治疗、放松练习等。

精神应激刺激相关的 FGID 是目前的研究热点，但具体的病理生理学机制仍未完全阐明，尤其是脑－肠轴在其发病中的作用仍有待进一步的研究。

第二十七节 精神应激诱发内脏高敏感的中枢作用机制研究

目前认为内脏高敏感是功能性胃肠病（FGIDs）的核心发病机制。

近年大量动物或人体实验研究均表明精神心理应激在内脏高敏感的发生、发展中起关键作用。

应激是指机体在受到各种刺激时所出现的以交感神经兴奋和垂体－肾上腺皮质分泌增多为主的一系列神经内分泌反应以及由此引起的各种功能和代谢的改变。临床上所指的精神心理应激导致的各种障碍多为负性精神刺激。多项研究表明，过强的精神刺激可使神经系统、神经生化、内分泌和免疫系统功能产生变化，严重者可导致疾病。一项系统性回顾显示早期不良的生活事件如性虐待、身体受虐或情感受创等可能是后期 FGIDs 形成的主要原因，而早期对这些危险因素进行干预可纠正并预防成年期 FGIDs 的形成。

大脑中枢是参与精神心理应激致内脏高敏感的关键部位，尤其是高级中枢致敏，但其具体病理生理机制尚待明确。

一、精神应激在中枢水平致内脏高敏感的潜在机制

目前研究认为精神应激在中枢水平致内脏高敏感的潜在机制包括两方面。一方面，精神应激导致下丘脑和其他相关脑区释放促肾上腺皮质激素释放因子（CRE）造成内脏敏感性增高，这一过程可能包括边缘系统的参与，同时精神应激亦可能直接引起大脑前皮质和边缘系统的异常激活从而影响内脏感觉的中枢处理致内脏高敏感，主要包括杏仁核、前扣带回等。多项临床研究发现，伴有内脏高敏感的 FGIDs 患者，前扣带回、杏仁核、岛叶、下丘脑、前额皮质等脑区呈异常激活状态。另一方面，精神应激可通过影响内脏感觉中枢传导通路，包括神经递质及其受体的表达和相关神经生长因子（如 5- 羟色胺、谷氨酸及其受体、神经生长因子）等致内脏高敏感。

二、应激引起脑区的异常激活致内脏高敏感

与精神应激致内脏高敏感密切相关的中枢部位主要为边缘系统，其是由前扣带回、杏仁核、海马、下丘脑和丘脑共同组成的一个有内在联系的大脑环路。其中前扣带回、杏仁核、岛叶和下丘脑是内脏疼痛传递系统的重要组成部分。

内脏感觉与中枢神经系统之间存在上行的痛觉传输和下行的痛觉调控关系。在精神应激状态下，可直接引起大脑中枢内相关脑区如前扣带回、下丘脑等的异常激活，从而影响内脏感觉的上行传输导致内脏高敏感；此信号向下投射至脑干等核团，改变中枢对外周器官刺激信息的处理整合过程，进一步对内脏感觉信号进行调节。

在大脑皮质中，前扣带回皮质（ACC）作为边缘系统的重要组成部分，是情绪、记忆以及痛觉感受与调控的关键部位，接受丘脑内侧核群的纤维投射，参与痛情绪信息的编码和整合，突触可塑性变化是慢性痛持续的关键机制。早期发现将利多卡因注入大鼠 ACC 阻断内部神经传导能产生镇痛效应。给予癌症患者实施扣带回切除术，发现可使顽固性疼痛减轻。近年应用 PET 和 MRI 技术的研究，显示健康志愿者内脏伤害性刺激时，其 ACC 区域兴奋性升高。上述研究结果提示 ACC 神经元激活在伤害性刺激产生的信号传导中起重要作用。

下丘脑是大脑皮质下调节内脏和内分泌活动的高级中枢，可将内脏活动与其他生理活动相联系。精神应激状况下，下丘脑可通过分泌多种多肽类神经激素对腺垂体的分泌起特异性刺激或抑制作用，从而调节机体情绪反应。CRF 为下丘脑分泌的一种重要神经内分泌肽，主要分布于与应激相关的重要中枢神经系统区域。CRF 是参与应激所致内脏高敏感的关键因子，其阳性神经元胞体广泛分布于下丘脑室旁核、背缝核和蓝斑核，可通过不同受体亚型实现不同功能。其中 CRF-R1 激活主要表现为结肠高度运动、水样腹泻和对结肠扩张的敏感性增加，而 CRF-R2 激活主要表现为抗伤害感受性，可抑制内脏疼痛。在精神应激过程中，下丘脑释放的 CRF 通过与 CRF-R1 受体结合从而参与调节对精神应激的行为反应和内脏反应，改变内脏敏感性。在大鼠中枢注射 CRF 后，可引起结肠运动时间缩短，粪便排出量增加 20 倍，同时加剧结肠扩张引起的内脏痛，而中枢注射 CRF 拮抗剂可抑制应激引起的内脏高敏感和胃肠道功能的改变，说明 CRF 在介导应激引起的胃肠道动力改变中起有重要作用。

杏仁核作为边缘系统的组成部分，是情绪调节和学习记忆的重要结构，亦是调节自主神经和内脏对应激反应的主要部位，尤其是中央杏仁核（CeA）神经元高表达糖皮质激素受体（GR）。而应激状态下下丘脑 - 垂体 - 肾上腺（HPA）轴的激活可导致糖皮质激素分泌明显增多，并与 CeA 的 GR 结合，同时对 HPA 轴的激活起促进作用，参与内脏高敏感的调节。CeA 注射皮质酮可增加 Fisher344 大鼠的焦虑指数以及结直肠扩张诱发的内脏敏

感性，且杏仁核内注射皮质酮会使其表达 CRF 的神经元数量增加，CRF mRNA 水平升高，说明杏仁核在应激和内脏高敏感的发生过程中最终通过 CRF 起作用。

在中枢，CRF 除主要由下丘脑室旁核的小细胞合成分泌外，蓝斑作为控制脑内和脊髓去甲肾上腺素（NE）水平的一个重要核团，其 NE 神经元亦是 CRF 作用的靶结构。精神应激导致下丘脑 CRF 的释放可引起蓝斑内 CRI 的释放，激活蓝斑 NE 神经元，增强 NE 的合成和分泌，使蓝斑放电频率增加，从而改变内脏感觉。同时蓝斑神经元又有广泛的投射纤维上行至大脑皮质、边缘系统和脑干等区域下行至脊髓的交感神经元。因此，应激诱发的下丘脑 CR 释放经由蓝斑这一"交接站"影响结肠运动被认为是导致激相关性腹泻以及内脏高敏感的可能原因之一。

三、应激引起中枢内神经递质、受体和神经生长因子常致内脏高敏感

精神应激除可通过异常激活相关脑区影响内脏感觉外还可通过影响内脏感觉中枢转导通路，包括神经递质及其受体的表达和相关神经生长因子等致内脏高敏感。神经递质的合成、贮存、释放或降解的异常以及受体数量或亲和性的改变均能影响神经转导，引起疾病的发生。

1. 5-HT1A 受体　5-HT 主要分布于松果体和下丘脑，既是重要的单胺类神经递质，又是一种血管活性物质，几乎参与人体所有生理活动和行为功能的调控。5-HT 在外周有致痛的作用，在中枢则可抑制疼痛性神经传递而发挥镇痛的作用，对脊髓后角浅层神经元的活动亦有抑制作用。中枢 5-HT 能神经元主要集中于脑干的中缝核团，当激动 5-HT 能的下行性镇痛系统时，由其释放的 5-HT 作用于 $\gamma-$ 氨基丁酸（GABA）受体和甘氨酸受体阳性神经元，由此释放 GABA 和（或）甘氨酸，作用于初级传入神经纤维末梢，通过突触后机制抑制其电活动，从而间接抑制外周伤害性信息向中枢的传递。目前，5-HT 作为肥大细胞和肠嗜铬细胞在体内的重要递质被认为参与了内脏高敏感的发生，在精神应激中亦发挥重要作用。

目前已知 5-HT 受体至少存在 7 种类型，其中 5-HT1A 受体含量最为丰富，广泛分布于海马、皮质、杏仁核和下丘脑中。5-HT1A 受体按其分布位置的不同可分为突触前膜受体和突触后膜受体两类，两者共同作用调节 5-HT 的释放，是 5-HT 系统神经传递的重要调节因素。

5-HT1A 受体是目前精神疾病研究中最受关注的 5-HT 受体亚型。目前已有多项临床研究证实，调节中枢 5-HT1A 受体，表达的药物可显著改善 FGIDs 患者胃肠道症状以及焦虑、抑郁等精神症状，同时有研究发现选择性 5-HT1A 受体激动剂能提高内脏痛觉敏感性，这种作用类似于 5-HT 前体产生的作用。由于 5-HT1A 受体的特异性激动剂可通过血脑屏障，因此其导致的痛觉过敏可能通过中枢或外周机制介导。5-HT1A 受体与肠道炎症、

肥大细胞脱颗粒诱导的内脏高敏感有关。Jovanovic 等通过 PET 的研究发现，伴有长期精神应激症状的患者 ACC 中 5-HT1A 受体表达显著下调。分布于 ACC 的 5-HT1A 主要为突触后 5-HT1A 受体，可通过 AMP/PKA 经典通路和 MAPK/ERK、PI3K/Akt 等信号通路调节神经细胞内多种信号转导，参与介导各种病理生理过程。突触后 5-HT1A 受体的激活可抑制突触后神经细胞的活性和释放。由此可见，5-HT1A 受体在精神应激所致内脏高敏感中起重要作用。但由于突触后 5-HT1A 受体在不同疾病和部位的作用途径存在差异，有关在精神应激诱发的内脏高敏感中的具体作用有待进一步研究。

2. N- 甲基 -D- 天冬氨酸（NMDA）受体　谷氨酸是哺乳动物中枢神经系统中一种主要的兴奋性神经递质，谷氨酸受体介导大多数脑区的兴奋性突触传递作用，可分为代谢型（与 G 蛋白耗联）和离子型谷氨酸受（iGluRs）（含有离子通道）iGluRs 包括 NMDA 受体、α- 氨基羟甲基噁唑丙酸（AMPA）受体、红谷氨酸（KA）受体三种亚基。iGluRs 在痛觉信号的转导中发挥重要作用，伤害性刺激可使细胞外兴奋性氨基酸浓度升高，并诱发 iGluRs 介导的一系列反应，从而使伤害性感受器兴奋导致中枢敏感化的发生。其中 NMDA 受体在快速传递、突触可塑性和兴奋性中起重要作用。

NMDA 受体主要由基本亚基 NR1 和调节性亚基 NR2 构或，后者包括 NR2A、NR2B、NR2C 和 NR2D 四个亚单位，大脑内除 NR2D 含量很少外，其余亚型均丰富表达。NR2 亚单种的 NR2A 几乎存在于整个脑组织，NR2B 主要分布于前脑区域，两者均大量分布于与疼痛转导密切相关的前扣带回。有的研究发现甲醛产生的伤害性刺激可显著增强 ACC 区域 WR2A、NR2B 的表达，从而诱发 ACC 神经元放电增加。予腹注射卵清蛋白诱导的内脏高敏感大鼠 ACC 区域微量注射 NDA 受体拮抗剂，可抑制内脏疼痛反应。炎症后内脏警觉过敏大鼠中枢 ACC 区域 NR2A、NR2B 表达上调，上调的 R2A、NR2B 可增强 ACC 神经元的兴奋性，促进伤害性信号传递。说明 NR2A 和 NR2B 在调节 ACC 区敏感化以及内脏高感的疼痛反应中起重要作用。一般情况下 NMDA 受体不参与正常生理痛觉过程，神经源性或炎性组织损伤可引起脊髓背角神经元兴奋性损伤，形成中枢敏化。在精神应激致内高敏感中，谷氨酸等兴奋性神经递质从突触前释放时，通过 NMDA 受体亚基 NR2A、NR2B 结合，引起胞外大量 Ca^{2+} 内流，使突触后神经元 Ca^{2+} 浓度升高，激活第二信使系统，引发"依赖性酶反应过程，产生持续的兴奋性突触后电位，形成长时程增强效应，从而促进伤害性信号的传递。在该诱导过程中 NMDA 受体激活是关键环节。而 NMDA 受体通道功能发挥依赖于蛋白激酶 C（PKC）的调节，调机制之一是直接磷酸化 NMDA 受体，导致受体性质的改变。但 PKC 效应在中枢不同部位 NMDA 受体亚单位的表达不同。

3. Ca^{2+}/ 钙调蛋白（CaM）依赖的蛋白激酶（CaMKII）：CaMKII 是一种多功能丝氨酸 / 苏氨酸蛋白激酶，分布于外周和中枢神经系统，其在大脑中的含量丰富，占总蛋白的 1%~2%，是神经元突触后致密物（PSD）的主要成分。CaMKII 参与神经突触的可塑性变化，在中枢神经系统的学习和记忆中发挥重要作用。大量研究表明，CaMKII 通过调节神经元兴奋性和伤害性感觉通路中的突触传递，可诱导产生痛觉敏化，可能是慢性疼痛外周敏化和中枢敏化的调节器。在兴奋传递过程中，激活 NMDA 受体可致 Ca^{2+} 从胞流入突触后细胞，进而促 CaMKII 转移并聚集于突触后膜 PSD 区。Bayer 等表明，CaMKII 可与 PSD 区的 NMDA 单位 NR2B 相结合，使 CaMKII 的活性增加，这种相互作用增加突触的传递效能，易化痛觉信号的传导，促进痛觉过的形成。Tan 等的研究通过大鼠鞘内注射小分子干扰素 RNA（siRNA）抑制脊髓后角神经元突触后膜 NMDA 受体 NR2B 亚单位表达，发现可抑制 CaMKII 活化，从而阻断皮下注射甲醛引发的痛觉过敏。有研究发现内脏高敏感大鼠 ACC 的 CaMKII 蛋白表达显著增加，局部给予针对 CaMKII α 亚单位的 siRNA 可明显缓解结直肠扩张所致的内脏痛觉过敏。从背根神经节初级感觉神经元到脊髓后角浅层是各种内脏和躯体伤害性传入信号传递和处理的通道，而 CaMKII 在其中均有表达。提示在内脏高敏感状态下，伤害性信息上传后可通过激活 NMDA 受体以活化 CaMKII，使 ACC 的伤害性神经元持续激活并通过下行易化脊髓背角伤害性信息的传递，从而影响内脏感觉。

4. 脑源性神经营养因子（BDNF） BDNF 是一种神经营养物质，在中枢和周围神经系统发育过程中起重要作用，可维持胚胎期神经元的存活、分化，并参与维持成熟神经元的正常功能，以往研究发现新生期应激可以引起中枢神经系统 BDNF 表达改变，而慢性束缚应激可导致大脑内部分区域 BDNF mRNA 和蛋白表达增加。同时 BDNF 与肠道感觉过敏密切相关，参与肠道动力调节。近年研究还发现 BDNF 具有神经递质的性质，参与长时程增强的形成，增强兴奋性神经转导，并通过调节其他神经递质的释放而调节肠道运动。大量研究表明，在中枢，BDNF 有致痛和致敏感性作用，其异常升高可导致慢性疼痛、炎症性疼痛和内脏疼痛以及高敏感异常感觉的产生。

BDNF 发挥作用的受体有两类：低亲和力受体 p75 和高亲和力受体 TrkB。在中枢主要通过高亲和力受体 TrkB 发挥生物学效应。BDNF 与受体 TrkB 结合后可增加脊髓背角浅层 II 感觉神经元神经递质的释放，从而发挥生物学效应。相关研究亦证实 BDNF–TrkB 信号通路通过激活脊髓背角的 NMDA–NR2B 受体在由神经结扎导致的神经性疼痛中发挥重要作用。对神经紊乱患者应用重组人 BDNF 治疗发现其对肠道运动具有促进作用，可发生剂量依赖性腹泻。对结肠扩张刺激乳鼠诱导的慢性内脏高敏感研究亦表明，BDNF 异常升高与慢性内脏高敏感相关。因此，认为 BDNF 异常可能在精神应激诱发的内脏高敏感中起重要作用。

精神心理应激作为 FGIDs 的发病诱因已越来越多地引起重视，精神心理应激与内脏高敏感的形成关系密切，中枢 CRF 异常释放、边缘系统和蓝斑 –NE 系统、神经递质及其受体的表达、相关神经生长因子等在内脏高敏感发生过程中均发挥了重要作用。

第二十八节　功能性消化不良伴精神心理异常临床研究

　　大量研究表明，精神心理因素与功能性消化不良（FD）的发生、发展及疗效密切相关。本研究对伴精神心理异常 FD 患者性别、年龄、职业、文化程度、诱因及症状程度等因素与 SCL-90 十项不同心理异常类型的关系进行探讨。

　　研究对象选取 2017 年 7 月至 2018 年 3 月消化内科门诊诊断为功能性消化不良。方法：FD 患者的消化不良症状评分及 SCL-90 测评。

　　结果：83 例患者 SCL-90 十项心理异常的出现顿率，SCL-90 各项目出现频率为：强迫 73 例（87.9%），躯体化 73 例（87.9%），其他 69 例（83.1%），敌对 65 例（78.3%），焦虑 62 例（74.7%），抑郁 61 例（73.5%），人际关系敏感 57 例（68.7%），精神病性 53 例（63.9%），偏执 46 例（5.4%），恐怖 39 例（47.0%）。

　　全球范围内，功能性消化不良的人群占总人口的比例从 7%~40% 不等。上腹痛综合征是西方国家中最主要的临床表现，亚洲国家以餐后不适综合征为主。FD 的发病机制较为复杂，且病理生理机制与消化不良症状之间的联系尚缺乏直接有力的证据。迄今为止，主要考虑与家族聚集性、基因、心理压力、胃十二指肠运动和感觉功能障碍等相关。近年的研究倾向于精神心理因素对功能性消化不良的影响，FD 与精神心理因素的相关性在多项研究中得到证实。但性别、年龄、文化程度、诱因等因素与 FD 伴心理异常患者的症状与心理问题严重程度的关系目前尚无一致的结论。

　　最新研证据表明，焦虑往往在 FD 前发病。焦虑程度较高的人群，FD 的发病风险增加了近 8 倍。韩国的一项研究中提出，FD 的潜在机制可能会因性别因素有所不同，内脏超敏可能是男性最重要的潜在发病机制，但女性 FD 患者的发病可能更多的由包括心理因素在内的其他机制决定。研究中，男性患者与女性患者在文化程度、职业及 FD 亚型构成比无差异（$P>0.05$）。FD 诊断上多表现为餐后不适综合征，这与 Choi 等的研究结果一致。诱因方面存在明显性别差异，女性以家庭因素为主，男性以工作因素为主。消化不良症状评分无明显性别差异，提示消化不良症状严重程度可能与性别无关。既往项研究结果得出结论，女性 FD 患者的焦虑和抑郁得分高于男性。FD 伴精神心理障碍患者，以女性较多见，家庭因素为主要诱因，女性的某些精神心理问题较男性严重，由此推测性别可能是 FD 伴心理异常的一个影响因素。在临床诊断及治疗中，要对女性 FD 患者的心理状态进行更加仔细的评估。消化不良症状越重，SCL-90 阳性总分越高，但因为消化不良症状评分患者的主观感受性强，缺乏客观评价指标，可能造成误差。研究发现 FD 伴精神心里异常的患者中，躯体化、强迫状态及其他（包括饮食、睡眠）的出现率较高，这与既住 FD 一项社区研究结论，睡眠障碍和躯体不适很常见一致。

由于 FD 的病因、发病机制、流行病学等特点尚不明确，临床医生单凭症状很难区分器质性疾病和功能性疾病。部分患者经各种治疗后（如抑制胃酸分泌、保护胃肠道黏膜、调节肠道菌群及促进胃肠道动力等）症状仍未好转。其中一部分人可能伴有精神心理异常，但临床医生及患者往往会忽视该问题，导致这部分精神心理异常的 FD 患者因治疗效果差及生活质量受损等因素，频繁求医，造成医疗成本明显增加，无论从疾病本身来讲或是对患者生活及心理等方面的危害都值得临床医生警惕。临床医师在治疗功能性消化不良时，应兼顾疾病与精神心理因素之间的相互联系，在治疗躯体症状的同时重视异常心理的调节。总之，医学界应更加重视 FD 的诊治和可能存在的精神心理异常。

第二十九节 精神心理因素对功能性和器质性消化不良的影响及临床特点分析

根据病因，消化不良可以分为功能性消化不良（FD）和器质性消化不良（OD），其中 FD 的发生机制尚不明确，有研究显示患者焦虑、抑郁等精神、心理因素与 FD 密切相关，但是精神、心理因素对 FD 与 OD 影响的临床特点尚不清楚。

研究方法：选取 2009 年 1 月至 2014 年 1 月消化内科就诊的 449 例消化不良患者作为观察对象。将所有患者分为 FD 组及 OD 组，其中 FD 组患者 211 例，OD 组患者 238 例。FD 组中，男性 120 例，女性 91 例；年龄 18~68 岁，病程 5~45 个月；文化程度为小学及以下 62 例，初中 69 例，高中 53 例，高中以上 27 例。OD 组中，男性 136 例，女性 102 例年龄 19~67 岁，病程 5~46 个月，文化程度为小学及以下 78 例，初中 89 例，高中 43 例，高中以上 28 例。

入组时，①对患者的消化道不良各临床症状进行评分，②对患者进行抑郁自评量表（SDS）及焦虑自评量表（SAS）评分。

结果：①消化不良症状评分比较：OD 组临床症状评分中上腹痛及饥饿痛评分明显高于 FD 组，而两组的恶心呕吐、腹胀、嗳气反酸、食欲不振及临床症状总积分的差异无统计学意义。②焦虑抑郁评分，两组 SDS 及 SAS 评分比较的差异无统计学意义。③精神心理因素与临床症状评分的相关性，FD 组及 OD 组临床症状总积分与 SDS 及 SAS 均存在正向直线相关性。

消化不良的主要临床表现为上腹部疼痛或不适，可伴有餐后饱胀不适、上腹烧灼感、恶心、呕吐等症状，FD 的发病机制尚不清楚，主要是由于胃肠道的动力障碍，与内脏感觉异常、激素分泌、幽门螺杆菌感染等因素有关，OD 的发病多由某些胃肠道或者全身性疾病引起，如消化性溃疡、糜烂性胃炎、食管炎、恶性肿瘤等。有研究显示精神心理因素对消化不良具有重要影响，原因可能是由于"脑肠互动"导的。胃肠道是人体唯一由中枢神经、肠神经和自主神经系统共同支配的器官，脑肠轴可通过双向信息传递将胃肠道功能与情感认知中枢联系起来：一方面焦虑、抑郁等不良心理反应可以通过脑肠轴兴奋交感神经，使迷走神经和环形肌收缩力降低，胃收缩频率和传导速度减慢，抑制胃动力导致胃肠道动力障碍；另一方面可促进肠神经系统合成 5- 羟色胺、胃动素等多种脑肠肽，影响胃肠道生理、内分泌和免疫功能，从而导致内脏高敏感性。

研究结果显示，OD 组临床症状评分中上腹痛及饥饿痛评分明显高于 FD 组，恶心呕吐、腹胀、嗳气反酸、食欲不振等症状在两组中没有统计学差异，提示 OD 组患者的上腹痛、饥饿感较 FD 组患者突出。因此，对于上腹痛、饥饿感明显的患者可以首先考虑 OD，然后再进一步确诊。研究结果显示两组患者的 SDS 及 SAS 评分的差异无统计学意义，说明焦虑、抑郁等因素对 FD 和 OD 患者的影响没有统计学差异，不能作为鉴别诊断的依据。研究结果还显示，FD 组及 OD 组临床症状总积分与 SDS 及 SAS 均存在正向直线相关性，说明 ED 和 OD 患者消化不良症状的严重程度与患者焦虑、抑郁程度呈正相关，与精神心理等异常变化共同刺激中枢神经系统，导致大脑边缘系统和下丘脑的功能异常，使自主神经紊乱，通过内分泌系统、免疫系统、酶系统和神经递质引起胃肠道功能失调；消化不良症状加重将促使患者反复去做各种检查，而这种反复的求医行为也会在一定程度上强化其"患者"角色，增加患者的焦虑、抑郁情绪，从而使消化不良症状进一步加重，形成恶性循环。因此，在对消化不良患者进行治疗的过程中，如果发现给予促动力、保护胃黏膜、抑酸等治疗药物的疗效不理想，可以适当使用抗焦虑、抑郁的药物，尤其是对于 FD 患者。有研究显示抗焦虑、抑郁的药物能明显改善 FD 的症状，表现为腹痛或腹部不适等与感觉有关的主诉的改变，或者使由于胃肠道动力紊乱引起的恶心呕吐等症状得到缓解这可能与抗焦虑、抑郁药物可调节胃肠道局部神经递质的浓度，从而改善胃肠道运动、分泌和感觉有关。

综上所述，消化不良（无论是 OD 还是 FD）患者的病情均受到精神心理因素的影响，其消化不良的临床症状与焦虑、抑郁程度呈正相关，因此对于常规治疗无效的患者，给予适当的抗焦虑、抑郁药物及浅层心理治疗，可能对患者的康复具有重要意义。

第三十节　海马 5- 羟色胺系统与抑郁症

伴随着神经递质假说和受体假说的提出，5- 羟色胺（5-HT）系统功能紊乱受到人们的关注。海马 5-HT 系统，特别是 5-HT 受体的功能改变在抑郁症脑机制和抗抑郁治疗中具有重要作用。其中 5-HT1A 受体功能失调是目前研究热点之一。5-HT1A 受体通过"受体 -G 蛋白环磷酸腺苷（cAMP）"信号传导系统，或者丝裂原蛋白激酶（MAPK）通路发生改变，影响海马突触可塑性和长时程增强（LTP）的产生，成为抗抑郁治疗的主要靶点。而且 5-HT 系统功能紊乱可能使应激初期即出现的皮质激素维持在高水平。在抑郁症患者中海马区体积选择性缩小，这种缩小与抑郁症的复发次数、持续时间及用药史有关，并且海马区的功能活动与抑郁症的症状有关。

一、海马 5-HT 系统

很多研究表明抑郁症中 5-HT 系统神经传导降低而抗抑郁治疗中增加色氨酸也是一种有效手段。色氨酸能神经传递增加可以提高海马神经元活动，并且在成人中枢神经系统中 5-HT 在神经元和突触可塑性中有重要作用。而神经元和突触可塑性的改变被认为是抑郁症的生物学基础。5-HT 受体作为 5-HT 系统的重要组成部分，在海马中广泛分布，并且是抗抑郁治疗的主要靶点。5-HT 受体共有 7 种亚型。5-HT1Ab、5-HT2AC、5-HT3、5-HT4、5-HT5Ab、5-HT6、5-HT7 海马中均有包括。其中 5-HT1A 受体是目前被认为与抑郁症最有关的受体，近年来受到很多研究者的重视。

1. 5-HT1A 受体　5-TH1A 受体主要分布在海马 II~ III 层锥体细胞以 CA1 区最多，5-TH1A 受体分布在突触前膜和后膜，位于 5-HT 能神经元胞体前膜的 5-TH1A 受体是自身受体。有研究认为抑郁症与 5-HTA 自身受体超敏有关。在抑郁症中，5HT1A 自身受体超敏，抑制钙通道的活性，使钙电流减少而缩短动作电位时程，5-HT 的释放量相应减少。选择性 5-HT1A 受体拮抗剂 WAYI000635 与选择性 5-HT 重摄取抑制剂（SSR 1）联合应用与只应用 SSR 1 相比，胞外 5-HT 水平提高一倍，抗抑郁治疗的延迟时间也缩短，这种增强作用可能是由于拮抗剂阻止了抗抑郁药对 5-HT 细胞冲动的抑制。氟西汀使海马胞体树突 5-HT1A 自身受体脱敏，中缝核区 5-HT1A 受体 -G 蛋白偶联减少，提示 5-HT1A 自身受体超敏是内源性的，可能与 Gi 蛋白偶联有关。

突触后膜 5HT1A 受体低敏是另一假设。位于突触后膜的 5-HT1A 受体也是 Gi 蛋白偶联受体。很多研究者认为在抑郁症中，海马突触后膜的 5-HT1A 受体低敏状态可能是通过 "5HT1A 受体 -G 蛋白偶联 -cAMP 信号转导" 系统介导的。因为在海马细胞中腺苷酸环化酶（AC）的表达类型不同，主要是表达 II 型 AC，它不被 G 蛋白的 ai 和 ao 亚基抑制，而是被 BY 亚基激活，活化的 AC 催化 ATP 形成 cAMP，cAMP 与蛋白激酶 A（PKA）结合，磷酸化环磷酸腺苷反应元件结合蛋白（CREB）的 Ser133 位点，使其形成具有转录活性的 pCEB，通过基因转录表达，致脑源性神经营养因子（BDNF）生成增加。BDNF 在急慢性应激所改的抑郁行为动物模型中具有抗抑郁效应，并在突触可塑性、神经发生和海马的 LTP 中具有正性作用。Sargent 采用 l"C]way-100635PET 法测定脑中 5-TH1A 受体发现重症神郁症患者海马 5-TH1A 受体结合广泛下降，三环抗抑郁药和电抽搐休克治疗后突触后 5-HT1A 受体敏感性增高。Shen 等认为长期应用抗抑郁药后突触后 5-HT1A 受体功能性敏感性升高的原因可能是受体 -G 蛋白偶联的增加。在抑郁动物模型中微透析技术研究发现在自由活动大鼠中 5-HT1A 受体介导的 cAMP 形成上升，抗抑郁药治疗能够上调 cAMP 通路元件，CREB、pCEB 和随后需要结合的 CRE 区都增加，由 CREB 调节的两个基因，

BDNF 和它的受体 ukB 也都上调。由于在海马区 5-HT1A 受体主要偶联的是 Go 蛋白，抗抑郁药可能使 Go 蛋白解离的 By 亚基增多，增加 AC11 的激活，使 cAMP 形成增加发挥疗效。因为三环类抗抑郁药能使 Co 蛋白解离水平增高。但也有人报道，抗抑郁治疗并没有使一些细胞的 cAMP 水平上调，可能是通过 MAPK 信号通路发挥作用，这一通路的激活是不依赖于 cAMP 通路的。抗抑郁药诱导受体活化，与 An 结合，作为可溶性酪氨酸激酶 Sn 的适配蛋白，直接使结合蛋白 Shc 和 Gab 磷酸化，而使 Ras 活化，随后激活 MAPK，这一通路解释了 5-HT1A 受体虽然与 cAMP 负性偶联，但可以越过 cAMP 通路，上调 MAPK 通路，处于激活状态的 MAPK 能够调节和激活细胞内的多种底物蛋白，特别是细胞外调节蛋白激酶（ERK）通路，即 ERK/MAPK 通路，从而介导海马神经可塑性和 LTP 的形成。但这种作用通路具有细胞特异性。有研究报道，CHO 细胞 5-TH1A 受体在被抗抑郁治疗调节后，活化 MAPK 通路，可能就是通过这一通路，即刻早基因 Are 是 ERK 的下游底物，被认为在 LTP 和突触可塑性中发挥作用。长期应用抗抑郁药可以使海马 CA1 区 ArunRNA 表达显著升高，提示抗抑郁药可能直接通过 ERK/MAPK 通路发挥疗效。另外，海马突触后 5-TH1A 受体活化，增加局部胆碱能和多巴胺能神经传导，这与抑郁症也有一定关系。但这些 5-TH1A 受体学说尚未得到抑郁症自杀患者的尸检研究的支持。

5-HT1A 受体还与神经发生有关，系统应用 d，1-fenfluranine（5-HT1A 受体激动剂）引发成年大鼠有效的齿状核锥体细胞有丝分裂效应，并且这种效应也可被特定 5-HT1A 受体拮抗剂阻断。在随后的研究中证明：这种有丝分裂效应确实是一种神经发生效应，并且 5-HT1A 受体激活可以提高新生细胞的存活率：这可能解释了海马萎缩的一个原因是由于海马区 5-HT1A 受体功能紊乱导致成年大鼠齿状回锥体细胞分化的显著减少，使海马萎缩。由于齿状回锥体细胞分化是陈述记忆的基础，故海马萎缩的抑郁症患者也常见伴有记忆障碍。

2. 其他受体　除 5-TH1A 受体外，海马区其他 5HT 受体的活性与抑郁症有关。5-HT1A 受体是 Gi、Co 蛋白偶联受体，作用机制和功能与 5HT1A 自身受体相似。在抑郁症中，5-HT1A 自身受体超敏，治疗前给予抑制剂，能加强 SSRI 的抗抑郁效应，在动物模型中 5-HT1A 受体基因敲除的小鼠出现抗抑郁行为。另外，5-HT1A 受体还与 MAPK 的活化偶联，可能与神经发生有关。但尚需进一步的证据。

5HT2：受体家族均为 Gq 蛋白偶联受体，通过调节激活 G 蛋白，使磷脂酶 C（PLC）分解产生三磷酸肌醇，开放钙通道，使膜去极化，在抑郁症中 5-IT2 受体与 G 蛋白的偶联效能增加，5HT2 受体超敏，"Gq 蛋白 -PLC·P3-Ca2 通道活化增加，胞内钙水平升高，造成神经元毒性并且抑制 BDNF 的合成，损伤神经保护机制和突触可塑性，使工作记忆功能受损。在抑郁症自杀患者尸检研究中，5-HT2A 受体的亲和力增强，FLC 水解增加，三磷酸肌醇水平升高。海马区 5-HT2A 受体激活，抑制 BDNF 合成，抗抑郁治疗后，大脑皮质 5-HT2 受体敏感性下降，BDNF 水平上升。但由于 5-HT2 受体家族在大脑皮质广泛分布，很多抗抑郁研究都是针对大脑皮质，对于海马区的研究较少，还需要进一步的证据证明海马区 5-HT2 受体家族在抑郁症中的作用。

5-HT3 受体是 5-HT 受体家族唯一的非 G 蛋白偶联受体。它是离子通道偶联受体，与钠离子通道偶联，活化后，使膜去极化，促进胆碱能和谷氨酸能神经传导，阻滞 5-HT3 受体会减少工作记忆效应。5-HT3 受体在抑郁症中的作用目前还不明确，不同的抗抑郁治疗对 5-HT3 受体活化不同，重复电抽搐休克治疗后，抑郁症大鼠海马 CA 区 5-HT3 受体功能增强，而抗抑郁药减弱 5-HT3 受体活性。

5-HT4 受体、5-HT6 受体和 5-HT7 受体均为 Gs 偶联受体，受体活化提高了第二信使 cAMP 的合成。5-HT4 受体对 5HT 神经传导具有正性调节作用，并介导海马区的 LTP。在抑郁症中 5HT4 受体敏感性下降。三环抗抑郁药和电抽搐休克治疗增加海马区 5-HT4 受体活性。海马 5-HT6 受体拮抗剂提高兴奋性神经传导，而实际应用的有些抗抑郁药如 mianserin 对 5-HT6 受体有拮抗作用。5-HT7 受体活化使海马神经元活动同步。原位杂交研究发现，应激使海马 5-HT7 受体 mRNA 上调。长期应用抗抑郁药也发现 5-HT7 受体下调。

二、5-HT 系统与皮质激素在抑郁症中的作用

慢性应激是造成抑郁症的重要原因之一，慢性应激可以造成皮质激素水平升高，海马不仅是应激毒性效应最敏感的区域，而且皮质激素受体密集，因此很多研究者认为高水平皮质激素是造成抑郁症的主要生化基础。但是持续的慢性应激也导致了 5-HT 系统的功能紊乱，如 5-HT 合成减少，5-HT1A 受体敏感性失调，5-HT2A 受体超敏等。同时，5-HT2 受体调节下丘脑 - 垂体 - 肾上腺轴（HPA 轴）的活性，局部应用 5-HT2A 受体拮抗剂能降低由性刺激引起的下丘脑激素的应答，并且 5-HT 系统的紊乱对海马的损害也使海马对 HPA 轴的负反馈受损，导致皮质激素水平升高。在海马和海马细胞培养中，5-HT7 受体可调节糖皮质激素受体的活性。在某些抑郁症患者中，地塞米松实验并不敏感，甚至脑脊液中 CRH 水平下降，但 5-HT 系统传导低下，并且，在急性应激期和连续昼夜工作后，糖皮质激素也会增高，因此，糖皮质激素的增高可能只是应激状态的一种现象，并不一定是造成抑郁症的生理病理基础。抗抑郁治疗中，很多有效的抗抑郁治疗主要是针对 5-HT 系统的功能紊乱，虽然糖皮质激素受体 mRNA 也会增高，但只是一个次要因素，随着病情的好转它也会逐渐恢复正常。另外，BDNF 是抗抑郁中的一个重要因子，而应用皮质激素对 CA1 和 CA3 区 BDNFnRNA 的生成毫无影响，只是齿状核区的 BDNFmRNA 稍微减少，肾上腺切除也并不能阻断齿状核的 BDNF 下调，但是具有 5-HT2A 受体拮抗活性的药物可以阻断 BDNF 下调。因此，皮质激素高水平可能并不是造成抑郁症的主要生理病理基础，只是一个现象或应激指标，而 5-HT 系统功能紊乱可能是导致抑郁症的直接原因之一。

第三十一节　艾司西酞普兰灌胃对抑郁症大鼠海马组织中 5-HT 及 5-HT1A 受体表达的研究

抑郁症是一种反复发作的慢性情感性精神疾病，严重时甚至伴随自杀倾向，发病机制尚未明确，已成为目前研究热点，抑郁症临床治疗药物较多，但常伴有较多不良反应，艾司西肽普兰是西酞普兰的 S- 异构体代谢产物，治疗抑郁症起效快，不良反应少。2017 年对艾司西肽普兰灌胃对抑郁症大鼠海马组织中 5- 羟色胺（5-HT）及 5-HT1A 受体表达的研究。

实验动物、药品与试剂：SPF 级健康成年雄性 SD 大鼠 60 只，艾司西酞普兰，兔多克隆 5-HTIA 抗体，Weslembluting 相关试剂。

实验动物分组、造模及艾可西酞普兰灌胃方法：将大鼠适应性饲养 1 周，随机分为对照组、模型组和治疗组各 20 只。采用慢性不可预见性温和应激方法建立抑郁症模型，模型组和治疗组均给予 11 种应激，鼠笼 45℃倾斜 24h，行为限制 24h，潮湿垫料 24h，42℃热水游泳 5min，4℃冰水游泳 5min，禁食 24h，禁水 24h，夹尾 1min，持续光照 36b，鼠笼摆动 15min，天敌声音 30min。随机将上述 11 种应激分配到 21d 内，每日给予 1 种应激，每种应激平均出现 2 次，但同种应激不能连续出现。对照组除每天抓取 1 次外，不作其他处理。造模同时，给予治疗组大鼠艾司西肽普兰，20mg/kg，每日按 2ml/kg 灌胃 1 次。

抑郁症大鼠的行为观察：　①糖水偏好实验。三组大鼠均给予糖水和白来水双瓶供饮，测量禁水 2.5h 后三组大鼠 1h 内的糖水和自来水的消耗量，计算糖水偏好百分比（糖水消耗量 / 总液体消耗 ×100%）。② Morris 水迷宫实验。连续测试 3d，每天 5 个循环，记录三组大鼠在 60M，内寻找水面下平台的时间，即逃避潜伏期。取 3d 的测试成绩计为动物的空间记忆成绩。

抑郁症大鼠海马组织中 5-HT 检测：采用高效液相色谱法。每组取 10 只大鼠，1% 戊巴比妥钠（40mg/kg）腹腔注射麻醉，断头取脑，冰上快速分离海马组织。加入高氧酸提取液冰浴匀浆后离心，留取上清 20μL 进行分析。流动相；缓冲液（50mma/LKH$_2$PO$_4$）/ 甲醇（95：5），缓液：3mmol/L 庚烷磺酸钠、10mmol/L 醋酸钠、85mmol/L 柠檬酸、0.2mmol/LEDTA，pH 3.7、柱温 40℃、波长扫描范围 210~370nm、检测波长 275nm、流速 1.0ml/min。以标准品峰保留时间与样品峰保留时间对照定性，标准品峰面积与内标峰面积比值进行定量分析。

抑郁症大鼠海马组织中 5-HT1A 受体检测：采用 Westem blotting 法。三组各取 10 只大鼠，麻醉后断头取脑，冰上快速分离海马组织，加入 RIPA 裂解液，提取组织总蛋白，定量后按照 30μg 蛋白量上样，进行 10% SDS-PAGE 电泳，PVDF 膜电转印，脱脂奶粉封闭，5-HT1A 一抗（1∶500）4℃孵育过夜，二抗 IgG（1∶3000）室温孵育 1h，ECL 显色。同上进行内参照 B-aclin 的 Westem blotting 分析。以目的条带与内参照的光密度比值表示蛋白表达。

结果：对照组、模型组、治疗组的糖水偏好百分比分别为 92.48%±8.18%、57.62%±4.90%、79.87%±2.96%。逃避潜伏期分别为（8.63±1.05）、（25.25±2.41）、（19.38+2.13）。海马组织中 5-HT 分别为（1.92±0.22）、（0.34±0.07）、（0.88±0.11）ng/g。海马组织中 5-HT1A 受体相对表达量分别 0.74±07、0.16±0.01 和 0.37±0.04。

抑郁症临床主要表现为情绪低落、兴趣减低、悲观、思维迟缓、运动迟滞等，慢性不可预见性温和应激（CUMS）是较理想的建立抑郁动物模型的方法，能使大鼠表现出典型的抑郁症临床症状，主要包括兴趣丧失，反应迟钝、情绪低落、记忆力减退等。实验利用 CUMS 应激研究艾司西酞普兰抗抑郁作用机制。实验结果表明，与模型组比较，治疗组大鼠糖水偏好百分比明显升高，平均逃避潜伏期明显降低，提示艾司西酞普兰能有效改善抑郁症大鼠的情绪障碍，具有抗抑郁作用。

海马是重要边缘系统结构，主要参与调节情感、认知、学习及空间记忆能力等行为。抑郁大鼠海马区的代谢指标出现异常并呈一定规律性动态变化，在精神疾病发病机制和治疗中，海马组织中 5-HT 受体的功能变化具有重要作用。在 5-HT 受体系统中，5-HTIA 亚型和情感障碍关系最为密切。5-HT1A 受体参与了抑郁症发病的病理生理过程。神经递质 5-HT 可以兴奋性调节促肾上腺皮质激素释放激素（CRH）的释放。下丘脑-垂体-肾上腺（HPA）轴失调可以导致抑郁的发生。当机体受到应激时，HPA 轴可以调控释放 CRH，导致 5-HT 及去甲肾上腺素合成不足，出现与抑郁症相关的症状。而抗皮质醇药物能缓解抑郁症症状。5-HT 及其受体在 HPA 轴反馈调节中起重要作用，其中 5-HT1A 受体在情绪和精神调节中具有重要作用。实验结果显示，艾司西酞普兰能明显升高应激所致的 5-HT 水平，促进 5-HT1A 受体表达。

第三十二节 抗躯体症状治疗对功能性消化不良患者生活质量研究

功能性消化不良（FD）症状严重程度与抑郁、躯体化症状等相关，但躯体化症状因素的影响更大，且可能是患者生活质量的独立危险因素。文献也提示躯体化症状在 FD 发病中有重要作用。研究纳入 219 例 FD 患者以探讨常见躯体化症状以及联合抗躯体化症状治疗对 FD 患者生活质量的研究。

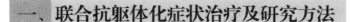

一、联合抗躯体化症状治疗及研究方法

纳入联合抗躯体化症状治疗的 FD 患者给予兰索拉唑 30mg，1 次 /d，餐前服用；希笛尼 1mg，3 次 /d，抗躯体化症状治疗采用艾司西肽普兰 10mg，1/d，晨服用。治疗后 4 周观察患者 PHQ-15 和 Nepean 消化不良指数（NDD）的变化。

二、评价指标

1. PHQ-15 及常见躯体化症状评分　PHQ-15 包括胃痛，背痛，四肢或关节痛，月经异常，头痛，胸痛，头晕，晕厥，心悸，气促，恶心、胀气或消化不良，感到疲乏或精力不足，睡眠困难，便秘或腹泻，性生活不适等共 15 个躯体化症状，按患者的被扰程度分为无影响（0 分）、略有影响（1 分）和有较大影响（2 分）3 个等级，满分为 30 分，分值越高表明躯体化症状越严重，PHQ-15 评分＜ 4 分为躯体化症状极轻微。由于 PHQ15 中某些症状与功能性胃肠病症状有重叠，因此，除了临床观察 PHQ-15 总分外，还评价了常见的具体躯体化症状如口干、四肢麻木，其分级及评分与 PHQ-15 相同。

2. NDI　为特异性评价消化不良症状与健康相关的生活质量表，包括紧张 / 焦虑、影响日常活动、吃饭 / 喝水、认识 / 克制、工作 / 学习 5 个项目，满分为 100 分，得分越低表明疾病对患者生活质量的影响越小。

三、结果

1. 躯体化症状　219 例 FD 患者中，餐后不适综合征（PDS）48 例（21.9%），上腹痛综（EPS）57 例（26.0%），PDS 和 EPS 重叠 114 例（52.1%）；常见躯体化症依次为胃痛 171 例（78.1%），感到疲乏或精力不足 128 例（58.4%），口干 120 例（54.8%），头晕 110 例（50.2%）。睡眠困难 108 例（49.3%），背痛 88 例（40.2%）。

48 例 PDS 患者中，常见躯体化症状有睡眠困难 27 例（56.2%），感到疲乏或精力不足 25 例（52.1%）。57 例 EPS 患者中，常见躯体化症状有胃痛 57 例（100.0%），口干 33 例（57.9%）。

114 例 PDS 和 EPS 重叠患者中，常见躯体化症状有胃痛 114 例（100.0%），感到疲乏或精力不足 78 例（68.4%），背痛 74 例（64.9%）。

2. 治疗症状　排除后 125 例纳入分析，其中 EPS 组 27 例，PDS 组 23 例，EPS 和 PDS 重叠组 75 例。治疗前和治疗后 4 周，PHQ-15 总评分分别为（7.3±3.2）分和（2.9±2.2）

分。与 NDI 相关的躯体化症状胃痛、头痛、胸痛、头晕、气促、感到疲乏或精力不足、睡眠困难、口干在治疗后明显改善。治疗前 FD 组、EPS 组、PDS 组重叠组的 NDI 总评分分别为（4.3±11.7）分、（38.9±11.3）分、（43.3±9.8）分、（46.9±116）分。治疗后分别为（29.2±6.9）分、（26.0±5.7）分、（29.6±8.5）分、（30.4±6.6）分。

关于 FD 的各种治疗方案的疗效并不理想，约一半的 FD 患者随访 5 年后仍存在消化不良症状，使其生活质量长期受影响，其中躯体化症状是影响患者生活质量的独立危险因素。

FD 患者躯体化症状比较常见。体现躯体化症状的 PHQ-15 与体现生活质量的 NDI 呈正相关，与其子项紧张/焦虑、影响日常活动、吃喝水、认识/克制均呈正相关，这表明躯体化症状越严重，患者的生活质量越差。提示与 FD 关联越大的躯体化症状可能对患者的情绪、日常活动、吃饭/喝水、认识/克制影响越大，且在常见躯体化症状中头晕、气促、感到疲乏或精力不足、睡眠困难、口干与 NDI 总分、紧张/焦虑均呈正相关。胃痛、头痛、气促、感到疲乏或精力不足与影响日常活动呈正相关，感到疲乏或精力不足、口干与吃饭/喝水呈正相关。头痛、胸痛、头晕、气促、感到疲乏或精力不足与认识/克制呈正相关。胸痛、气促与工作/学习呈正相关。提示这些症状不同程度影响了患者的生活质量。

对躯体化症状的发病机制的研究提示，其可能与通过脑-肠轴激活细胞因子引起的炎性反应有关。推测功能性胃肠病如 FD 的发病机制可能部分解释了胃部的相关症状。通过 MRI 的研究发现，有躯体化症状患者的脑部腹侧前叶、扣带回后部、丘脑前内侧与健康者相比，前者对悲伤或高兴的刺激反应异常。

抗抑郁药对躯体化症状的治疗有效，其对 FD 的有效率为 37%~71%。虽然抑郁症患者可能也有躯体化症状，但其与有躯体化症状的 FD 患者不同，后者的情绪低落可不明显，而前者常表现为情绪低落；在多数有关抗抑郁治疗疗效相关试验中，更多关注的是其抑郁特定症候群，而不是患者主诉的无法解释的躯体化症状。抗抑郁药能缓解或减少躯体化症状，但并不完全与心理学症状如抑郁的改善一致。已有研究证实，对于 FD 患者的症状及其生活质量的影响，躯体化症状较抑郁起更重要的作用。研究对常规治疗疗效差的 FD 患者采用联合抗抑郁药物治疗，侧重观察了躯体化症状的变化，结果显示能较好地改善 FD 患者的躯体化症状和生活质量。

虽然临床常规治疗对消化道及躯体化症状也可能有效，当常规治疗效果差，可针对躯体化症状进行治疗，可能会进一步提高患者的生活质量。

第三十三节　功能性消化不良的人格特质研究

人格是指个人不随时空变化而保持相对稳定的思维、认知、反应和交往方式。特质是人格的有效组成元素，也是测评人格的基本单位。艾森克人格问卷（EPQ）是分析人格特质的有效模型，包括 4 个维度，分别为内外向、神经质、精神质和掩饰质。

越来越多的研究显示，精神心理因素与 FD 发病密切相关。研究采用问卷和量表的形式调查 FD 患者与健康者在人格特质 4 个维度方面的差异，探讨人格特质与 FD 之间的关系，以明确精神心理因素在 FD 发病中的重要作用，为临床工作提供诊断和治疗建议。

研究对象：2016 年 10 月至 2017 年 5 月于消化内科门诊就诊的 80 例 FD 患者。

分组：所有纳入 FD 患者均行汉密尔顿焦虑量表（HAMA）和汉密尔顿抑郁量表（HAMD）检查。80 例 FD 患者分成焦虑抑郁组 10 例和非焦虑抑郁组 40 例。

研究方法：

（1）对焦虑抑郁组和非焦虑抑郁组 FD 患者的上腹痛、上腹饱胀感、上腹烧灼感和早饱 4 种主要消化道症状进行评分。

（2）采用龚耀先修订 EPQ，通过 4 个维度 88 个问题（内外向 25 个问题、神经质 23 个问题、精神质 18 个问题和掩饰质 22 个问题）进行面访式提问，标准校正内外向分值 >60 表示被测者人格特质为外向型，<40 表示被测者人格特质为内向型；标准校正神经质分值 >55 表示被测者人格特质为神经质型；标准校正精神质分值 >60 表示被测者人格特质为精神质型。

研究结果：

（1）一般情况：焦虑抑郁组 40 例 FD 患者中，消化道症状总评分为（5.53±1.95）分，3 组性别和年龄差异均无统计学意义。焦虑抑郁组消化道症状总评分高于非焦虑抑郁组，差异有统计学意义。

（2）人格特质 4 个维度分值的比较，焦虑抑郁组、非焦虑抑郁组和健康对照组的内外向分值分别为 8.18±3.80、8.65±4.16 和 10.95±3.40。其中焦虑抑郁组和非焦虑抑郁组均低于健康对照组。焦虑抑郁组与非焦虑抑郁组之间差异无统计学意义。焦虑抑郁组、非焦虑抑郁组和健康对照组的神经质分值分别为 16.23±4.65、13.58±4.54 和 13.23±4.64。其中焦虑抑郁组高于非焦虑抑郁组和健康对照组，差异均有统计学意义。非焦虑抑郁组与健康对照组之间差异无统计学意义。

焦虑抑郁组、非焦虑抑郁组和健康对照组的精神质分值分别为 7.30±3.16、5.93±2.50 和 4.93±1.87。其中焦虑抑郁组高于非焦虑抑郁组和健康对照组，差异均有统计学意义。非焦虑抑郁组高于健康对照组，差异有统计学意义。

焦虑抑郁组、非焦虑抑郁组和健康对照组的掩饰质分值分别为 13.48±4.24、11.68±4.64 和 11.10±3.93。其中焦虑抑郁组高于健康对照组，差异有统计学意义。焦虑抑郁组与非焦虑抑郁组、非焦虑抑郁组与健康对照组之间差异均无统计学意义。

（3）人格特质类型比较，焦虑抑郁组、非焦虑抑郁组和健康对照组内向型人格分别占 30.0%（12/40）、30.0%（12/40）和 7.5%（3/40）。其中焦虑抑郁组和非焦虑抑郁组均多于健康对照组，差异均有统计学意义。

焦虑抑郁组与非焦虑抑郁组之间差异无统计学意义。焦虑抑郁组、非焦虑抑郁组和健康对照组外向型人格分别占 30.0%（12/40），42.5%（17/40）和 60.0%（24/40）。其中焦虑抑郁组少于健康对照组，差异有统计学意义。焦虑抑郁组与非焦虑抑郁组、非焦虑抑郁组与健康对照组之间差异均无统计学意义。

焦虑抑郁组、非焦虑抑郁组和健康对照组神经质型人格分别占100.0%（40/40）、90.0%（36/40）和95.0%（38/40）。各组间差异均无统计学意义。焦虑抑郁组、非焦虑抑郁组和健康对照组精神质型人格分别77.5%（31/40）、65.0%（26/40）和45.0%（18/40）。其中焦虑抑郁组多于健康对照组，差异有统计学意义。焦虑抑郁组与非焦虑抑郁组、非焦虑抑郁组与健康对照组之间差异均无统计学意义。

根据艾森克人格理论，研究对伴有焦虑抑郁的FD患者、不伴焦虑抑郁的FD患者和健康人群的人格特质特点进行了分析，发现FD患者的内外向分值比健康者低，与左国文等、卢学龙和陈小林的研究结果一致。但这些研究并未对FD患者是否伴有焦虑抑郁与内外向分值的关系进行比较。FD患者更倾向于神经质型和精神质型人格，更易出现情绪不稳定性，以及孤独、偏执等人格特征。

FD作为一种心身疾病，其发病与精神心理因素和人格特质密切相关。熊娜娜等的研究表明伴有抑郁的FD患者具有内向、神经质、精神质的人格特点。Faramarzi等发现，FD与内向、神经质关系密切。另有多项研究发现，FD患者具有高度神经质的特点。研究表明，FD患者具有内向、神经质、精神质的人格特点，与之前的研究结果一致。Filipovic等的通过比较FD患者、消化性溃疡患者和健康者的焦虑抑郁状态，发现FD患者更易合并焦虑抑郁，且其焦虑抑郁指数与神经质密切相关。Aragon-rainey等研究发现，外向与焦虑呈负相关，神经质与焦虑呈正相关。

人格特质决定了个体对不良情绪和环境的适应能力。神经质型和精神质型人格更易紧张、焦虑，对不良情绪和环境适应不良，导致焦虑抑郁。研究发现，神经质与焦虑抑郁相关。一项纵向研究发现，神经质型人格可预测焦虑抑郁，通过跟踪调查神经质型人格发现，其3年后均患有不同程度的焦虑抑郁。神经质和精神质可能是焦虑抑郁的人格基础。FD患者在内向、神经质、精神质的人格基础上，当遇到外界不良刺激时，基于上述人格特点，不能更好地适应环境，不能积极面对并正确应对刺激，从而出现焦虑抑郁及胃肠道症状，并日益恶化，发展成FD。

研究表明FD患者具有内向、神经质、精神质的人格特点。FD患者是否伴有焦虑抑郁与神经质、精神质相关，与内外向型人格无关。通过心理干预治疗，可有效改善部分FD患者的临床症状。

第四篇
功能性消化不良临床表现

第一节　中国功能性消化不良专家共识意见
——解读：诊断和评估

《中国功能性消化不良（FD）专家共识意见（2015年，上海）》（以下简称2015年FD共识）中诊断和评估部分，主要涉及在初诊及经验性治疗无效患者中的各项检查的作用和地位。

一、FD 患者的评估要素

按照罗马Ⅱ诊断标准，FD的诊断对症状发生的频率和程度均有限定，前者要求发病至少6个月，近3个月均有发作，且每周数次；后者则要求症状对患者生命质量存在影响。除了作为诊断的必要条件外，对症状的频率和程度的评估还有利于对患者疗效的比较，尤其是药物临床试验中，症状的频率和程度是判断药物疗效的客观指标。此外，精神心理因素是FD患者的发病机制之一，对心理的评估有助于寻找患者的发病因素，指导治疗方案的选择。功能性胃肠病的诊治中一直重视对警报症状的评估，警报症状包括年龄 >40 岁、消瘦、黑便、贫血、进行性吞咽困难和早发的上消化道肿瘤家族史等。尽管在 2004 年，Hammer 等通过研究 568 例连续性病例后发现，警报症状仅对 17% 的 FD 患者有恶性肿瘤的预测作用，但仍然值得临床医师重视。

二、Hp 在 FD 患者中的检测时机

Hp 在上消化道系统疾病包括慢性胃炎、消化性溃疡和胃癌等的发病中有重要作用，其在 FD 中的作用也早已受到关注。在欧美国家消化不良的共识意见中，Hp 的检测置于经验性治疗之后，这一点与我国的共识意见是相符的。然而，由于欧美国家 Hp 的感染率远低于亚洲，因此西方国家的共识意见仅建议在感染率高于 10% 的地区进行该菌的检测并进一步行根除治疗。而亚洲地区 FD 共识意见提出只要社会经济学允许，在 FD 患者中进行 Hp 感染的检测并治疗可作 FD 诊治的一个重要策略。我国是 Hp 的高感染地区，部分地

区 Hp 的感染率可 70%，有 Meta 分析提示中国地区 FD 患者在 Hp 后其消化不良症状可改善的 OR 值为 3，因此检测 Hp 成为经验性治疗无效的 FD 者的重要评估手段。

三、上消化道内镜检查在诊断 FD 患者中的意义

我国上消化道内镜检查普及率高，价格便宜，已经成为上消化道疾病患者的重要诊断步骤。2015 年 FD 共识中将上消化道内镜作为初诊需行的检查之一，而无需像欧美国家一样待经治疗无效后再选择上消化道内镜进行评估。中国上消化道肿瘤的发生率也较欧美国家高，尤其是食管癌和胃癌，这些患者往往以消化不良症状为主现，及时行上消化道内镜检查可以减少上消化道肿瘤的漏诊。此外，曾有学者提出仅在具有症状的患者中进行上消化道内镜检查，然而亚洲地区对早期胃镜检查在消化不良患者中作用的分析提示，警报症状和年龄对预测消化不良患瘤的作用有限，所以仍然推荐及时进行内镜检查。

四、胃感觉运动功能检测在 FD 评估中不为常规检查

胃排空延迟与胃容受性下降是 FD 的重要机制。胃感觉运动功能包括胃排空试验和胃容受性检测。目前胃容受性检测有多种方法，包括恒压器闪烁扫描和单光子发射计算机断层成像技术等。这方法操作复杂，对实验室技术要求高，由于胃感觉运动功能检测的方法普及率低，为常规临床检测目前存在难度，所以不推荐其为临床常规检查。

五、FD 患者需行系统性检查排除器质性疾病

FD 是基于症状的诊断，其确诊有赖于一系排他性检查。因此 2015 年 FD 共识提出其他对消化不良有用的辅助检查，还包括全血细胞计数、血液化学、粪便隐血、上腹部超声、结肠镜和上膜 CT 或者 MRI 等。在感染流行区域，还建议患者病原学检测。通过以上系列检查，可以排除其他消化不良症状的器质性病变。比利时学者在研究 62 例非透析的慢性肾病患者和 27 名健康志愿者后发现，约 48% 的慢性肾病患者存在消化不良症状，其胃排空时间较健康志愿者明显延长。加拿大学者在 229 例潜在胰腺疾病患者、156 例消化不良症状患者和 27 名健康对照者中行上腹部超声检查，发现约 49.9% 的消化不良症状者存在不少于 4 个超声异常发现，提示超声可用于消化不良患者筛查胰腺疾病。因此，在确诊 FD 之前有必要进行相应的检查，排除器质性疾病。

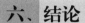

六、结论

总之，FD 是基于症状的诊断，需对其症状发生的频率、程度和患者心理状态进行评估；其诊断有赖于器质性疾病的排除，因此需要进行必要的辅助检查，并推荐在初诊患者中及时进行上消化道内镜检查排除恶性疾病；对经验性治疗无效的患者需要进一步行 Hp 检测。

第二节　腹痛

人类疼痛是一种意识体验，具有多个相互关联的层面，国际疼痛研究学会将疼痛定义为"一种不愉快的感觉和情感体验，与实际或潜在的组织损害有关，或被描述为与那类损害相关"。强调当前或先前存在的组织损伤并不是产生疼痛感觉的必要条件。

腹痛综合征（CAPS）的生物学机制并未完全阐明，但可能类似于其他慢性内脏疼痛性疾病，如 IBS、FD 和间质性膀胱炎。与上述疾病和一些慢性躯体疼痛性疾病类似。

CAPS 不能简单归入传统的神经性或炎性疼痛类别。胃肠道疼痛综合征的中枢感觉处理改变：来自 HBS 和功能性消化不良的经验下降，大脑接受来自腹腔内脏的感受性传入并随后与认知、情感和其他感觉信息结合，这一过程发生在前脑岛皮层，与情感和认知传入信号进行中枢整合形成患者的疼痛感知有关。一项神经影像 meta 分析显示，IBS 患者和健康对照在接受直肠球囊扩张的过程中，IBS 患者出现与健康对照者相同的参与内脏传入处理的大脑区域激活（丘脑、中扣带回、后脑岛）。但是，IBS 患者表现为情感觉醒大脑区域（杏仁核、前扣带回）以及与疼痛调节相关的脑干区域的持续激活，而健康对照表现为认知调节区域的持续激活，这与中枢处理疼痛信号的异常相一致。FD 患者与健康对照比较，在胃扩张过程中也存在异常的大脑活动形式。IBS、FD 和 CAPS 可通过具体的症状标准定义，它们常具有相似的并发症、诱发的生活事件和治疗反应，均间接提示它们的心理生理模型可能相近。

一、神经性疼痛的作用

CAPS 与 IBS、FD 疼痛症状的不同在于疼痛多为持续性并与外界事件如进食、排便无关。提示消化道来源的时相性、生理性的内脏传入在症状形成中的作用较小。这一现象以及 CAPS 症状对低剂量三环类抗抑郁药物（TCAs）反应好，提示部分 CAPS 患者是存在以外周神经性病理生理过程或是以消化道为基础的。

在一部分患者中，外周神经性疼痛可能来自不同类型的神经损伤（与躯体或内脏传入神经的异位活性相关）并持续传入至脊髓。这种持续存在的刺激可以引发持续的中枢敏感或疼痛相关中枢神经兴奋性提高，神经损伤可因腹部手术或生产过程中盆腔神经受损。一旦中枢敏感形成，在外周异常刺激消失的情况下症状仍可持续存在或在轻微刺激下加重。

进一步测定反复直肠球囊扩张前后的直肠感觉阈值，IBS 表现为敏感（终加网值下降），而 CAPS 未出现此现象。基于上述有限的研究数据和 IBS、FD 的神经生物学研究进展，可以假设 CAPS 存在特征性的来自脑干或皮质边缘通路的疼痛下行调节异常。

二、脑干对疼痛的调控

疼痛下行调节系统，起源于脑干的特定区域，对伤害性刺激产生反射性自发激活。该系统调控脊髓（背角）的兴奋性，并由此决定来自消化道的外周传入信号上至大脑的程度。下行抑制系统作用弥散，因此被命名为弥散性损伤抑制控制系统，该系统可被限制从而减轻对伤害性刺激的敏感性。

据推测，慢性疼痛综合征包括纤维肌痛和 CAPS 患者可能存在弥散性损伤抑制控制系统（DNIC）激活受限或是表现出促进和抑制系统之间的失衡。已经发现，在 FD 和 IBS 均存在内源性疼痛调节机制的失灵。

紧张性下行疼痛调控系统起源自脑干的 5- 羟色胺能细胞核，在脊髓的基础兴奋性的枢控制中发挥作用。该系统即便在没有伤害性刺激的情况下也决定基础疼痛敏感性。系统的活性与机体的整体行为状态有关，包括情绪、睡眠 – 觉醒周期；与其他自体平衡功能如热调节和性功能有关。尤其是许多精神疾病和抑郁常涉及中枢 5-HT 信号减少，这提示慢性疼痛疾患（如 CAPS）和抑郁间的关联可能与下行 5- 羟色胺能疼痛调控系统的激活不充分相关。

疼痛环路的皮质调控已证实，在疼痛调控过程中皮层区域与大脑区域有紧密连接。外侧前额叶皮质显示出对疼痛感知有抑制作用，背内侧前额叶皮质和前扣带回皮质的亚区与皮质疼痛的易化有关。

CAPS 患者特征性的信任系统和应对方式与皮质网络对疼痛症状的影响变化相一致。疼痛调控环路和情绪状态包含重叠的大脑区域（前脑岛皮质、前扣带回皮质、中前额叶区和杏仁核），这也许是 CAPS 疼痛具有情绪特征的基础。焦虑涉及过度警觉、对威胁增强的关注以及不良应对的大脑环路已得以阐明。警觉相关大脑网络的活动度提高引发感觉传入调控，是疼痛通路失调的可能途径。已知功能性胃肠病的预期疼痛处理存在明确的异常，且 CAPS 常与焦虑合并存在，上述环路很可能也参与 CAPS 的感觉和情绪过程。

慢性疼痛的大脑结构改变方面，但多种内脏疼痛性疾病的大脑结构也发生了改变。涉及疼痛处理的岛叶皮质和前扣带回皮质的厚度变薄，而且，症状严重程度与扣带皮质厚度呈负相关，提示症状形成过程的神经元密度减少，另一种大脑结构的测量显示，IBS 患者的灰质体积广泛下降，包括岛叶皮质、杏仁核、扣带回和脑干区域，可能与早期的生活创伤有关。FD 患者也存在大脑结构异常，大脑包括岛叶皮质和前额叶皮质的多个区域灰质密度减少。IBS 和功能性消化不良均存在脑白质束的结构异常，涉及区域与疼痛和情绪处理的区域类似。

功能性疼痛疾病发生结构异常的原因不清，研究显示大脑结构异常的原因均有可能。急性背痛患者转为慢性疼痛可由前额叶皮质和伏隔核脑白质的功能性连接来预测，另一方面，慢性背痛手术治疗后疼痛症状减轻，前额叶皮质的结构异常可逆转，鉴于 CAPS 患者疼痛的严重程度和慢性化，存在大脑结构异常的可能性很大。

三、CAPS 的基因和环境易感性

根据已有的动物模型和人体研究，普遍认为复杂的遗传机制在对于慢性疼痛的易感性中发挥了重要的作用。这种易感性被认为是遗传、环境和行为因素共同作用的结果。在功能性胃肠病中，很难识别那些与疼痛有关的遗传因素，这很可能是由于这组疾病本身的异质性。然而早年的一些证据表明，与 5-HT 再摄取、黏膜屏障功能、促炎 / 抗炎症因子有关的基因，可能和其他基因一起参与了作用。临床证据提示幼年的负性生活事件以及某些心理社会应激因素与一般慢性疼痛患者，尤其是功能性胃肠病患者的疼痛报告增加有较强的关系。对于有虐待史的 IBS 患者而言，创伤性生活事件与皮质扣带回在对直肠刺激的反应中交联增强有关；同样，在功能性消化不良中，既往虐待史提高了大脑对胃刺激的反应性。遗传因素、学习性行为因素、幼年负性生活事件和成年压力的联合作用，部分地决定了内源性疼痛调节系统的有效性，从而影响 CAPS 的进展。

四、腹痛的心理学

CAPS 治疗中要考虑到心理因素有多方面的因素，首先，心理压力属于 FGIDs 进展的重要危险因素；其次，心理因素使疼痛迁延或加重，人体腹腔里的胃、肠、肝、胆、胰等器官经常会发出疼痛信号，肠胃炎、胃炎、胆结石、盲肠炎、胰脏炎等疾病引起的"肚子痛"，医学上就是"腹痛"。"腹痛"包括的范围很广，以肚脐眼为中心，上下左右的腹痛。

1.肝

乙肝：疼痛信号右肋部或剑突下部位肝区不适，患者有肝疼痛的心理暗示。许多乙肝病毒携带者总觉得肝区不适有疼痛感，如果检查肝功能正常，这多是病人的心理暗示或者非特异性肝病指标。肝组织正常却主诉肝区痛，这多与抑郁症、睡眠障碍等有关。

肝硬化：疼痛信号部分患者右肋部或剑突下的部位有隐痛感觉。肝疼不是肝硬化的表现，可能是其他原因引起的。因为轻度肝硬化患者没有症状，不会感到肝区疼痛。只是随着肝脏肿大，有部分肝硬化患者才可能会出现肝疼，大都呈肝区隐痛。

肝炎：疼痛信号右肋部或剑突下的肝区有疼痛感。肝炎有许多症状，其中就包括肝痛。肝脏外包有一层半透明的"肝包膜"，上面有丰富的感觉神经末梢。肝炎急性期，随着肝脏里的细胞都有不同程度的炎性肿胀，整个肝脏也随着肿大，全部包膜绷紧影响到包膜上的感觉神经末梢，产生疼痛。

脂肪肝：疼痛信号右肋部或剑突下的部位，有压痛和叩击痛。急性脂肪肝肝痛的原因可能是由于肝脏肿大，刺激了肝包膜上的感觉神经。极少数脂肪肝病例可出现肝区疼痛严重，手术可见肝包膜紧张，肝韧带被牵拉，肝肿大呈灰黄色。

肝癌：疼痛信号疼痛前一段时间，患者可感觉右上腹不适。疼痛可时轻时重或短期自行缓解，也可出现肝区剧烈疼痛。

肝除了表面的包膜，肝脏本身并没有痛觉神经，因此早期肝癌不会痛，除非肿瘤迅速增大压迫肝包膜，或者肿瘤坏死物刺激肝包膜所致。另一项常见的腹痛原因是肿瘤破裂，痛点在右上腹部或右胸下部，有些人会痛到倒伏在地。

2. 胆

胆结石：疼痛信号上腹正中或右上腹痛，同时有右肩或右肩胛下方痛。胆结石的形成与不良的习惯关系密切，喜静少动、身体肥胖、饮食过量、不吃早餐等，多孕多产的妇女更容易患胆结石，胆结石掉出来卡在胆囊管出不来了，引起胆囊收缩，产生剧烈腹痛，痛点通常在上腹部，常令人以为是胃痛，痛的时间通常是在饭后 0.5~1h。

胆囊炎（慢性和急性）：疼痛信号慢性胆囊炎会导致右上腹部隐痛或不适；急性胆囊炎呈右上腹持续性剧痛伴阵发性加重并向右肩处放射。发于中老年妇女。含脂肪量高的油腻食物。特别是急性胆囊炎常在脂肪餐后突然发作，上腹持续性剧痛多伴有发热、恶性呕吐。一般来说，胆结石者多会伴有慢性胆囊炎。

3. 阑尾

阑尾炎：疼痛信号在初期可能会感觉上腹或胃痛，中上腹隐痛数小时后转移至右下腹，阵发性加剧绞痛。阑尾管阻塞、胃肠道疾病影响、多由于细菌及病毒感染所致。阵发性绞痛时可伴呕吐发热。

4. 胰

胰腺炎：疼痛信号急性胰腺炎腹痛剧烈，始于中上腹，也可偏重于右上腹或左上腹，放射至背部，慢性胰腺炎主要是上腹正中或偏左有持续性隐痛或钝痛，发作时剧烈夜间加重，疼痛可向腰背部或左肩放射等。饮酒诱发的胰腺炎常在酒后 12~48h 期间发病出现腹痛。胆源性胰腺炎常在饱餐之后出现中上腹持续性剧痛，常伴恶性呕吐及发热。

5. 胃

胃病：疼痛信号通常在肚脐上方、以中上腹部为主。好发于中青年，大多为持续性隐痛。胃痛多为胃或十二指肠发炎或溃疡引起。如因胃酸分泌过多而引起的十二指肠溃疡，多在空腹时发作，进食或服制酸剂可缓解，但肚子饿时又痛。上腹痛伴频繁恶心、呕吐、甚至呕血，有可能是因胃癌而起，所以 45 岁后有胃痛史一定要做胃镜检查确诊。

急性胃肠炎：疼痛信号以上腹部与脐周部为主，常呈持续性急痛伴阵发性加剧，一般为胀痛。腐败的食物或细菌刺激肠胃道发炎。在饭后几小时开始肚子绞痛，接下来出现恶心、呕吐的症状称为胃肠炎；也有人是肚子痛后腹泻，下痢不止，属于小肠大肠炎。前者以胃，后者以大肠的发炎为主。

6. 肠

肠梗阻：疼痛信号脐周呈阵发性绞痛，并伴有呕吐和停止排便排气。

儿童以蛔虫症、肠套叠等引起的为多；成人以疝气或肠黏连引起的多；老人则可由结肠癌等引起。另外大肠癌引起排便习惯改变，甚至出现血便、胀气，严重的还会导致肠阻塞，病人常会感到腹痛，但痛的部位不明确，常常延误诊断。

7. 其他　疼痛信号有时跑步、踢球、打篮球等运动时，却突然感觉腹部刺痛。

如果你是很久没有运动，突然剧烈运动，出现这种情况是正常的。突然剧烈运动导致内脏器官负荷增大，大量血液在内脏中输出输入，导致内脏挤压而感到内脏痛。比如本身就是储存血液的地方，运动时大量血液涌出，出现类似肝区痛。另外推测也许是由横膈膜痉挛造成。出现这样的疼痛降低运动负荷或待疼痛缓解后再开始。

8. 肾结石　疼痛信号腰部疼痛，即两侧腰部处的疼痛，有时会向下辐射到膀胱处。肾结石病因可分为原发性、其他疾病及与饮食习惯有关。如有的人常用饮料代替喝水，增加尿液的浓度，导致尿中钙的成分增加，增加肾结石形成的风险。同时饮食不合理，经常进食高脂肪，高蛋白质等食物，经常吃糖分高的食物。特别是有的人不注意喝水，或者等口渴了再喝水，这时体内已经严重缺水了，肾脏得不到冲洗。加大肾结石形成的概率。

9. 女性盆腔炎　疼痛信号始于下腹部，随后波及全腹。多见于产后或流产术后感染，经期不卫生等。

10. 女性附件炎　疼痛信号腹痛位于左下腹或右下腹，伴小腹或会阴部坠胀。女性不注意经期卫生；月经期性交或不洁性交。长期坐姿导致下肢血液循环不畅，影响卵巢及附件的正常排毒功能，引发炎症。分娩或流产后由于抵抗力下降，病原体引起炎症等。

五、就诊指南

腹部划成四区域：以肚脐为中心画个"十"字，将腹部划成四个区域：右上腹部、左上腹部、右下腹部、左下腹部。对照种看你的疼痛在哪个区，以便结合选择门诊就医。记得有痛上医院，别忍痛忍出大毛病。

1. 上腹正中或左上腹轻微疼痛，多半是胃十二指肠疾病，如消化性溃疡或胃炎。

2. 突发右上腹痛，多见于胆囊炎、胆结石；突发上腹部疼痛，然后在短时间波及全腹部，多为胃十二指肠穿孔；腹痛开始于上腹部或肚脐周围，几个小时后转移到右下腹，主要见于急性阑尾炎。

3. 上腹正中或右上腹痛，同时向右肩胛区放射，是胆囊炎、胆结石的特点。上腹痛同时向背部放射，可能是急性胰腺炎的特点。左侧或右侧腹痛伴排尿不畅、疼痛、腰痛，并有下腹部、腹股沟区或会阴部放射痛，是泌尿系统结石的特点。

4. 上腹痛伴反酸、打嗝，多半是消化性溃疡或胃炎；上腹痛伴频繁恶心、呕吐，甚至呕血，多为消化性溃疡或胃癌。

5. 肚脐周围疼痛伴腹泻，可能是急性胃肠炎。

6. 腹部绞痛伴恶心、呕吐及肛门停止排气、排便等症状，应考虑肠梗阻可能；腹部疼痛伴随畏寒、寒战或不同程度发热，提示胆囊炎、阑尾炎等腹腔内炎症病灶。

7. 女性下腹痛，伴有白带增多或白带颜色、气味异常情况时，提示可能是患有盆腔炎或附件炎；有生育能力的妇女，下腹痛伴停经史，则可能为异位妊娠破裂；两次月经的中期出现下腹痛，则有卵退滤泡或黄体破裂的可能。

8. 腹痛病因极为复杂，包括炎症、肿瘤、出血、梗阻、穿孔、创伤及功能障碍，腹腔内外脏器的病变均可出现腹痛，有时短时间难以明确。倘若腹痛出现突然，急性发作、疼痛剧烈。建议就诊：急诊科就诊，以免延误诊治。

六、疼与痛有区别

腹痛分清部位：现代汉语中，"疼"是指余痛："痛"是指病人身体内部伤害性感觉。现代医学所指的痛是一种心理活动，是临床常见的症状之一。

腹痛许多原因，依部位可分为上腹痛、下腹痛、两侧腰痛及不定点处腹痛。一般来说，最先出现疼痛的部位或腹痛最明显的部位往往与病变部位一致。

罗马Ⅳ对功能性消化不良疼痛指：中上腹痛、表现主观的、强烈的不舒服的感觉，以至于患者认为组织有损伤，影响患者日常活动。

第三节　腹胀、多屁及饱胀

腹胀可分为五类：①腹腔内积液。②气腹（人为的或肠道气囊肿）。③胃肠道内积气。④功能性腹壁肌张力增加。⑤后腹膜疾病（常致进行性腹胀）。中年男性或经产妇常有腹壁脂肪积聚，有时可特殊地感到腹胀而怀疑腹腔内有病，这点要特别注意。

功能性腹肌张力增加引起的腹胀原因不明，但常是精神神经症状的表现之一。此症状多见于女性，发作时背肌痉挛，脊柱可稍扭曲，侧腹壁肌及腹直肌张力增加，腹部膨隆，此或许是两腹腰侧容积缩减而把腹腔内脏器推向前腹引起检查时见腹壁肌绷硬，又有轻触痛腰肌收缩而强硬，平卧时腰部不贴床面，可容检查者的手掌插入；腹部 X 线平片未见胃肠道有过量积气，胃肠道钡管检查一般无异常发现。可突然发作持续几小时，或者存在较长时间。不孕妇女的妊娠幻想症也属于这种类型。

一、胃肠道积气、成分及其来源

1.胃肠道内的正常积气　胎儿胃肠道内无气体，但出生后 1~2min 内胃肠道即有气体。如果出生后 2~3h 而胃肠道仍无气体，常表示胃肠道有先天性阻塞。正常成人腹部平片可见胃底和结肠（特别是脾曲）有积气，小肠内也常有少量积气。

2.肠道气体的来源　肠道气体主要有两个来源，外来的（咽气）和内生的（主要是细菌酵解），前者占 60%~70%，后者占 30%~40%。气体的成分，个体差异很大，这无疑与吞气量、食物的成分和肠菌类型的差别有关。胃肠道内的主要气体有如下几种。

（1）氧（O_2）：唯一的来源是空气。正常进餐或喝饮料时有少量空气带入（每次吞咽动作带进 2~3ml），一般饮流汁时比吃固体食物时吞的空气多。胃肠积气所含氧一般少于空气中含量，因为它很快可被肠黏膜吸收之故，一般上消化道的积气中，其浓度较高，而结肠内的气体含氧量就非常少。

（2）氮（N_2）：与氧一样其主要来源是空气。理论上氮可从血液弥散入肠腔或从细菌发酵产生，但一般认为主要是从吞气而来。

（3）二氧化碳（CO_2）：肠道气体所含二氧化碳总比空气含量高，所以其主要来源不是吞气而是内生的。其来源可有：①空气中二氧化碳弥散入肠腔。②上消化道分泌的重碳酸盐与胃酸混合时所产生。③细菌酵解。

（4）氢（H_2）：无菌动物肠道内无氢，所以其存在与细菌代谢有关。正常时氢仅产生于结肠，是不吸收的碳水化合物（如植物四糖和植物三糖）和未吸收的蛋白质被细菌酵解的结果，当存在消化不良和吸收不良时，小肠内氢的产量可以很大。

在体外，很多厌氧菌，包括肠杆菌，能产生氢，氢的产生依赖外来基质，所以禁食能显著减少其生产。氢不单由细菌制造，也能被细菌所利用，所以屁中氢含量表示二者间的差值。

（5）甲烷（CH_4）：甲烷也不存在于无菌动物，所以和氢一样来源于细菌的代谢。肠道气体含甲烷似有家族性，人群中大约 1/3 肠道内有甲烷，余 2/3 则无。肠道产生甲烷者出生后几周这种气体就在肠道出现，而到八九岁时就达到成人水平。

甲烷的制造与食物显然无关，主要决定于粪中所含能制造甲烷的细菌的浓度，这些细菌都是严格的厌氧菌。

人屁中主要含氮、氧、二氧化碳、氢及甲烷等 5 种气体，合起来占整个屁的 99%，均无气味。其中氮及氧来自空气，余者自细菌酵解。此外，还含少量气味的气体，如氨、硫化氢、粪臭素、吲哚、挥发胺以及短链脂酸。这些少量臭气均是细菌代谢的产物，即使浓度只有 1PPM，也能用鼻子嗅得出来。

胃囊积气成分接近大气成分，但如有胃潴留时，则可含较高的二氧化碳。结肠积气的成分变化很大，二氧化碳含量上下可达 5%~80%，氧 0%~10%，氢和甲烷 0%~54%，氮 17%~8%。一般屁中含氮量与放屁次数成反比，正常人每小时排屁量约为 17~60ml（24h 排量为 400~1500ml），其含氮浓度约为 60%，如每小时排屁量增加至 180ml（如在吃大量豆类后），则含氮量可下降至 20% 左右。屁中二氧化碳浓度高时，氢的浓度也增高。有人研究提出粪菌酵解植物纤维素后可产生二氧化碳、甲烷及氢。

二、胃肠道积气的去向

胃肠道的积气可以从胃囊经口嗳出（嗳气）或下行经肛门排出（以放屁形式，但也可不自觉地少量排出）。正常时在肠蠕动的推动下，气体经肠下行颇快，不易积聚起来。此外，在适当情况下，所有胃肠道气体都能经肠壁弥散入血流，然后经肺呼出。

正常时胃泡积气 20~80ml，能经过一次嗳气全部排出。虽然排屁量十分依赖饮食和其他因素，在一般的饮食下，排屁量每小时不超过 10ml。如吃豆类或蔬菜过多，则排屁量可明显增加。

气体的弥散在很大程度上决定于各种气体的某些物理、化学特性。根据气体规律，弥散率直接与表面积呈正比，而与接触膜的厚度呈反比。肠道各种气体有不同的弥散率，因为其弥散要经过一层液体，这样气体的弥散就依赖其特异的溶解度和气体总量。各种气体在水中的溶解度有很大的差异，如二氧化碳在 37℃时其溶解于水的能力要比氧大 20 倍。氧和二氧化碳的弥散动力学还要更为复杂些，因为它们与血中红细胞的血红蛋白还有特殊的结合力。此外，气体的弥散率还取决于肠黏膜两侧的气体分压差。氢、甲烷和其他微量气体正常时不存在于血液，故其在黏膜两侧的分压阶差大，会不断而连续地被吸收。

二氧化碳比其他气体吸收来得快，因为其吸收系数高，它的吸收还受碳酸酐酶的帮助，而且特殊地为红细胞所转运。

三、胃肠道积气过多的临床

胃肠道气体过多时患者可感腹部不适，表现为嗳气、腹胀、肠鸣亢进和多屁，有时还可有腹痛。但肠道动力减退引起的腹胀和肠道积气，则无肠鸣亢进、腹痛和多屁现象。慢性肝病患者，腹水常与肠道积气同存，假如由于小肠内细菌繁殖过多和肠壁张力减退所致。肠易激综合征（IBS）患者，乙状结肠积气时可发生左下腹痉挛性痛，在排气后缓解。

1.胃肠道气体过多原因

（1）吞气过多：如胃泡积气过多综合征，小肠梗阻时梗阻近段积气也与吞气有关。吞气过多不单发生于焦虑症，也可发生于其他情况如用口呼吸者，喜嚼口香糖者，义齿有咀嚼困难者，以及口涎过多而有吞咽动作过多时。

（2）肠道酵解：需氧菌、厌氧菌甚至真菌均能利用不同基质（蛋白质、氨基酸、脂肪、糖和大部分多糖）产生气体。小肠细菌繁殖可致小肠积气。未消化食物能提供更多产生气体的基质，引起结肠积气，所以消化不良和吸收不良者腹部胀气是主要表现之一。

已知有些饮食可引起腹胀和多屁。蔬菜（如卷心菜、青菜、芹菜、韭菜等）和豆类（大豆、豌豆、豇豆、扁豆）食物中含大量不能被消化的碳水化物和纤维素，在结肠里可被细菌酵解为二氧化碳及氢，农村居民以蔬菜为主者常会有腹胀和多屁。此外，有些食物在特殊处理后（如冰淇淋、馒头、面包、蛋糕）可含很多气体。暑天的各种含气饮料含大量二氧化碳。水果和各种果汁（橘子汁例外）也均能在肠道产生大量气体。

有些气体生成食物除含不消化碳水化合物外，也有含硫化合物，在肠道酵解后会产生硫化氢和硫醇，能抑制碳酸酐酶活力而影响二氧化碳的吸收。

2.某些特殊综合征

（1）吞气综合征：常发生于慢性焦虑状态的患者，以女性居多。患者觉得上腹胀、有嗳气。餐后吞气更多，故上腹饱胀更甚。因胃底积气过多，故有人称之为胃泡积气过多综合征。吞气多者可使胃扩张，引起胃痛、呼吸困难和心悸。有人认为是胃囊充满气体后发生的迷走神经反射作用所引起。

（2）脾曲综合征：是气体积聚于结肠脾曲或（及）肝曲的统称。患者觉得左（右）上腹饱胀不适、疼痛，可放射至左（或右）下胸，脾曲积气还可放射至左臂内侧，拟似心绞痛。腹透示脾曲（或肝曲）积气，心电图正常。这些症状有时可在结肠镜检查时充气后诱发，但往往是在过量的充气之后。但 Levitt 认为并且最近又证实结肠内积气量一般与症状之间并无关系。

（3）肠梗阻和肠麻痹：在肠梗阻时，其前端常扩大有积液积气，一般是吞气后（不一定是过多吞气）下行不能通过阻塞部位面引起的积聚。

肠麻痹见于腹膜炎和腹部手术后，自发者很少见。肠麻痹和肠梗阻均有肠段扩张和液平，但肠麻痹时无腹痛和肠蠕动音，可与肠梗阻相鉴别。腹部手术后的肠麻痹常是暂时性的，持续 2~3d 后消失，如果持续更久或消退后复发而无明显病因者，应考虑并发机械性梗阻。

肠道假性梗阻是一病因不明的少见病。小肠和结肠均有张力减退，引起扩张和充气，常有腹痛、腹泻和吸收不良，但无机械性梗阻的证据。

（4）消化不良和吸收不良：任何原因引起的消化不良（如慢性胰腺炎）和吸收不良综合征（如成人乳糜泻），均可提供肠菌以产气基质，引起腹部胀气。小肠切除术后的短肠综合征，也可发生消化和吸收的不全，引起结肠内产气过多。我国很多人对牛乳不耐受，主要是因缺乏乳糖酶，致不能消化牛乳内所含的乳糖，结果吃牛乳后常发生腹部胀气和多屁。

小肠内细菌繁殖过多时（如小肠淀粉样变、小肠硬皮症），除可引起消化吸收不良外，肠菌在那里还可直接作用于营养物质而产生气体。慢性肝病时，小肠内细菌繁殖较多，故也常有小肠气胀。

（5）蛋白质-热量营养不良：食物中蛋白质含量不足和总热量摄入不足时，患者常有消瘦和多尿，并常发生腹胀和多屁，这是因摄入蔬菜过多所引起的。

四、罗马Ⅳ对饱胀描述

腹胀常是功能性消化不良症状，表现为餐后饱胀不适或早饱不适等多种症状，其原医与胃容受性功能病变有关，其餐后饱胀表现为餐后食物长时间存留在胃内的不舒服感，而早饱感表现为进食后很快就感觉胃内容饱胀不适，与进餐量不成比例，以至于不能完成正常餐量。

1. 根据罗马Ⅳ的餐后饱胀定义　餐后食物较长时间存留在胃内的不舒服感。指患者可能很难区别胃内食物持续存留导致的不适感（饱胀）和胃内气体过多的感觉（胀气），减少曲解的办法是，提问"你觉得是食物或是气体或两者都堵在胃里吗"，这可能有助于区别饱胀和胀气。

2. 根据罗马Ⅳ的早饱感定义　进食后很快感觉胃内饱胀不适，与进餐量不成比例，以至于不能完成正常餐量。

病理生理研究进餐对症状产生的影响时发现，消化不良患者不仅餐后饱胀和早饱感可在餐后加重，而且上腹痛、烧灼感和恶心也可餐后加重。一项通过呼气胃排空法研究进餐对消化不良患者（共284例）症状的影响，在进餐时和餐后的每隔15min记录6个消化不良症状（饱胀、胀气、嗳气、恶心、上腹烧灼和上腹痛）的评分，共计240min，结果显示进餐后饱胀、腹胀、嗳气和恶心的时间曲线显示明显的负斜率，即餐后立即迅速上升，随之严重程度逐渐降低，而上腹烧灼和上腹痛在餐后轻度加重，但不随着时间减轻。

根据近期不断积累的证据，PDS的定义，除了餐后饱胀和早饱感发生在餐后，还有其他消化道症状，包括患者餐后出现或加重的上腹痛和上腹烧灼感。上腹胀、嗳气和恶心可能在PDS和EPS中，可能是两个亚型的伴随症状。

第四节　嗳气

嗳气指气体经食管上行至咽喉部并溢出的过程，是临床常见症状。嗳气又分为生理性嗳气和病理性嗳气。生理性嗳气对正常人生活不构成影响。当过多的嗳气导致患者不适时，才被认为是一种病症。

过度嗳气指的是病理性嗳气，即嗳气可影响患者正常生活，使患者感觉不适。嗳气症是罗马Ⅲ标准中功能性胃十二指肠病的一种亚型。罗马Ⅲ标准中将其定义为：症状出现半年以上，近 3 个月至少每周发生数次以上的让患者感觉不适的反复嗳气。

嗳气症又分为两种亚型，一种是吞气症，可以观察到或者检测到过多的空气吞咽；另一种是非特异性过度嗳气，不能观察或者检测到过多的空气吞咽。前者主要临床表现为腹胀气、便秘、肛门排气增多等，只有少数病人有过度嗳气，而后者除了过度嗳气外，完全没有或者只有轻微的其他消化道症状。

Bredenoord 用联合食管多通道腔内阻抗 –pH（MII–pH）监测技术发现了两种完全不同的吸气模式。一种是胃上嗳气，即气体迅速地下行至食管内后又迅速上行溢出，并没有到达胃内，时间持续在 1s 内，这是非特异性过度嗳气的主要嗳气模式。其气体进入食管的机制是：咽部肌肉收缩将气体泵入或胸内负压将气体吸入；另一种模式是胃内嗳气，即气体从胃内上行至食管，后经食管排出，这是吞气症的主要嗳气模式。其机制是：气体在胃的近端积聚，刺激胃壁的压力感受器，触发迷走—迷走反射，使下食管括约肌和膈肌松弛，从而气体可以迅速进入食管，并使食管上括约肌舒张，后得以溢出。

过度嗳气跟胃食管反流病（GERD）、功能性消化不良（FD）密切相关，还见于消化性溃疡、胆石症、上消化道恶性肿瘤等。目前尚无针对过度嗳气患者的疾病谱的临床研究。

现已有一些关于嗳气与空气吞咽、胃食管反流的相互关联的研究。Lin 等通过分析180 例 GERD 患者和 132 例 FD 患者的资料发现，近 70% GERD 和近 80% FD 患者有过度嗳气症状，作者认为嗳气在 GERD 患者中可能跟病理性酸反流有关，过度嗳气的患者应考虑 GERD 诊断并行 pH 检查。而 Bredenoord 等的研究发现：在健康人中，空气吞咽触发了嗳气，但不会触发酸反流。其另一个研究发现，GERD 患者比正常人有更多空气吞咽、更多的嗳气，空气吞咽与气体反流增加有关，但与液体酸反流的发生无关。以上两个研究可支持嗳气和液体反流没有因果联系的假说。Hemmink 等发现，GERD 患者的胃上嗳气比正常人多，48% 的胃上嗳气跟反流发生有关，某些时候这些胃上嗳气引起了反流，而另一些时候胃上嗳气是患者对于反流不适症状（反酸、烧心）的一种反应。这又提示嗳气与胃食管反流可能互为因果。总之，嗳气与胃食管反流的关系尚不明确，有待进一步研究探讨。

Conchillas 等用 MI–pH 监测技术研究了 10 个 FD 患者的空气吞咽、嗳气、酸反流和非酸反流情况，发现 FD 患者空气吞咽比正常人多，并且这个与非酸性的气态的胃食管反流增加有关，从而认为 FD 患者过多的嗳气是因为频繁的空气吞咽引起，而频繁的空气吞咽可能是患者对于消化道不适症状的一种反应。

目前，尚缺少 GERD 患者过度嗳气症状的药物治疗疗效研究，质子泵抑制剂（可能有效）。嗳气症尚无特殊治疗方法。吞气症和非特异性过度嗳气的治疗并不相同。治疗吞气症患者的过度吸气可有以下选择：①行为治疗，如避免进食过多含气食物、避免用吸管喝饮料、缓慢进食等。②药物治疗，消气药物（如二甲硅油、西甲硅油等）理论上可能有效，但尚未有相关研究。巴氯酚可以减少一过性下食管括约肌松弛（VLESR）频率，减少胃食管反流的发生，因此 Bredenoord 认为巴氯芬可能可用于治疗 GERD 患者的过度嗳气（胃内吸气），这也为巴氯芬治疗吞气症（胃内嗳气）提供了理论依据。非特异性过度嗳气的治疗主要有以下选择：①认知行为治疗，医生向患者解释症状发生的原因（一种学习得来的习惯），并且鼓励患者通过学习戒除这种习惯。②语言治疗，有研究发现由语言专家（对胃上嗳气有较深了解者）进行治疗，可以使患者嗳气症状明显好转。③催眠治疗和生物反馈治疗，已有研究表明睡眠状态下患者的胃上嗳气明显减少，提示催眠治疗可能对该病有效。

一、嗳气的原因

罗马Ⅲ标准中将功能性胃十二指肠疾病的症状分为 3 类：功能性消化不良、嗳气和恶心呕吐。嗳气又分为：吞气症和非特异性过度嗳气。嗳气通常与餐后饱胀、早饱感和上腹胀重叠存在，气体从近端胃排出能够缓解一些消化不良症状。

嗳气可减轻大多数恶心、胃灼热、消化不良和胃胀气的症状。核心问题是胃的动力不足。

（1）胃食管反流病（GERD），胆汁反流性胃炎，食量过大，胃不能按时排空，胃内食物积存过久，引起嗳气。

（2）精神压力，情绪低落，也会影响到交感神经，使其过度紧张，抑制了胃的蠕动及排空机能，存储的食物存留胃内过久，继而出现发酵气体。

（3）不良饮食、生活习惯，进食过多的萝卜、土豆、红薯、板栗等食物，或长期卧床、长时间伏案工作，缺少体育活动也能影响胃排空。

（4）胃出口梗阻，嗳气是十二指肠溃疡常见的并发症，还伴有上腹部胀满不适、厌食、恶心、呕吐。

（5）食管裂孔疝，嗳气常发生于进食后，且常伴有胃灼热、酸性液反流以及腹胀。患者常抱怨胸背下或心前区钝痛，也可放射到肩部。其他症状包括吞咽困难、恶心、体重减轻、呼吸困难、呼吸急促、咳嗽和口臭。

（6）消化性溃疡，为常见的疾病，常导致嗳气。基本症状是胃灼热和胃烧灼痛。进食后、服用抗酸或减少分泌物的药物后可减轻。伴随的症状和体征包括吞咽困难、恶心、呕吐、黑粪、腹胀、饱食感和上腹部压痛。

二、嗳气的诊断

嗳气分为吞气症和非特异性过度嗳气。

（1）吞气症诊断标准　必须包括以下所有条件：①每周至少发生数次反复嗳气。②可以客观地观察或检测到吞咽空气。诊断前症状出现至少6个月，近3个月满足以上标准。

（2）非特异性过度嗳气诊断标准　必须包括以下所有条件：①每周至少发生数次反复嗳气。②没有过度吞咽空气的证据。诊断前症状出现至少6个月，近3个月满足以上标准。

三、嗳气的治疗

罗马Ⅳ将嗳气分为胃上嗳气和胃嗳气。

1. 胃上嗳气的治疗　目前尚无证据表明胃上嗳气有理想的治疗方案。过度嗳气的患者常常抱怨因过度嗳气导致社交障碍。认真考虑患者的症状很重要，因为这些患者往往因生活质量下降而苦恼。虽然解释工作很困难，但向患者解释嗳气症状和嗳气发生的机制并使患者放心非常重要。让患者接受行为异常导致嗳气症是很困难的，因为有些患者确信气体产生的机制在胃或肠道。通过向患者展示胸腔扩张和空气吸入过程，有时也能抑制嗳气。

虽然常推荐饮食调整（避免吃棒棒糖或咀嚼口香糖，提倡进餐时细嚼慢咽，避免碳酸饮料等），但没有严格的研究试验证实其疗效。FD 或 GERD 患者主诉过度嗳气时，建议首先治疗其他症状。

生物反馈治疗嗳气有效仅见于个案报道。

仅有的胃上嗳气治疗证据是 Hemmink 等通过开放研究提供的。研究表明，非常有经验的语言治疗师通过演讲训练治疗有可能显著减轻症状。在研究过程中，解释是行为治疗的关键，让患者清楚嗳气产生的机制。第一步包括吸入或吞入空气行为的描述、伴随声门训练、习惯性的呼吸和发声训练。在治疗初始阶段，应将患者关注的嗳气转移至声门紧闭和口腔关闭状态上。虽然证据有待于更进一步证实，但演讲训练治疗的效果令人鼓舞。

膈肌呼吸训练对于部分患者可能有效。有些医生在患者面前故意嗳气，其目的是为了向患者表明嗳气是习得的行为，因此，也可以放弃这种行为。一项非对照研究显示，巴氯芬能改善症状，减少餐后伴随胃上嗳气的反流事件，其疗效可能是中枢机制。降低表面张力的药物，如二甲硅油对于胃上嗳气症患者无效。

当怀疑嗳气症继发于精神疾病时，应将患者转诊至精神科医生。相关的精神疾病治疗或应用减压技术理论上是有效的。

2. 胃嗳气的治疗　对于胃嗳气的处理，区分患者是慢性稳定性吞气症状还是急性严重发作性胃或肠道气体胀留导致严重症状是非常必要的。急性严重发作少见，多见于智障患者，严重者可因腹腔内压力升高可导致肠扭转、肠梗阻和呼吸困难。这样的患者放置鼻胃管减少胃内气体是可行的治疗方案。另外，镇静药物有助于减轻反复吞气症状。

大多数胃嗳气患者症状趋向于慢性，对于这样的患者需采取不同的治疗方法，建议限制饮用碳酸饮料，细嚼慢咽进食。演讲治疗减少气体吞咽也是可行的。膈肌呼吸法也可能有助缓解症状。

药物治疗：巴氯芬是 γ－氨基丁酸－B 受体激动剂，能减少 TLESR 的频率，同时也能通过抑制嗳气可能的中枢发作机制减少吞咽气体的频率。一项对嗳气症或拟诊为反刍患者的开放研究报道，巴氯芬能减少嗳气事件。虽然没有一致性证据表明降低表面张力的药物有效，但这类药如二甲硅油在肠道可能阻止气体形成，因而也可能减轻症状。

第五节　胃灼热

胃灼热亦称烧心，是指胸骨后或剑突下的烧灼样不适或发热的感觉。常在餐后 1h 出现，弯腰、平卧时发生较多，咳嗽、用力排便、妊娠、腹腔积液可诱发或加重症状。

应该说胃灼热与烧心有程度上不同，其症状不一，有的上腹如同吃辣椒样辛辣感，有的犹如火烫样烧灼感，亦有的病人感觉如同喝开水样烫热感，还有的病人如同吃大蒜样辣心感觉。症状虽不十分严重，但常给病人形体和心灵带来痛苦。

一、胃食管反流病

胃灼热和反酸是胃食管反流症状，当出现反酸，烧心，胸骨后烧灼样感，尤其是在餐后或平卧时比较明显，那就考虑与胃食管反流有一定的关系，因为胃中还有大量的胃酸液体逆流至食管，反复的对食管造成的烧灼样疼痛。

必须与功能性消化不良与功能性烧心症鉴别，本病常有紧张、焦虑等精神因素，患者具有烧心、早饱、上腹胀等消化系统症状，但胃镜检查时食管常无炎症性病理改变，食管 pH、LES 压力测定均正常，亦无肝胆胰腺疾病存在。

二、消化不良症状的中上腹烧灼感

定义是中上腹部灼热不舒服主观感觉，有学者提出中上腹烧灼感与病理性胃食管反流极为相似，并且抑酸治疗更好，然而，不同文化背景的患者区分上腹痛和烧灼感的程度各异。

三、功能性烧心

功能性烧心是指发作性胸骨后烧灼样不适或疼痛，足量的抑酸治疗无效，缺乏 GERD、黏膜的组织病理异常、主要的动力障碍性或结构性疾病的证据。烧心的诊断主要取决于是否能排除 GERD 引起的症状。功能性烧心的诊断中已排除了症状由各种形式的反流事件引起。此外刺激物引起的食管状可能不是特定的。例如，在一些研究中，球囊扩张可以引发烧心症状（而不是胸痛症状）。最近的假说提示毒性物质或者致敏性物质可能通过破损的黏膜（如反流性食管炎）或者因为食管上皮屏障的通透性增加渗透进细胞并通过炎症因子介导产生症状。在功能性烧心患者中，破损的食管黏膜使生理性的或者未明的腔内/黏膜触发物激活痛觉受体，并随后产生信号通过迷走或脊髓神经传入中枢神经系统（CNS）。

尽管心理因素在功能性烧心的作用与其他功能性胃肠病类似，但仍缺乏针对心理因素在功能性心中的作用研究。数个急性应激试验（噪声应激或者睡眠剥夺）提示应激增强了 GERD 患者对食管酸性物质的感知。在 Naliboff 等的研究中，6 个月前严重的持续生活应激在 4 个月后显著增加了烧心症状发生的概率。

功能性烧心患者的焦虑状态与生活质量下降高度相关，而抑郁则与药物治疗有关。在另一项研究中，与有反流症状的患者相比，功能性烧心患者焦虑严重、躯体化障碍评分更高、所获得的社会支持更差。功能性烧心患者高程度的胸痛、躯体化障碍和自主神经功能的改变，这些均为功能性烧心患者存在多种心理因素提供了进一步证据。

罗马Ⅳ对中上腹烧灼感定义为中上腹部灼热不舒服的主观感觉。

四、罗马Ⅳ与罗马Ⅲ标准在胃灼热患者中的诊断应用比较

研究目的是在中国人群中调查胃灼热患者不同临床亚型的分布情况，根据罗马Ⅳ及罗马Ⅲ标准描述不同亚型胃灼热患者的临床特征，比较罗马Ⅳ及罗马Ⅲ标准在胃灼热患者分型诊断中的应用情况。采用回顾性纳入因胃灼热就诊于消化内科门诊并行上消化道内镜、高分辨率食管测压以及 24h 食管阻抗联合 pH 监测的患者。所有入组患者的症状阈值需满足罗马Ⅳ及罗马Ⅲ标准。结果共纳入 233 例胃灼热患者。根据罗马Ⅲ标准，59 例（25%）患者被诊断为反流性食管炎（RE），104 例（45%）被诊断为非糜烂性胃食管反流病（NERD），70 例（30%）被诊断为功能性胃灼热（FH）。根据罗马Ⅳ标准，104 例被罗马Ⅲ标准诊断为 NERD 的患者中有 60 例（57.69%）被最终诊断为反流高敏感（RH），28

例（26.23%）和未定型 32 例（内镜及反流监测均阴性但 PPI 治疗有效者，30.77%），即罗马Ⅳ-NERD 患者的比例下降至 14.33%。GERD 患者以男性为主，且 BMI 较高，与罗马Ⅳ-NERD 患者相比，FH 和 RH 患者的胃食管交界处收缩积分（EGJ-Cl）更高，且合并食管裂孔疝的比例更低。未定型患者合并食管裂孔疝的比例较 RH 和 FH 高。

罗马Ⅲ-NERD 患者和 FH 患者的 EGJ-CI 无明显差异。结论认为，与罗马Ⅱ标准相比，罗马Ⅳ标准细化了胃灼热亚型定义，且在区分 NERD 与 FH、RH 的动力特征上更具优势。但大约 30.77% 胃灼热患者无法满足罗马Ⅳ标准。

第六节　恶心与呕吐

一、呕吐动作

人的呕吐动作，可分为恶心、干呕和呕吐三期，但可只有恶心或干呕而无呕吐，或者有强烈呕吐而不经过恶心或（及）干呕阶段。

恶心是一种紧迫欲呕的不舒适感觉，可由多种刺激如内耳前庭刺激、内脏痛、咽喉部机械性刺激不愉快的回忆、厌恶的视觉或嗅觉等引起。发作时胃张力降低，动减弱或消失，但十二指肠及近段空肠张力却增加，因此常同时伴有十二指肠容物反流入胃。恶心严重者常伴自主神经功能紊乱，表现为皮肤苍白、流涎和出汗，偶有心动过缓和血压下降。

恶心可自行中止，也可接着有干呕。患者吃力地呼吸着，呼吸运动突然中止而有顿挫，伴声门关闭此时吸气的胸壁肌肉和横膈活动受呼气的腹肌收缩所对抗，所以横膈虽强力下移但移距很小，始终保持在较高的位置。干呕时胃幽门端收缩，而胃上部则放松，但贲门未开放。

干呕可持续一段时间而中止但也可发展为呕吐。呕吐是经口有力地吐出胃肠内容物。呕吐是腹壁肌强力而持续的收缩伴横膈的显著下降，贲门上升入胸而开放，胃环肌在胃角附近强力而持续收缩的结果。贲门的上升消除了下食管括约肌的高压带，使之失去了防止胃内容物反流的生理作用，腹肌和胃下端强烈而持续的收缩提高了胃囊内压力，结果胃内容物强烈地经食管排出体外。

二、病理生理

动物实验示呕吐受脑干的两个中枢所控制：①呕吐中枢，位于延髓外侧网状结构的背部，用电直接刺激可致呕吐，把它破坏后动物就对催吐剂具抗力。这个中枢接受胃肠道、咽喉部、内耳前庭、冠状动脉、腹膜和胆管来的神经冲动（交感和副交感传入神经），也接受化学受体促发带和大脑皮质传来的冲动；它与呼吸中枢和唾液中枢十分接近；且有神经纤维相互联系和相互影响。②化学受体促发带位于延髓第四脑室的底面，能被中枢催吐剂（如洋地黄吗啡）所刺激，但并不直接引起呕吐，必须间接通过呕吐中枢才会发生呕吐。尿毒症、糖尿病酸中毒和内分泌疾病时发生的呕吐。

三、呕吐的临床意义和分类

呕吐可发生于很多种疾病，所以它本身并无特殊的诊断意义，但在不同的疾病中呕吐可表现为一些特殊的规律。清晨空腹时的恶心、呕吐多见于妊娠（妊娠呕吐）、尿毒症和慢性胃炎。神经精神性呕吐有餐后即吐的特点。偶然，消化性溃疡有幽门充血水肿和痉挛者也有在餐后很快发生呕吐者，吐后上腹痛消失，此与胰腺炎等吐后上腹痛依然者不同。餐后 1h 以上的延迟性呕吐，特别是反复发作者，是幽门梗阻或胃张力降低的特点（糖尿病性或迷走神经切除术后）。进餐后隔 12h 呕吐，量多而有食物残渣者，表示有幽门梗阻这种患者，空腹时胃内常有震水声。

颅内压增高时，可表现为喷射性呕吐。但喷射性呕吐并非内压增高所独有，而且颅内压增高性呕吐也可经过恶心和干呕阶段。

呕吐物的内容也很重要，酸而夹食物残渣见于溃疡病、胃炎、胃无张力、幽门梗阻；有食物残渣而不酸，或表示严重的贲门失弛缓或表示胃癌；胃癌因常有慢性渗血，故呕吐物还常有咖啡颗粒样残渣。呕吐物带胆汁者表示有十二指肠液反流。胆汁性呕吐见于胃手术后，此或由于胆汁反流性胃炎或输入襻综合征。呕吐物带胆汁而有粪臭者表示有小肠梗阻、腹膜炎伴肠麻痹、胃结肠瘘、小肠缺血性损伤；慢性幽门梗阻而有大量细菌繁殖时，呕吐物也可带有粪臭。

四、呕吐疾病

（1）急性阑尾炎、急性胆囊炎、急性胰腺炎、腹膜炎、小肠缺血性坏死、急性肠梗阻等均可有呕吐。

（2）胃炎、十二指肠溃疡、胃癌、胃切除术后胆汁性呕吐、十二指肠炎、慢性幽门梗阻等。

（3）急性系统性感染伴发热者，特别是在幼童，易伴有呕吐，有时且有腹泻。胃肠道的急性感染可伴有严重呕吐，并常伴腹泻。病毒性肝炎即使在黄疸出现之前，也可有严重恶心、呕吐。

（4）中枢神经系统疾病伴有颅内压增高者常发生喷射性呕吐。内耳迷路病变时除眩晕外可有恶心、呕吐。偏头痛时也有恶心、呕吐。低血压晕厥的反应相，可有恶心、呕吐。

（5）严重心肌梗死时，特别是后壁梗死，可伴有恶心、呕吐。恶心、呕吐也可发生于充血性心力衰竭，或与肝脏的急性充血有关。

（6）内分泌疾病如 Addison 病（特别在肾上腺危象时）、甲状腺功能亢进症和甲状旁腺功能亢进症，常伴有恶心、呕吐。妊娠反应的晨吐也与内分泌改变有关。糖尿病酮症酸中毒、肾衰竭、高血钙、低血钠、水中毒等也均可有恶心、呕吐。

（7）很多药物如洋地黄制剂、麦角类、雌激素、吗啡类、抗生素、抗癌药物均可有恶心、呕吐的副反应。

（8）精神神经症。神经性厌食时，也常有呕吐。

五、某些特殊综合征

某些特殊情况也会引起恶心呕吐，如心理性呕吐、妊娠反应、成人反刍、周期性呕吐、流行性呕吐、非梗阻性胃潴留、晕动病等。

神经性呕吐指一组自发或故意诱发反复呕吐的精神障碍，呕吐物为刚吃进的食物。该病不伴有其他的明显症状，无明显器质性病变为基础，多数无怕胖的心理和减轻体重的愿望，少数患者有害怕发胖和减轻体重想法，但体重无明显减轻。本病女性比男性多见，通常发生于成年早期和中期。病因：神经性呕吐常与心理社会因素有关，通常在紧张、心情不愉快、内心冲突等情况下发生。部分患者个性具有自我中心、易受暗示、易感情用事、好夸张做作等癔症样特点。临床表现：一般在进食后呕吐，无明显恶心及其他不适，以后在类似情况下反复发作。呕吐患者否认自己有怕胖的心理和要求减轻体重的愿望，对自身的健康很关心，常常在呕吐后进食，甚至边吐边吃，呕吐不影响下次进食的食欲。患者因总的进食量不减少，故体重无显著减轻，体重常保持在正常体重的 80% 以上。无内分泌紊乱等现象。

第七节　体重减轻与厌食

体重减轻是疾病或机体功能失调的典型表现，可发生于 5 种情况：①厌食（如神经性厌食、癌肿）或不能进食（如食管癌、肠梗阻），致摄食不能满足代谢的需要。②摄入虽足，但有消化吸收的障碍（如慢性胰腺炎、乳糜泻），致营养物质不能被利用。③严重呕吐或（及）腹泻，丧失大量营养物质及体液（如急性胃肠炎），因而使体重减轻。④营养不良，摄入的蛋白质和总热量不足。⑤摄入虽多，但或因消耗过多（如甲亢），或因代谢障碍（如糖尿病），故机体代谢仍处于负平衡状态，体重减轻。

因胃肠道疾病而发生体重减轻者，都见于前三种情况。体重减轻和食欲不振，是胃肠道癌肿的突出表现，特别是胃癌和胰腺癌，但这不是癌肿早期的表现，而且也非癌肿所独有。患者在一个月内体重下降 5~10kg 如找不出任何原因，应高度怀疑器质性疾病（如癌肿）。体重减轻伴有血沉增快，虽可见于癌肿，但更常于结缔组织疾病。消化性溃疡患者，可因畏食而发生体重下降，使患者疑惧发生癌症。如经治疗后体重中止下降甚至有回升，是表示没有癌症的一个证据。胃切除手术后以及任何病因引起的吸收不良综合征，体重减轻为常见表现。严重呕吐或腹泻引起的急性失液，可引起急性体重减轻，但往往被显著的症状所掩盖而不受注意。

一、食欲的生理

食欲或胃纳即一般人所称的"胃口"，是一种想吃食物的愉快的感觉，与人的五官感觉有密切的关系，特别是过去的味觉经验。饥饿则是一种不愉快的感觉，因机体在营养物质短绌时产生想食物的愿望，常伴有饥饿痛，是由于无效的胃蠕动所引起。所谓"饥肠辘辘"，是指机体不能及时获得食物，胃肠道发生无效运动而产生的腹部不适感觉。

健康人有良好的食欲，即想吃又能吃，而且觉得味道很好；有病时缺乏食欲，不想吃或者觉得食之无味，所以食欲可作为健康的指数。

实验提示摄食是由下丘脑调节的，其外侧部有一进食中枢，在腹面内侧有一饱感中枢，其间有神经纤维相连接，二者在功能上是相互联系而又相互制约的。如破坏进食中枢，则停止进食如破坏饱感中枢，则进食中枢失去制约而过度进食，这种无节制的进食行为可用再破坏进食中枢来纠正。人的心理状态对食欲是影响很大的，食物的外观和色、香、味，以及人的精神状态均可通过大脑皮质提高或降低食欲。一般身心愉快时刺激食欲，忧郁时食欲不振。外界的温度和全身的代谢情况也能影响食欲，暑天，血中葡萄糖、氨基酸和脂肪酸的增高能刺激饱感中枢而抑制进食中枢；反之，则饱感中枢受抑而进食中枢活动加强。胃在食物填充后扩张时也能反射地刺激饱感中枢，故张力低的胃或胃排空延迟者有节制食欲的作用。胰升糖素之能抑制摄食，或在提高血糖浓度和减低胃张力。肥胖症患者下丘脑并无器质性病变，但饱感中枢的作用，且能促进周围脂肪组织分解，提高血中脂肪酸后刺激饱感中枢，故常用以治疗。

二、厌食（食欲不振）

厌食或食欲不振或胃纳不佳是一常见症状，其本身并无特殊的诊断价值。但因其常见，而且常为患者的重要主诉，引起患者的焦虑，故我们不能因其非特异性而忽略之，引起厌食。

1. 心理性厌食　常以单独的症状出现。人在精神打击之下，常可突然不思饮食，此时胃黏膜苍白，胃酸分泌减少，胃张力降低。神经性厌食是这一类型中最严重的一种病。

神经性厌食最多见于青春期女孩和年轻妇女，特点是厌食，显著体重减轻和闭经。厌食是由一种病态心理所引起，大多因为怕肥胖，主动节食，所以并非真正无食欲，而食欲不振只是在疾病的后期才出现。患者可有不同程度的精神异常，有拒食的表现。典型的神经性厌食比较少见，但非典型的却比较常见，后者可表现为轻的暂时性厌食而有消瘦，或者为慢性厌食、消瘦而未被认识和诊断。任何妇女有明显消瘦而无吸收不良综合征者，应考虑本症。

临床表现：发病一般隐袭，女孩或年轻妇女逐渐厌食而体重减轻，丧失原体重的1/4~1/2 或更多，同时出现闭经。虽不同程度的消瘦，严重者皮包骨。但体力仍充沛，闭经而阴毛不脱，是本症的特点，可与垂体功能减退症相区别，但到后来可乏力、易倦和抑郁感。患者开始不一定有厌食，而只是制造种种理由拒食。有些患者虽觉食欲好，但吃了几口就觉得胃部饱胀不适而中止进食，或者见到食物就不想饮食。如强迫进食，常诱发恶心呕吐，有些患者甚至千方百计以诱导一吐为快。除厌食外，患者还可有其他神经症状，如癔球，上腹饱胀不适，不能解释的疲劳，对性欲不感兴趣和失眠等。

体检明显消瘦，体温和血压偏低，但心率不慢。空腹血糖也偏低。因卵巢萎缩而血中孕酮等水平下降。在疾病严重阶段可有各种营养不良的表现如贫血、血清蛋白质下降、浮肿、维生素 K 缺乏而引起出血倾向等。有严重呕吐者常有低氯性碱中毒。

2. 急性感染和慢性炎症活动期　发热患者和一些慢性炎症性疾病在活动期（如系统性红斑狼疮、结核病、Crohn 病、溃疡性结肠炎等）均可有食欲抑制。

3. 慢性虚弱病　如慢性充血性心力衰竭、慢性呼吸衰竭、尿毒症、肝硬化等，均可有厌食状。

4. 癌肿　任何癌肿均可有食欲不振，但一旦出现厌食，往往已达后期。

5. 代谢异常　尿毒症的氮质血症常可引起清晨呕吐和严重食欲不振。高血钙症可有类似神经性皮炎的症候，引起食欲不振和抑郁，此可见于结节病、甲状旁腺功能亢进、骨转移癌、维生素 D 摄入过多等。严重低血钠和低血钾症，也有厌食症状。

6. 药物　很多药物可引起恶心、呕吐和食欲不振。作用不很清楚，可能是通过下丘脑的作用。苯丙胺是典型的例子。慢性酒癖者食欲常差。洋地黄类制剂常致厌食，可因低血钾而加剧。抗生素、抗癌药物以及降糖药物也可引起厌食。

7. 味觉损伤　可导致食欲不振。一次严重疾病之后或在一次大手术之后。严重萎缩性舌炎和有时大量水和电解质的丧失也可引起味觉减退。严重灼伤患者，常有味觉减退，此或由于微量元素如锌的缺乏。药物如青霉胺和锑剂可影响味觉（金属味而发生厌食。味觉异常，也可发生于妊娠厌食在胃肠道和肝脏病中是一常见的症状。在急性肝炎时，厌食可先黄疸而发生，且厌油腻的特点。厌食在慢性肝病中也很常见，特别是在活动性的病例。各种胃肠道癌肿，特是胃癌，均可有厌食并伴体重减轻，但均是癌症已达比较严重阶段的表现。早期胃癌并无食欲减退,当诊断较困难,可通过胃镜的检查才有可能发现。胃癌患者稍一进食即有饱感往往表示癌脚已有比较广泛的胃壁浸润。消化性溃疡一般并不影响食欲,但可因食后胃痛因而发生畏惧而减少进食,与厌食有所不同。胃大部分切除的患者,也可因患"小胃综合征"而减少饮食。慢性炎症性肠病在病情比较缓解期可无食欲的影响,但在疾病活动时,特别是局限性肠炎而有部分性肠梗阻时,则可有明显的厌食现象。所有比较严重的吸收不良综合征患者,特别是有维生素 B 族缺乏时,可有明显的厌食症状。

三、Nesfatin-1 与厌食

1. 厌食、nesfatin-1、VLH　Nesfatin-1 为一种厌食肽,其在中枢主要分布在下丘脑旁核,并于外周食管、胃肠组织、胰腺内分泌细胞、脂肪组织、血清、睾丸等部位亦有广泛表达。

下丘脑腹外侧外侧核(VLH)损伤引起拒食行为,从而证明 VLH 区作为"饥饿中枢",可促进摄食。

研究中发现厌食与胃动力不足、迷走神经活性下降有关。

2. Nesfatin-1 与内脏敏感性的相关性　研究 nesfatin-1 对内脏高敏高大鼠内脏敏感性的影响及机制。模型组采用母婴分离法结合醋酸灌肠方法制备大鼠内脏高敏感性模型。应用 ELISA 方法检测大鼠血浆 Nesfatin-1 和 5- 羟色胺水平

结果,nesfatin-1 通过干预中枢途径可以调控内脏高敏感大鼠的内脏敏感性和外周血浆 5- 羟色胺。

3. Nesfatin-1 在伴或不伴幽门螺杆菌感染的相关胃病中的表达　研究观察 Nesfatin-1 在不同胃病(慢性胃炎、消化性溃病)中的表达,尤其是在合并幽门螺杆菌感染与非感染者的胃病患者血清及黏膜组织中的差异。方法收集内镜中心空腹 10h 并同时行胃镜及 ^{13}C 呼气试验患者共 50 例,采用 ELISA 法检测患者血清 Nesfatin-1 水平,同时取胃黏膜组织行逆转录 - 聚合酶链反应(RT-PCR)检测 Nesfatin-1mRNA,免疫组化检测 Nesfatin- I/NUCB2 的分布情况。结果:Hp(-)组患者的血清及胃黏膜组织中 Nesfatin-1 表达明显高于 Hp(+)组患者;Hp(+)组中消化性溃疡患者血清及胃黏膜组织中 Nesfatin-1 表达明显低于非溃疡组。结论:Nesfatin-1 表达与 Hp 感染相关,两者可能共同参与胃酸分泌调节。Nesfatin-1 高表达可能对胃内 Hp 有抑制作用,从而可能影响胃十二指肠疾病的发生。

第八节　睡眠障碍

　　睡眠障碍是睡眠和觉醒正常节律交替紊乱的表现。可由多种因素引起，常与躯体疾病有关，包括睡眠失调和异态睡眠。调查显示成年人出现睡眠障碍的比例高达30%。专家指出睡眠是维持人体生命的极其重要的生理功能，对人体必不可少。

　　功能性消化不良患者常伴随睡眠障碍情况，改善睡眠治疗后，功能性消化不良明显改善，故治疗功能性消化不良的同时，改善睡眠有利于提高疗效，改善患者生命质量。

一、正常生理性睡眠

　　1.非快动眼睡眠（NREMS）　非快动眼睡眠又称慢相睡眠、正相睡眠和慢波睡眠。随着人们由清醒逐渐进入睡眠，脑电图中正常的 α 波随着睡眠的加深而逐渐减少，直到最后完全消失，并且出现了每秒4~6次的慢波和每秒0.5~3次的高波幅的梭形慢波，所以叫慢波睡眠（或慢波时相）。非快动眼睡眠时相人体呼吸变深、变慢而均匀，心率变慢，血压下降。全身肌肉松弛但仍保持一定的紧张度，眼睛闭拢，如轻轻扳开眼皮可以发现眼球呈静止状态。根据睡眠深度的不同又将这个慢相睡眠时相分为嗜睡、浅睡、中睡和深睡4个阶段，又称熟睡阶段。

　　非快动眼睡眠时相的生长激素分泌明显升高，对促进身体生长发育、促进体力恢复是有利的。

　　2.快动眼睡眠（REM）　又称快相睡眠、异相睡眠或快波睡眠。从眼颤图和脑电图上可以看出双眼球产生 50~60 次/分的快速摆动，脑电波由慢波转快睡眠时相，人体的各种感觉比在正相睡眠时期进一步减退，肌肉也更松弛，肌腱反射消失。但是这个时期的血压却较慢波睡眠时期升高，呼吸也变得快而不规则，体温和心率也较前阶段升高和加快。身体上有些部分的肌肉如面肌、口角肌及四肢的一些肌肉群可出现轻微的抽动。另外肠胃活动增加，大脑的血流量也明显增加，孕妇腹里的胎儿在这个时期胎动也明显增加为快波。在整晚的睡眠过程中慢相睡眠与快相睡眠反复循环，一般是先经过 80~120min 的慢相睡眠，接着进入快相睡眠，此后再转入慢相而至快相，如此慢相→快相→慢相→快相的周期循环，整夜有 3~4 次。

　　快动眼睡眠时阶段不仅是睡眠的重要阶段，对整个生命的健康活动都有极为重要的意义，在这个阶段，体内的各种代谢功能都明显增加以保证各种组织蛋白等重要物质的合成和对已经被消耗物质的补充，对于大脑来说，这个阶段有利于建立新的突触联系促进学习记忆活动甚至是创新思维的形成，促使神经系统的正常发育，正常功能维持和损伤修复。

二、睡眠基本模型

睡眠的最基本模型，来源于脑电图的记录。从觉醒到睡眠首先出现非快速眼动的慢波睡眠四个阶段，其中 1 期、2 期为浅睡眠，α 波降至 50% 以下，θ 波逐渐增多；3 期、4 期为深睡眠，出现 δ 波，特别是出现特征性的纺锤波。约经 1 个多小时的非动眼睡眠，进入到快速眼动为特点的快波睡眠，脑电图出现去同步化的高频波，一般此时正是做梦期。约 20min 后又进入到慢波睡眠。如此重复 5~6 次。一个晚上，慢波睡眠约占睡眠时间的 80%，快波睡眠则约占 20%。研究显示中缝核头部的 5- 羟色胺（5-HT）能神经元参与产生和维持慢波睡眠，而蓝斑核尾部的去甲肾上腺素（NA）能神经及低位脑干被盖部的乙酰胆碱（Ach）神经元，则在中缝核尾部的 5-HT 能神经元的触发下，产生快波睡眠。这 3 种神经递质的交互作用导致觉醒与睡眠及慢波睡眠与快波睡眠的周期性变化。

三、深度睡眠

深度睡眠也被称作是黄金睡眠，只占整个睡眠时间的 25%。

定义　深度睡眠是睡眠的一个部分，夜间睡眠，一般分 5~6 个周而复始的周期，每个睡眠周期 60~90min。睡眠周期由非快速眼动周期和快速眼动周期组成。非快速眼动睡眠又分为浅睡期、轻睡期、中睡期和深睡期 4 期，然后进入快速眼动睡眠期，算是一个睡眠周期结束。研究表明，占整个睡眠时间大约 55% 的浅睡期和轻睡期，对解除疲劳作用甚微，而只有进入深睡眠状态的中睡期、深睡期及快速眼动睡眠期，才对解除疲劳有较大作用。因为在深睡眠状态下，大脑皮质细胞处于充分休息状态，这对于消除疲劳、恢复精力、免疫抗病等都有至关重要的作用。然而这种深度睡眠，只占整个睡眠时间的 25%。因此对睡眠的评价，更重要的是看质量。最终要看深度睡眠时间的长短。

四、睡眠对生理组织的影响

生理学实验表明，缺乏睡眠的人，免疫力大幅度降低，衰老进程是正常人的 4~5 倍。

1.睡眠与细胞寿命　缺乏睡眠主要导致组织的损坏，科研实验表明，高强度的睡眠时间是平均机体花费在修复 DNA 损伤的力度最大，在细胞分子学上来说，DNA 损伤与 DNA 修复间的这种平衡是细胞衰老的最重要指标。

当机体缺乏修复这一机制时，细胞的分裂增殖寿命只是完整细胞的五分之一左右，这可以看作睡眠对机体生理影响的重要意义。

2.睡眠与机体免疫　缺乏睡眠，对免疫系统是崩溃性的打击，人体的胸腺会急剧性萎缩。这是人体最重要的免疫器官，在通常情况下，只有在中老年时期，胸腺会缩小成一个樱桃大小，而T细胞的增殖会大幅度下降，不仅白细胞和淋巴细胞大量减少，并使巨噬细胞有了抑制作用。

通过临床取样调查，有近76%的人体组织器官有轻微癌变的趋势，这一比例是相当高的。

3.睡眠和神经系统　睡眠是通过下丘脑调节内脏的活动及激素内分泌，而神经内分泌不仅取决于中枢神经的指令，更是生命体本有的"生物钟"的活动周期。

从生理学来说，生物钟本就是DNA起遗传作用的记忆编码，如下丘脑组织，在人体深度睡眠下，平均夜晚10点到凌晨2点会分泌还原性谷胱甘肽、超氧化物歧化酶（SOD）等，这些都是不可合成的人体必需激素，主要用来修复细胞的损伤，促进细胞的增殖与分化，确保各组织、器官的正常生长、发育。

第九节　舌苔与舌质

舌诊是中医四诊中的重要方法之一，主要是观察舌和苔的变化。舌是指舌体的质地，即舌质。苔是指舌面上的苔垢，即舌苔；舌和苔是既有联系又有区别的两个方面。舌苔和脾胃的关系很为密切。观察舌质和舌苔的变化对临床辨证施治有指导和参考的作用。舌由肌肉、结缔组织和黏膜构成。舌背表面的黏膜，中医称之为舌面。黏膜上有唾液腺开口。舌质内有丰富的结缔组织、神经、血管和淋巴管。舌苔主要由丝状乳头上皮的顶端不断生长和角化而形成的角化层组成。这种角化的上皮呈树枝状分布，淡白色，对舌黏膜有保护作用。在角化层分枝的空隙中填有脱落的上皮细胞、细菌、食物碎屑、渗出的白细胞以及唾液等，组成正常的薄白舌苔。

舌和苔的生理受神经和体液的调节。

一、舌苔的变化

舌苔的变化主要反映：

1.厚度　舌苔的厚薄与舌乳头表皮细胞生长角化的程度有关，角化越甚，舌苔越厚，反之，则舌苔变薄。舌苔刮去后不久又会再长出。据其厚度，中医临床上可分为厚、薄、净、剥、裂等类型。

（1）厚苔：苔厚表示实证，说明病邪较深，而尚有较强的抗病能力，见于胃炎、肠梗阻、腹腔内炎症、消化道功能紊乱诸症。

临床上有白厚、黄厚、厚腻、厚燥等之分。厚苔系因乳头角化层伸长、增厚、杂质增多所引起。

（2）薄苔：一般为正常苔，如有病也较轻浅。有薄白、薄黄、薄腻、薄润、而少津等之分。

（3）净苔：能清晰地看到质，乳头上面没有白苔，乳头间没有杂质，又称薄净苔。伴有舌质红者为胃阴不足或脾阴不足的表现，病情较轻，但可向光剥苔和薄白苔、薄黄苔转化。净苔的乳头有轻度的萎缩，角化层减少。

（4）剥苔：舌苔全部或部分剥脱称剥苔。因面积和部位的不同而可分为三种类型：光剥指全舌光洁无苔，严重者称镜面舌。花剥指二块以上的小片状剥脱，与舌苔相夹杂。中剥、根剥指舌苔中间剥掉一块的称中剥，剥苔在舌根部的称根剥。

剥苔表示胃阴虚、胃无生气，剥苔的面积大小反映阴虚的程度。伤阴，脾肾阴虚。剥苔以伴有舌质红为多，舌红苔剥为阴虚有热，舌淡光剥为阴阳两虚。剥苔一般见于慢性病，多见于溃疡病反复小量出血，晚期胃肠道肿瘤、腹水等。

剥苔主要是因舌丝状乳头明显萎缩、角化不全、分枝短小、舌面没有杂质所造成。严重者蕈状乳头亦可萎缩，舌边、舌尖亦无苔。

剥苔表示虚证，说明机体功能衰退而代偿减弱，抗病能力降低。

（5）裂纹：正常舌中间有一条中央沟，舌面有许多较浅的纵裂和横纹，这均为舌乳头角化层所掩盖。在病理情况下，乳头反复萎缩和增生，使舌乳头一部分融合，一部分分离而显出了裂纹。所以裂纹往往是在长期的病理过程中形成的，一般表示胃阴不足。辨证时，裂纹只作参考。

裂纹有三种表现：中裂指中央沟明显加深，舌面二侧均有舌苔。舌光而裂指伤阴的表现。裂纹众多指有纵有横，称地图舌，为胃阴虚。

此外，尚有少数先天性舌裂，裂纹中有乳头增生，此不属病理改变。

2.湿度 舌苔的干湿随唾液腺分泌和体液盈亏而定。唾液腺分泌受自主神经调节。有腻苔和燥苔两类。

（1）腻苔：苔中含有较多的唾液和水分。苔腻为湿滞。常见的有薄腻、腻、厚腻、黏腻（有较多的黏液）、滑腻（有较多的痰液）、浊腻（有较多的杂质）、腐腻（厚腻有许多痰液、杂质）以及自腻、黄腻、灰腻等。

腻苔与消化道运动功能减退、消化道分泌液排出不畅有关，如消化不良、幽门梗阻、慢性胰腺炎、便秘、呕吐等。

（2）燥苔：唾液和水分明显减少，如高热、水泻和呕吐。开始时可为腻苔，以后引起失水，水盐代谢紊乱，可转为燥苔。昏迷患者张口呼吸，可出现燥苔。胃神经官能症、交感神经兴奋，唾液分泌减少而舌苔干燥。

舌苔偏干，缺少津液，又称少津。舌苔干燥是由于津液亏耗，热盛则热逼津耗，阴虚则津液暗耗。

3. 颜色

（1）白苔：白苔主寒，有薄白、白腻、白滑、白而干。白苔多见于病毒感染发热、慢性非特异性炎症、消化道慢性病如慢性结肠炎、慢性溃疡病、慢性萎缩性胃炎。白苔一般表示病较轻，随着病情发展变化，舌苔可转黄。如慢性溃疡性结肠炎急性发作，舌苔可由白化黄，中医称寒化热。

白苔的增厚主要由于舌乳头白色的角化分枝增多，致密，为增生性病变。

（2）黄苔：黄苔主热，有薄黄、黄厚、黄腻、黄燥、淡黄、深黄、老黄、焦黄等。

黄苔见于：①各种细菌性感染发热、毒血症和失水。②胃肠道各种急性炎症，如急性胃肠炎、溃疡性结肠炎、胰腺炎和各种腹腔化脓性炎症。③慢性浅表性胃炎、溃疡病活动期，慢性结肠炎急性发作。④胃潴留、便秘和消化道功能紊乱。⑤胃肠手术后。

黄苔的形成主要是丝状乳头角化质凸起、伸长、分枝增多。颜色的转黄是由于：①在全身各部位细菌感染的同时会发生舌黏膜内灶性细菌性感染，炎症细胞渗出及其分解产物的着色作用以及细菌、真菌的产色作用。②消化道酵解产物如硫化物、氨类吸收入血内后，反映在舌乳头上的着色作用。③由于口腔自洁作用不良，角化层分枝间的杂质堆积和酵解的染色作用。

黄苔的出现属实证、热象。这是由于机体代谢增高，舌乳头有增殖性变化，但也有少数寒热虚实夹杂的情况，如服清热药而引起腹泻、结肠功能紊乱，薄白苔化为薄黄苔，这时应舍苔从证，以脾虚论治，不能再以清热解毒处理。

（3）黑苔：黑苔主热极涸，或寒极阳微和肾衰竭，为病重病危之症候，临床上比较少见。在消化道疾病中见于：①化脓性炎症并伴有脓毒血症，如腹膜炎、坏疽性阑尾炎、膈下脓肿、坏死性胰腺炎。②偶见于慢性胃窦炎、溃疡病出血。③某些口腔真菌感染。④长期便秘以及高热便秘者。⑤晚期恶性肿瘤。

黑苔有全黑、棕黑、底白面黑、灰黑、灰白、黑燥、黑腻，一般均为厚苔，也有薄黑、薄灰。外还有黑毛舌。

黑苔形成有一个渐变过程，丝状乳头角化层的不断增殖呈细毛状突起，颜色由白转灰、转黑，或由黄转黑。黑色形成的原因：①有人认为是由于血红蛋白、蛋白碎屑、烟草崩解产物发生的化学反应。②某些细菌、真菌的产色作用。③与高热脱水、脓毒血症、毒素刺激、便秘、肠功能紊乱等有关。④长期吸烟并嗜酒或吃过黑色食物的正常人可有黑苔出现而且不易消除，这应与严重疾病中的黑苔相区别。

黑苔虽为病重之症，但中西医结合治疗能使许多患者转危为安。

（4）糜苔：舌上有许多白色散在的糜点，多为口腔白色念珠菌感染。在口腔真菌感染的同时常常伴有深部真菌感染，后者不易治愈。真菌感染的舌苔有一个舌苔消退－舌质变红－糜点产生的过程。在广泛应用抗生素和激素的情况下，注意舌苔的变化以预防真菌感染的发生有重要的临床意义。糜苔出现的同时，舌质光红，舌乳头明显萎缩。苔浮在舌面上，揩之即去，去又复生，称为无根之苔，为胃气消乏的症候，提示病重病危，机体免疫功能明显低下。

二、舌质的病理变化

舌质是指舌黏膜色泽的变化，临床上分淡白、红绛、青紫三种。舌质的颜色取决于黏膜血管的扩张、充血、载氧以及组织间液多少有关，而不取决于舌苔的厚度、颜色的变化。舌质淡、红、紫均可伴黄苔、白腻苔，或者光剥无苔。舌苔反映疾病的进退深浅，舌质反映机体的虚实状态。

1.舌淡　舌质淡比正常的淡红色更淡，重者呈淡白色，主阳虚或气血二虚。舌质淡或淡白有程度上的差别。淡白舌质同时出现面色、口唇苍白，缺少光泽，又称枯白苔。舌淡见于消化道大出血后、胃肠道慢性出血继发严重贫血、重度继发性营养不良、晚期恶性肿瘤伴恶波质。

舌质淡的形成是由于舌黏膜内血管萎瘪，血容量减少，红细胞和血红蛋白明显减少、机体代谢代偿功能降低。舌淡有苔者的舌乳头增生，角化层遮盖舌质而使舌相对变淡，阳气不足的程度尚轻。舌淡苔白为虚寒之症，如慢性腹泻、营养不良者。舌淡苔黄为阳虚之体夹有热象，此热象可来自急性感染、慢性感染，以及便秘者。舌淡光剥无若，轻者为阴阳二虚、胃气不足，重者为胃气将绝，往往见于疾病晚期及恶病质。

2.舌质红　舌质红比正常的淡红更红，程度上有红和红绛之别。青红表示热象和阴虚，红绛为热盛。在消化道疾病中，舌红为胃阴虚。常见的疾病有：①胃、肠、胰腺急性炎症，化脓（尤有发热，机体代谢增高时），失水，水、盐代谢紊乱，以及毒血症，常与黄同时出现。如病情恶化，会出现苔消失、舌转红绛光剥。②活动期的溃疡病、胃炎、胃癌及胃出血代偿期。③腹膜结核、肠结核。④胃游离酸缺乏者（舌质常呈光红）。

舌红与苔黄均为热。黄苔为实热，舌红有实热和阴虚内热之分。毒血症高热失水时，舌红绛与黄燥苔同时出现，则为热盛伤津。胃肠炎、胃窦炎时，舌红与黄腻苔同时出现，为湿热中阻。舌质红同时出现白腻苔，为胃阴不足，中焦湿滞，如慢性胰腺炎、十二指肠球部溃疡常有这种舌苔。阴虚为本，湿滞为标，治疗时应先化湿，湿化后再养阴。

舌红绛是由于黏膜内血管扩张、充血、血流加速、载氧充足而形成，反映机体代谢增高、代偿增强、有一定的抗病能力。舌红而苔厚为实热，正气充沛、增生旺盛、代偿和抗病能力较强。舌红而光剥，为伤阴、正气受挫，反映机体衰退性变化，为虚证，但与淡白光剥苔相比尚有一定的代偿和抗病能力。

3.舌质紫　紫舌包括青紫舌和蓝舌。紫舌又分：①全舌青紫。②舌黏膜上有散在斑片状或点状青紫。③条索状静脉怒张。

紫舌为血瘀的征象，少数见于阳虚、寒极和热盛。在消化道疾病中见于慢性溃疡病有反复出血者、肿瘤、慢性胰腺炎、肉芽肿病、肠型紫癜等。

出现舌质紫的原理有：①静脉回流障碍、舌静脉怒张、舌黏膜毛细血管淤血，可由于上腔静脉阻塞。②黏膜下层色素沉着。有报道在内脏出血前由于凝血障碍、血管病变等因素发生舌黏膜内出血，以后血液吸收后就留下了色素沉着，出现了黏膜内小斑片状或点状之瘀紫。③缺氧、末梢循环障碍。④紫癜。

三、舌体的病理变化

舌体的病理变化与胃肠道疾病有关的主要有胖嫩、瘦瘪和边有齿印。

舌体胖大、饱满而显得比较嫩，常与淡白舌同时出现，主阳虚和寒湿。舌胖可见于慢性腹泻或长期进食减少而致营养不良性浮肿、小肠吸收不良综合征、蛋白丢失性胃肠病、低蛋白血症、腹水等。舌胖的形成是由于血浆蛋白低下、胶体渗透压降低、舌体水肿以及舌肌肉松弛。

舌淡胖嫩为功能降低性病变，包括甲状腺功能减退以及代偿功能降低。舌胖一般见于慢性病、病程长，治疗也不易见效。

舌边的齿印多见于舌胖，少见于舌红瘦小。胖舌齿印的形成是由于：①舌肌松弛，几方面的张力不一致有关。②夜间臼齿长时间对舌边的压迫。瘦舌齿印的形成可能为舌组织水分减少与肌肉收缩的张力不一致有关。齿印的临床意义不大。

四、中药对舌苔的影响

1. 香燥理气药　有乌药、砂仁等。燥湿药苍术、厚朴等能使厚腻苔变薄，使薄苔消失，舌质变红、干燥、少津。

2. 温补药　有人参、党参、黄芪、当归等。温阳药附子、肉桂、干姜、鹿角，温中散寒药吴茱萸、高良姜等能化去白腻苔，使舌质变红。

3. 苦寒之清热燥湿药　有黄连、黄柏、龙胆草、苦参片等，能去黄腻苔。

4. 养阴药　有生地、麦冬、沙参等。滋阴药熟地黄、龟甲、首乌等能使舌苔增厚、黏稠。养阴生津药石斛、玄参、鲜生地黄等能改善阴虚患者舌光红少津、口干之症，但也会加重湿滞患者的厚腻苔、口干不欲饮之症。

中药使舌苔变化的原理：①病因的消除，疾病的好转，如用黄连治疗急性胃肠炎，随着病的痊愈，黄腻苔随之消失。用苍术、厚朴使积滞和减弱的运动加强，排空加快，舌苔也随之变薄。②温热药能使代谢增高，血管充血，血流加快，舌质变红。③香燥药能抑制迷走神经或兴奋交感神经，从而抑制了唾液腺的分泌，使苔变干。④养阴药对脾胃虚寒者有减退食欲、大便溏薄、消化功能发生紊乱和舌苔变厚之作用。⑤石斛能促进唾液腺分泌，使光红少津的舌苔消减，起到生津作用。

第十节　消化不良症状

多数慢性胃炎患者无任何症状，有症状者主要为消化不良，且为非特异性，消化不良症状的有无和严重程度与慢性胃炎的内镜所见及胃黏膜的病理组织受到分级无明显相关性。

部分慢性胃炎患者可出现上腹痛、饱胀等消化不良症状，有消化不良症状的慢性胃炎与功能性消化不良患者在临床表现和精神心理状态上无显著差异。有学者发现 85% 的功能性消化不良患者存在胃炎，且 51% 合并 Hp 感染。

国内一组研究结果：

1. 慢性胃炎患者症状谱、常见症状发生率

上腹饱胀感 73.4%，嗳气 52.2%，烧心 26.8%。

上腹不适 63.1%，反酸 35.7%，恶心 25.4%。

上腹痛 61.3%。早饱 34.5%，呕吐 8.5%。

2. 胃黏膜糜烂与非糜烂关系

上腹饱胀感非糜烂 72%，嗳气非糜烂 55%，烧心非糜烂 28%。

上腹饱胀感糜烂 78%，嗳气糜烂 52%。

烧心糜烂 27%。

上腹部不适非糜烂 62%，反酸非糜烂 38%，恶心非糜烂 29%。

上腹不适糜烂 64%，反酸糜烂 36%。

恶心糜烂 22%。

上腹痛非糜烂 58%，早饱非糜烂 36%，呕吐非糜烂 10%。

上腹痛糜烂 68%，早饱糜烂 37%，呕吐糜烂 8%。

3. 症状与进餐关系

上腹饱胀感餐前 5%，餐后 52%，嗳气餐前 5%，餐后 48%，烧心餐前 20%，餐后 40%。

上腹不适餐前 10%，餐后 32%，反酸餐前 20%，餐后 40%，恶心餐前 15%，餐后 42%。

上腹痛餐前 20%，餐后 22%，早饱餐前 5%，餐后 68%，呕吐餐前 5%，餐后 58%。

各种症状都以餐后加重。

4. 胆汁反流

显示反流者饱胀、嗳气、早饱、烧心均高于不反流者。

第十一节　顽固性功能性消化不良患者临床特征分析

功能性消化不良（FD）是消化科常见疾病，现认为该疾病顽固性的主要原因是心理社会因素参与发病致病的结果。

本组纳入分析符合罗马Ⅲ标准 FD 者 60 例。

症状：上腹痛，27 例；上腹不适，23 例；烧心，5 例；反酸，4 例；嗳气 22 例；恶心，13 例；腹胀，21 例；便秘，14 例；纳差，35 例；胸闷／心慌／心悸，49 例。

过度换气／呼吸困难，27 例；头痛头晕，15 例；乏力／麻痹感，35 例；腰背痛或月经痛，15 例；体重减轻，23 例。

（1）HAMA：驱体化，15.86±2.03；精神，17.81±3.15；焦虑，12.35±2.41；体重，1.02±0.29；认知障碍，5.15±1.02；症状结构是多系统。

（2）HAMD：日夜变化，0.20±0.50；迟缓，6.82±1.52；睡眠障碍 6.21±1.34；绝望感，0.22±0.02。

存在抑郁、焦虑情绪，其中焦虑稍突出。

随着人们对脑－肠轴（即大脑－胃肠神经系统）和功能性胃肠疾病（FGIDs）研究的不断深入，现认为胃肠生理的改变、胃肠症状体验、疾病行为与态度、治疗反应及预后等均与心理社会因素参与发病、致病有关。多数 FD 患者经对症治疗后症状可获缓解，本组常规治疗无效的顽固性 ED 患者分析发现，均有不同程度的情绪障碍，主要表现为焦虑和抑郁，且明显不同于 PU 患者。这与 Talley 等的发现一致。追问其相关生活事件，虽未发现一致的社会心理异常，但约 80% 病例在发病前 1 周至半年内有明显的引发事件，包括夫妻不和或离异、婆媳不和、失业、子女问题、晋升受阻、工作压力大或出现纠纷、骚扰史等，均未获得有效排除。这提示本组 FD 患者的精神心理异常先于胃肠症状，并非继发于胃肠疾患；其顽固性可能与长期社会压力不得排解，心理失衡未获纠正有关。

胃肠道是最能体现情绪变化的器官，早期的心身疾病研究也多集中在消化系统。人在愉快时，消化液分泌增加，焦虑时排尿、排便次数增多；悲伤时泪腺分泌增多。本组患者均因消化系统症状就诊，且恐癌心理严重，往往重复进行多种检查，尽管部分患者对其心理异常状态有一定自知力，但仍极少寻求心理治疗。我们曾对该组顽固性 FD 患者的症状严重程度和心理学特征作过相关分析，发现焦虑和躯体化是影响其症状严重程度的二个明显因素（待发表）。国外 Tramum 和 Talley 等、国内潘小平等曾对 FD 患者施以抗抑郁治疗，疗效不一，我们也对本组中部分 FD 患者进行过 26 月的抗抑郁治疗（主要为 SSRI 类中的百忧解和赛乐特），已有成功病例出现，但客观结论尚有待更严谨的观察证实。

本组 FD 患者症状涉及消化、心血管、呼吸、骨骼肌肉、泌尿等多个系统，呈征候群表现。与对照组 PU 患者在症状结构上明显不同，后者仍集中在消化系统。

目前对 FGIDs 患者症状多系统性的解释仍处假说阶段，比较一致的假说认为，大脑 – 胃肠神经系统的神经递质（如 5– 羟色胺、NO 等）并非器官或组织特异性的，可作用于胃肠、内分泌、免疫、人类行为等多个领域，因而症状涉及多系统。本组中比较集中的症状为上腹痛、腹胀、胸闷、乏力和睡眠障碍等。其中乏力、过度换气和睡眠障碍具有一定特征性，再配合焦虑抑郁特征进行问诊、有助于早期识别症状的复杂性，以便尽量综合治疗。

第十二节　消化不良症状量表与生活质量量表

FD 常伴有一些消化不良及医学尚不能解释的症状（称躯体化症状），如头痛、失眠，经相关检查未发现全身明显的器质性或代谢性疾病。国外多项研究表明躯体化对 FD 患者消化不良症状严重度及生活质量的影响可能比胃的感觉运动功能障碍、焦虑及抑郁更重要。

一、消化不良症状量表

1. 阿雷格里港消化不良症状问卷（PADYQ）　PADYQ 由巴西研究人员根据 FD 罗马 I 诊断标准设计。该问卷表对患者过去 1 个月内上腹痛、恶心、呕吐、上腹饱胀、早饱 5 个消化不良症状进行评估。其中对上腹痛、恶心、上腹饱胀 3 个症状从强度、持续时间和频率 3 个方面进行评分，对呕吐、早饱 2 个症状仅从频率进行评分。总分为 44 分，症状越明显，分数越高。

2. 7– 分整体症状量表（GOSS）　GOSS 由加拿大研究人员设计，主要用于 FD 或未经确诊的消化不良患者。该量表对患者过去 2d 和 28d 内的上腹痛、上腹不适、烧心、反酸、上腹饱胀、嗳气、恶心、早饱、餐后饱胀以及其他上腹部症状共 10 个条目进行评估，将每个症状分为 7 个等级：1 为无症状，7 为非常严重。

GOSS 与 PADYQ 相比优点在于：①所罗列条目涵盖了所有上消化道症状。②对症状强度分级更细，能区分更细微的差别。不足之处在于该量表不是针对 FD 设计，对症状仅从强度一方面进行评估，不如 PADYQ 全面，对评估远期症状的重复性较差。

3. GSRS　GSRS 是由瑞典研究人员类比综合精神病理学评定量表并结合治疗肠易激综合征和消化性溃疡的临床经验设计。该问卷表对患者过去 1 个月内的腹痛、消化不良、肠功能紊乱等 15 个常见胃肠道症状进行评估。腹痛包括上腹部疼痛、绞痛、钝痛、未明确性质的痛；消化不良包括上腹部疼痛、烧心、反酸、上腹部紧缩感、恶心和呕吐、肠鸣、腹胀、打嗝、排气增多、肠功能紊乱包括排便次数减少、排便次数增多、便溏、大便干结、排便急迫感、排便不尽感。采用 7 分 Likert 量表进行评分，1 分为无症状，7 分为非常严重。

GSRS 仅在腹痛领域与 SF-36 和 QoLRAD 的躯体疼痛领域存在一定相关性。该量表包括许多非 FD 主要症状的下消化道症状和其他消化道症状，增加了临床应用耗时，且该量表内部一致性和可重复性存在较大变异，与其他量表的一致性较低。

4. 消化不良症状严重指数（DSSl）　DSSl 是由美国研究人员针对消化不良所设计的量表，该问卷对过去 2 周内胃肠动力障碍样、反流样和溃疡样三组消化不良症状进行评估。胃肠动力障碍症状包括频繁打嗝、上腹部饱胀、早饱、食欲减退、餐后上腹部不适，餐前、餐后或晨起恶心，干呕和呕吐等反流样症状包括打嗝时反流、白天或夜晚反流、烧心感、胃灼烧感等；溃疡样症状包括餐前、餐后或上腹部疼痛等。三组总计 20 个症状，每个症状采用 5 分 Lkert 量表进行评分，分值越高，症状严重。

DSSI 具有良好的内部一致性、可重复性和效度，且 DSSI 分数不受年龄、性别以及教育程度影响。不足之处在于其对每个消化道症状程度的评估不如 PADYQ 详细。

5. 利兹消化不良问卷（LDQ）　于 1998 年首次在英国利兹被制定并验证，LDQ 共 9 个问题：前 8 项针对 8 个主要症状，即上腹不适、胸骨后疼痛、反酸、吞咽困难、嗳气、恶心、呕吐以及早饱或餐后不适，每项包括 2 个子条目，即使询问过去 4 周内症状的发生频率和轻重程度，前 5 个问题用于诊断消化不良，所有 8 个条目评价消化不良症状的频率和程度，最后 1 个问题是问所有症状中最严重的一个。问卷总分从 0 至 40，低分表示症状出现少或轻，高分则反之。

合格的量表必须具备三方面的验证：效度、信度以及应答性。研究表明 LDO 在社区和医院人群中敏感度为 80%，特异性为 79%，评分员信度 $r = 0.90$，重测信度 $r = 0.83$，内在一致性好，有很好的应答性。

消化不良的症状特异性量表大多存在缺陷。同样具有合格效度、信度及应答性的量表还有简易利兹消化不良问卷（SF-LDQ）、症状描述量表、胃肠道症状积分问卷（GIS）和肠症状评分量表（CSRS）。

SF-LDQ 是在 LDQ 基础上修订的简易版量表，实现了自评短时、简便，同时评价消化不良症状发生频率和轻重的量表，效信度和应答性与 LDQ 无统计学差异。但是 SF-LDQ 只能用于症状评价，不能用于诊断消化不良。症状描述量表只用于评价症状轻重，CIS 包括 10 个常见的胃肠道症状，是评价功能性消化不良患者症状严重程度的有效工具。GSRS 适用于肠易激综合征（IBS）和溃疡性消化不良的症状轻重、不能有效用于评价功能性消化不良症状评价，香港消化不良指数（Hongkong Index of Dyspepsia）是一个只评价严重程度的量表，信度和效度合格，但是缺乏良好的应答性，但是其优势在适用于中国患者：尼平消化不良在指数（NDI）的评价内容包括健康相关生活质量和消化不良症状，研究表明 ND1 症状积分的部分没有合格的效度信度，因此 ND1 症状积分的部分没有合格的效度信

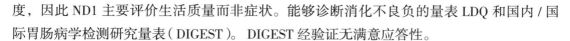

度，因此 ND1 主要评价生活质量而非症状。能够诊断消化不良负的量表 LDQ 和国内 / 国际胃肠病学检测研究量表（DIGEST）。DIGEST 经验证无满意应答性。

LDQ 主要用于评价消化不良症状的客观情况，但只能判断是否患有消化不良，对于区别功能性和器质性尚无有效性。诊断 FD，无论采用罗马Ⅲ标准、LDQ，还是临床医师经验诊断，都要以胃镜检查为基础。LDQ 所涉及的症状与罗马Ⅲ中所定义的功能性消化不良主症有所差异，缺少对上腹胀，上腹部烧灼感的评价，罗马Ⅲ中涉及的症状对于诊断 FD 更有针对性。

二、生活质量量表

1. 普通生活质量量表　SF-36 是目前应用最广泛的普适性生活质量量表。该量表共有 36 个条目，包括生理功能、社会功能、生理职能、躯体疼痛、精神健康、情感职能、活力、总体健康 8 个维度，外加自评健康变化。总分从 0（最差状态）到 100（最佳健康状态）。

SF-36 具有良好的内部一致性、可重复性和效度。SF-36 是一般健康状况量表，并非针对特定年龄、疾病或治疗组进行评价，可用于比较一般人群与特殊人群的健康状况、评价不同疾病的相对负担、区分不同治疗产生的健康效益以及筛选患者等方面。近年来，SF-36 广泛应用于治疗 FD 的多项临床试验，以评价中西药物、针灸治疗对 FD 患者生活质量的影响，结果显示其均取得了良好的评价效果。

2. 欧洲五维健康量表（EQ-5D）　EQ-5D 由欧洲生活质量学会设计制定，该问卷分 EQ-5D 健康描述系统和 EQVAS 两个部分。

EQ-5D 健康描述系统包括行动能力、自我照顾能力、日常活动能力、疼痛或不舒服、焦虑或抑郁 5 个维度，每个维度分为轻、中、重 3 个等级，再应用视觉刻度尺进行 EQVAS 计分，最终应用效用值换算表获得 EQ-5D 指数分值。

EQ-5D 对 FD 患者进行问卷调查，结果显示消化不良症状严重程度与 EQVAS 呈反比，该量表反应性为 100%。EQ-5D 与 SF-36 具有较高相关性，具有良好的可重复性、反应性以及效度。

EQ-5D 评估针灸治疗对 FD 患者生活质量的影响，并与特异性量表尼平消化不良指数（NDI）进行比较，结果显示两者具有较好的一致性。

三、特异性生活质量量表

1. FD 生活质量量表（FDDQL）　FDDQL 是由法国研究人员根据 FD 罗马Ⅲ诊断标准设计的专门测定 FD 患者生活质量的特异性量表。该量表对患者在治疗 2 周内的日常活动、忧虑、饮食、睡眠、不适、健康感觉、疾病控制以及压力 8 个领域进行评估。每个领域包括 3~9 个条件目，总共 43 个条目，每个条目根据频率、程度、意愿度进行计分。

目前该量表已经翻译多国版本，在严格的信度、效度、反应性评估后，已在全球范围内应用于 FD 生活质量的研究，也适合用于测量国内患者的健康状态以及 FD。

2. NDI　NDI 是由澳大利亚研究人员针对胃食管反流病（GERD）和 FD 患者所设计。该问卷表共有 10 个条目以分量表的形式对 FD 患者在过去至少 2 周内紧张 / 焦虑，日常生活的影响、饮食、认知 / 自控力、工作 / 学习 5 个方面进行评估。每个条目通过 5 分 Likert 量表对频率和程度进行计分，每个项目的总分从 0（最差的生活质量）至 5 分（最高的生活质量）进行评分，分数越低表明 FD 症状越严重。

NDI 对评价 FD 患者的生活质量和疾病严重程度具有良好的可信度和有效性。该量表已应用于多项治疗 FD 的临床试验以评价干预措施的疗效，均取得良好效果。

3. QoLRAD　QoLRAD 是由欧洲研究人员针对 GERD 和消化不良患者所设计的生活质量量表。该问卷共采用 25 个条目对患者情绪、睡眠、活力、饮食和体能社交 5 个领域进行评估，每个领域分为 3~6 种状况，如情绪领域分为失去信心、沮丧、焦虑、担忧或恐惧、不明原因易怒，每种情况用 7 分 Likert 量表进行计分，从 0（一直发生）至 7 分（从来没有发生）进行评分，累计所有条目记分，分数越低表明日常生活质量受影响越严重。

应用表明量表具有良好的内部一致性，具有良好的重复性、反应性和效度。

在 FD 的临床干预研究中，应联合应用消化不良症状量表和生活质量量表对干预措施进行综合性评估，才能对干预措施的有效性作出恰当评价。目前，在评估 FD 症状的量表中，非特异性量表包含症状较多，使用不仅费时，且效度不高。在所有量表中，除 PADYQ 对症状从程度、持续时间和频率三方面进行了较为详细的评估，其余量表多从程度一方面进行评估。综合考量量表的有效性指标，提示 PADYQ 和 DSSI 是评价 FD 的较好量表。在评价 FD 生活质量量表中，SF-36 和 EO-5D 为普通生活质量量表，涵盖条目众多，调查较为费时。NDI 和 QoLRAD 针对 GERD 和消化不良患者，后者较前者条目繁多，且目前尚无中文版本。FDDQL 是针对 FD 的特异性量表，其和 NDI 均有中文版，并均被广泛用于干预 FD 措施的疗效评价。

第十三节　PHQ-9 表在不同人群筛查抑郁程度

抑郁是精神心理疾病的常见病之一，全球约有 3 亿人受到抑郁症的影响，在不同国家、不同疾患者群有着不同的发病率。最近的一项有关全球疾病负担的系统分析结果显示，随着时间的推移，人口心理健康状况与之前相比并没有显著改善，而且抑郁是导致自杀的重要原因，也是非致命负担的主要原因。因此，对抑郁症患者进行筛查并及早进行干

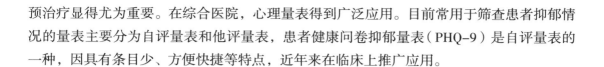

预治疗显得尤为重要。在综合医院，心理量表得到广泛应用。目前常用于筛查患者抑郁情况的量表主要分为自评量表和他评量表，患者健康问卷抑郁量表（PHQ-9）是自评量表的一种，因具有条目少、方便快捷等特点，近年来在临床上推广应用。

一、PHQ-9 的特点

PHQ-9 是基于美国精神疾病诊断与统计手册（DSM-IV）制定的一个简单、高效的抑郁自评工具，由 9 个条目组成，每个条目答案由 4 个选项构成，分别为完全不会、好几天、超过 1 周、几乎每天，分别对应的分值为 0 分、1 分、2 分、3 分，总分是 20 分，分数越高代表抑郁的可能性越大。1~4 分为正常，5~9 分为轻度抑郁，10~14 分为中度抑郁，15~19 分为中重度抑郁，20~27 分为重度抑郁。PHQ-9 只具有 9 个条目，且不需要专业人员进行，具有简便、高效的特点。有研究发现，电话管理的 PHQ-9 的内部一致性很高，接近自我管理，两者之间具有强烈的一致性。因此，在对患者进行抑郁症筛查或通过 PHQ-9 对患者的治疗效果进行评估时，可以采用电话管理的方式采集信息，提高工作效率，减少患者的奔波之苦。PHQ-9 具有良好的内部一致性，Cronbach'so 系数介于 0.8~0.9，目前已被翻译成泰语、西班牙语、乌尔都语、中文等多种语言版本，并且在内分泌、肿瘤、精神科等领域得到了广泛的应用。

二、PHQ-9 在不同人群中的应用

传统上多采用 10 分作为截止值，但近些年来，一些研究表明，不同人群可具有不同的截止值。

在国外，以小型国际神经精神病学访谈（MINID 为参考标准，对 2 型糖尿病患者进行抑郁症的筛查，研究发现，当截止值为 5 时，灵敏性与特异性之和最大，灵敏性为 92.3%，特异性为 70.4%，而在标准的截止值（PHQ-9=10）时，灵敏性为 42.6%，特异性为 95.7%。因此，在 2 型糖尿病患者中，推荐 PHQ-9 的最佳截止值为 5 分。一项纳入了 110 例无痴呆帕金森患者的研究发现，以 DSM-IV（SCID）结构化临床访谈作为诊断抑郁症的金标准，当截止值为 9 时敏感性为 100%，特异性为 83.1%，两者之和最大，所以，在帕金森患者中，推荐 PHQ-9 的最佳截止值为 9 分。Haidad 等通过对冠心病患者的研究发现，PHQ-9 识别抑郁症的最佳截止值与标准值不同。在该研究中，标准值 ≥ 10 时，敏感性为 0.84，特异性为 0.90，Youden 指数为 0.74；当 PHQ-9 ≥ 8 时敏感性为 0.94，特异性为 0.84，Youden 指数为 0.78。因此，PHQ-9 ≥ 8 时有效性及可靠性优于标准值。在关于心力衰竭患者的研究中，以贝克抑郁量表 II（BD- II）为参考标准 PHQ-9 量表随着截断分数的增加，其特异性不断增加，而敏感性则不断降低，当采用传统的 10 分为截止分

数时，其低敏感度为 0.70，高特异性为 0.92；当采取截止分数为 6 时，灵敏性（0.93）与特异性（0.74）之和最大，或许可作为在心力衰竭患者中的最佳截止值。在对精神疾病患者的验证中，当被截止值 ≥ 10 时，虽然产生了较高的灵敏性，为 0.93，但其特异性较低，仅为 0.53，有着较高的假阳性率：当调整截止值 ≥ 13 时，会产生更好的特异性，而且灵敏性也很好，分别为 0.83、0.72，所以，本研究中最佳截止值推荐为 ≥ 13 或更高。

在国内，PHQ-9 同样得到了广泛的应用，经验证明在脑卒中、肿瘤、精神科抑郁障碍等疾病中有着良好的信度与效度，且具有良好的内部一致性，但关于筛查抑郁症最佳截止值的研究尚少。周春兰等以临床定式访谈（SCID）抑郁量表诊断的结果为金标准，通过对 120 例糖尿病足溃疡患者的研究发现，PHQ-9 在筛查抑郁症方面具有良好的内部一致性与信效度，并推荐在糖尿病足溃疡患者的应用中 10 分为最佳截止值，此时灵敏性为 0.928，特异性为 0.804，Youden 指数为 0.732。PHQ-9 在中国初级保健机构中筛查抑郁症患者中同样具有良好的效果，Chen 等的研究显示，Cronbach'sa 系数为 0.91，AUC 为 0.92，当 PHQ-9 的截断分数为 9 时灵敏性为 0.86，特异性为 0.77，阳性似然比为 5.73，阴性似然比为 0.16，灵敏性与特异性之和最大，所以推荐 9 分为最佳截止值。在一项针对 1045 例中国社区居民的研究中同样证实，PHQ-9 是一种有效的筛查抑郁症工具，Cronbach's a 系数 0.86，AUS 为 0.92，推荐 PHQ-9 的截止分数为 7 或更高，此时灵敏性为 0.86，特异性为 0.86。因此，针对不同的筛查对象，PHQ-9 应采用不同的截止值。

三、PHQ-9 截止值的影响因素

截止值的不同是由多种因素共同作用的结果。一项纳入 18 项研究的荟萃分析显示，人群的选择、研究的设计、评定员的培训、文献的引用及翻译等是引起截止值不同的潜在因素。当研究目的不同时，若只是进行疾病的筛查，截止值的选取可能较小，若是进行疑似病例的评估，在截止值的选取上则倾向于选择较大的数值。而评定员由于采用的诊断标准不同也可影响结果的准确性，而且具有较强的主观性。同时，文化水平的高低以及种族文化的不同可能也是造成截止值不同的原因。文化水平的差异影响了抑郁症状的体验和个人对精神疾病的态度，而不同文化背景下的人表达抑郁症状的方式也不同，从而影响问卷的准确性。在中国，病耻感是普遍存在的问题，人们隐藏自己的真实感受不被外界所知，可能会使抑郁患者的主要表现以躯体症状为主。因此，最佳截止分数的选取应该具体情况具体分析。

四、PHQ-9 在消化系统疾病中的应用

目前 PHQ-9 在消化系统疾病方面的研究较少。在国外，有研究发现，在有胃肠道症

状的心力衰竭患者中，PHQ-9 用于筛查抑郁具有良好的可靠性和有效性。国内李金英通过对 FGIDs 患者的研究发现，PHQ-9 在评估 FGIDs 患者抑郁方面较 SDS 具有良好的检出率与临床符合率。也有研究通过 PHQ-9 对 FGIDs 患者的抑郁症状的严重状况进行评估。但有关该量表在功能性胃肠病中最佳截止值的数据鲜有报道。进一步研究 PHQ-9 在功能性胃肠病中筛查抑郁患者的最佳截止值可成为一个新的研究方向，为功能性胃肠病患者的诊治提供一个有力的辅助手段。

综上所述，PHQ-9 在不同人群中筛查抑郁患者具有良好的信效度，可广泛应用于综合门诊中，但在不同人群中筛查抑郁症的截止值可不同，在选择截止值时应具体情况具体分析。目前关于 PHQ-9 的截止值在很多疾病中还没有进行研究，需要进一步的发掘。

第十四节　精神与躯体化症状

1. 精神症状　精神症状指一个人开心的时候，会愉快地与他人说笑，展露愉快的表情。而当一个人伤心忧郁的时候，会哭，表现消极。同样，异常的精神活动会通过人的外显行为如言谈、书写、表情、动作等表现出来，称之为精神症状。

2. 认知障碍　认知是机体认识和获取知识的智能加工过程，涉及学习、记忆、语言、思维、精神、情感等一系列随意、心理和社会行为。认知障碍指与上述学习记忆以及思维判断有关的大脑高级智能加工过程出现异常，从而引起严重学习、记忆障碍，同时伴有失语或失用或失认或失行等改变的病理过程。认知的基础是大脑皮质的正常功能，任何引起大脑皮质功能和结构异常的因素均可导致认知障碍。

3. 思维迟缓　思维迟缓是抑郁症的症状之一。思维迟缓，思维联想过程受到抑制，反应迟缓，表现为活跃言语的减少，言语速度明显减慢，思维困难。缓慢反应，需要等待很长时间。在抑郁症的影响下，自我评价低，自卑，无能和无用感，觉得生活没有意义，有悲观和沉思的自杀，有自责，认为生活成为一种负担。

4. 强迫症状　分为两大组症状：第一类，以强迫思维为主。强迫思维就是反复想一些其实没有太多必要的事情，一部分就是反复想一些没有意义的事，还有些会反复的计数就是数 1234567，走到路上看到杆子，他也会去计数，还有强迫自己怀疑一些事情等。

第二类，有一部分患者会发展出强迫行为，比如想到什么事去做什么事。最常见的就是洁癖，反复的清洗，通过清洗的方式不停地洗或者是干脆避免接触，采用回避的行为等，还有一些做仪式化的动作，东西一定要按规定的顺序等，以及强迫思维。

5. 焦虑抑郁　焦虑和抑郁是不同的疾病，焦虑主要表现为无故的紧张，害怕，担心，坐立不安，头晕，四肢麻木，患者常伴有一些胸闷、心慌、气短、呼吸困难等躯体的症状，严重者患者会有窒息感和濒死感等。而抑郁症主要表现为失眠，情绪低落，思维迟缓，兴趣减退，不开心，不想与人交流，严重的患者会伴有自杀自残等行为。

6. 惊恐障碍　惊恐障碍简称惊恐症是以反复出现显著的心悸、出汗、震颤等自主神经症状，伴以强烈的濒死感或失控感，害怕产生不幸后果的惊恐发作为特征的一种急性焦虑障碍。

惊恐症状是患者自我感受到的表现，患者在某些情况下突然感到惊恐、失控感、发疯感、崩溃感，好像死亡将来临，惊恐万状，四处呼救，同时伴有严重的自主功能失调，其起病快，终止也快，其表现将持续数分钟或几十分钟的急性症状，发作呈自限性。

7. 偏执症状　是一种精神类的疾病，症状表现之一患者会按照自己的思想去衡量所有人的和所有事，听不进他人的意见，也不接受别人的劝助。还会妄想自己会被害，夸大自己的想象，偏执的人都有妄想的倾向，认为别人故意针对，认为有人要害自己。

8. 躯体化障碍　躯体化障碍是一种以持久的担心或相信各种躯体症状的优势观念为特征的一组神经症。患者因这些症状反复就医，各种医学检查阴性和医生的解释均不能打消其疑虑。即使有时患者确实存在某种躯体障碍，但其严重程度并不足以解释患者的痛苦与焦虑，女性多于男性。

临床表现为多种、反复出现、经常变化的躯体不适症状，可涉及身体的任何部位或器官，各种医学检查不能证实有任何器质性病变足以解释其躯体症状，最常见的症状是：胃肠道感觉异常，疼痛、打嗝、反酸、恶心、呕吐等，皮肤感觉异常，烧灼感、疼痛、痒、麻木、蚁走感等，皮肤斑点，性及月经方面的症状。症状常导致患者反复就医和明显的社会功能障碍，常伴有明显的焦虑、抑郁情绪。

第五篇
功能性消化不良的治疗

第一节　中国功能性消化不良专家共识意见
——解读：药物治疗

功能性消化不良（FD）发病机制迄今尚未完全阐明，故临床医师对其治疗主要目的是减轻或缓解患者症状，改善患者生命质量。根据 2012 年发表的亚洲 FD 共识意见并结合近年来国内外 FD 相关的药物治疗研究进展，中华医学会消化病学分会胃肠动力学组和胃肠功能性疾病协作组于 2015 年通过多轮讨论及投票表决方式，制订了新的《中国 FD 专家共识意见（2015 年，上海）》（以下简称 2015 年 FD 共识）。本文旨在对 2015 年 FD 共识中的药物治疗进行解读。

一、抑酸剂依然举足轻重

与 FD 发病，尤其与上腹痛综合征（EPS）的发病具有重要的内在联系。已有研究证实，胃酸刺激可以影响胃的运动和感觉功能。大量的临床随机对照研究发现抑酸剂对部分 FD 有效，故目前各国共识意见均认为抑酸剂可作为 FD 治疗中的常用药物。抑酸剂主要分为两类，即 H_2 受体拮抗剂（H2RA）和 PPI，其疗效持久，优于氢氧化铝、铝碳酸镁等抗酸剂。在 2015 年 FD 共识中提出，PPI 和 H2RA 可作为 FD 尤其是 EPS 的经验性治疗。最近发表的 Meta 分析发现 PPI 治疗对表现为 EPS 亚型的 FD 患者有显著疗效，而对动力障碍为主的 FD 患者疗效不佳，因此对餐后不适综合征（PDS）患者不推荐首选 PPI 制剂。对于抑酸剂治疗 FD 的疗程，2015 年 FD 共识中也作了说明，推荐 H2RA 和 PPI 的治疗疗程一般为 4~8 周，如症状改善不理想，应考虑调整治疗药物。对于 PPI 的应用剂量，2015 年 FD 共识认为、在控制 FD 症状方面，大剂量 PPI 治疗并不优于标准剂量。

二、促动力药物仍不可或缺

由于相当部分 FD 患者存在胃排空延迟和胃容受性舒张功能下降，因此促动力药物是 FD 治疗中的重要药物，其有助于缓解 FD 患者上腹胀、早饱等进餐相关的上腹部症状。在国内应用较多的促动力药物主要是多潘立酮、莫沙必利和伊托必利。2015 年 FD 共识对其地位依然给予肯定，促胃肠动力药可作为 FD 特别是 PDS 的首选经验性治疗。2015 年 FD 共识还提出，促动力药物治疗疗程一般为 2~8 周。需要指出的是许多关于促动力药物疗效的临床研究存在患者异质性和样本量较小的局限性。除了传统的促动力药物，已在日本上市的阿考替胺是一种新型的选择性乙酰胆碱酯酶抑制剂。Meta 分析发现，与安慰剂相比，阿考替胺能更有效地改善 FD 患者尤其是 PDS 患者的症状，但阿考替胺目前尚未在国内上市。

三、根除 Hp 治疗一举多得

众所周知，Hp 感染是 FD 的致病因素之一，国内外许多大样本高质量的研究发现根除 Hp 可使 FD 患者的症状得到改善。在亚洲 FD 共识意见中提出，若社会经济条件允许，需对所有具有消化不良症状的亚洲患者进行 Hp 的检测和根除。在 2015 年 FD 共识中也推荐根除 Hp 治疗，认为对于 Hp 感染的 FD 患者，根除 Hp 能使部分患者受益。根除 Hp 除能改善 FD 的症外，还能减少发生消化性溃疡、胃癌和胃淋巴瘤的风险，可谓一举多得。

四、中医药治疗地位不可撼动

中医药是我国传统医学的特色。我国的《FD 的中西医结合诊疗共识意见（2010）》认为，FD 辨证分为肝气郁结证、肝气犯胃证、脾胃气虚证、湿热滞胃证、寒热错杂证等，分别给予对应的柴胡疏肝散合越鞠丸加减、四逆散合沉香降气散加减、香砂六君子汤加减、三仁汤加减、半夏泻心汤加减等治疗能够获得一定疗效。部分来自日本的研究也表明，许多汉方草药对 FD 有一定的治疗效果。因此在 2015 年 FD 共识中提出，中药治疗可改善部分患者 FD 的症状。

五、消化酶可作为辅助治疗

《中国消化不良的诊治指南（2007），大连》中提到消化酶可作为治疗消化不良的辅助用药。复方消化酶可改善与进餐相关的腹胀、食欲不振等症状研究认为复合消化酶制剂联合促胃肠动力药物的疗效优于单用促动力药物，建议复方消化酶可以作为 FD 的辅助治疗。因此在 2015 年 FD 共识中也提到，消化酶可作为 FD 的辅助治疗。

六、抗焦虑抑郁药物也有用武之地

许多 FD 患者常伴有焦虑抑郁状态，对于治疗药物反应不佳，也是颇为困扰消化科医师的难题。目前部分研究发现抗焦虑抑郁药物能改善 FD 的症状，但这些研究都较为局限。亚洲 FD 共识意见中还是认为尽管证据有限，抗抑郁及焦虑药在 FD 治疗中具有一定作用。2015 年 FD 共识也提出，抗焦虑抑郁药物适用于伴有明显焦虑抑郁状态且对常规药物治疗无效的 FD 患者。

第二节 治疗功能性消化不良常用药物的有效性及安全性

Meta 分析结果发现：对 FD 患者而言，促动力药（如 5-HT4 受体激动剂、D2 受体拮抗剂）、PPIs、TCAs 和 DARs 抗焦虑抑郁药物（并非 SSRIs）、根除 Hp 治疗的疗效均优于安慰剂；进一步分析表明促动力药物、PPIs、TCAs 三者间的疗效相当；胃黏膜保护剂的疗效与安慰剂比较，差异无统计学意义。除了抗焦虑抑郁药物治疗组的不良反应发生率高于安慰剂组之外，其他药物的不良反应发生率与安慰剂相当，未发现严重不良反应。

与以往发表的 Meta 分析相比，Meta 分析存在其优势。首先，本研究纳入所有 FD 常用的治疗药物，并分析了根除 Hp 对 FD 治疗的疗效，为临床治疗提供更多的参考价值。其次，研究关注各组药物安全性，是近 5 年来的 Meta 分析研究少有的。同时，研究将胃黏膜保护剂纳入研究对象进行评估。胃黏膜保护剂常被用于改善 FD 患者症状，但在中国以及其他国家对其疗效少有评估。网状 Meta 分析使我们能够将直接和间接的证据相结合，以同时对各组药物治疗 FD 的疗效进行比较评估。另外，对主要结局指标的 Begg 分析和 Egger 分析均未发现发表偏倚，证实 Meta 分析中选择偏差存在的可能性小。

根据罗马Ⅲ标准，FD 分为餐后不适综合征（PDS）及上腹痛综合征（EPS）两个亚型，分别对应罗马Ⅱ标准中的动力样和溃疡样消化不良。事实上，不同亚型的患者对不同种类药物的治疗反应存在差异。由于所纳入的文献对 FD 亚型进行分别评估者较少，研究未进行分型亚组统计。WANG 等 Meta 分析指出，PPIs 对溃疡样消化不良效果显著，但对动力样消化不良无效，提示 FD 的药物治疗需根据患者症状、亚型进行调整。

研究通过网状 Meta 分析证实促动力药、PPIs、TCAs 在改善患者总体症状效果中差异无统计学意义。而姚瑶等的一项 Meta 分析直接对莫沙必利和 PPIs 进行总缓解率比较，患者总缓解率分别为莫沙必利：68.1%；PPIs：85.6%，差异具有统计学意义。目前对改善 FD 症状的药物间效益直接比较的研究较少。

综上所述，促动力药物、抑酸药、TCAs、DARs、根除 Hp 改善 FD 患者症状的疗效均优于安慰剂，而 SSRIs、胃黏膜保护剂疗效不优于安慰剂。促动力药、PPIs、TCAs 三者的疗效相当。这些药物治疗 FD 总体是安全的。

第三节　中国功能性胃肠病规范化诊治的特殊性

《罗马Ⅳ：功能性胃肠病》颁布后，我国学者对罗马Ⅳ诊断标准有了全面的了解。罗马Ⅳ委员会在修订诊断标准时充分考虑到了区域和多元文化对功能性胃肠病（FGIDs）及其诊治的影响，期望"罗马Ⅳ"能更好地帮助广大临床工作者诊断 FGIDs，理解这些疾病可能的病理生理机制，在建立良好的医患关系的基础上为患者选择有效的治疗方案，同时也使临床研究和临床药物试验有统一的可遵循的标准。可见其初衷是更好地指导 FGIDs 的规范化诊治。修订诊断标准的循证学资料主要来源于西方人群，我国患者临床表现的特殊性、需要鉴别诊断的疾病谱不同、文化和医疗资源的差异等需要我们充分认识我国 FGIDs 诊治的特殊性。

一、中国 FGIDs 患者临床表现的特殊性

我国学者对罗马Ⅳ肠易激综合征（IBS）诊断标准中删去核心症状腹部不适的修改反响最为强烈。该修改主要是基于不同文化背景的患者对腹部不适的理解存在差异，从西方国家已有的资料推测在诊断标准中删去腹部不适并不影响绝大多数 IBS 患者的诊断。然而，在我国就诊的 IBS 患者中，22.6%~35.9% 患者仅有腹部不适，没有腹痛。仅此修改使我国 1/4~1/3 就诊 IBS 患者不能再诊断为 IBS，实际上仅有腹部不适的 IBS 患者和以腹痛为主的 IBS 患者在临床表现特点和心理学特点方面并无显著差异。此外，我国的研究资料显示，我国 IBS 常存在与排便相关的上腹痛，合并腹胀比例高（64.3%~70.0%），腹部不适与上腹饱胀、急迫感排便费力、排便不尽感无关，这些临床表现均有别于西方患者。

二、幽门螺杆菌（Hp）相关性消化不良诊断的特殊性

Hp 在功能性消化不良（FD）发病中的作用一直存在争议。早先对非溃疡样消化不良合并 Hp 感染患者随机对照试验结果的荟萃分析发现，在根除 Hp 治疗 12 个月后患者消化不良的改善明显高于对照组。在南美洲巴西进行的一项大宗研究显示，Hp 根除治疗 12 个月时消化不良症状评分下降至少 50% 的患者为 49%，明显高于对照组。国际上有关指南推荐对消化不良的患者行根除 Hp 治疗或采取"检测和治疗"策略。京都幽门螺杆菌全球

共识（2014 年）提出，对消化不良 Hp 阳性的患者，如果在成功根除 Hp 后 6~12 个月，消化不良症状得到长期缓解，其消化不良症状则归因于 Hp 胃炎。罗马Ⅳ委员会支持这一观点。

我国普通人群和消化不良患者中 Hp 感染率均很高，尚缺乏预测消化不良患者根除 Hp 治疗后消化不良症状可获得缓解的预测因子，从降低日后发生消化性溃疡、胃癌的风险看，推荐对初诊的消化不良患者及时进行胃镜检查排除器质性疾病，评估胃炎的严重程度，同时检测 Hp；对有明显活动性胃炎、Hp 阳性的患者推荐根除 Hp 治疗；对无明显活动性胃炎、合并 Hp 感染的患者，经验性对症治疗无效时，要与患者讨论利弊后决定是否行根除 Hp 治疗。对根除 Hp 后消化不良症状缓解者，将 FD 的诊断修正为 Hp 相关性消化不良，现阶段在我国的可操作性差，对患者而言此举价值有限。

三、充分结合中国的国情制定诊断流程

罗马Ⅳ提出了常见的胃肠道症状和部分 FGIDs 诊断流程。这些诊断流程让读者能清晰了解分步骤评估病情、有针对性选择辅助检查，以最简捷明了的方式对患者的疾病作出处置。胃食管反流病（GERD）、功能性烧心、反流高敏感、嗜酸性粒细胞性食管炎等疾病均可表现为烧心，患者对质子泵抑制剂（PPI）治疗有效提示其可能为 GERD 或反流高敏感；对 PPI 治疗无效、内镜下食管黏膜外观正常的患者，取食管黏膜活检行组织病理学检查可以排除嗜酸性粒细胞性食管炎，也有助于鉴别非糜烂性反流病（NERD）和功能性烧心。研究资料表明，NERD 患者存在黏膜基底细胞增生、乳头样增生、细胞间隙增宽等改变，但对这些细微改变的观察需要病理科医师有较丰富的经验。罗马Ⅳ委员会建议对通过内镜和组织病理学检查不能诊断为 GERD（主要是 NERD）的患者，建议在停用 PPI 后行 pH 或 pH- 阻抗监测，明确患者食管酸暴露是否正常，进一步分析烧心症状与反流事件的相关性，对患者的烧心做出病因诊断。

现阶段对 NERD 食管黏膜组织病理学改变的某些指标如细胞间隙增宽尚缺乏统一的标准，并非所有的医院中均配备有这种资质的医师；食管 pH 或 pH- 阻抗监测在我国尚未普及。另一方面，在 NERD、功能性烧心和反流高敏感中均有部分患者存在精神心理方面的因素或合并焦虑抑郁，少部分患者烧心可能是躯体化症状的表现，忽略这一方面可能使一些患者接受不必要的 pH 或 pH- 阻抗监测。因此，在我国对烧心患者的鉴别诊断不宜完全照搬罗马Ⅳ的建议。结合我国的实际情况，提出在以烧心为主要表现的患者中，可将 PPI 试验治疗作为轻 - 中度症状、无警报征象患者的首选；强调早期关注患者的心理状态，必要时行心理评估；在内镜下外观黏膜正常时应根据患者的情况决定是否取活检（怀疑嗜酸性粒细胞性食管炎）；优化抗反流治疗可作为部分内镜检查阴性患者的选择；对优化抗反流治疗无效的患者建议在使用 PPI 时（PPI-on）进行 pH 或 pH- 阻抗监测。流程图中还增

加了相应的治疗指导建议。

对 FD、IBS 等疾病的诊断还要充分考虑到需要鉴别诊断的疾病谱的特殊性和我国医疗资源的特殊性等因素。我国食管癌和胃癌发病率较高、结直肠癌中年轻患者所占比例较高、内镜检查较为普及且费用较低、炎症性肠病患病率逐年升高、乳糜泻相对少见。

精神心理因素在 FGIDs 的发病、发展和转归中起重要作用，但精神心理异常的表现并没有列入 FGIDs 的诊断标准。多数非心理专科医师对精神心理障碍的关注度还不够，我国患者往往不愿意接受心理归因的解释，使得部分患者为寻求器质性疾病的诊断接受过度的诊疗。我们需要进一步普及和提高相关科室临床工作者对 FGIDs 患者合并的心理问题的识别和处理能力。

四、客观评价 FGIDs 患者的胃肠功能

罗马Ⅳ功能性排便障碍的诊断标准强调必须有球囊逼出试验、肛门直肠压力测定或肛周体表肌电图、影像学检查中的至少 2 项检查证实患者有特征性的排出功能下降（指不协调性收缩、直肠推进力不足）。球囊逼出试验简单易行，只能作为排便障碍的初筛检查。并非所有的医院均能开展肛门直肠压力测定、肛周体表肌电图、排粪造影等检查，因此套用诊断标准无疑会使相当一部分患者不能诊断功能性排便障碍，或增加转诊检查的负担。实际上，对以排便障碍症状为主要表现的便秘患者（排便费力、排便时肛门直肠堵塞感、排便不尽感等），特别是轻、中度症状的患者，根据患者的主要症状采用经验性治疗，对经验性治疗无效、重症患者有针对性地选择辅助检查，了解患者肛门直肠的排便功能，必要时了解形态结构的改变，是符合我国国情的诊治模式。

同样，在功能性食管病的诊断中，必须"无主要的食管动力障碍性疾病"，包括贲门失弛缓症/胃食管连接部流出道梗阻、弥漫性食管痉挛、jackhammer 食管、蠕动缺失，这意味着诊断功能性食管病患者必须接受高分辨食管压力测定，现阶段该项检查在我国尚不普及。如前文所述，对以烧心为主要表现的患者，食管动力障碍性疾病的可能性较小，高分辨食管压力测定对诊断和鉴别诊断的价值有限。

此外，对嗳气症、FD、胆管和胰管 Oddi 括约肌功能障碍的患者在选择相应辅助检查时也要充分考虑到患者和我国的实际情况。

五、充分利用和体现我国的治疗资源和特色

罗马Ⅳ指出，FGIDs 尚缺乏特效的治疗方法，良好的医患关系是治疗的重要组成部分，对症治疗应基于可能的病理生理机制，根据严重程度指导治疗（即多维度临床资料剖析），强调精神心理干预在治疗中的重要性。我们必须注意到、罗马Ⅴ引用的常规治疗药

物主要基于美国的药物资源（有关促动力药的信息少），新药的临床试验资料主要是在西方人群进行的研究（如促分泌药），西方国家精神心理治疗的资源明显优于我国。治疗资源的差异、人群对一些药物反应（包括药效、代谢途径和不良反应）的差异、对新药的期待和期待效应是我们在应用罗马Ⅳ诊治建议时需要考量的问题。在 FGIDs 的治疗中，我们还有许多方面亟待完善，如避免 PPI 的过度使用、避免刺激性泻剂的滥用、抗焦虑抑郁药的规范使用等。我国具有中医中药的独特优势，一些重要方剂和中成药的疗效在长期的实践中得到证明，越来越多的随机对照研究证实其有效性。针灸治疗功能性便秘即是一个很好的例证。在 FGIDs 的治疗中，我们需要充分利用我们的资源优势，体现中国特色。

需要指出的是，我国患者和医师均存在重视药物治疗的倾向。对 FGIDs 患者而言，尤其是合并精神心理障碍者，解释、安慰和心理疏导，建立良好的医患关系至关重要，是治疗的重要组成部分。现阶段，没有一种药物、一种治疗方案能解决所有患者的问题，FGIDs 患者更加需要高度个体化的综合治疗方案。

第四节　功能性胃肠病的防治研究

功能性肠胃病（FGIDs）是一组临床常见的通过胃肠道症状诊断的脑 – 肠互动紊乱疾病。

FGIDs 症状的产生主要涉及以下机制，包括肠道菌群失调、胃肠道运动异常、内脏高敏感性、黏膜和免疫功能失调以及中枢神经系统（CNS）功能紊乱。

一、功能性胃肠病中肠道菌群发生改变

幽门螺杆菌感染通常被认为与功能性吸收不良的发生有关。一项纳入了 18 个随机对照研究的系统性评价显示，根除幽门螺杆菌治疗相较于其他治疗更能改善 FD 症状。虽然现在并未证明幽门螺杆菌感染是 FD 的潜在病因，但幽门螺杆菌感染与 FD 症状有关已逐渐成为共识。

由细菌、病毒和寄生病原体引起的急性感染性腹泻后，10%~30% 的患者继续出现以腹泻为主的肠易激症状。这种情况通常被称为感染后肠易激综合征（PI–IBS）。胃肠道感染可引起肠道菌群失调，并且菌群失调的程度取决于宿主是否对病原体产生炎症反应。在炎症长期存在的情况下，菌群失调也会持续存在。

二、菌群变化的特征

IBS 肠腔菌群改变通常表现为拟杆菌门的减少和厚壁菌门增加，即厚壁菌门与拟杆菌门的比值增加。IBS 肠道黏膜相关菌群的变化则多表现为双歧杆菌的减少。最新的关于 IBS 肠道菌群变化的系统性评价研究指出，IBS 相关的潜在有害菌包括变形杆菌门中的肠杆菌科细菌以及拟杆菌门中的乳杆菌科和拟杆菌属细菌丰度增加。其中肠杆菌科包含一些致病菌包括大肠杆菌、志贺菌、空肠弯曲菌和沙门菌等。肠道炎症和动力异常也可能导致厌氧菌的减少及兼性厌氧菌（例如肠杆菌科）的增加。

三、肠道菌群改变与 FGIDs 发生的机制

肠道微生物群及其代谢产物通过影响肠道通透性、黏膜免疫功能、肠神经系统活动、下丘脑 – 垂体 – 肾上腺轴和疼痛调节从而改变肠道功能。肠道菌群失调参与 FGIDs 的主要病理生理机制包括增加肠道渗透及内脏高敏感性、改变肠道动力和激活免疫反应。

四、肠道菌群干预治疗 FCIDs。

众多证据显示了肠道菌群改变参与了 FCIDs 发生，因此，对肠道菌群的干预是治疗 FGIDs 的重要环节。

抗生素通过调节菌群失调显示出了对 FGIDs 具有一定的疗效。新霉素最初被用来改善 IBS 患者中小肠细菌过度生长，但其应用受到副反应的限制。利福昔明作为一种口服的广谱抗生素，因其不可吸收、副反应小及细菌耐药风险低等优点逐渐受到青睐。通过使用利福昔明恢复微生物多样性可使细菌发酵减少和 IBS 临床症状减少。动物研究表明，利福昔明可改善慢性应激引起的黏膜炎症、肠屏障功能损害和内脏痛觉过敏。

益生菌是通过定殖在人体内，改变宿主某一部位菌群组成的一类对宿主有益的活性微生物。一项纳入 32 个随机对照试验涉及 2242 例患者的系统性评价显示，以 108cfu/d 的剂量使用罗斯乳杆菌（L Reuteri）DSM 17938 可有效缓解婴儿的肠绞痛。多项随机对照试验表明，鼠李糖乳杆菌在治疗 IBS 上也显示出一定的疗效。动物实验也证实鼠李糖乳杆菌上清液可提高 IBS 大鼠 5– 羟色胺转运体表达。耶鲁、哈佛研讨会"益生菌的应用共识意见"也推荐使用婴儿双歧杆菌 35624、VsL#3 等益生菌治疗 IBS。

菌群移植通过将健康人菌群移植给患者重建其肠道菌群稳态以改善 FGIDs 相关症状。

第五节　不同作用机制药物对功能性消化不良疗效研究

　　功能性消化不良（FD）的病因和发病机制至今仍不清楚，大量研究提示其症状发生可能与多种因素有关，临床治疗的主要目的是减轻或缓解疾病症状，针对其可能的发病机制，目前常用的药物有促动力药、抑酸药、消化酶制剂等。

　　米曲菌胰酶片是含米曲菌霉提取物和胰酶的口服双层包衣复合消化酶制剂，适用于各种原因引起的消化不良，临床上广泛用于治疗 FD。一项关于米曲菌胰酶片治疗消化不良症状的多中心、随机、安慰剂交叉对照临床试验显示，其总有效率显著优于安慰剂（89.6% 对 21.7%）。

　　据报道，一般人群中约 1/3 受到消化不良症状的困扰，以消化不良症状为主诉或伴随症状就诊者超过消化内科门诊量的 75%，其中 FD 占 20%~40%。消化不良症状不仅影响患者的日常生活，而且造成相对较高的医疗费用和卫生资源消耗，已成为现代社会中一个重要的公共卫生问题。

　　尽管现代医学已对 FD 进行了大量的研究工作，然而对其认知和理解仍十分有限，尽管一些国家制订、发布了 FD 相关共识和指南，但至今未能建立起一个标准的治疗策略。

　　2015 年中华医学会消化病学分会发布的《中国功能性消化不良专家共识意见》指出，这些因素包括以胃排空延迟和胃容受性舒张功能下降为主要表现的胃十二指肠运动功能紊乱、内脏高敏感、胃酸、Hp 感染、精神心理因素以及遗传、饮食、生活方式等。由于 FD 发病相关因素的多样性和不确定性，现代医学对 FD 的治疗主要遵循综合治疗和个体化治疗原则，一般治疗包括少食多餐、养成良好的饮食习惯、适度锻炼等，药物治疗主要有促动力药、抑酸药、消化酶、抗焦虑抑郁药、中医药以及根除 Hp 治疗。

　　我国 FD 专家共识意见推荐，抑酸药如 PPI、H_2 受体拮抗剂（H2RA）可作为 FD 尤其是其上腹痛综合征（EPS）亚型的经验治疗，而促动力药是餐后不适综合征（PDS）亚型的首选经验治疗，消化酶制剂则可作为 FD 的辅助治疗。

　　研究观察不同作用机制药物治疗 FD 的疗效和安全性。研究纳入符合罗马Ⅲ标准的非 Hp 感染 FD 患者，分别予消化酶制剂（米曲菌胰酶片）、促动力药（多潘立酮片）和 PPI（埃索美拉唑镁肠溶片）治疗，结果显示多潘立酮片和米曲菌胰酶片对 FD 症状有较好的疗效，米曲菌胰酶片总有效率最高，达到 90% 以上，埃索美拉唑镁肠溶片总有效率相对较低，仅约 70%。考虑消化酶制剂的良好疗效可能与消化酶存在并作用于整个消化道有关。人体摄入的淀粉、脂肪、蛋白质须经消化酶加工才能转化为可被肠道吸收的小分子物质，因此消化酶分泌减少或活性降低是消化不良症状产生的重要环节。既往多项临床研究证明消化酶制剂对 FD 有较好的疗效，研究结果也证实了这一点。

研究发现促动力药多潘立酮片对餐后饱胀和早饱感两大症状的改善作用最明显，优于消化酶和 PPI。多潘立酮是一种外周性多巴胺受体拮抗剂，可直接作用于胃肠壁，通过阻断多巴胺 D2 受体促进上消化道蠕动，恢复其张力，促进胃排空，增加胃窦和十二指肠运动，协调幽门收缩，同时增强食管蠕动和下食管括约肌张力，从而改善上消化道动力障碍，缓解餐后饱胀不适、早饱感、恶心呕吐、嗳气等症状。结合本研究结果，多潘立酮片的适应证为罗马Ⅲ标准中 FD 的 PDS 亚型，与我国 FD 专家共识意见中的推荐一致。

PPI、H2RA 一直以来都是所谓的非溃疡性消化不良的主要治疗药物，与安慰剂相比疗效显著。日本一项多中心随机双盲交叉对照研究发现，健康人空腹胃内注入稀盐酸可引发显著的动力障碍样消化不良症状，提示胃酸确实与消化不良症状的发生有关。另有文献报道十二指肠酸化可使健康个体对胃扩张的敏感性增高，引发或加重饱胀、恶心、上腹烧灼感、上腹痛等消化不良症状。上述结果提示，胃十二指肠对胃酸等化学性刺激高敏感可能是产生消化不良症状的机制之一，从另一个角度解释了抑酸药对 FD 的疗效。研究结果显示，以 PPl 埃索美拉唑镁肠溶片治疗 FD，敏感症状为上腹痛、上腹烧灼感和嗳气反酸，疗效明显优于消化酶和促动力药，表明 PPI 适用于罗马Ⅲ标准中 FD 的 EPS 亚型。研究结果显示 PPI 对餐后饱胀、早饱感症状疗效相对较低，既往研究亦发现 PPI 对以胃肠动力障碍为主的 FD 患者疗效不佳。因此在临床实践中，根据罗马Ⅲ标准对 FD 患者进行分型以选择合适的治疗药物至关重要。

研究结果显示，与促动力药和 PPI 相比，消化酶制剂米曲菌胰酶片改善 FD 症状的临床疗效最为全面，对餐后饱胀、早饱感症状总有效率在 85% 左右，对上腹痛、上腹烧灼感、嗳气反酸症状总有效率亦均在 60% 以上，优于多潘立酮片。推测米曲菌胰酶片对 FD 症状的改善作用较为全面可能与其药物成分和特殊制作工艺有关。本研究所用米曲菌胰酶片制剂为含有标准植物性酶和胰酶的双层包衣片剂，其外层胃溶衣在胃内溶解后迅速（15min 内）释放出活性较强的植物性酶——米曲菌酶，可有效分解蛋白质、淀粉和纤维素，改善早饱、嗳气反酸、上腹痛等上消化道症状，而其内层肠溶衣则能对核心酶——胰酶起较好的保护作用，使其免受胃液破坏而在肠道内释放，对食物充分发挥酶解作用，改善腹胀、腹泻等肠源性症状。因此，胃源性、肠源性、胰源性 FD 均可将米曲菌胰酶片作为辅助治疗的选择。

综上所述，研究结果显示消化酶、促动力药和 PPI 对于 FD 的治疗各有其敏感症状和最佳适应证，其中消化酶制剂米曲菌胰酶片总体疗效最佳，可缓解各种原因引起的消化不良症状，同时其对淀粉和蛋白质的促消化作用可明显改善患者营养状况，值得在临床上推广应用。2007 年和 2015 年版我国 FD 专家共识均推荐消化酶可用于 FD 的辅助治疗。口服补充消化酶是目前 FD 治疗中最接近生理学途径的方法，多项临床研究表明其单独使用可明显改善消化不良症状，故消化酶制剂在 FD 治疗中的地位应引起临床医师的重视，而不是简单地将其视为一种可有可无的辅助手段。尽管消化酶、促动力药和 PPI 对 FD 症状的临床疗效在本研究中均得到肯定，但在临床实践中，仍应根据患者的主要症状选择基础药物，并结合年龄、病史等情况联合用药，必要时辅以抗焦虑抑郁治疗，并建议患者养成健康的生活方式和良好的饮食习惯，多途径结合实施个体化治疗，从而有效改善疾病症状，提高患者生活质量。

第六节　质子泵抑制剂联合复方消化酶片治疗伴腹胀上腹痛综合征型功能性消化不良效果

功能性消化不良（FD）分为餐后不适综合征（PDS）型和上腹痛综合征（EPS）型两个亚型。EPS 型 FD 患者的发病机制目前尚不十分明确，临床上认为胃酸分泌异常、消化酶分泌不足以及酸敏感性增加等可能是该病发病的主要因素。目前，临床上对于该类型 FD 患者的治疗主要以质子泵抑制剂抑制胃酸分泌，调节患者体内酸解平衡治疗为主，其临床效果并不理想，进行了临床对照观察研究。

选取 2016 年 4 月至 2017 年 4 月收治的伴腹胀 EPS 型 FD 患者为研究对象。治疗方法：两组患者于早餐前 0.5h 口服质子泵抑制剂埃索美拉唑肠溶片治疗，40mg/d，观察组在此基础上联合口服复方消化酶片治疗，每日 3 次，每次 1 片，餐后用药。观察 14d。疗效判定：经治疗后嗳气、恶心、呕吐等临床症状明显缓解，临床症状总分减分率 >75% 为显效；临床症状有所缓解，且临床症状总分减分率 >30% 为有效；临床症状未缓解甚至加重，临床症状总分减分率 <30% 或增加为无效。临床疗效：治疗后观察组显效 32 例，有效 30 例，无效 7 例，总有效率 89.9%；对照组显效 21 例，有效 29 例，无效 19 例，总有效率 72.5%。观察组总有效率显著高于对照组。

FD 患者临床特征为餐后饱胀感、早饱感、上腹灼烧感以及上腹疼痛等。EPS 型 FD 是临床上常见的一种 FD 亚型。目前，临床上对于 EPS 型 FD 患者的治疗方法较多，常见方法为采用抑酸药物抑制患者的胃酸分泌，给予促胃肠动力药物改善患者的胃肠动力等。但相关研究表明，采用抑酸药物和促进胃肠动力的药物治疗后患者存在较高的复发风险，且临床疗效并不十分理想。EPS 型 FD 患者由于胃酸水平升高导致上腹疼痛及上腹灼热感加重，临床上对于该类疾病患者的治疗常采用质子泵抑制剂进行治疗。

埃索美拉唑肠溶片是临床上常用的新一代质子泵抑制剂，该药物口服之后可以选择性进入机体的胃壁细胞，在细胞内转化为次磺酰胺活性代谢物，与机体内的疏基共价结合形成二硫键，进而发挥抑制胃酸分泌的效果。该药物抑酸作用时间长，且可以有效地促进 PG 释放和代谢。复方消化酶片主要是由肠溶胰酶颗粒、生物淀粉酶、蛋白酶、脂肪酶 100 以及蛋白酶组成的复方制剂，可以有效地促进胃内食物的消化吸收，进而减少未消化的食物进入肠腔；此外，肠溶胰酶颗粒可以有效地促进肠腔内食物的消化。

研究对伴腹胀 EPS 型 FD 患者应用质子泵抑制剂联合复方消化酶片治疗进行了对照观

察，结果显示，治疗后两组上腹部疼痛、上腹部灼热感评分及临床症状总分均较治疗前显著下降观察组评分显著低于对照组。提示质子泵抑制剂联合复方消化酶片治疗伴腹胀 EPS 型 FD 患者具有协同增效作用，能有效抑制患者体内胃酸的分泌，改善或缓解临床症状，疗效显著，且不增加不良反应，安全性高，具有较高的临床应用价值。

第七节 老年人餐后不适综合征的治疗临床研究

试验用药物：①米曲菌胰酶片（慷彼申），每片含有米曲菌霉提取物 24mg（纤维素酶 70 FIP U、蛋白酶 10 FIP U、淀粉酶 170 FIP U，胰酶 220mg（脂肪酶 7400 Ph.Eur.U、蛋白酶 420Ph.Eur.U、淀粉酶 7000Ph.Eur.U ））。②枸橼酸莫沙必利片，每片含有枸橼酸莫沙必利 5mg。

莫沙必利片 5mg/ 次，3 次 /d，餐前服，疗效 2 周；米曲菌胰酶片 244mg/ 次，3 次 /d，餐中或餐后服用，疗程 2 周。

罗马Ⅲ和罗马Ⅳ共识意见提出将 FD 分为 PDS 和上腹痛综合征（EPS）两个亚型，后续的流行病学研究结果不仅支持这种分型，并且发现 PDS 是最主要的 FD 亚型。临床实践中 PDS 与 EPS 重叠也很常见。PDS 的特点是进餐诱发症状出现，并持续存在于餐后 [如餐后饱胀和（或）早饱感]。

采用消化酶治疗消化不良具有一定的病理生理学基础。国内外有研究探过消化酶在改善消化不良症状中的作用，既往国内研究采用米曲菌胰酶片治疗普通成年人群消化不良患者，经 2 周治疗后，症状总积分与安慰剂相比明显下降，改善的消化不良症状包括腹胀、腹泻、嗳气、腹痛、食欲不振和上腹部烧灼感。治疗的总有效率显著优于安慰剂。

第八节 盐酸阿考替胺片

1. 盐酸阿考替胺片　每片规格 0.1g。适应证：治疗餐后饱胀感、上腹部胀气与过早饱感等功能性消化不良症状。

2. 国外上市情况　阿考替胺是日本安斯特莱斯制药公司与泽里新药株式会社联合开发的功能性消化不良（FD）治疗用药，于 2013 年 6 月 6 日率先在日本上市。

3. 作用机制　阿考替胺系由泽里新药株式会社原研的一种新型的化学实体，该药抑制外周乙酰胆碱酯酶的活性。乙酰胆碱是胃肠道活动性调节过程中起重要作用的神经递质，而阿考替胺正是通过抑乙酰胆碱的降解而改善受损的胃动力与滞后的胃的排空，并借此改善餐后饱胀感、上腹部胀气与过早饱感等诸多 FD 客观症状。

4.药理毒理 阿考替胺能够增加意识清醒狗的胃肠蠕动,不同于伊托必利、莫沙比利,本品与多巴胺 D2 受体具有很弱的亲和力,与 5- 羟色胺 5-HT2、5-HT3 和 5-HT4* 亲和力。这表明本品能够提高胃肠蠕动通过促进肠内胆碱神经末梢乙酰胆碱的释放。根据体外研究显示,阿考替胺能够抑制人类红细胞膜的乙酰胆碱酯酶,并且对豚鼠离体胃的胃窦部产生痉挛,增强狗的胃肠蠕动,促进狗和大鼠的胃排空。毒蕈碱 M1、M2、M3 受体存在于胃肠道壁的神经和平滑肌细胞中,阿考替胺能够抑制 M1、M2 受体。这些毒蕈碱受体属于胆碱能神经末梢和作为自受体。从胆碱能神经释放的乙酰胆碱是通过负反馈机制进行调节,这种负反馈机制是通过刺激突触前毒蕈碱受体而引发的。在肠壁神经系统中,豚鼠的肠肌层和黏膜下层神经释放的乙酰胆碱是通过毒蕈碱 M1 和 M2 受体抑制的。阿考替胺促进乙酰胆碱从乙酰胆碱能神经末梢通过阻止毒蕈碱 M1 和 M2 自受体。

5.临床研究 阿考替胺是全球第一个功能性消化不良(FD)治疗用药,临床试验证明该药对于按照功能性胃肠道疾病诊断标准 -ROME Ⅲ 诊断为 FD 的患者具有良好的治疗有效性。

第九节 匹维溴铵联合伊托必利对功能性消化不良患者胃肠激素与胃肠动力的研究

功能性消化不良已逐渐发展成为一种普遍的慢性疾病,对患者的日常生活质量及胃肠功能造成严重威胁。有研究发现,匹维溴铵和伊托必利均可有效改善功能性消化不良患者的胃肠激素及胃肠动力水平,并有助于维持患者胃肠道的正常吸收功能。匹维溴铵适用于治疗功能性消化不良患者,其对胃肠蠕动具有调节作用;伊托必利能促进胃与十二指肠蠕动并帮助胃肠动力障碍者将胃排空,且其不良反应症状较轻。因此,匹维溴铵、伊托必利常用于临床上治疗功能性消化不良。

(1)选取 2015 年 2 月至 2016 年 12 月在消化内科进行治疗的 70 例功能性消化不良患者。随机分为观察组和对照组,观察组 35 例。

(2)方法:对照组采用伊托必利 50mg/ 次治疗,每日 3 次,持续治疗 1 个月。观察组在此基础上联用匹维溴铵 50mg/ 次,每日 3 次,持续治疗 1 个月。

(3)观察指标:①两组患者治疗后的临床疗效。②两组患者治疗后的不良反应发生率。③两组患者治疗前后腹痛、腹泻评分的变化。④两组患者 SDS、SAS 评分变化。

(4)结果:①两组患者的临床疗效,治疗后,观察组临床总有效率为 94.29% 显著高于对照组(77.14%)。②两组患者治疗前后各项胃肠激素指标,治疗前,两组患者 5- 羟色胺(5-HT)、一氧化氮(NO)、胃泌素(GAS)、胃动素(MTL)表达水平差异无统计学意义。治疗后,与对照组相比较,观察组患者 5-HT 水平降低,MTL、NO 水平高,两组差异均具有统计学意义。③两组患者治疗后 SDS、SAS 评分，治疗前，两组患者 SDS、SAS 评分差异无统计学意义，治疗后，两组患者 SDS、SAS 评分均显著降低，且观察组评分显著低于对照组。④两组患者治疗后腹痛和腹泻评分，治疗前，两组患者腹痛、腹泻评分差异无统计学意义，治疗后，两组患者腹痛、腹泻评分均较治疗前明显下降，且观察组腹痛、腹泻评分显著低于对照组。

FD 临床症状主要表现为腹部胀痛、食欲较差及恶心等。多数伴有抑郁、焦虑及失眠等症状，并随着患者的病情变化，症状也将发生相应改变。据文献报道，FD 会引起患者胃肠激素及胃肠动力变化，胃肠激素有助于胃肠道分泌吸收的功能，胃肠动力代表胃部肌肉收缩频率及动力，通过胃肠蠕动帮助人体消化食物及营养吸收。匹维溴铵适用于胃肠功能障碍、消化性溃疡及肠蠕动异常等患者，其作用为钙拮抗剂可对人体平滑肌细胞产生作用。

通过观察 5-HT、NO、GAS、MTL 等胃肠激素指标水平可反映患者胃肠功能障碍情况。胃感觉过敏与 5-HT 在胃黏膜中的表达有关，5-HT 的增加可导致肠胃动力水平改变，提高内脏敏感性，因此 5-HT 对调节胃肠蠕动有着重要作用。NO 水平的高低可反映胃容受性舒张功能是否发生障碍，且 NO 可调节餐后胃腔扩张并增加胃容量。MTL 具有激发神经胃肠复合运动的收缩作用以及刺激平滑肌的作用，其可有效促进胃酸分泌及肠胃蠕动，MLL 的表达水平可反映胃肠蠕动的情况。动的情况。本研究中，治疗后患者 GAS 水平与治疗前相比无明显变化，但 5-HT、NO、MTL 水平较治疗前均有明显改善，且联合用药组改善更显著，提示联合用药可显著改善胃肠激素水平，促进胃肠蠕动。此外，两组患者 SDS、SAS 评分及腹痛、腹泻评分均明显降低，且联合用药组各项评分下降幅度更大，表明患者生活质量得到明显提高，且预后更好。

综上所述，匹维溴铵联合伊托必利治疗功能性消化不良可显著提高临床疗效，改善患者胃肠动力，且安全性较好，值得在临床上推广使用。

第十节 应用"肠脑互动"思维认识和处置胃肠动力紊乱

胃肠运动紊乱是最早被确认的功能性胃肠病的重要发病机制。然而，由于胃肠道各部位运动状态复杂，导致运动紊乱的病因和发病机制不详；运动紊乱与临床症状之间缺乏有利于药物治疗决策的对应关系；临床上可应用的胃肠动力调节药物的种类有限，药理作用难以实现趋向生理需要的运动状态，致使疗效不佳等诸多原因，目前如何处置复杂的胃肠运动紊乱，仍然是取得消化系统相关疾病疗效研究突破的主要挑战，尤其是合并精神心理因素的难治性功能性胃肠病。近年来，肠道微生态、"肠脑互动"神经胃肠病学方向的基础研究不断取得进展，尤其是消化心身整体医学临床实践的积累，使得人们对胃肠动力紊乱的病因和发病机制的认识不断加深。针对胃肠黏膜和神经平滑肌炎性反应、肠道微生态调节以及神经递质调节药物的应用，拓展了胃肠运动紊乱的处置思路，丰富了治疗手段，有效提升了功能性胃肠病的疗效。从临床实用角度，就消化道各部位神经支配和生理状态的运动状态；精神心理因素、腔内（物理、化学以及微生态）环境因素影响下，胃肠道运动紊乱的特征；这些运动紊乱的临床联系；消化心身整体医学理念下的药物治疗的策略。

1. 食管　主导食管运动的肌肉主要分为两部分，包括上 1/3~1/2 的横纹肌（骨骼肌）和下 1/2~2/3 的平滑肌。平滑肌部分包含胃食管交界处食管下括约肌（LES）功能区域。上部横纹肌运动为接受意识支配的随意吞咽运动；下部的平滑肌接受自主神经系统支配，除了接受乙酰胆碱的直接作用，还可接受内脏神经节换能后一氧化氮（NO）、血管活性肠多肽（VIP）等神经递质的调控。交感神经对食管体部平滑肌的收缩起着主导作用，而副交感神经对 LES 的收缩起着主导作用。

主导精神心理情绪的大脑皮质功能波动通过影响自主神经的功能状态（交感神经与副交感神经的平衡）影响食管平滑肌的运动状态。通常激惹、易怒、焦虑等"激惹"类情绪反应易引发交感神经的功能易化，易导致食管体部无效收缩增加，影响吞咽的通畅程度和食管腔内容物的清除，加上精神紧张往往会引发反应性吞咽动作增加，咽部咽下的分泌物以及念珠菌等病原微生物容易残留在食管体部。"激惹"类精神反应可抑制副交感神经的兴奋性，使 LES 趋向松弛。相反，精神萎靡 / 情绪低落等"抑制性"精神反应可使交感神经张力降低，容易引发食管体部平滑肌收缩和蠕动减弱，而副交感神经张力增加使得 LES 趋向于失弛缓。

临床上，新芝加哥分类标准将食管运动紊乱简化为两种类型：①存在贲门失弛缓症。根据食管体部平滑肌的不同运动状态，将贲门失弛缓症分为不同的亚型。理论上，临床治疗药物包括 5- 羟色胺、（5-HT）受体激动剂以及提升精神动力和交感神经张力的抗抑郁药等。②不存在贲门失弛缓症。存在不同范围和程度的食管体部平滑肌的无效蠕动增加。推荐应用多巴胺 D2 受体拮抗剂、镇静和抗焦虑药、一氧化氮（NO）前体药物等，以及减轻体部黏膜炎性反应等腔内刺激因素的综合治疗。了解精神心理情绪因素对食管运动状态的影响，对于深刻理解食管疾病动力紊乱病理生理机制至关重要。这些处置理念或有益于提升食管疾病的处置水平，如胃食管反流病、嗜酸性粒细胞性食管炎、贲门失弛缓症，甚至有益于对食管恶性肿瘤的防控。

2. 胃　影响整个胃部生理功能和病理状态相关的运动特征主要包括胃底的承受性舒张、胃体的静息张力以及胃窦的研磨和推进运动。自主神经调控胃部和肠道运动的活动是有规律可循的。交感神经的兴奋性不同程度地升高，首先表现为环形肌的蠕动和张力增加，其次才出现纵行肌的收缩增加。副交感神经的兴奋性与括约肌（LES、Oddi 括约肌等）的静息张力及弛缓不良有关联。胃底的平滑肌薄弱，维系生理作用的主要运动形式是其容受性舒张，而限制胃底容受性舒张的主要因素是交感神经的张力。胃体部胃壁平滑肌丰厚，内层为与胃纵轴垂直或倾斜排列的环形肌，外层是与胃纵轴走向一致的纵行肌。胃体部环形肌较纵行肌发达。胃窦部胃壁的平滑肌最发达，环形肌和纵行肌协调运动，实现胃窦部食糜的研磨以及向幽门方向的输出。

不同的精神心理和情绪反应状态可通过影响自主神经交感和副交感的平衡、影响胃各部位的运动状态，引发不同特征的动力紊乱症状以及胃黏膜损伤表型。首先，"激惹"的精神和情绪反应会导致餐后胃底部容受性舒张不良，导致早饱和餐后胀满或撑胀的感觉。交感神经兴奋性升高，可增加胃体部平滑肌的张力，限制餐后胃底食糜经过胃体的流量，增加胃体部黏膜与食糜的摩擦，在加重餐后上腹部撑胀症状的同时，易发生胃体皱襞黏膜的炎性反应和损伤。交感神经兴奋性升高也增加了胃窦部环形肌的张力和蠕动，缩窄胃窦冠状面的腔隙，受挤压和磨损的黏膜损伤呈现与胃纵轴方向一致的排列。其次，抑制、压抑和抑郁的精神和情绪反应会导致自主神经兴奋性下调，使胃部平滑肌张力降低，蠕动减少。餐后胃体对食糜通过的流量节制作用减弱，造成对胃窦黏膜的损伤加剧，胃窦部黏膜损伤的分布倾向于弥漫性或与胃纵轴垂直的冠状排列。

综合胃部运动紊乱的心身影响因素以及临床表现，胃部的运动障碍和药物处置可以简要归纳为 3 类：①胃底承纳障碍，胃体部环形肌张力升高。临床表现为早饱和餐后上腹部饱胀，胃底黏膜损伤，以及纵行排列的胃体部（或胃窦）黏膜损伤等。处置药物推荐选择具有多巴胺 D2 受体拮抗作用的促动力药物。对于难治性病例，可以尝试镇静抗焦虑中枢神经药，如小加量三环类抗抑郁药物（TCA）、5-HT1A 受体激动剂、具有抗焦虑和惊恐作用的选择性 5- 羟色胺再摄取抑制剂（SSRI）等。②胃体收缩缺乏，餐后胃内容物过早流向胃窦部致分布异常。临床上患者主诉餐后坠胀、纳差等治疗药物推荐 5-HT，受体激动剂或多巴胺 D2 受体拮抗剂。对于难治性病例，可以尝试抗抑郁药，如 SSRI（氟西汀、舍曲林、西酞普兰），提升精神动力、提高自主神经兴奋性。③胃窦收缩无力。临床表现特征为上腹部不适，餐后饱胀，以及胃窦黏膜弥漫性损伤。治疗药物推荐选择多巴胺 D2 受体拮抗剂、5-HT 受体激动剂、抗抑郁作用的中枢神经系统药物等。

3. 十二指肠 -Oddi 括约肌 综评现行的临床治疗指导性文献，十二指肠 Oddi 括约肌紊乱对于功能性胃肠病（乃至与肠道环境相关的所谓器质性消化系统疾病）发病机制的重要性被严重低估。事实上，十二指肠 -Oddi 括约肌的功能包括：①直接主导小肠的消化吸收效率，影响远端肠道的环境，是肠道微生态 - 黏膜炎性反应以及"肠 - 肝 - 脑"轴调控机制的上游机制。②可引发胆胰管排泄不畅，或者肠 - 胆胰管反流，导致胆胰疾病。③十二指肠运动状态可直接或间接影响胃排空、肠 - 胃 - 食管的反流。深入理解和有效处置十二指肠 -Oddi 括约肌运动紊乱对于提升消化系统疾病的治疗水平是非常必要的。

生理情况下，十二指肠的运动状态分为两种形式：①环形肌主导的餐后运动相。特点是十二指肠细小的蠕动，纵向轴未出现明显的缩短。与 Oddi 括约肌交织排列的十二指肠壁的平滑肌运动，可发挥"门把手"样效应，使 Oddi 括约肌开放。胆汁酸和消化酶原释放至十二指肠腔内。十二指肠细小的分节运动使食糜、胆汁酸和消化酶充分混合、消化，食糜在腔内的徘徊保证了其与肠黏膜的充分接触和吸收。②纵行肌主导的空腹状态下的移行性复合运动（transitional compound motion，MMC）。这种运动伴有十二指肠纵轴的缩短及Oddi括约肌保持关闭状态。生理意义是使近端小肠腔内食糜快速排空，减少小肠黏膜的胆汁酸、消化酶以及微生物等损伤因子的暴露。

生理状态下的十二指肠–Oddi括约肌协调运动有赖于复杂的神经内分泌和旁分泌的调控机制。精神心理情绪反应往往通过神经网络、体液环境、免疫炎性反应，以及饮食相关行为学改变腔内的环境等机制影响十二指肠–Oddi括约肌的运动状态，从而出现各种临床相关的问题。临床病理状况下，在"激惹""焦虑"等正性精神反应状态下交感神经兴奋性升高，进食节律被破坏，加上十二指肠的黏膜炎性反应等局部因素，使十二指肠的餐后运动相时长增加，Oddi括约肌过度开放，会造成胆汁酸和消化酶暴露增加，或伴有肠内容物向胆胰管内的反流。这种运动紊乱状态，理论上与多种临床问题相关：①胃–食管反流病以及胆汁反流性胃炎。②近端小肠腔内排空不佳，引发小肠细菌过度生长（SIBO）；③近端消化吸收效率下降，远端肠道腔内物理、化学和微生态环境恶化，引发肠道炎性疾病、门脉引流病原性肝病、代谢性肝病，以及与"肠脑"调控紊乱相关的全身系统性问题。另一方面，"抑制""压抑""抑郁"等负性的精神情绪反应，多伴有自主神经功能低下，造成十二指肠运动（特别是MMC运动）缺乏，直接相关的十二指肠–Oddi括约肌运动紊乱包括十二指肠淤滞，胆道和胰管排泄不畅。令人印象深刻的临床现象有十二指肠淤滞、周期性呕吐、十二指肠肾动脉压迫症、胆胰管泥沙样结石，以及与此相关的反复发作的胰腺炎等。

消化心身整体医学观念下的十二指肠–Oddi括约肌运动紊乱和处置药物推荐，大致有以下3种情况：Ⅰ型紊乱指餐后运动相增加或Oddi括约肌过度开放。推荐的处置药物包括钙拮抗剂、胆碱能拮抗剂、多巴胺D2受体拮抗剂、镇静抗焦虑药、TCA，并采取减轻十二指肠黏膜炎性反应的措施。Ⅱ型紊乱指空腹相MMC过度。处置策略包括减轻炎性反应、改善环境。Ⅲ型紊乱指十二指肠运动缺乏。推荐药物包括5-HT₄受体激动剂、抗抑郁药（SSRI、SNRI等）、利胆中医药等。

4. 结肠和肛管　结肠与小肠的运动形式类似呈现环形肌主导的分节运动和纵行肌主导的MMC。与临床关系密切的是整个结肠的运动状态以及肛管–肛门括约肌的排便运动。结肠接受肠道固有神经系统调节且与临床关系密切的主要呈现形式是胃–结肠反射。适当的胃–结肠反射敏感度对结肠内粪便的传送以及对排便冲动的形成具有重要的意义。但过度敏感的胃–结肠反射，往往会引发与进餐相关的腹胀（多发生于餐后1~2h，腹部左侧或右侧），在极端的情况下，会出现餐后不能控制的排便行为。结肠平滑肌器质性和功能性原因、腔内环境恶化产生的平滑肌麻痹因子（如高浓度的NO等）会引发结肠蠕动缺乏，造成便秘、麻痹性肠梗阻，甚至中毒性巨结肠等。腔内的物理、化学刺激因素以及黏膜炎性反应等往往促发或加强结肠的运动，出现肠鸣腹泻。"激惹""焦虑"等正性精神情绪反应，往往伴有结肠运动和传输加快；"抑制""压抑"等负性精神情绪反应，往往伴有结肠运动减弱，临床表现为干便、硬便、排便次数减少以及变异缺乏等。粪便性状与结肠的运动状态具有较好的对应关系。参照粪便性状将结肠运动紊乱归纳为以下 3 种情况：Ⅰ 型运动紊乱，指稀烂便。推荐治疗药物包括钙拮抗剂、胆碱能拮抗剂、镇静抗焦虑药、减轻胃体部黏膜炎性因素药物、抗炎益生菌以及短暂使用抑制胃酸药物（降低胃 – 结肠反射敏感度）。Ⅱ 型结肠运动紊乱，指干硬便。推荐 5–HT 受体激动剂、抗抑郁药、促分泌药、渗透性泻剂、促代谢益生菌等。Ⅲ 型结肠运动紊乱，指交替性状粪便。推荐联合应用肠动力调节药物、减轻黏膜炎性反应、改善肠腔理化和微生态环境、抗抑郁焦虑等。

肛管肛门排便运动紊乱的病因和发病机制较为复杂，既是结肠运动紊乱的延伸，又具有鲜明的精神心理认知和行为学因素。临床上排便相关的主诉包括排便次数减少/增多、干硬便、便条形状异常、便意缺乏、排便费力、排便不尽致肛门坠胀/疼痛等。在此仅以基于粪便性状的特征对肛管肛门以及排便功能异常作简要归纳和药物治疗建议：Ⅰ 型紊乱，指颗粒、细条便。推荐黏膜刺激性泻剂、渗透性泻剂、5–HT，受体激动剂、促分泌药物、生物反馈治疗、抗抑郁焦虑药、小剂量抗精分药物、改善认知、短效质子泵抑制剂（PPI）（可降低胃 – 结肠敏感度，但尚缺乏循证依据）。Ⅱ 型紊乱，指稀烂便。推荐减轻炎性反应、抗焦虑药物、镇静、小剂量抗精分药物、生物反馈治疗等。

综上所述，胃肠动力紊乱是消化道功能状态的基础，也是胃肠道症状以及与消化吸收功能下降、消化道腔内环境改变以及与之相关的"肠 – 肝 – 脑"全身调控紊乱临床问题的重要病理生理学环节。

第十一节　功能性消化不良的心理社会因素的影响与探究观察

功能性消化不良（FD）是指起源于胃、十二指肠区域的消化不良症状，常规检查（内镜及其他检查）无明显异常，临床表现难以用器质性疾病解释，根据罗马Ⅲ 的诊断标准，诊断前症状出现至少 6 个月，近 3 月有症状。这部分患者被定义为功能性消化不良（FD）。

FD 和肠易激综合征（IBS）都属于常见的功能性胃肠病（FGID），FD 在普通人群中的发生率达到 20%~25%，男女发病率分别为 16.6% 和 24.42%，FD 占消化科就诊人数的 20%~40%。FD 患者中 74.1% 反复就医，服用多种药物，但疗效不佳，严重影响患者身心健康，12.4% 甚至不能工作或上学，同时消耗了大量的医疗资源。因此 FD 正在成为精神心理科学和消化科学的研究热点，FD 发病机制的尚未阐明，其症状的产生与多种生理、病理改变有关，如胃肠动力异常、内脏感觉过敏、脑 – 肠轴调节障碍、炎症、社会心理因素和应激等。

系统评价显示，FD 患病率 11.5%~14.7%；排除烧心或酸反流后，FD 患病率为 5%~12%。FD 患者常伴有焦虑、抑郁、神经质、慢性紧张、敌对、疑病心理、悲观倾向等心理社会障碍并存在异常就医行为。随着对功能性胃肠病研究的不断深入，心理社会因素与

FD 的关系日益受到重视。

一、对 FD 有影响的心理社会因素

1. FD 的心理共病　FD 患者最常伴发的心理障碍是焦虑、抑郁和躯体化障碍。Talley 等对慢性消化不良患者的调查发现，消化不良患者较正常人更多具有焦虑、抑郁、疑病症和神经质特征。

2. 虐待　虐待包括性、生理、情感等方面，对消化不良症状有重要影响。功能性胃肠病患者（包括 FD）30%~56% 在儿童或成年时期遭受过多种虐待，发生率明显高于对照人群，有受虐史的 FD 患者可能经历更严重的胃肠道症状、心理应激和日常生活功能损害。

3. 个性特征和应对方式　部分 FD 患者其有特定的个性特征，表现为神经质、内向、多疑对生活应激事作常表现为应对不能。

4. 就医行为　虐待所造成的心理障碍可明显增加消化不良患者的就医行为。Hu 等的研究指出，焦虑是 FD 患者就医行为的独立影响因素。

5. 生活应激事件　慢性应激可能导致心理障碍，是 FD 的特征之一。Haug 等的研究显示，与十二指肠球部溃疡和健康对照组相比，FD 患者经历更多的负性生活事件，而后者可能与患者的焦虑、抑郁等症状密切相关。

6. 健康相关生活质量（HRQOL）　与健康人群相比，FD 患者 SF-36 量表中 8 个维度的评分均显著降低，生活质量受影响的程度与焦虑、抑郁密切相关，而与症状无关，表明精神心理异常在 FD 患者生活质量降低中起重要作用，FD 患者生活质量受影响的程度与胃食管反流病、哮喘患者相似，对治疗有反应者症状好转，HRQOL 改善。

二、心理社会因素与 FD 的发病机制

目前认为各种环境应激因子作用于大脑的应激反应系统，通过脑 – 肠轴的双向调节作用于胃肠道靶器官，使得肠道运动、感觉、分泌和免疫功能发生变化，两者相互作用、相互影响而表现为功能性胃肠病。Vanoudenhove 等发现 FD 患者的上腹痛症状与胃高敏感和焦虑有关。刘劲松等的研究提示应激可能导致动物胃排空延迟。Lorena 等发现胃排空缓慢与女性性别有关，胃窦食物滞留与焦虑有关。Jones 等通过饮水负荷试验发现 FD 患者存在内脏感觉异常，但胃容受性舒张功能正常，胃感觉功能异常者的精神应激与感觉正常者无明显差异，但前者生活质量明显低下。FD 患者所经历的生活应激事件对症状的影响更大。应激可通过影响自主神经功能和神经内分泌机制而影响胃肠道功能。心理社会因素与胃肌电活动的关系目前仍未明确。总之，目前 FD 的病理生理机制尚未充分阐明，研究手段亦有限，心理社会因素在 FD 发生、发展中的确切作用有待多中心研究加以评估。

三、FD 的心理治疗

由于 FD 症状的严重性和疾病行为受生理和心理因素相互作用的影响，合理的治疗应综合考虑生理和心理两方面的因素。涉及心理因素的治疗包括心理干预和心理药物治疗。

1. 心理干预　许多临床研究表明心理干预对 FD 具有一定疗效。一项前瞻性随机对照临床试验结果表明，与标准药物治疗相比，针对胃肠道功能的强化治疗和强化治疗联合心理干预（放松疗法或认知行为疗法）对顽固性 FD 具有良好的长期疗效，其中认知行为疗法可有效控制焦虑和抑郁症状。Cavert 等报道，催眠疗法改善 FD 患者消化不良症状和生活质量的短期疗效和长期疗效均明显优于支持治疗和药物治疗，且催眠疗法组的就医次数明显少于支持治疗和药物治疗组。Soo 等的系统评价分析了各种心理干预，包括心理表演疗法、认知行为疗法、放松疗法、意象引导、催眠疗法对 FD 患者消化不良症状的改善作用，结果显示上述治疗可使消化不良症状得到不同程度的改善。有待设计良好的试验做进一步研究。

2. 心理药物治疗　目前临床上应用抗焦虑剂或抗抑郁剂治疗 FD 的报道较多，无论是单用还是与其他药物联合应用，多数资料显示抗焦虑或抗抑郁治疗对 FD 有一定疗效。但这些心理药物的应用只是经验性的，治疗结果不具有结论性。荟萃分析显示：对抑酸药和促动力药治疗无效且伴有明显精神心理障碍的患者心理药物治疗疗效较好。在 Hojo 等有关心理药物治疗 FD 的系统评价中，收集到的 90 篇文献中仅 13 篇（共 1717 例）符合纳入标准，其中 11 篇显示消化不良症状显著改善。最终共 4 项研究纳入分析，3 项使用抗抑郁剂，一项使用抗焦虑剂和抗抑郁剂，结果显示药物疗效显著优于安慰剂，表明对 FD 患者行抗焦虑和抗抑郁治疗是有效的，尤其是使用抗抑郁剂心理药物的疗效可能与抑酸治疗或促动力治疗相当。因此应重视 FD 患者的抗焦虑、抗抑郁治疗。综上所述，在现代医学模式的指导下，人们从生物、心理、社会等方面对 FD 进行了广泛、深入的研究，发现心理社会因素在 FD 的发生、发展和转归中起重要作用，但两者间的因果关系、联系强度等仍有待进一步研究。应严格设计的高质量临床试验进一步加以证实。

第十二节　神经调节药物在功能性胃肠病中的应用

脑－肠轴功能紊乱是功能性胃肠病（FGID）的重要发病机制之一。大脑和肠道共享相同的神经递质和受体，因此神经调节药物可用于患有 FGID 或其他疼痛性躯体症状的患者，无论其是否合并焦虑或情绪障碍。

罗马Ⅳ，建议将神经调节药物称为"脑肠调节剂"，这一新术语将提高对药理价值的理解，提高治疗依从性。

一、中枢神经调节药物的药理学特性

1. 三环类抗抑郁药（TCA） 如阿米替林、丙咪嗪，是 5- 羟色胺和去甲肾上腺素（NA）再摄取抑制剂。这种双重作用，使其理论上在镇痛作用方面更在优势，然而大多数 TCA 都有额外的受体，是其不良反应的主要原因，但部分不良反应可能是有益的，如使功能性消化不良（FD）早饱和体质量减轻患者的食欲和体质量增加，或使腹泻型 IBS 患者的胃肠道运动减慢。另外，TCA 还可降低健康者和部分 FGID 患者的内脏敏感性。

2. 选择性 5- 羟色胺再摄取抑制剂（SSRI） 如氟西汀、帕罗西汀、舍曲林、艾司西酞普兰、氟伏沙明，其主要是 5- 羟色胺能作用，治疗焦虑、强迫症和恐惧症相关行为更有优势，而不是慢性疼痛或功能紊乱，SSRI 可增强胃和小肠的推进运动。

3. 5- 羟色胺与去甲肾上腺素再摄取抑制剂（SNRI） 如文拉法辛、度洛西汀、米那普仑，其 5- 羟色胺能及 NA 能作用略有不同，但大多缺乏额外的受体亲和力，因此，与 TCA 相比其不良反应少，很适合治疗慢性疼痛（不限于抑郁症）。对胃和结肠动力有抑制作用，但效果不及 TCA。

4. 去甲肾上腺素和特异性 5- 羟色胺受体拮抗剂（NASSA） 如米氮平及米塞林。NASSA 可增强中枢 NA 和 5- 羟色胺的活性，这可能与其作为中枢突触前抑制性 α2- 肾上腺素自身受体和异身受体的拮抗剂有关，其亦可作为 5- 羟色胺 2 受体和 5- 羟色胺 3 受体的强效拮抗剂，5- 羟色胺 3 受体拮抗剂特性可改善恶心、疼痛和腹泻；米氮平通过其组胺 1（H1）和 5- 羟色胺 2C 受体拮抗剂特性，可能导致食欲和体质量增加（在部分 FGID 人群中可能具有优势），并具有镇静作用。

5. 5- 羟色胺 1A 受体激动剂 如丁螺环酮和坦度螺酮。其以杏仁核为中心，通过突触前和突触后 5- 羟色胺 1A 受体的部分激动作用，可以抑制大脑中的恐惧回路，也可以通过外周同样的受体直接影响胃肠道生理。丁螺环酮可通过增强胃容受性改善症状。

6. 非典型抗精神病药 新型非典型抗精神病药物除具有多巴胺 D2 受体拮抗剂（氨磺必利、左舒必利）特性外，还有 5- 羟色胺 2A 受体拮抗剂（奥氮平、喹硫平）的特性，因此长期使用这类药物应密切监测不良反应，但由于被用于治疗 FCID 的剂量远低于用于抗精神病的剂量因而发生不良反应的风险降低。基于舒必利和左舒必利对胃排空率的影响，其偶尔也被用于治疗 FD 和胃轻瘫。左舒必利可降低 FD 患者对胃扩张的敏感性。

7. α2δ 配体：如加巴喷丁和普瑞巴林，被归类为外周神经调节剂，主要用于以疼痛为主要表现的 RGID 患者。普瑞巴林和加巴喷丁均可增加 IBS 直肠超敏反应患者的扩张感觉阈值。

二、临床应用

1. 慢性胃肠痛 腹痛是许多 FGID 患者的症状，包括功能性烧心、上腹痛综合征（EPS）、IBS、中枢性腹痛综合征、胆源性腹痛、肛门直肠疼痛或肛提肌综合征。神经调节药物可用于以疼痛为主要表现的 FGID 患者。

低至中等剂量 TCA 是治疗慢性胃肠痛最有效的方法。大多数研究中使用的 TCA 剂量范围为 25~75mg/d。可以在治疗的前 4~6 周调整 TCA 剂量，如果没有不良反应，夜间可以进一步增加到 100~150mg。叔胺类 TCA（如阿米替林、丙咪嗪）治疗 FGID 比仲胺类 TCA（如地昔帕明、去甲替林）更可能导致嗜睡、口干、心悸或便秘等。

SNRI 的优势在于其不具有抗组胺药或抗胆碱能药的不良反应，其他不良反应包括心悸、出汗、睡眠障碍、头晕和视力障碍。文拉法辛低剂量治疗时以 5- 羟色胺能作用占主导地位，需要增加剂量至 225mg/d 才能达到 NA 的镇痛作用，但此时更容易发生不良反应，如舒张压升高，因此在使用较高剂量治疗时需监测血压。度洛西汀对 5- 羟色胺转运体和 NA 转运体有很强且相同的亲和力，即使在低剂量下也能发挥作用。在其他 SNRI 因不良反应而不能使用时建议选择米那普仑。

普瑞巴林或加巴喷丁可降低内脏敏感性。此类药物对治疗 FGID 缺乏研究基础，但在特定情况下也会应用，如普通焦虑症或纤维肌痛和腹壁疼痛共存时，可使用 150~600mg/d 的普瑞巴林或加巴喷丁，并可能在 1 个月内起效。

如果患者有疲劳和困倦症状时，理论上可以使用安非他酮，且其治疗效果优于 SSRI。当其他抗抑郁药治疗失败时，安非他酮也被用作治疗抑郁症的增强剂、使用剂量与抗精神病症状相同，即 150~300mg/d。

美金刚、氯胺酮和右美沙芬可以减轻神经元病变起源的疼痛。美金刚通常在与 FGID 有关的纤维肌痛和偏头痛中显示出镇痛作用。在治疗纤维肌痛第 1 个月内的双盲、安慰剂随机对照试验中治疗剂量为 20mg/d。这些药物应被 FGID 相关腹痛患者的三线治疗方案。

IBS 可以同时表现为外周和中枢的疼痛。当疼痛为轻度至中度和间歇性时，外周作用药物足以治疗，但是当疼痛更严重或持久时需添加或替代使用中枢药物。阿洛司琼可以增加内脏感觉的阈值和减缓肠道运动从而治疗腹泻型肠易激综合征（IBS-D），虽然阿洛司琼对 IBS-D 有效，但在美国使用受到限制。美国 FDA 和欧洲药品管理局最近批准了另一种替代药物伊卢多琳，其与外周阿片受体相互作用可减轻 IBS-D 症状，并且对排便习惯的影响较腹痛减少更明显。利那洛肽已被证明对便秘型肠易激综合征（IBS-C）是安全的，且对腹痛和便秘等症状的缓解效果良好。还有一种用于治疗 IBS-C 的促分泌素鲁比前列酮，其作用机制涉及激活肠道上皮细胞的 2 型氯离子通道。

TCA 是用于治疗 IBS 的一线神经调节药物，尤其是 IBS-D。叔胺类 TCA（阿米替林和丙咪嗪）可以减少 IBS-D 患者的腹泻症状，并改善睡眠质量。对于部分 IBS-D 患者，TCA 可以作为单一治疗选择。如果需要较少的抗胆碱能或抗组胺作用，如用于治疗混合型肠易激综合征（IBS-M）或 IBS-C 的疼痛，则可以选择仲胺类 TCA（地昔帕明和去甲替林）。

SNRI（度洛西汀、文拉法辛、米那普仑）可能改善 IBS 患者的疼痛，并且不良反应较 TCA 少，由于排便习惯可能受 5- 羟色胺能和 NA 能的影响，SNRI 有利于 IBS-C 的治疗。

存在焦虑且腹痛、腹泻不是主要的临床特征，则可以考虑使用 SSRI。艾司西酞普兰可提高结肠收缩力；帕罗西汀可以改善 IBS 患者的总体健康状况；氟西汀可减轻 IBS-C 患者的腹部不适。

2. 功能性烧心和功能性胸痛　胃灼热或胸痛患者在排除 GERD 的情况下，可考虑使用中枢药物治疗，如低剂量 TCA 丙咪嗪或阿米替林。SSRI 可用于患有功能性胸痛或食管高敏感的患者，共存的焦虑、抑郁或恐惧是使用 SSRI 的证据。关于 SNRI，小剂量（75mg）缓释制剂文拉法辛在一项仅涉及年轻患者（20~29 岁）的功能性胸痛研究中优于安慰剂，表明这种药物在低剂量方案中有良好的耐受性，具有积极作用。

3. FD　如果通过改善生活方式和根除 Hp 等仍不能完全控制症状，可以使用一种或多种治疗方法。

4. 餐后不适综合征（PDS）　丁螺环酮可用于以早饱、腹胀和恶心为主要表现的 PDS 不良反应相对较少，并且不会产生依赖性。在一项丁螺环酮治疗 4 周 FD 的研究中，早饱、腹胀、恶心等消化不良症状比安慰剂组明显改善，丁螺环酮的剂量应与治疗焦虑症时的剂量相同，即 30mg 每天 2 次或 3 次也可增加至 60mg。当存在慢性恶心、呕吐或体质量减轻时，米氮平是 PDS 的良好选择，并且还可以改善共存的腹痛症状。常规使用剂量为晚上 15~45mg/d，以减少对日间生活或工作的影响。对于米氮平治疗镇静过度或应答不完全的患者可以选择奥氮平，使用剂量为 2.5~10.0mg/d。

5. EPS　当消化道不良症状与 EPS 症状一致时主要支持使用 TCA，无论患者是发病最初还是在 PPI 治疗失败后。美国胃肠病学会指南还提倡对 PPI 治疗未能缓解的 FD 患者使用阿米替林。尽管缺乏相关研究，但对于不能耐受 TCA 治疗的 EPS 患者也可考虑使用 SNBl。

6. 周期性呕吐综合征（CVS）　对于 CVS 有 2 种治疗方法。①对于 CVS 急性发作，使用昂丹司琼或异丙嗪等止吐剂可降低症状严重程度并缩短发作持续时间，尽可能减少使用阿片类药物治疗腹痛和静脉补液。苯二氮䓬类药物可用于治疗急性焦虑和痛苦，并对减少恶心有独立作用。②为了防止 CVS 未来发作，必须消除大麻素因素，TCA 可被视为预防的一线治疗，联合其他预防药物如米氮平可以缓解复杂的恶心和疼痛；同时可以作为减轻焦虑的增强剂，还可使用有止吐作用的非典型抗精神病药奥氮平。此外，回顾性随访研究发现给予 TCA 治疗失败的患者抗惊厥药（如唑尼沙胺和左乙拉西坦）治疗有效，其中 75% 的患者至少有中度临床反应，20% 的患者症状在 1 年内缓解。

三、联合抗抑郁药物的应用

当单药治疗无效、发生不良反应或患者不能耐受时，可以考虑联合治疗，可以是联合一种作用于中枢的药物、一种作用于外周的药物或行为治疗。

1. 联合用药　当单药治疗失败时推荐联合治疗，即一种外周性药物和一种中枢性药物或两种中枢性药物（如非典型抗精神病药加抗抑郁药）联合使用。当特显性药物（TCA、SSRL、SNRI）仅获得部分疗效时，可以添加一种其他药物增强疗效，这样可以降低药物剂量而减少不良反应。作用机制互补的药物联合使用会产生协同正效应。例如，TCA 可以缓解部分疼痛，但不能控制焦虑，这时可以添加 SSRI（而不是增加 TCA 的使用剂量）。另一种选择是增加一种非典型抗精神病药物，喹硫平被用于增强 TCA 或 SNRI 治疗疼痛的效果，也可减少焦虑和建立正常的睡眠模式，在治疗胃肠道症状时推荐剂量为 25~200mg 相对安全。联合用药时，熟悉每种药物的不良反应非常重要，并应注意潜在的不良作用，如5- 羟色胺综合征可表现为发热、反射亢进、自发性阵挛、肌肉僵硬，若不能立即治疗可能增加死亡风险。

2. 联合心理或行为治疗　认知行为疗法（CBT）、肠道定向催眠疗法和正念冥想在 FGID 患者中被研究最多，并获得了一些经验性的证据。这些治疗方法对腹痛强度、IBS 症状的严重程度、生命质量、焦虑、抑郁和自理能力的改善最为明显。虽然行为方法经常被作为药物治疗的辅助手段，但很少有研究对单用行为干预与特定精神药物联合行为干预的疗效进行比较。

四、药物基因组学

药物基因组学是加强治疗效果、减少药物不良反应的新手段。药物基因组学对选择最佳的经调节药物、最大获益、减少不良反应都有巨大的价值。在胃肠道疾病方面药物基因组学还属于新兴领域，目前为止还没有药物基因组学治疗胃肠道功能失调的相关报道。

五、预防复发

神经调节剂在临床受益后再维持治疗可以减少再燃或复发的可能性。Perera 等经验性推荐在治疗有效后再维持治疗 6~12 个月。一篇对 31 项随机对照试验（超过 4000 例抑郁症患者）的 Meta 分析显示，抗抑郁药维持治疗使疾病的复发率降低了 70%。持续或开始行为干预（如 CBT、催眠）也可以降低复发风险。

阿片类药物用于治疗慢性腹痛的风险和非阿片类药物替代治疗的可行性约20%的FGID患者长期使用阿片类药物治疗胃肠道症状，已知的慢性阿片类药物导致的胃肠道不良反应有便秘、恶心、腹痛、胀气、肠梗阻和酸性反流等。对于长期使用阿片类药物治疗的FGID患者，当治疗后疼痛缓解不明显、阿片类药物滥用和（或）发生不良反应或其他负面后遗症时，应小心谨慎地减少剂量，需注意的是应为患者提供非阿片类药物替代物，如中枢神经调节剂和长期的行为干预。目前证据最多的TCA和SNRI，可以治疗情绪异常和焦虑症状。尚无情绪稳定剂如加巴喷丁、卡马西平和托吡酯对FGID疗效的研究报道。

六、建立有效的医患关系

建立良好医患关系的总体指导原则：①积极倾听，明确患者对疾病的理解及患者的关注点。②对患者的症状给予透彻的解释。③了解患者的关注点及预期，并给予积极的回应。④了解治疗的局限性。⑤让患者参与到治疗方案的选择中。⑥与患者建立长期的合作关系。采用这些方法可以增加患者的治疗依从性、满意度，减轻患者的临床症状。

需在一开始让患者明确药物可能治疗3~4周才起效（虽然有的药物可能起效很快），如果发生不良反应，一般1~2周消失。重要的是，在药物减量前需要持续治疗6~12个月，剂量的调整需要根据治疗效果及药物的不良反应决定。持续治疗可能会使中枢神经系统功能重新调整，患者服用药物的时间越长，复发概率越小。

在治疗4~6周后症状没有改善时，需要考虑增加药物剂量、小剂量增加使用另一类药物或改用其他药物。如果没有发生不良反应特别是药物的最佳治疗剂量还未达到时，增加药物剂量是很好的选择。

需要告知患者不良反应通常发生在药物起效前，且随着时间推移常会消失。通常仅在患者不能耐受药物不良反应的情况下改用其他药物。由于药物的不良反应更多地与患者的焦虑、抑郁相关，因此，当患者诉说其药物不良反应时，临床医师应更加谨慎，注意不能任意地停用或更换药物。较好的做法是通过与患者沟通重新评估患者情况，从而决定是继续采用原有治疗方案，还是减少药物剂量或继续用药数周后重新评估。

第十三节　难治性功能性胃肠病发病机制进展及其对药物治疗学的启示

功能性胃肠病（FGIDs）患病率和就诊率呈现升高趋势。目前，FGIDs在健康人群和就诊患者中均很常见，西方国家报道其患病率可高达40%。FGIDs的症状或迁延不愈，或反复发作，难治性FGIDs一直是消化专科临床治疗领域较为重要的挑战之一。

概括 FGIDs 症状产生机制的研究进展，目前除对两大传统核心机制，即胃肠运动紊乱和内脏高敏感反应有了不少新的理解和思考外，还发现在这两大机制的上游，或存在多个可干预的治疗靶点。这些发现得益于"肠-脑动"和"肠道微生态"研究的进展，启发研究者运用心身消化整体医学思维来思考精神心理因素、肠道环境、黏膜炎症以及神经体液调控紊乱在 FGIDs 症状发病机制中的关键作用，利用其中可干预的靶点，选择合适的治疗药物，提升难治性 FGIDs 的处置水平。

一、FGIDs 胃肠运动紊乱的机制和处置新理念

1. 食管运动紊乱　食管上 1/3 段为骨骼肌，下 1/3 段为平滑肌，中段为骨骼肌与平滑肌交错。骨骼肌部分受舌咽神经和迷走神经支配实现吞咽运动，上、下食管括约肌和平滑肌部分由迷走神经的交感和副交感神经支配，直接发挥作用的神经递质包括内脏神经的乙酰胆碱（Ach）以及换能后的一氧化氮（NO）、血管活性肠肽（VIP）等。

常见的食管运动紊乱主要指括约肌和平滑肌运动紊乱，表现为食管体部远端痉挛（胡桃夹食管）、收缩降低（蠕动缺乏）和下食管括约肌静息压力增高（贲门失弛缓症）或降低（胃食管反流）。这些运动紊乱的成因尚不清楚。Rome Ⅳ FGIDs（肠-脑互动异常）在总结肠-脑互动相关文献的基础上指出，运动紊乱或与复杂原因的中枢/外周神经功能紊乱有关。精神心理因素参与食管运动紊乱的机制仍不清楚，但临床上可以观察到，激惹焦虑的情绪反应多与食管体部运动增加和括约肌静息压力降低有关，而压抑抑郁的情绪反应与食管体部运动缺乏和括约肌压力增高相关。这些认识对于选择合适的中枢神经药物治疗与不同类型食管运动紊乱相关的临床问题具有重要提示作用。例如，对于食管体部痉挛性疾病和下食管括约肌过度松弛引起的胃食管反流，可尝试选用抗焦虑或具有镇静作用的中枢神经递质药物，常用药物包括镇静药和具有抗焦虑作用的抗抑郁药，如选择性 5-羟色胺再摄取抑制剂（SSRIs）中的氟伏沙明、帕罗西汀、西酞普兰（或艾司西酞普兰），5-HT 受体拮抗/再摄取抑制剂（SARI）曲唑酮，以及苯二氮䓬类镇静药等；而对于食管体部运动缺乏以及下食管括约肌失弛缓的贲门失弛缓症，可尝试选择以抗抑郁作用为主的抗抑郁药，如 SSRIs 中的氟西汀、舍曲林等。鉴于消化专科处置的目标主要是食管运动紊乱而非中枢神经问题，此类药物的使用宜选择小剂量、短疗程，与患者沟通时着重其外周作用效应，有助于提升患者依从性，减少用药初期的不良反应。具体的疗效特点、剂量、疗程规律仍需长期观察研究。

目前常用的胃肠动力药物对食管运动的作用已较为明确。多巴胺 D，受体拮抗剂能增加下食管括约肌张力，或具有抗胃食管反流作用。目前在我国上市的胃肠动力药物中具有此类作用的药物有甲氧氯普胺、多潘立酮、伊托必利、西尼必利。5-HT，受体激动剂能增加食管体部平滑肌运动，改善食管对反流物的清除能力，具有此类作用的促动力药有莫

沙必利、普芦卡必利、西尼必利等，而既往有此类作用的药物西沙必利、替加色罗已因心血管安全方面的原因退市。

2. 胃－十二指肠运动紊乱　胃－十二指肠运动紊乱是 FGIDs 胃肠运动紊乱重要机制之一。

受到关注的胃－十二指肠运动紊乱包括：①胃底容受性舒张障碍，被认为与早饱症状有关，病因不详，或与精神应激等中枢因素有关。②胃体、胃窦收缩缺乏或张力降低，与胃排空减慢或餐后食糜在胃内分布异常有关，临床上与餐后饱胀、上腹痛等症状有关。③幽门和十二指肠近端张力增高，可致胃排空阻力增高，或与胃排空障碍有关。多巴胺 D_2 受体拮抗剂或能增加胃底舒张的顺应性，同时增加胃窦平滑肌收缩，促进幽门舒张，增加胃排空效率。5-HT$_4$ 受体激动剂能增加胃平滑肌运动。平滑肌阳离子通道拮抗剂如曲美布汀，既能阻断 K^+、Ca^{2+} 离子通道，降低平滑肌细胞膜静息电位绝对值，提高其兴奋性，又能阻断 Ca^{2+} 内流，减少平滑肌细胞内 Ca^{2+} 含量，降低平滑肌细胞的收缩张力，从而具有解痉作用，发挥所谓的"双向"调节作用。

关于中枢神经药物对胃运动的影响，应着重考虑其外周直接作用。故以胃－十二指肠运动紊乱为治疗目标时，宜选择小剂量、疗程短，以神经递质对胃－十二指肠平滑肌运动的直接调控机制作为选择药物的理论依据。对于存在明显精神心理障碍表现，需将之与运动紊乱同时作为处置目标的患者。则应依据精神心理障碍的表现类型选择合适的中枢神经药物，遵照精神专科的用药剂量和疗程使用。

3. 十二指肠–Oddi 括约肌运动紊乱　胆胰管系统通过 Oddi 括约肌与十二指肠腔相通，十二指肠平滑肌与 Oddi 括约肌交错连接，十二指肠蠕动与 Oddi 括约肌的开放协调一致。生理状态下，餐后十二指肠持续的分节运动伴随 Oddi 括约肌的开放，十二指肠腔内食糜与胆汁酸和消化酶混合，在十二指肠内实现消化吸收过程；空腹状态下，十二指肠以移行性复合运动波（MMC）的形式进行规律、间断的高振幅蠕动，Oddi 括约肌保持关闭，十二指肠腔内胆汁酸暴露减少，肠内容物被清除。病理状态下（进食节律紊乱、胃排空紊乱、十二指肠黏膜炎症、小肠内细菌过度生长、Oddi 括约肌功能紊乱等），十二指肠蠕动增加导致 Oddi 括约肌不适当地开放，增加肠腔内胆汁酸暴露，造成或加重胃（甚至食管）内胆汁反流，同时导致餐后消化酶相对不足，消化效率降低。过度的十二指肠运动造成肠－胆道反流，或与胆道、胰腺炎症有关。而十二指肠运动缺乏可影响 Oddi 括约肌的开放，在十二指肠淤滞的同时，伴随出现胆道淤滞。针对与十二指肠蠕动增加、Oddi 括约肌不适当开放有关的临床问题应用胃肠动力药物时，宜选用多巴胺 D_2 受体拮抗剂和（或）局部释放的 Ca^{2+} 通道拮抗剂。体液途径作用的 Ca^{2+} 通道拮抗剂以及其他作用机制的平滑肌解痉药物亦有应用空间。对于与十二指肠运动缺乏伴 Oddi 括约肌弛缓不良、胆道内压力升高相关的临床问题，可考虑使用 5-HT$_4$ 受体激动剂。精神心理因素易通过自主神经系统影响十二指肠–Oddi 括约肌的协调运动。易激惹的情绪反应可提高交感神经兴奋性，增加十二指肠在消化间期（空腹状态）的运动，造成 Oddi 括约肌不适当开放，增加十二指肠腔内胆汁酸暴露，或与胃（包括食管）内胆汁反流相关临床问题有关。抑制性情绪反应常有副交感神经张力增加，十二指肠蠕动减少，造成 Oddi 括约肌协调开放障碍，与十二指肠淤滞和胆道系统压力增高有关。故具有镇静－抗焦虑作用的中枢神经药物可通过降低交感神经兴奋性减少十二指肠运动，协调空腹状态下的十二指肠－Oddi 括约肌运动状态，有助于提升胆汁反流、胆道炎症等临床问题的处置水平。而具有提升精神活性作用的抗抑郁药或能增加十二指肠蠕动，降低 Oddi 括约肌张力，释放胆道系统压力，有助于治疗胆道淤滞相关临床问题，特别是不明原因的慢性胆胰疾病。值得注意的是，抗抑郁药如 SSRIs 提高 5-HT 水平，经由平滑肌 5-HT，受体增加十二指肠平滑肌运动，这种直接的外周作用，是消化专科使用此类药物的主要作用形式，也是消化专科用药剂量、疗程不同于精神专科的理由所在。

4. 结肠运动紊乱　结肠运动紊乱是远端肠道症状如腹痛、腹胀、胀气、腹泻、便秘等的重要发病机制。结肠运动是在肠固有神经的支配下，小肠运动的延续，受腔内因素（物理性、化学性）和黏膜炎症产物（神经递质、肽类激素、代谢产物、炎症因子等）影响。症状与运动紊乱之间的相关性较差。除与内脏高敏感因素有关外，一般认为腹痛、腹胀还与平滑肌运动增加（痉挛）有关。但腹泻和便秘并不能简单推断平滑肌运动状态，即不能根据症状特征确定结肠运动紊乱的状态，因此也无法仅凭症状分析获得恰当选择胃肠动力药物的足够信息。

根据粪便性状判断结肠运动状态是较为可靠且简便的方法。Bristol 分级 5~7 型提示结肠传输效率高，选择减慢传导的胃肠动力药物或有利于改善相关症状；1~2 型提示结肠慢传输，选择改善传输的药物或对改善临床症状有益。肠道传输是环肌与纵肌运动共同作用的结果。胃肠动力药物中，5-HT，受体激动剂可激动平滑肌从神经的 5-HT 受体，使该处神经末梢释放 Ach，增加平滑肌运动明。纵肌丛神经末梢的 5-HT，受体分布多于环肌丛神经末梢，故随着药物剂量的增加，5-HT 受体激动剂对纵肌的粗运动作用强于环肌，总体效应为改善传输。其他作用机制、无差别改变 Ach 浓度的促进平滑肌运动药物，对环肌和纵肌粗收缩的作用不存在差异。局部释放的 Ca^{2+} 通道拮抗剂在肠腔内释放，向肠壁渗透时首先作用于位于肠腔侧的环肌，故在改善症状（解痉、止痛、消胀）的同时，总体效应是有利于降低肠腔内容物通过阻力，改善通过效率。经体循环途径作用的 Ca^{2+} 通道拮抗剂对环肌和纵肌的解痉作用不存在差异。因此，对于粪便干硬患者宜选用促动力药，伴有平滑肌痉挛相关症状者可考虑合并使用局部释放的 Ca^{2+} 通道拮抗剂；稀便患者可选用各种作用途径的解痉剂。

二、内脏高敏感的成因和处置新理念

胃肠道内脏高敏感反应是 FGIDs 症状产生的又一核心机制，指胃肠道接受阈下伤害性刺激即产生引发症状的敏感反应。这一现象的病因和发病机制既有中枢神经功能改变，又有外周神经因素参与。中枢方面，精神心理应激或其他原因引发的大脑皮质等功能改变，可干扰或抑制中脑原先按固有兴奋性发挥止痛作用的核团的工作状态，这些核团的兴奋性受到抑制后，对脊髓下行疼痛反应通路的抑制水平降低。外周方面，有迷走和脊髓两条神经通路影响慢性疼痛感知和反应稳态。外周（包括胃肠道）炎症环境中的刺激因子（神经递质、化学物质、代谢产物、肽类激素、炎症因子）刺激感觉神经末梢，易化脊髓背角感觉神经纤维出入信号机制，放大对刺激信息的感受。胃肠道伤害性刺激因子可慢性消耗和削弱迷走传入神经对中枢疼痛反应通路的抑制效应。神经递质调节药物可作用于中枢和外周神经对疼痛的调控机制，有助于减轻或消除 FGIDs 的内脏高敏感症状。此类药物在中枢发挥作用的机制是升高突触间隙神经递质浓度，反馈性引起突触后膜（也包括前膜）相关受体的再平衡，实现有利于恢复生理状态下疼痛调控的稳态水平；外周作用则主要是神经递质的直接作用，以及发挥改善器官功能或炎症反应等相关微环境的间接作用。故应针对患者的个体化发病机制，既要考虑中枢作用，也要细致考虑外周作用，选择适合的药物种类、剂量和疗程。针对中枢的机制建议按精神专科推荐的药物种类选择治疗方案、剂量和疗程。针对外周的机制应按外周作用机制选用合理的药物种类，并选择小剂量、短疗程。

参与胃肠道内脏高敏感反应机制的局部因素还包括胃肠道自身环境和肠固有神经系统调控异常。以下例举几个目前不太为临床所重视的观点。在胃酸相关 FGIDs 内脏高敏感反应的形成机制中，几类重要的感觉神经受体的敏感性受 pH 环境影响。如辣椒素受体（TRPV1）、ATP 受体（P2X）、腺苷受体（A1、A2a）和 5-HT 受体（5-HT；），在 pH<5.5 的环境中敏感性升高。这就提示针对酸相关症状，抑酸分泌治疗必须达标（24h 内需有超过 18h 的时间 pH 值控制在 5.5 以下）。笔者团队的研究还显示，胆汁酸可提高内脏高敏感反应程度，且胆汁酸在 pH<3 的环境中对黏膜表面黏液的洗脱作用加剧。适当的针对性处置，有利于减轻胃肠道内脏高敏感反应症状。胃-结肠感觉和运动反射是肠固有神经内部的反射调控现象，该反射机制敏感与餐后不能控制的即刻排便以及与进餐有关的远端肠道症状存在内在联系，抑酸治疗（质子泵抑制剂或组胺 H_2 受体拮抗剂）有良好的疗效。

三、肠道环境与胃肠运动紊乱和内脏高敏感

近年来关于肠道微生态的研究成果进一步加深和完善了肠道微环境改变参与胃肠道自身以及通过"肠-脑互动"机制参与全身各系统功能调控的机制。其中"肠-脑互动"调节机制可大致概括为以下过程：上端小肠是食物消化吸收的主要部位，前述胃-十二指肠 -Oddi 括约肌运动紊乱致食糜在肠道中的推进与积聚关系紊乱，造成近端小肠内食糜与消化酶混合比例改变，影响食物消化吸收效率。未被充分消化吸收的营养成分被输送至结肠，肠道微生物因底物增加而增加并发生菌种构成比改变。在各种因素的影响下，宿主抗

感染炎症反应或偏离正常范围，肠腔内各种活性受体液 / 神经调控的成分（营养代谢产物、微生物代谢产物、肽类激素、神经递质、炎症因子等，尤其是黏膜炎症产物）在局部影响肠固有神经对胃肠道运动和分泌功能的调控稳态，通过体液 / 神经通路引发包括脑（精神神经功能）和胃肠道在内的全身各系统功能紊乱以及炎症相关问题。上述病理生理学机制的探讨，对于改进难治性 FGIDs 的药物治疗策略有以下几点启示：①在调整摄入的饮食量和种类的基础上，合理应用消化酶制剂。②微生态调节策略（包括微生态制剂和短暂使用局部作用的抗菌药物）。③神经递质药物。根据各类药物对整个"肠 – 脑互动"机制体系的影响机制，可大致判断其在难治性 FGIDs 处置中应用的剂量和疗程特点。例如，消化酶制剂主要能改变远端肠道的营养物质环境，对粪便性状的改善作用较迅速（2~3d），改善黏膜炎症的后续调控作用一般需 2~6 周。微生态制剂通过改善肠道微生态环境，进而改善黏膜炎症状态，对动力紊乱以及内脏敏感相关神经调控紊乱症状的起效时间需 2~4 周，6~8 周达到最大治疗效应，8~10 周以上进入疗效平台期。抗菌药物对肠道微生态的影响最快，起效迅速，但由于其具有导致更严重微生态紊乱的风险，一般疗程不宜超过 5d。上文已述，神经递质药物作用于"肠 – 脑互动"机制是通过中枢 / 外周神经相关作用纠正内脏疼痛反应高敏感状态、调节神经免疫炎症反应、影响胃肠运动、分泌和感觉功能。中枢神经相关的作用起效较慢，一般为 2~6 周，6~8 周达到最大治疗效应；外周作用起效较快，为 1~2 周，2~4 周达到最大治疗效应。

四、总结

全面分析发病机制并抓住个体化关键环节，是提升难治性 FGIDs 药物治疗水平的必由之路。针对难治性 FGIDs，既要正确剖析胃肠动力紊乱和内脏高敏感反应的临床特点，精准选择，更恰当地使用"共识""指南"推荐的药物，又要结合机制研究（特别是"肠 – 脑互动"机制）前沿，追溯两大发病机制之间的联系，善于应用改善肠道环境、降低黏膜炎症反应程度的药物，特别是在心身消化整体医学思维的指导下应用神经递质药物。与所有专业领域的学术进展一样，难治性 FGIDs 药物处置能力的提升，也是一个不断"探索实践 – 总结提高"的螺旋上升过程。

第十四节　伴有精神心理障碍的难治性功能性胃肠病的诊治研究

功能性胃肠病（FGIDs）是一类非器质性胃肠道疾病。美国明尼苏达州奥姆斯特德县居民的调查显示，存在胃肠道症状者中 42.3% 为 FGIDs，国内对体检人群的调查亦发现约 46% 的体检者为 FGIDs。由此可见，FGIDs 是一个全球性的高患病率疾病。FGIDs 患者常伴有精神心理障碍和生活质量下降，部分患者经常规药物治疗后症状仍顽固存在，反复发作，成为难治性 FGIDs，这部分患者存在躯体化、抑郁、焦虑等精神心理障碍的比率更高，生活质量下降更为明显，并因反复就诊而占用社会有限的卫生资源。因此，难治性 FGIDs 的临床处理是消化科医师面临的挑战之一。

一、伴有精神心理障碍 FGIDs 的临床特征

根据罗马Ⅲ标准，FGIDs 主要包括功能性食管疾病、功能性胃 – 十二指肠疾病和功能性肠病，女性发病率普遍高于男性，伴有精神心理障碍者的比率明显高于非 FGIDs 人群，以焦虑、抑郁、惊恐障碍最为常见。

躯体化症状往往是伴有精神心理障碍的 FGIDs 患者就诊的主要原因。腹痛是 EGIDs 患者最常见的症状，约 1/5 的患者有腹痛不适，伴有情绪障碍者疼痛症状更为常见。除反酸、烧心、腹痛、腹胀、便秘、腹泻等胃肠道症状外，FCIDs 患者还可出现多种胃肠外症状，尤其是伴有精神心理障碍者。有研究显示，有抑郁和（或）焦虑障碍的患者近 1/5 有背痛、颈痛、肌痛等肌肉骨骼症状，并可有心肺（心悸、胸痛、气短、胸部压迫感等）和全身症状（头晕、头痛等），这些症状甚至较胃肠道症状更为普遍。一项评估多模式心身干预治疗效果的研究显示，心身疾病患者最常见的症状依次为疲乏、失眠、背痛、头痛、肌痛。仅不到半数的 FGIDs 患者经积极治疗后症状消失，另有一部分所谓的症状消失者实际为症状转变而非消失，大部分 FGIDs 患者就诊后甚至 10 年后仍为不同形式的症状所困扰。

对于既往经历过负性事件，如情感创伤、身体或性虐待史的 FGIDs 患者，症状往往更为严重且更倾向于难治性。对于此类患者，临床医师应仔细寻找躯体化症状，了解患者的虐待史，帮助其减轻心理负担。

二、伴有精神心理障碍难治性 FGIDs 的诊断

1. 精神心理量表及其应用 问诊可帮助临床医师初步判断患者的精神心理状态，专业的精神心理量表则能更为客观地对患者进行评估，包括精神心理状态以及躯体化症状等。经典的精神心理评估量表包括他评量表如汉密尔顿焦虑量表（HAMA）汉密尔顿抑郁量表（HAMD）以及自评量表如焦虑自评量表（SAS）、抑郁自评量表（SDS）。

PHQ-9 是一个简化抑郁自评量表，有助于抑郁的初步临床诊断和严重程度评估。GAD-7 则是一个简单、实用的焦虑自评量表。有学者将 PHQ-9 与 GAD-7 中的核心诊断部分组合成 PHQ4，在一般人群中进行的验证研究显示，PHQ4 是一个可靠而有效的诊断

焦虑、抑郁的简化自评量表。此外，医院焦虑抑郁量表（HADS）和Beck抑郁快速量表（BDI-FS）均为准确、有效的抑郁筛查自评量表。简化自评量表的优点是快速且易为患者所接受，更适合在门诊使用。

相对于上述简化自评量表，SCL-90包含的项目更为全面，除焦虑、抑郁方面的评估外，还包括躯体化症状、睡眠、饮食情况等。

除精神心理评估量表外，还有一些躯体化症状量表。PHQ-15不仅包含门诊就诊患者最常见的躯体化症状，还包含症状严重程度的评估。较之PHQ-15，PedsQL的胃肠道症状模块对胃肠道症状更具针对性且较全面，但仅适用于5~18岁患者自评和2~18岁患者父母代评。

2. 难治性FGIDs的诊断：FGIDs患者合并精神心理障碍明显多于其他疾病患者。据报道，60%的难治性IBS患者伴有精神心理问题。这类患者疑病现象更为严重并反复就诊，如临床医师未能关注其心理问题，则非但药物治疗效果不明显，还会进一步增加疾病的难治性。

关于难治性功能性消化不良（FD）的定义，日本FD循证临床实践指南指出，经抑酸或促动力、抗焦虑、抗抑郁以及根除幽门螺杆菌（Hp）治疗后症状仍不能缓解的FD患者，考虑为难治性HD。国内亦有学者探讨了难治性FCIDs的定义，指出症状持续或反复发作、频繁就诊（平均每月1次以上）且经常规药物治疗1年无效的患者为难治性FGIDSs。目前对难治性FGID尚无统一诊断标准、临床医师遇有症状反复发作、频繁就诊、常规药物治疗疗效不明显或不满意的患者，应积极寻找是否伴有焦虑、抑郁等精神心理问题。

三、伴有精神心理障碍的难治性FGIDs的治疗

精神紧张、各种应激均可引起和（或）加重胃肠道症状。此点在IBS患者中尤为明显，与正常人相比，患者有着更多的对生活中应激事件的抱怨。如能早期识别FGIDs患者合并的精神心理障碍、确定引起或加重症状的特定应激因素。就能制定有效的针对性治疗策略，即根据患者的具体病因和诱发因素决定个体化治疗方案，通过心理、精神类药物等干预缓解患者的临床症状。

1. 精神心理药物治疗　对常规消化道药物治疗疗效不明显或不满意的患者，需注意是否伴有精神心理障碍；如存在精神心理问题，应在对症治疗的同时联合精神心理治疗。

三环类抗抑郁药（TCAs）自20世纪60年代就开始用于治疗抑郁症，其作用机制一方面为提高肠道感觉阈值，另一方面与抗胆碱作用有关。研究显示小剂量TCAs可明显控制IBS症状，临床上使用较多的TCAs有阿米替林、丙咪嗪、地昔帕明、多虑平等）。虽然TCAs疗效确切，但不良反应较多，主要与其抗胆碱和抗组胺作用有关，表现为镇静、激动、口干、尿潴留、失眠多梦等。

选择性 5- 羟色胺再摄取抑制剂（SSRI）是应用最为广泛的抗焦虑抑郁药，循证医学证据显示其能有效控制 IBS 患者的症状。氟西汀用于抗焦虑抑郁已有 30 余年的历史，小剂量氟西汀对便秘为主型 IBS（IBS-C）患者安全有效，可缓解腹痛不适和腹胀症状，增加排便频率，改善粪便性状。帕罗西汀对 IBS 患者亦有一定疗效。值得注意的是，尽管 SSRIs 对 FGIDs 有一定疗效，但尚缺乏大样本长期随访研究确认其疗效和安全性。

5- 羟色胺和去甲将上腺素再摄取抑制剂（SNRIs）相对而言是一种较新的精神类药物，是不能耐受 TCAs 或 SSRIs 者的治疗选择。一项非盲先导性小样本研究显示，对于不伴有重度抑郁症的 IBS 患者，SNRIs 度洛西汀在缓解腹痛、稀便等 IBS 症状的同时，还能改善患者的焦虑状态，提高生活质量，但对硬便症状无明显改善作用，且半数患者因药物不良事件（主要为便秘）而退出研究，此点可能会限制其临床应用。文拉法辛属于 5- 羟色胺、去甲肾上腺素和多巴胺再摄取抑制剂，近年国内关于文拉法辛治疗难治性 IBS 的研究较多见，研究结果显示其与胃肠动力调节药曲美布汀联合能很好地改善患者的躯体和精神症状，常见不良反应有恶心、头昏、便秘等。国外关于文拉法辛的研究甚为少见。

此外，尚有其他类型的精神类药物被用于治疗 FGIDs，如小剂量喹硫平对部分重度难治性 FGIDs 患者有效，可增强抗抑郁药的作用，缓解症状，减轻焦虑和睡眠障碍，但治疗过程中有近半数患者（10/21）停药，最主要的原因是嗜睡和胃肠道症状无改善。氟哌噻吨美利曲辛是另一类常用于治中疗难治性功能性肠病的药物，其与常规消化道药物对症处理联合应用可明显改善患者的肠道症状，控制抑郁情绪，提高生活质量。

2. 心理治疗

（1）催眠疗法：催眠疗法是以一定的催眠技术使患者进入睡眠状态，通过积极暗示解除患者心理负担，从而缓解相关症状的一种治疗方法。

（2）认知行为治疗（CBT）：CBT 是指通过认知教育和行为技术纠正患者不合理的错误认知，重建正确认知，从而缓解或消除心理障碍和躯体症状的一种心理治疗方法。

（3）放松训练或治疗：放松训练系通过让患者全身放松而消除其不良情绪，从而改善躯体症状的一种治疗方法。

（4）生物反馈治疗：生物反馈治疗是在 CBT 的基础上发展起来的，与催眠疗法相比所需专业知识和训练较少，费用亦低于催眠疗法。

3. 饮食治疗　饮食是部分 FGIDs 患者的主要发病诱因。短链碳水化合物，尤其是果糖、果聚糖不耐受可引发 IBS 状，限制进食此类食物后，患者症状有所改善。IBS 患的食物不耐受发生率明显高于正常人，且不同患者间的食物不耐受有一定差异，因此，对于药物治疗疗效不明显或不满意的 IBS 患者可进行食物不耐受检查，避免不耐受食因素可能改善其顽固症状。

尽管 FCIDs 有着很高的患病率，但目前关于该病的认识和理解并不深入，且治疗手段有限。对于常规治疗无效、反复就诊的难治性 FGIDs 患者应重新评估患者情况包括精神心理、生活质量、临床症状、睡眠情况等，针对具体情况给予个体化治疗。建立良好的医患关系是开展有效治疗的前提，临床医师仔细倾听患者的倾诉，并耐心解答患者的困惑，对于这类患者的症状改善至关重要。

第十五节　功能性消化不良的心理评估及治疗

功能性消化不良（FD）的全球总患病率20.8%。美国、加拿大及英国成年人约10%符合FD罗马Ⅳ诊断标准，亚洲人群中FD患病率为8%~23%。我国消化不良患病率19%~24%。近年来研究表明，心理因素可通过自主神经系统、脑–肠轴及神经内分泌系统影响胃肠道感觉及运动功能，而导致FD相关症状的发生。

一、心理因素与FD

FD病因及机制与胃排空障碍、胃调节功能受损、内脏高敏感、十二指肠轻度炎症、黏膜通透性食物抗原、环境暴露及心理因素有关。越来越多研究表明，FD患者特别是难治性FD多存在抑郁、焦虑及躯体化等心理异常。Aziz等发现躯体化与FD中餐后不适综合征及其与上腹痛综合征重叠的症状呈正相关。在一项针对瑞典人群的研究中，对887例消化不良症状评分，正常并内镜检查阴性者进行HAD评分并随访，发现存在焦虑者10年内FD的发病风险为无焦虑者的7.6倍。Kugler等报道125例FD患者中焦虑和抑郁分别为50.4%和42.4%，而在无FD者则分别为13.3%和6.66%，表明FD患者更易出现抑郁和焦虑。Li等随机调查了我国普通人群1016例，发现23.5%存在FD，9.1%有心理异常，而FD患者心理异常发生率为15.5%，显著高于非FD的7.1%。对住院患者的调查中发现，FD患者54.2%有抑郁和（或）焦虑倾向，明显高于器质性消化不良（19.0%）及普通人群（9.1%）。Pajala等调查发现，FD患者心理异常是普通人群的4倍。国内对FD患者的研究也发现在这类患者中同样有较高的心理异常共病率，患者的生活质量、消化不良的症状均与抑郁、焦虑相关。另有研究报道，FD症状的严重程度与抑郁、焦虑的评分呈正相关。Van Oldehove等对201例FD患者进行胃感知运动功能测试，并做消化不良症状的程度评估，同时进行PHQ-9、PANAS（积极和消极情绪量表）、PSQ（感知压力问卷）、TAS-20（述情障碍量表）测试，结果证实，FD的症状严重程度与心理社会因素、躯体化及高敏感相关。

近年，对我院消化科门诊符合FD罗马Ⅳ诊断标准的235例患者进行了SCL-90（症状自评量表，又称90项症状清单）评分，结果102例存在心理异常（43%），多为女性（78.4%），其中餐后不适综合征48%，上腹痛综合征24%，两者重叠28%。患者中抑郁74.5%，焦虑70.6%，躯体化及强迫均为78.4%，敌对68.6%，偏执51.0%，恐怖45.1%，精神病性 33.3%，睡眠不佳及食欲不振 70.6%。以上心理症状各项在每个个体均有多项程度不等的重叠，但多为轻度或中度，其总评分值与 FD 症状积分呈正相关。因此，心理因素相关性 FD 患者不仅存在抑郁焦虑表现，而且可能存在多种类型心理异常的表现。

二、心理因素相关 FD 的特点及评估

心理因素相关性 FD 患者临床上不仅表现出功能性消化不良症状，多数同时存在不同程度的躯体化表现，如睡眠障碍、疲乏、便秘、头痛、喉及胸紧缩感、颈和（或）背部痛、食欲不振等一种或多种症状。且经过各种相应检查未发现可解释症状的器质性疾病。该类患者就诊时多有过分夸大躯体化症状的主诉及短期内反复就诊的历史，并曾经应用过多种药物，如各类抑酸药、促胃肠动力药、解痉药、消化酶、益生菌治疗而无明显疗效。对具有以上症状的患者要注意与该病相关的心理特质，如心理症状（焦虑、抑郁）、人格特征（神经质、疑病症）及是否存在长期情感压力（负性生活事件）等。

罗马Ⅳ提出，对 FD 首先进行包括心理症状，躯体化及对生活质量影响的筛查，如是否存在沮丧和情绪低落及自伤的念头（抑郁），是否感到紧张或易激动（焦虑），是否存在躯体化症状。对综合医院疑诊心理因素相关 FD 患者首先进行简要的心理问诊，进一步可采用简明、易行的自评量表进行评估初筛，如 HADS（医院焦虑抑郁量表），其有 14 项条目，可同时进行焦虑、抑郁的快速筛查。另外 PHQ-9（患者健康问卷抑郁量表）和 GAD-7（广泛性焦虑量表），分别为 9 项及 7 项条目可分别对疑诊抑郁和焦虑进行初步筛查。SCL-90 包含较广泛的精神心理症状学内容，共有 90 项条目，9 个分量表即躯体化、强迫症状、人际关系敏感、抑郁、焦虑、敌对、恐怖、偏执和精神病性，该量表可对存在的多种心理相关的症状进行较全面筛查，并可反映出不同的较复杂的症状谱，用于综合性医院判别躯体症状的相关心理健康状况及程度。简明症状清单（BSL-18）是 SCL-90 的简化版，可通过 18 项条目简明症状问卷来测量患者的躯体症状、抑郁和焦虑情况及整体心理症状的严重程度。汉密尔顿抑郁量表（HAMD）、汉密尔顿焦虑量表（HAMA）是临床评定抑郁及焦虑状态应用最普遍，信度和效度较高的量表，较为简洁的分别为 17 项条目及 14 项条目版，该量表是他评量表，较自评量表客观性强而准确，可用于判断抑郁，焦虑存在与否及程度，并可作为治疗前后疗效的评估。此类量表的应用要求经过专业培训的医生在交流中对患者的心理状态进行综合评定，因此，在临床上非精神心理专业医师实施该量表常受一定的限制。躯体化症状多为综合医院门诊常见的患者主诉，国内报道，综合医院门诊就诊患者中，18.2% 为躯体形式障碍 2。PHQ-15 量表可更全面评估躯体化症状和筛查躯体障碍与心理症状的共病情况，此问卷为 15 项条目，积分越高则提示其症状与心理因素相关。钱洁等的研究结果表明，PHQ-15 总分与 HAMA、HAMD、GAD-7、PHQ-9 总分均呈正相关，提示躯体症状的严重程度与抑郁、焦虑、抑郁合并焦虑的症状程度有关。负性生

活事件是伴有心理因素的 FD 的重要原因，为明确患者发病是否与负性生活事件等因素有关可采用生活事件量表（LES）评估，该量表共有 65 项条目，包括职业、学习、婚姻和恋爱、家庭和子女、经济、司法、人际关系等方面常见的生活事件，通过此量表可判断各事件对患者发病是否存在负性影响并可根据患者对问题的回答，判定其症状是否与心理障碍相关，从而为制定治疗方案做参考。总之医生可以根据患者的临床特点选用以上量表及问卷对 FD 患者，尤其难治性 FD 患者进行心理评估，以明确其病因，采取相应的治疗措施。

三、心理因素相关 FD 的治疗

1. 促动力药及抑酸药　对具有餐后不适综合征患者可应用促动力药如莫沙比利、西尼比利、伊托比利。对上腹痛综合征可使用抑酸剂如质子泵抑制剂（PPI）、H2 受体阻滞剂（H2RA）治疗。

2. 心理干预治疗　包括认知行为疗法、催眠疗法、正念疗法、心理动力学和人际交往疗法等，该类疗法可提高 FD 患者的生活质量和心理健康水平，并可通过调整自主神经系统减少胃肠道不适症状。

3. 中枢作用药物　选择性 5- 羟色胺再摄取抑制剂（SSRD），如帕罗西汀、氟西汀、舍曲林、西酞普兰、伏沙明及 5- 羟色胺 - 去甲肾上腺素双重再摄取抑制剂，如文拉法新、米氮平。氟哌噻吨美利曲辛片是一种三环类抗药，可通过提高突触间隙多巴胺、去甲肾上腺素、5- 羟色胺等神经递质的含量，从而影响胃肠道动力和内脏感觉，改善临床疾病症状。文华海的一项研究表明，氟哌噻吨美利曲辛可同时改善 FD 及抑郁、焦虑症状。Naumann 的一项研究提示，三环类抗抑郁药阿米替林，对于某些 FD 患者有一定疗效。

4. 中医治疗　近些年经典方剂在 FD 治疗中的应用也备受关注，这些方剂大多有疏肝解郁、理气化瘀的功效。肖琳等运用加减半夏泻心汤治疗存在焦虑和（或）抑郁 FD 患者，结果证明，该方剂有明显改善 FD 及抑郁焦虑症状的作用，其程度与多潘立酮联合路优泰相近。季芳等证实了加减柴胡疏肝散有明显改善伴抑郁 FD 患者症状的作用，疗效程度与莫沙必利联合泮托拉唑、黛力新相近。关霜霜等证实了枳术宽中胶囊对同时伴抑焦虑的 FD 患者有明显疗效，其疗效与路优泰联合多潘立酮相当。

第十六节　躯体症状障碍的治疗研究

躯体症状障碍（SSD）是一类以持久的担心或相信各种躯体症状的优势观念为特征的神经症性躯体障碍，其核心症状即躯体化。美国精神卫生学会 1980 年首次在美国精神障碍诊断统计手册（DSM）第三版中提出"躯体形式障碍"的诊断。2013 年，DSM 第五版中用"SSD"诊断替代了"躯体形式障碍"诊断。1998年世界卫生组织曾对14个国家地区人群共计26916人进行调查发现，SSD患病率为2.7%。我国1项针对综合医院的调查显示，诊断为躯体形式障碍的住院者比例为4.15%。由于SSD临床表现复杂多样，躯体症状与心理冲突密切相关，且没有明确的理化检查作为诊断依据，识别、诊断及治疗较为困难。SSD可见于多个临床科室（消化科、神经内科、心血管科、疼痛科、妇科等），由于患者大多数坚信自己存在躯体疾病，否认疾病的社会心理因素，导致医患沟通困难。SSD患者也是发生医患冲突的高危险人群。目前，对SSD尚无疗效满意的特异性治疗方法，临床医生和心理治疗师针对不同的方法进行了研究和探讨。

一、药物治疗

药物治疗SSD疗效有限，但仍是我国目前治疗SSD临床最常用的治疗方法。治疗SSD的药物可以分为以下几类：抗抑郁药、联合应用不典型抗精神分裂药物、植物药和中药等。

1.抗抑郁药物　目前临床常用抗抑郁药物治疗SSD三环类抗抑郁药物与安慰剂对照无明显疗效，不能提高患者的生活质量。有研究显示，新型抗抑郁药物中，5-羟色胺（5-HT）再摄取抑制剂、去甲肾上腺素再摄取抑制剂均可缓解SSD患者的症状、减少发作频率、改善抑郁情绪、提高其生活质量，但焦虑水平和临床治愈率与安慰剂对照组差异无统计学意义。文拉法辛能够抑制5-HT和去甲肾上腺素（NE）再摄取，引起肾上腺素B受体快速下调，目前为治疗SSD的首选药物之一。张国林和宋君伟对比艾司西酞普兰与文拉法辛的疗效，6周后症状自评量表（SCL-90）躯体化因子评分、总体有效率差异无统计学意义，提示两者疗效相近。姜文娟等研究发现艾司西酞普兰在改善老年SSD患者躯体化、抑郁、焦虑、恐怖症状起效早于多塞平，且不良反应相对较少。还有研究对比米氮平与艾司西酞普兰干预躯体形式障碍，8周后两组汉密尔顿抑郁量表（HAMD）、汉密尔顿焦虑量表（HAMA）评分均较前显著降低，但组间疗效差异无统计学意义。杨红双和马爱霞对帕罗西汀与其他抗抑郁药物治疗SSD进行Meta分析结果显示，帕罗西汀在第2周和第4周疗效优于其他对照组，提示该药起效较快。在安全性方面，研究显示帕罗西汀与氟西汀在治疗期间不良反应量表（TESS）评分差异无统计学意义，提示两者安全性相近。

2.抗抑郁药物联合抗精神病药物　为进一步提高SSD的疗效，临床医生开始探索抗抑郁药物联合抗精神病药物的治疗。Huang等在西酞普兰治疗的基础上联合帕利哌酮治疗，治疗6周后观察躯体形式症状筛查量表（SOMS）、HAMA、HAMD和TESS得分。结果发现，联合治疗组的有效率（SOMS评分降低50%）显著高于单纯西酞普兰组，不良反应发生率差异无统计学意义。战玉华等对167例躯体形式障碍患者进行干预，研究组给予文拉法辛联合喹硫平治疗，对照组单纯用文拉法辛治疗，治疗8周后结果显示，文拉法辛联合喹硫平组的疗效优于单纯文拉法辛组，且不良反应相当，张传海等的研究结果与此一致。杨泗学等以艾司西酞普兰联合小剂量奥氮平治疗老年躯体形式障碍，结果显示联合用药比单药能更快地减轻躯体症状，同时改善失眠和焦虑情绪。刘竹华等关于小剂量奥氮平与新型抗抑郁剂联用的对照研究（研究组：草酸艾司西酞普兰合并奥氮平；对照组：度罗西汀合并奥氮平）结果显示，治疗第 2 周末、第 8 周末两组健康问卷躯体症状群量表、临床疗效总评量表评分差异无统计学意义，两者疗效相当。有研究采用文拉法辛联合氨磺必利、帕罗西汀联合氨磺必利干预躯体化障碍患者，结果均提示联合氨磺必利组疗效明显优于单药组。还有研究以小剂量米氮平联合小剂量奥氮平干预躯体形式障碍患者，结果提示治疗 4 周结束后联合用药组在 SCL-90 抑郁、焦虑、躯体化症状评价因子得分均优于单用米氮平组。可见，小剂量抗精神病药物联合抗抑郁药物可提高疗效、改善患者躯体症状和情绪水平，且不明显增加不良反应。

3. 植物药　Melzer 等将 172 例 SSD 患者分为 2 个草药治疗组和对照组，治疗 1 组给予蜂斗菜根、缬草根、西番莲、香蜂花 4 种植物药的混合物；治疗 2 组给予缬草根、西番莲、香蜂花 3 种植物药的混合物；研究发现，与空白对照组相比，2 组植物药均可以明显缓解 SSD 患者症状，同时可缓解患者的焦虑抑郁情绪，临床治愈率也显著优于对照组。Muiller 等将 175 例 SSD 患者分为治疗组和安慰剂组，治疗组给予 6 周圣·约翰草提取物后发现，治疗组临床治愈率显著高于安慰剂组。

4. 中药　SSD 属于中医学郁证、惊悸、脏躁、痹症、胃痞、不寐等病证范畴。中医理论中，肝主疏泄，喜条达，恶抑郁。情志失调，肝木瘀滞，气机不畅而为病。临床治疗多从疏肝理气立法，常用四逆散，柴胡疏肝散、丹栀逍遥散、加味丹栀逍遥散等加减治疗。于海亭采用逍遥散和温胆汤治疗躯体化障碍，与氟西汀对照发现两组临床总体印象量表评分和 SCL-90 评分差异无统计学意义，但中药组的不良反应发生率显著低于氟西汀组，说明逍遥散和温胆汤治疗躯体化障碍安全有效。

二、非药物治疗

1. 传统非药物疗法　临床用于治疗 SSD 的传统非药物疗法包括针刺（含电针）、灸法、拔罐、耳针等。孙晶等认为躯体形式疼痛障碍发病与首发疼痛引起负面情绪，形成"痛记忆"有关，以"治神"针法，可达到调神理气、安神止痛的效果。于学平等采用醒脑安神针刺法治疗躯体形式疼痛障碍与西药黛力新组对照，8 周后针刺组的视觉模拟评估法（VAS）分数下降程度显著优于黛力新组，针刺组的复发率低于黛力新组，且无不良反应。任婉文等以浮针加安慰剂，对比度罗西汀加模拟浮针、安慰剂加模拟浮针干预躯体形式疼痛障碍，结果显示浮针、度罗西汀干预 6 周后，患者简易 McGill 疼痛量表、HAMD、HAMA 总分均较治疗前降低。治疗和随访过程中，浮针组不良反应发生率均低于度罗西汀组。梁慧等以电针夹脊穴联合度罗西汀对比常规穴位针刺联合度罗西汀，观察两者对持续性躯体形式疼痛障碍的疗效显示，治疗组 VAS、HAMD、HAMA 评分均低于对照组，有效率较高。丛莘和方莉采用电针配合走罐治疗，在辨证指导下，发挥腧穴的近治作用，于痛处取穴，给予针对性治疗。改善患者躯体症状，能够明显减轻抑郁、焦虑水平。以上研究显示，包括针刺、电针、走罐的传统非药物疗法对躯体化疼痛障碍具有一定的疗效，且不良反应较少，能够降低复发率。但单纯传统疗法对其他躯体症状障碍疗效尚待进一步研究。

2. 心理治疗　认知行为治疗（CBT）是治疗 SSD 最常用的心理治疗方法。CBT 治疗的核心是认知行为模型，治疗师通过改变患者的适应不良认知和非客观的思维模式，提出积极、可替代的解释，进行认知重构，改变患者与其症状相互作用模式来缓解症状。例如，让患者在感受被充分理解和接纳的同时，应用"再归因"技术帮助患者对其心理冲突和躯体症状进行连接，改变对症状的归因。多项研究结果显示，与常规治疗组相比，CBT 治疗 SSD 疗效显著，且治疗结束后 1 年的随访中仍优于对照组。不同形式的 CBT 治疗对 SSD 均具有疗效。Hedman 等运用有指导的网络 CBT、无指导的网络 CBT 干预 SSD，结果均优于空白对照组。

行为治疗是以减轻或改善患者症状或不良行为为目标的一类心理治疗技术的总称，包括放松训练技术、系统脱敏技术、模仿学习技术等。生物反馈治疗作为放松训练的一种，通过使用仪器帮助患者主动控制一种或多种生理指标（例如心率，呼吸速率或肌肉紧张）来放松和缓解临床症状。Nanke 和 Rief 将 50 例躯体形式障碍患者分为生物反馈组和放松组，治疗后发现，生物反馈组对躯体感受的灾难性思维减少，更容易接受躯体症状的社会心理归因，因此患者的认知模式改善，并进一步导致症状的缓解。有研究将认知行为疗法与森田疗法整合应用治疗躯体形式障碍，结果显示治疗组疗效优于药物对照组，且可使患者的不成熟型和中间型防御机制向成熟性转变；治疗 12 个月时治疗组的复发率低于对照组，依从性优于对照组除此之外，其他如精神动力治疗、催眠等心理治疗方法也可以应用于躯体症状障碍，具有一定的疗效。

三、综合治疗

由于 SSD 发病与社会心理因素关系密切，所以更加适合生物—心理—社会医疗模式，给予患者全方位的治疗比单纯药物或单纯心理治疗可更快缓解症状。目前，对于 SSD 联合治疗的研究较多，如抗抑郁药联合 CBT 治疗、中西药结合治疗、针刺联合中药治疗、植物药联合心理支持等不同的方法。Yamada 等研究发现，汉方药物联合心理治疗可以提高 SSD 患者，尤其是未分化 SSD 患者和转换障碍患者的生活质量。该研究将 120 例符合DSM 第四版诊断标准的门诊患者给予汉方药物治疗和心理支持治疗 3 个月，在治疗前后评估患者生活质量的结果显示，治疗后患者的生活质量提高，主要集中在身体健康和心理健康维度。李洪祥等以放松疗法合并抗抑郁药物及心境稳定剂治疗以冷感为主诉的躯体形式障碍，结果显示该组 SCL-90 躯体化等因子评分及有效率均优于对照组。也有研究以森田疗法联合度罗西汀干预躯体形式障碍，对比单纯度罗西汀治疗，结果提示综合治疗组对患者的述情障碍和人格特征的改善优于单纯药物组。沈东等以度罗西汀联合超低频经颅磁刺激（ILF-TMS）对比度罗西汀联合 ILF-TMS 假性刺激，观察 4 周结果显示，联合治疗组起效更快，但远期疗效与单纯用药组相当，且更易发生头晕。崔笑玉和李文涛以柴胡龙骨牡蛎汤联合帕罗西汀对比单纯使用帕罗西汀干预躯体形式障碍（肝气郁结型），联合用药组SCL-90 躯体化因子、HAMD 评分显著降低，提示中西药联合治疗在改善患者躯体症状和抑郁情绪方面具有明显疗效。章瑜和谢健观察文拉法辛联合人参二苓汤对躯体形式障碍的疗效，结果显示 6 周后治疗组 HAMD 评分较单纯西药组低，口干、恶心、便秘的发生率较西药组低。此外，陈晓欧采用针刺联合药物和支持性心理治疗的方法治疗 SSD，对照组采用药物联合心理治疗的方法，结果显示治疗组的疗效优于对照组，且显效时间提前。以上结果均提示，综合治疗的疗效优于单一疗法。

目前，对 SSD 尚无疗效满意的特异性治疗方法。临床研究者应用抗抑郁药、非典型性抗精神病药、植物药、中药，从传统非药物治疗、心理治疗以及综合治疗等多方面进行探索，取得了一定成果。西药治疗在取得肯定疗效的同时，存在不良反应较多、患者依从性较低的问题。在西药的基础上联合中药，对提高临床疗效、减少不良反应发生具有一定作用。单纯中药对 SSD 疗效的研究较少，且多为小样本研究，疗效尚需进一步验证。针刺为主的非药物治疗对躯体形式疼痛障碍具有显著疗效，对表现为其他症状的 SSD 疗效尚未可知。综合治疗从生物—心理—社会的医疗模式进行干预，比单纯使用药物和心理治疗能更快缓解症状，但具体疗法最佳尚无研究证明。综上所述，可充分挖掘传统医学宝库对SSD 进行研究，开展基于名老中医经验的中药临床研究以及针刺对除疼痛症状外 SSD 疗效研究，为治疗提供新思路。此外，由于心理社会等多因素参与 SSD 发病，治疗中还应遵循现代医疗模式，探索多元治疗方案，开展多层次、多方位的中西结合、心身同治的综合治疗研究，从而更加有效地缓解患者的躯体症状，提高患者的生活质量。

第十七节　抗抑郁药治疗功能性消化不良的临床研究

功能性消化不良症发病机制尚未完全清楚，国外学者认为，精神心理因素在发病中起重要作用。国内报道缺少，本文通过对比 FD 患者和正常人的汉密尔顿抑郁量表（HAMD）、汉密尔顿焦虑量表（HAMA）及症状自评量表（SCL-90）评分，探讨两者关系，并用抗抑郁药中选择性 5- 羟色胺再摄取抑制剂（Selectve Serotonin Reuptake Inhibitor，SSRI）类型的帕罗西汀（赛乐特）和盐酸氟西汀（百忧解）治疗 FD，观察疗效。

一、研究对象

表1 FD患者治疗前后HAMA，HAMD评分比较

		治疗前	治疗后	P 值
HAMA	躯体	14.71 ± 3.002	2.458 ± 0.957	<0.001
	精神	18.333 ± 3.58	3.541 ± 1.322	<0.001
	焦虑	11.42 ± 2.333	3 ± 0.91	<0.001
	体重	0.917 ± 0.187	0.0417 ± 0.1998	<0.001
	认知障碍	4.92 ± 1.004	0.708 ± 0.676	<0.001
HAMD	日夜变化	0.208 ± 0.043	0.0417 ± .01998	>0.05
	迟缓	6.54 ± 1.34	1.208 ± 1.04	<0.001
	睡眠障碍	6 ± 1.22	0.625 ± 0.564	<0.001
	绝望感	0	0	>0.05

表2 FD患者治疗前后SCL-90症状自评分比较

	治疗前	治疗后	P 值
躯体化	2.05 ± 0.566	1.379 ± 0.283	<0.001
强迫	2.025 ± 0.579	1.425 ± 0.347	>0.05
人际关系	1.8196 ± 0	1.4375 ± 0.325	<0.001
抑郁	2.2033 ± 0.528	1.3667 ± 0.272	<0.001
焦虑	2.6625 ± 1.695	1.417 ± 0.295	<0.001
敌对	1.7667 ± 0.528	1.271 ± 0.241	<0.001
惊恐	2.1117 ± 0.736	1.225 ± 0.237	<0.01
偏执	1.4583 ± 1.409	1.1875 ± 0.245	<0.001
精神病理	1.6583 ± 0.517	1.342 ± 0.391	<0.001
其他	2.3417 ± 0.589	1.727 ± 0.531	<0.001

治疗后患者的焦虑、抑郁、人际关系、敌对、惊恐、偏执、体重、认知障碍、睡眠障碍等躯体和精神症状均得到非常显著改善，说明抗抑郁药疗效确切。

二、副反应

治疗前后进行血、尿、粪常规、肝、肾功能、心电图检查，未见明显变化。仅见2个患者出现视朦、恶心、头胀、便秘等，未见其他特殊副作用。

讨论：

精神、心理失衡，在器质性胃肠疾病（如消化性溃疡）发病中的地位早已确定。近年国外研究显示，这类失衡与FD同样相关，并提出用生理－心理－社会的发病模式，三因素既独立又相互促进，Tallly等对76例确诊FD患者用抑郁、焦虑、人格改变等8种精神

心理测量表进行分析，发现各项精神心理症状指数均显著高于对照组。Haug 等对 100 例接受常规胃镜检查的各类消化不良连续患者，进行抑郁、焦虑、人格异常、躯体症状等 12 项精神心理量表分析，发现消化不良组多项指数显著高于非消化不良组。本文研究与此相符，说明精神、心理异常和社会压力在 FD 的发病中起重要作用。

Walker 等分析肠易激综合征精神症状的关系，发现 54%~100% 有不同程度的精神异常，其中焦虑、抑郁、癔病多见。作者提出三个指标评估精神症状是原发还是续发于肠胃疾病：①精神和胃肠症状哪种先出现。②精神症状是否引致胃肠症状加重。③精神、心理治疗是否有效。按此指标，分析本组顽固性 FD 患者，全部属原发性精神心理异常，消化系统症状仅为一个突出表现。促使患者就诊。

在精神心理异常与 FD 相关性方面，各国学者对抗抑郁药及精神心理治疗的作用和适应证等未获共识，至今系统研究尚不多。Tanum 等报道，用四环类抗抑郁药米安舍林（mianserin）治疗，症状超过 12 个月的顽固性各类功能性胃肠病，疗效显著。另外，Tadley 报道，用抗抑郁药治疗 FD 疗效不佳，可能与患者选择、疗程过短、剂量不足有关，本文采用心理咨询加抗抑郁药（SSRI）治疗 FD，取得了显著疗效，副作用少，尤其是经常规治疗无效的顽固性 FD。因抗抑郁药起效较慢，常需 2~3 周才起效，在治疗初期可情联合使用起效快的胃肠动力药和镇静药等以暂时缓解症状，增强患者信心。

第十八节　联合抗抑郁药用于不同亚型功能性消化不良的疗效

功能性消化不息（FD）是临床上常见的一种功能性胃肠疾病，多以餐后不适、上腹疼痛、早饱、吸气、食欲不振、反酸等症状为临床表现，多伴有焦虑、抑郁等精神心理症状、其发病机制与病因尚未明确，目前普遍认为其与肠脑互动异常等多因素有关，依据罗马 IV 分类标准，可以分为上腹痛综合征（EDS）型、餐后不适综合征（PDS）型以及 PDS+EPS 型（重叠现）3 种亚型。目前对于本病尚无特效药物治疗，因此有必要寻求更加合适的 FD 治疗途径。考虑到 FD 症状产生与动力紊乱、内脏高敏感性、黏膜和免疫功能的改变、肠道菌群的改变以及中枢神经系统功能异常有关，临床其不同亚型的表现亦各有侧重，因此，针对不同亚型 FD 患者使用常规治疗消化不良药物联合抗焦虑抑郁药治疗本病，分析其对不同亚型 FD 患者的治疗效果，或许能对本病的治疗提供一定的借鉴。

一、对象与方法

1. 对象　纳入 2016 年 12 月至 2018 年 5 月期间武汉市第 6 医院消化内科治疗的具有餐

后饱胀感、早饱感、上腹痛、上腹部烧灼感等症状的 FD 患者 135 例，男 57 例，女 78 例，年龄 17~63（46.1±12.6）岁，病程为 7 个月至 12 年，平均（3.1±1.1）年。135 例均符合以下纳入及排除标准：①经过主任 / 副主任医师、主治医师和住院医师 3 个级别医师诊断。②经汉密尔顿抑郁量表（Hamilton Depression Scale，HAMD）17 项版评估分数 ≥ 7 分。③符合 FD 罗马Ⅳ诊断标准。④经消化道内镜检查除外严重消化道炎症、糜烂、溃疡及良恶性肿瘤等器质性疾病。⑤无其他可能引起消化不良症状的慢性疾病如糖尿病、慢性肾功能不全、慢性肝炎等。⑥无腹部或盆腔手术史；⑦排除实验过程中随访失败、自动退出实验、出现相关影响本实验的疾病、死亡的患者。

依据 FD 罗马Ⅳ诊断标准将患者分为 3 个亚型组，分别为 PDS 型、EPS 型以及重叠型，每型各 45 例，罗马Ⅳ诊断标准对照文献。再按不同的治疗方案将每型随机分为 3 组：常规抗消化不良治疗组（A 组）、抗抑郁药物治疗组（B 组）、联合用药组（C 组），每组各 15 例。各型的各组性别、年龄、病程等一般资料经比较均无统计学差异（$P>0.05$）。

全部入选患者及其家属均被告知本试验相关原因、过程、注意事项、相关不良反应等情况后，征得患者及其家属同意并签署相关知情同意书，同时经医学伦理委员会审查批准，符合医学伦理标准。

2. 方法

A 组：选用胃动力药马来酸曲美布汀片（0.1g、国药准字 H20000390、海南普利制药有限公司）0.2g、3 次 /d，制酸药法莫替丁片（20mg、国药准字 H44021617、广东彼迪药业有限公司）20mg、3 次 /d。

B 组：予抗焦虑抑郁药氟哌噻吨美利曲辛片（氟哌噻吨 0.5mg、美利曲辛 10mg、国药准字 H20080175、丹麦灵北制药有限公司）1 片，2 次 /d。

C 组：联合应用 A 组和 B 组的疗法。

各组疗程均为 8 周。

比较各型的各组治疗前与治疗后的症状量化积分、抑郁自评量表（Self-Rating Depression Scale，SDS）及 HAMD 评分，分析各组治疗后的消化道症状及焦虑抑郁水平变化。SDS 评分由患者自行填写 Zung 抑郁自评量表。该量表共 20 个条目，每个条目分 4 个级别，分别计为 1~4 分，没有或很少时间为 1 分，小部分时间为 2 分，相当多时间为 3 分，绝大部分或全部时间为 4 分。若为正向评分题，依次评为 1、2、3、4 分；反向评分题则评为 4、3、2、1。待评定结束后，把 20 个项目中的各项分效相加，即得总粗分（X），然后将粗分乘以 1.25 以后取整数部分即为 SDS 评分。HAMD 评分由 2 名经过培训的评定者根据汉密尔顿抑郁量表（17 项版）对患者分别进行独立评分，取其结果的均值作为本研究的 HAMD 评分。采用罗马Ⅳ诊断标准对消化不良症状：上腹胀、早饱、上腹痛、嗳气分别进行症状评分，严重程度以 0~3 计分。0 分：无症状；1 分：轻度，稍加注意感到有症状；2 分：中度，自觉有症状，不影响工作；3 分，重度，明显影响生活和工作。各项症状分累加即为该患者症状总积分。

3.统计学处理　结果以 $\bar{x}\pm s$ 表示，类别资料用 χ^2 检验，计量资料及组内配对比较用 t 检验进行统计分析；组间多重比较采用 Kruskal–Wallis H test 进行检验。数据使用 SPSS19.0 统计软件进行处理，以 $P<0.05$ 为差异有统计学意义。

二、结果

1.各型的各组患者治疗前后消化道单项症状积分比较

各型的各组治疗前、后消化道单项症状积分比较，均差异有统计学意义。不同亚型中 C 组治疗后各症状积分均优于 A 组、B 组。PDS 型中 B 组治疗后餐后不适、腹痛症状、早饱症状积分改善上优于 A 组；EPS 型中 A 组治疗后早饱症状积分优于 B 组，其余各症状积分比较无明显差异（ $P>0.05$ ）。重叠型中 B 组治疗后餐后不适、早饱症状积分优于 A 组。各型的各组患者治疗前后消化道单项症状总积分比较。

2.各型的各组患者治疗前后消化道症状总积分比较　各型的各组治疗前消化道症状总积分比较，均差异无统计学意义（ $P>0.05$ ）。各型的各组治疗后消化道症状总积分比较，均差异有统计学意义。各型治疗后 C 组症状总积分明显优于 A 组、B 组，A 组与 B 组治疗后比较差异无统计学意义（ $P>0.05$ ）。各型的各组患者治疗前后消化道症状总积分比较。

3.各型的各组患者焦虑抑郁评分比较　各型的各组治疗前 SDS、HAMD 评分比较均差异无统计学意义（ $P>0.05$ ），治疗后 SDS、HAMD 评分与治疗前比较均差异有统计学意义。各型治疗后 A 组、B 组的 SDS、HAMD 评分与 C 组比较差异有统计学意义，A 组与 B 组比较差异有统计学意义。各型的各组患者治疗前后 SDS 评分比较，各型的各组患者治疗前后 HAMD 评分比较。

4.药物安全性　所有参与试验的 135 例患者，均未出现严重不良反应，患者治疗前后肝肾功、血常规等相关身体指标无明显变化，治疗过程中有 3 例患者出现头晕、头分高，均在 3~5d 内自行缓解，余患者均未出现头痛。头晕、恶心、呕吐、腹泻、便秘等相关症状。

三、讨论

FD 是指在除外生化异常和器质性病变等相关疾病后，人体出现上腹部疼痛、上腹部烧灼感、餐后饱胀感及早饱，包括上腹部胀气、吸气、恶心和呕吐症状，具有病程长、易反复等缠绵难愈的特点，是目前消化内科常见的功能性胃肠疾病，目前研究认为与脑肠互动异常有关，同时与胃肠道炎症，胃肠动力异常，精神心理因素、脑－肠轴等因素密切相关照，胃肠道器官有人体"情绪反射器"之称，也是人内唯一接受自主神经系统、胃肠道神经和中枢神经系统三大神经系统共同支配的组织器官，不仅可以对胃肠道内各类刺激进行感知，还可根据感知到的各类刺激在三大神经系统指导做出相应反应，因此人体胃肠道与神经系统具有双向互动作用。

临床观察发现与无焦虑抑郁情绪功能障碍的 FD 患者相比，伴有焦虑抑郁情绪功能障碍的 FD 患者的 γ – 氨基丁酸（GABA）、5- 羟色胺（5–HT）、多巴胺（DA）等脑神经递质水平浓度较低，去甲肾上腺素（NA）水平浓度较高。研究显示 GABA、5–HT、DA、NA 等神经递质在胃肠运动，维持消化功能方面发挥着重要的调节作用，GABA、5–HT、DA 与胃肠运动具有正相关性。

现代药理研究发现抗焦虑抑郁药物主要作用于各类神经调节递质，通过调节去甲肾上腺素、5- 羟色胺、多巴胺等神经递质的浓度，进而影响并改善患者的焦虑抑郁等情绪功能障碍，而胃肠道功能的正常运作及胃肠感觉异常与这些神经递质的参与密切相关。因此从抗焦虑抑郁药物的药理机制来讲，对 FD 患者使用抗焦虑抑郁药物可在一定程度上改善 FD 患者的消化不良症状，取得一定临床疗效。氟哌噻吨美利曲辛片为氟哌噻吨和美利曲辛的复合制剂，作为神经阻滞剂的氟哌噻吨，可以拮抗多巴胺受体，降低其生物活性。美利曲辛为双向抗抑郁药物，低剂量的美利曲辛可抑制 5- 羟色胺和去甲肾上腺素的摄取，提高神经递质含量，进而起到兴奋传导的作用，两者组合成的复方制剂可以相互影响对抗彼此的不良反应，在改善患者焦虑抑郁情绪的同时，还可以改善患者胃肠道器官的不适，进而提高 FD 患者的临床疗效。

本研究显示：FD 患者群体在不同亚型中均伴有不同程度的焦虑抑郁症状，本研究中统计分析发现 FD 患者的焦虑抑郁状态在不同亚型之间并无明显的倾向性（$P>0.05$）。单用治疗消化不良药组对不同亚型 FD 患者的 SDS、HAMD 评分亦均有一定程度的改善（$P<0.05$），提示了不同亚型 FD 患者的消化道症状均会影响到患者的精神心理功能，使 FD 患者出现焦虑抑郁等不良精神心理情绪，故在其消化不良症状得到改善后，其 SDS、HAMD 评分亦得到不同程度的改善。本研究发现，对于 FD 患者，联合用药组在改善 FD 患者 SDS、HAMD 评分方面较单用抗抑郁药组效果明显（$P<0.05$），这可能提示了抗抑郁药与抗消化不良药联用会对 FD 患者的焦虑、抑郁症状产生某种程度的协同治疗作用。有研究显示，胃肠功能障碍是发生心理变化的驱动器，可引起患者精神心理变化，产生焦虑、抑郁倾向；同时患者的焦虑、抑郁状态亦可进一步加重消化功能障碍，这意味着两者可相互作用，互为因果，提示 FD 患者联合抗抑郁治疗可得到更好的临床疗效，本次研究结果也证实了这一点。

在本研究中，联合用药组对改善患者的消化不良总积分效果较其他单味用药组明显（$P<0.05$），提示将胃肠动力药物、抑酸药与抗抑郁药物联合使用，可提高 FD 患者的整体临床疗效。此外，FD 不同亚型的临床症状分布差异较为显著（$P<0.05$），不同亚型组患者的主要困扰症状表现各在其侧重，但联合用药组在各亚型 FD 患者的主要困扰症状中，均较单用抗消化不良药组或抗抑郁药组效果明显（$P<0.05$）。总之，对于不同亚型的 FD 患者，抑郁药联合胃肠动力药物、抑酸药均值得联合应用联合用药组在改善消化不良单项症

状积分方面，对 PDS 型与重叠型患者的各症状均有明显改善（$P<0.05$），对 EPS 型患者则表现为对部分症状（上腹痛、嗳气、早饱）改善显著（$P<0.05$），在反酸、餐后不适方面未见明显改善，经分析，这与患者在就诊时在反酸、餐后不适症状方面未有明显表现有关，也可能本次研究样本量较少，对所纳入的患者不可避免地具有一定的选择性有关，有待进一步研究验证。

第十九节　坦度螺酮治疗伴有焦虑抑郁的功能性消化不良的疗效及对生存质量的研究

功能性消化不良（FD）伴发的焦虑抑郁状态。本研究旨在观察枸橼酸坦度螺酮治疗伴焦虑抑郁的 FD 患者的临床疗效和安全性，及其对生存质量的影响，为临床用药提供理论依据。

1　资料与方法

1.1　一般资料 98 例为 2013 年 7 月至 2015 年 9 月我院消化内科收治的伴有焦虑抑郁的 FD 患者。纳入标准：①有上腹痛、上腹灼热感、餐后饱胀和早饱等症状，符合罗马 Ⅱ 诊断标准。②汉密尔顿抑郁量表（HAMD）评分 >17 分，汉密尔顿焦虑量表（HAMA）评分 > 14 分。③年龄 18~60 岁。④曾服用过抗抑郁药物的患者需度过清洗期。

排除标准：①合并肠易激综合征者。②有心、肝、肾、肺等重要脏器严重疾病者。③有重型精神疾病及癫痫患者。④妊娠及哺乳期妇女。⑤坦度螺酮过敏者。按随机数字表法将 98 例患者分为治疗组和对照组各 49 例。本研究已经暨南大学附属第一医院伦理委员会批准，入组患者均签署知情同意书。

1.2　治疗方法 对照组给予泮托拉唑钠肠溶胶囊和莫沙比利 5mg 口服，3 次 /d 治疗，并辅以心理治疗和饮食指导。治疗组在此基础上加用枸橼酸坦度螺酮片 10mg 口服，3 次 /d 治疗，疗程 4 周。

1.3　观察指标及疗效评定

1.3.1　FD 症状评分 对上腹痛、上腹灼热感、餐后饱胀、早饱感、腹胀、嗳气、反酸、厌食、恶心、呕吐等 10 个常见症状进行评分，各项按 4 级评分。0 分：无症状；1 分：轻度症状，患者需提醒才意识到症状存在；2 分：患者可意识到症状存在，但不影响工作，正常活动未受限制；3 分：症状重，患者意识到症状存在，明显影响患者生活与工作，需长期服药。10 项症状计分之和为患者症状总积分。由 3 名医师对每位患者分别进行评分，然后取平均分。3 名医师的总积分如存在争议则通过请示专家讨论后协商解决。

1.3.2　HAMD 和 HAMA 评分 HAMD 采用 17 项评分，每项采用 0~4 分 5 级记分法。各级的标准为：（0）无；（1）轻度；（2）中度；（3）重度；（4）极重度。HAMA 采用 14 项评分，每项采用 0~4 分 5 级记分法，各级的标准及评分方法同上。

1.3.3 生存质量评定采用功能性消化不良生存质量量表（FDDQL）进行评定，该量表包括日常活动、忧虑、饮食、睡眠、不适、健康感觉、疾病控制、压力 8 个维度，共 43 个条目。FDDQL 的总分及每个维度的得分均为 0~100 分，得分越高说明患者的生存质量越好。

1.3.4 总体疗效判定标准以治疗前后胃肠道症状减分率作为疗效判定的标准。减分率 =[（治疗前－治疗后）/治疗前]×100%。其中，90%~100% 为完全缓解，70%~90% 为显效，30%~70% 为有效，< 30% 为无效。以完全缓解＋显效＋有效计算总有效率。

2 结果

2.1 两组患者一般情况比较。两组在性别、年龄、病程、FD 症状评分、HAMD 及 HAMA 评分等方面比较，具有可比性。

2.2 两组治疗前后 FD 症状、HAMD 和 HAMA 评分比较治疗组在治疗后的 FD 症状、HAMD 和 HAMA 评分较治疗前均显著下降且与对照组比较差异有统计学意义。

2.3 两组总体疗效比较。 治疗组完全缓解 7 例，显效 19 例，有效 16 例，总有效率为 85.7%；对照组完全缓解（CR）2 例，显效（SR）10 例，有效（MR）19 例，总有效率为 63.3%。两组总有效率比较差异有统计学意义。

2.4 不良反应治疗组出现恶心、食欲下降 7 例，嗜睡 4 例，步态蹒跚 2 例，但症状均较轻微，不影响继续治疗。对照组无类似不良反应。两组治疗结束后复查血、尿常规及血液生化各项指标均未见异常。

3 讨论

FD 的病因和发病机制至今尚未清楚，可能与胃动力障碍、内脏高敏感性、胃酸分泌异常、幽门螺杆菌（Hp）感染、胃底对食物的容受性舒张功能下降及精神心理因素等有关。调查表明，FD 患者存在个性异常，其焦虑、抑郁积分显著高于正常人和十二指肠溃疡组，且 FD 症状严重程度与焦虑抑郁评分呈正相关。精神心理因素可通过影响患者的脑－肠轴、胃肠道运动和分泌，以及内脏敏感性而导致人体生理功能的改变，出现一系列 FD 症状。因此，心理干预、心理护理及心理药物治疗在 FD 患者中的应用也日益受到重视。亚太地区肠易激综合征共识指出，FD 患者在常规应用调节胃肠道生理状态药物治疗效果不佳时，建议采用抗焦虑抑郁药物治疗，不论患者是否伴有明显的焦虑和抑郁表现。

坦度螺酮能选择性地作用于脑内 5- 羟色胺受体亚型 5-HTIA 受体，发挥抗焦虑作用及改善患者心身疾病症状；通过下调 5- 羟色胺能神经突触后膜的 5-HT2 受体密度，发挥抗抑郁作用，FD 胃肠道症状部分是抑郁的躯体化表现，采用抑酸及促动力药能有效治疗胃酸反流，改善烧心症状，但不能解决内脏高敏感性和患者潜在的精神异常。因此，在常规抑酸及促动力药治疗基础上，加用坦度螺酮能改善 FD 患者的焦虑、抑郁、紧张、失眠等症状，缓解腹胀、嗳气、早饱、恶心等症状。熊小强等观察了坦度螺酮治疗伴有焦虑的 FD 的临床疗效，结果显示，治疗组的总有效率（89.7%）明显高于对照组（46.2%）。本研究在常规抑酸及促动力药治疗基础上，采用枸橼酸坦度螺酮治疗伴有焦虑抑郁的 FD 患者 49 例，结果显示，治疗组的总有效率显著高于对照组，治疗组在治疗后的 FD 症状、HAMA 和 HAMD 评分也较对照组显著降低，且未见明显不良反应，这与陈红生等报道的结果一致。

生存质量是指一个人在社会生活和日常生活活动中的机能能力和主观感受，是包含生物医学和社会心理内容的综合概念，能全面反映患者的生理、心理和社会功能等。FD 所带来的各种不适、体质下降及心理障碍等因素会严重影响患者的生存质量。本组结果显示，治疗组在服用坦度螺酮后，FDDQL 评分较治疗前明显提高，且与对照组比较有统计学差异。说明坦度螺酮还有改善患者生存质量的作用。

综上所述，坦度螺酮作为新一代抗抑郁药，能有效缓解 FD 患者的胃肠道症状，改善患者的焦虑、抑郁状态和生存质量，副作用少，基本无镇静、不诱导睡眠、无抗抽搐及肌肉松弛效应，也无依赖效应，具有良好的安全性和耐受性值得临床推广应用。

第二十节　奥氮平对功能性消化不良伴抑郁及焦虑患者的疗效研究

功能性消化不良（FD）是一种常见的慢性非器质性胃肠功能乱性疾病，本研究在于探讨新型抗精神病药奥氮平对 FD 伴抑郁、焦虑患者消化不良症状的临床疗效。

1　对象与方法

1.1　研究对象：参照功能性胃肠病罗马Ⅲ标准，选择 2007 年 10 月至 2008 年 10 月期间在我院消化科门诊就诊的 FD 患者 64 例，年龄 18~75 岁，其中男 31 例，女 33 例，平均年龄 43 岁。入选病例治疗前用综合医院焦虑/抑郁情绪测定表（HAD）进行评分均 ≥ 8分。将这些患者按照随机数字表法随机分成治疗组和对照组，每组 32 例，对照组男性 15例，女性 17 例；治疗组男性 16 例，女性 16 例，2 组在病程、年龄、性别差异无统计学意义（$P>0.05$），具有可比性。进入试验前均行经胃、肠镜或消化道钡餐、B 型超声等检查排除消化道器质性疾病，并检测血、尿、便常规和肝肾功能，不改变其饮食及生活习惯。病例排除孕妇及哺乳期妇女；有严重的心、肝、肾、内分泌器质性疾病；腹腔手术史患者和精神疾病；对本药过敏者及滥用药物或服用对本药疗效评价有影响的药物。患者均签署知情同意书。

1.2　研究方法：对照组予多潘立酮 10mg/ 次，3 次 /d，治疗组在多潘立酮的基础上加用奥氮平（商品名再普乐，美国礼来公司生产，5mg/ 片）2.5mg/ 次，每晚 1 次，疗程为 2周。治疗前 1d 及每周复诊时记录下列症状：嗳气、恶心、呕吐、腹胀、腹痛、腹泻，同时记录与药物相关的不良反应。疗程结束后复查血常规、尿常规、大便常规和血生化。

1.3　症状判定标准：按临床症状程度分级：0 级＝无症状；Ⅰ级＝轻度：有轻度症状；Ⅱ级＝中度：症状稍重；Ⅲ级＝重度：症状重、明显影响正常活动，难以忍受。评分标准：0 级为 0 分；Ⅰ级为 1 分；Ⅱ级为 2 分；Ⅲ级为 3 分。统计分析总体改善情况，改善率＝（治疗前总分－治疗后总分）/ 治疗前总分 ×100%。症状疗效分析：显效：治疗后症状完全消失；有效：症状减轻 2 级以上（含 2 级）；无效：症状减轻 1 级或无变化；恶化：病情恶化。总有效率＝显效＋有效；无效率＝无效＋恶化。

2　结果

2.1　症状总改善情况：治疗组给予奥氮平治疗后，主要症状明显缓解，治疗组的总改善率为 85.2%（109/128），明显高于对照组（49.5%，59/11）差异有统计学意义（$P<0.01$），见表 1。

表 1　2 组 FD 患者治疗前后各症状

组别	嗳气	恶心	腹胀	腹痛	纳差	失眠
对照组	27	12	31	18	12	11
显效	5（18.5）	3（25.0）	9（29.0）	4（22.2）	3（25.0）	2（18.2）
有效	8（29.6）	4（33.3）	8（25.8）	5（27.8）	4（33.3）	4（36.4）
无效	14（51.9）	5（41.7）	14（45.2）	9（50.0）	5（41.7）	5（45.5）
治疗组	[26]	[15]	[32]	[21]	[21]	[13]
显效	7（26.9）	6（40.0）	13（40.6）	7（33.3）	8（38.1）	3（23.1）
有效	15（57.7）	7（46.7）	13（40.6）	12（57.1）	10（47.6）	8（61.5）
无效	4（15.4）	2（13.3）	6（18.8）	2（9.5）	3（14.3）	2（15.4）

2.2　疗效情况：2 组治疗前后各症状改善情况比见表 1，各项症状的疗效统计中去除治疗前后该症状都正常的病例。2 组各症状有效率比较见表 2，嗳气、恶心、腹胀、腹痛、纳差和失眠的有效率分别为 84.6%（22/26）、86.7%（13/15）、81.2%（26/32）、90.4%（19/21）、85.7%（18/21）和 84.6%（11/13）与对照组比较，经检验 $P<0.05$ 或 $P<0.01$，差异均有统计学意义。

表 2　2 组功能性消化不良患者治疗后各症状有效率比较　　　　　　［例（%）］

组别	嗳气	恶心	腹胀	腹痛	纳差	失眠
对照组	13（48.1）	7（58.3）	17（58.4）	6（50.0）	7（58.3）	6（54.6）
治疗组	22（84.6）	13（86.7）	26（81.2）	19（90.4）	18（85.7）	11（84.6）
P 值	< 0.01	> 0.05	< 0.05	< 0.01	> 0.05	> 0.05

2.3　不良反应：治疗组中有 1 例服药次日上午发生轻度头昏疲乏，未予特殊处理，

继续用药后消失。2 组疗程结束后复查血常规、尿常规、大便常规和血生化均未见异常。

    3 讨论

目前对 FD 的病因、发病机制尚不十分清楚，可能与多种因素相关，包括胃的舒张与收缩功能异常幽门阻力增加、心理、环境、胃电节律紊乱、胃肠激素等。FD 患者常伴有不同程度的精神障碍，文献报道，FD 患者除了消化系统症状外还常有失眠、焦虑及情绪低落，54.2% FD 患者伴有焦虑、抑郁状态。随着研究的不断深入，证实抑郁、焦虑等心态因素通过脑 – 肠轴使胃肠运动及内分泌发生紊乱和内脏敏感性增高。因此，对 FD 的治疗应采取包括精神行为在内的综合治疗措施。新一代抗精神病药奥氮平，有 5- 羟色胺（5-HT）、去甲肾上腺素、多巴胺等多重受体拮抗作用，具有广泛的药理学活性，奥氮平的 5-HT2 受体亲和力高，占据 90% 以上，大于 D2 受体占据，故锥体外系反应出现的频率低，而不良反应大大降低。此外，奥氮平还对 5-HT3、5-HT6、多巴胺中 D3、Ds 以及毒蕈碱 M1~M5 等系统有较好亲和力，由此看出，奥氮平在阻断 5-HT 方面作用更为广泛，从而进一步改善阴性症状。其主要的不良反应为嗜睡、口干、便秘、静坐不能、视力模糊和体质量增加等。不良反应程度般轻微，在继续治疗过程中大多可自行消失。本研究中有 1 例服药次日上午发生轻度头昏疲乏继续用药后消失，未予特殊处理。据报道奥氮平可引起肝脏转氨酶一过性增高，且与剂量有关。本研究应用 2.5mg，每晚 1 次，疗程为 2 周，化验结果未见有转氨酶增高至异常程度的病例。

本研究结果显示，对功能性消化不良伴抑郁、焦虑患者，在常规使用调节胃动力药物外，同时加用小剂量奥氮平，对 FD 的治疗作用起效快，可迅速改善睡眠障碍，消除一过性焦虑反应，减少消化道症状显著提高抗抑郁、焦虑的疗效，不良反应少。

第二十一节 伏硫西汀改善抑郁障碍患者临床症状、社会功能及认知功能的研究

近几年随着新型抗抑郁药的不断研发，各种新型抗抑郁药物正在不断应用于精神科临床，在此背景下，新型多模式抗抑郁药伏硫西汀（vortioxetine）就是目前较新的代表药物之一，国外有研究结果证实，伏硫西汀在治疗抑郁障碍方面具有较为理想的疗效及安全性。

伏硫西汀是一种有效的多模式抗抑郁药，主要通过阻断 5-HT3、5-HT1D、5-HT7 受体和 5-HT，部分激动 5-HT1A、5-HT，1B 发挥抗抑郁作用。

根据研究的结果，可见伏硫西汀和艾司西酞普兰均可显著改善抑郁障碍患者的抑郁情绪和焦虑情绪，且在 24 周内，两种药物对于抑郁障碍患者的抑郁、焦虑症状改善的效果基本一致。说明伏硫西汀和艾司西酞普兰均可以有效治疗抑郁障碍患者的抑郁焦虑症状，

疗效基本相当。

随着治疗的推进和临床症状的改善，伏硫西汀和艾司西酞普兰均可以有效地改善抑郁障碍患者的社会功能和认知功能。但是与艾司西酞普兰相比，伏硫西汀对于抑郁障碍患者社会功能和认知功能的改善效果更为明显，这可能与伏硫西汀针对 5-HT 多种亚型的作用、重构海马系统等特点有关。

第二十二节 抗抑郁药治疗肠易激综合征疗效荟萃分析及治疗适应证

此前有多个系统评价评估了抗抑郁药对 IBS 患者的疗效，但所纳入的研究 IBS 的诊断采用了多个诊断标准，且纳入的研究发表年限较早，抗抑郁药的疗程较短，作者没有对纳入的研究进行 Cochrane 偏倚风险评估。鉴于此，研究首先采用改良的 Jadad 量表和 Cochrane 偏倚风险对纳入的研究进行质量和偏倚风险的评估；其次，采用了罗马诊断标准筛选研究，使诊断特异性更高，并对可能影响疗效的主要临床特征进行了亚组分析（即是否合并心理障碍、腹痛或腹部不适的严重程度、是否难治性 IBS），以指导临床个体化的治疗；第三，基于抗抑郁药起效所需的时间，我们只筛选出抗抑郁药治疗疗程至少 4 周的随机对照研究。此外，纳入文献的发表时间在 2000 年以后，使得结果对目前的临床实践更具有指导意义。

与既往研究结果相似，研究也证实了抗抑郁药对 IBS 患者的有效性。越来越多的医生选择抗抑郁药来治疗 IBS，但哪些患者更适合抗抑郁药治疗，目前对治疗的适应证尚缺乏共识意见。IBS 患者可能就诊于消化内科、内科、外科、肛肠科、心理科等科室，一方面，非心理科医生对患者是否需要抗抑郁药拿捏不准，不能有效地启动抗抑郁药治疗或将患者转诊至精神心理科，这会导致需要抗抑郁药治疗的患者得不到及时治疗；另一方面，过度使用抗抑郁药不仅难以获得预期的疗效，还可能带来明显的不良反应。这些情况均会影响患者的依从性和对诊疗的满意程度。在本研究中，我们将 IBS 患者分成不同组别，包括有无精神心理障碍共病、IBS 腹痛或腹部不适的严重程度、是否难治性 IBS。从各亚组人群对抗抑郁药的反应性来探究 IBS 患者抗抑郁药的适应证。

在合并抑郁、焦虑对抗抑郁药的疗效分析中，考虑精神心理异常是影响研究间异质性大小的重要因素，故对纳入人群进行抑郁和焦虑亚组的分析后会明显减小研究间的异质性。因此，该亚组的分析采用固定效应模型进行合并效应量。结果发现，合并抑郁或焦虑组抗抑郁药的疗效优于不合并、抑郁和焦虑未知组。既往的研究也在一定程度上表明了合并精神心理异常的 IBS 患者使用抗抑郁药能明显改善症状。在合并重度抑郁或广泛性焦虑的 IBS 患者的试验中，度洛西汀能明显改善 IBS 总体症状和抑郁或焦虑症状。可能的机制是抗抑郁药治疗可以增加直肠对扩张的耐受性，这种耐受性的增加与抑郁的改善相关，而不是腹痛的改善。此外，当 IBS 患者合并性虐待史或躯体化明显时，抗抑郁药治疗的反应也较好到。

在抑郁和焦虑未知组，我们将根据疾病的临床特征将研究分成了 3 个亚组：难治性 IBS、中 – 重度腹痛或腹部不适和其他病情组。在难治性 IBS 患者组，抗抑郁药能明显改善总体症状或腹痛。难治性 IBS 患者常常伴有明显的心理障碍，症状尤其与抑郁、焦虑关系密切，因此成为临床上选用抗抑郁药治疗 IBS 的依据。在中 – 重度腹痛或腹部不适组，抗抑郁药也能明显改善总体症状或腹痛。对于严重腹痛的重度 IBS，无论是否合并心理障碍，抗抑郁药对生活质量的改善和对精神状况的改善有明显的相关性，提示心理因素在严重腹痛患者发病机制中的重要作用。因此，在抑郁和焦虑未知时，难治性 IBS 和（或）中 – 重度腹痛或腹部不适的 IBS 患者适合抗抑郁药的治疗。

在疗程方面，通过分析发现，疗程≥ 3 个月时，抗抑郁药对 IBS 是有效的。可见，对 IBS 患者抗抑郁治疗的疗程至少为 3 个月。抗抑郁药应从小剂量开始，但由于抗抑郁药起效较慢，建议在 3~4 周后考虑逐渐增加剂量。一旦治疗有效，推荐在症状控制满意后维持 3~6 个月，然后逐渐减量、停药，必要时以最小剂量维持治疗。

研究中也有一些局限性。首先，纳入的研究大多在 2010 年以前，没有近期发表的研究；大多数研究的纳入人群没有明确是否合并抑郁或焦虑。其次，虽然纳入的研究质量较高，但研究结果之间仍然存在一些异质性。此外，有些研究还存在样本量小、疗程较短、药物剂量的不同、失访率较高等。因此，还需要更加严谨规范、样本量大的随机对照研究，来明确哪些亚组人群更适合抗抑郁药治疗，以阐明抗抑郁药作用的机制。

总之，抗抑郁药在改善 IBS 患者总体症状或腹痛症状方面是有效的。从对疗效的荟萃分析结果看，合并抑郁或焦虑、难治性 IBS、中 – 重度腹痛或腹部不适的 IBS 患者适合抗抑郁药物治疗；推荐疗程至少 3 个月。

第二十三节　心理护理配合奥氮平、氟西汀治疗抑郁状态功能性消化不良

我院胃病专科从 2007 年起对抑郁状态 FD 患者给予小剂量奥氮平联合氟西汀治疗，取得了满意的疗效。近 2 年又以心理护理配合药物治疗，发现心理护理可以提高患者的依从性，使药物治疗起效更快，焦虑抑郁症状及消化不良症状缓解迅速，疗效更加满意。

该研究选择 2009 年 3 月—2010 年 12 月在我院胃病专科住院的抑郁状态 FD 患者 117 例，将患者随机分为心理护理组 52 例和药物治疗组 65 例。

心理护理组给予奥氮平 1.25mg 1 次 /d 连用 2 周，氟西汀 20mg 1 次 /d 连用 4 周，同时给予常规护理和心理护理。药物治疗组给予奥氮平 1.25mg 1 次 /d 连用 2 周，氟西汀 20mg 1 次 /d。连用 4 周，并予常规护理。疗程观察 4 周。

心理护理：①建立良好的护患关系。心理护理的前提是建立良好的护患关系，大量临床实践证明高度信任感、良好的护患关系是一切心理治疗成功的保证。护理人员首先树立良好的医德医风，其次给予正性的情感支持，要尊重理解患者，入院时要热情接待，包括向患者进行自我介绍，熟悉病房环境，耐心宣讲住院规定、查房、治疗、作息时间，介绍同病室病友认识。尊重患者的人格，根据患者的职业及年龄给予相应的尊称，如患者是老师则称某老师，高龄老人则称爷爷、奶奶。与患者沟通或进行治疗护理时，不要离病床太远，解答问题时声音不要太大，语速不要快，耐心听取患者的病情诉说，了解患者的职业、个人经历、家庭成员、业余爱好等，使患者感到亲切及尊重，尽快适应住院环境，消除思想顾虑，视医护人员为朋友，从而产生信任。②将年龄、性格、生活条件相近的患者尽可能安排在同一病房，这样病友之间容易有共同语言，在和谐的氛围中分散注意力，以减轻焦虑及抑郁情绪，指导患者尽可能参与社会生活和集体活动，以淡化"患者角色"，唤起心理愉快和满足感。③加强对患者个性的了解，解决好不同患者的不同具体问题，防止七情过激，如大怒、焦虑、忧郁等情绪以及某些问题的纠缠，引起病情加重。护理人员除了按时按量完成治疗护理外，还要细心观察患者的情绪反应，询问患者有何要求，掌握患者的思想动态，及时发现患者的情绪变化，针对患者的不同心理采取相关的心理护理活动，评估心理需求，及时疏导，做好转化工作，使患者始终保持良好情绪。④重视患者家属及社会支持系统对患者的心理影响，护理人员应根据患者的心理反应和需要，注意观察其对周围环境的适应情况，对住院的反应，对病友的态度，对家庭亲友的态度及与发病有关的社会心理因素，详细观察、了解患者的情况，有的放矢地帮助患者适应环境，建立良好的人际关系以及获得社会支持，配合治疗，从而有利疾病的康复。⑤指导患者发泄负性情绪，教会患者如何发展积极情绪，如创造能表达情绪的环境，听音乐、与病友交谈、给亲朋好友打电话等；从情境中去体验积极的感受，如幸福感、愉悦感，对生活充满信心，发展积极的自我感觉；学会有效解决问题的方法。

治疗护理：4周后采用综合医院抑郁（HDAS）情绪测定表评价2组患者心理状态，观察指标主要是患者的消化道症状、焦虑抑郁精神症状、睡眠情况及患者对治疗护理的满意度。

结果，心理护理组的患者比药物治疗组的患者依从性好，满意度高，能更好地配合治疗，使药物治疗起效更快，焦虑抑郁症状及消化不良症状缓解迅速。

随着医学模式的转变，护理工作已扩展为全面满足护理对象的生理－心理－社会方面的需要。社会心理因素及个性特征与FD的关系越来越为医护人员重视。FD的治疗是一个综合性治疗过程，在症状治疗的同时，也要强调患者的心理治疗。心理治疗包括心理干预和心理药物治疗2个方面，在临床护理实践中，对于精神心理异常的FD患者，心理护理是治疗的重要手段之一。要掌握患者在病情中出现的一系列异常心理反应，帮助患者进行适应性调整，增强患者的心理适应能力。

第二十四节　舒适护理对功能性消化不良患者身心状态的影响

目前 FD 发病机制尚未明确，既与胃及十二指肠运动功能紊乱以及内脏高敏感性等因素相关，也与社会心理因素如抑郁、焦虑，性格内向、人际关系紧张、应激等密切相关，导致其无标准治疗方案，约 50% 确诊的 FD 患者随访 5 年后消化不良症状仍反复出现，使患者焦虑、抑郁，部分患者甚至会出现自杀行为。研究表明，高质量的护理模式能控制病情进展，有助于治疗效果的优化和病后的康复。美国舒适护理专家 Katharine kolcaba 指出，舒适护理模式是指护理重在以患者为中心，护士在临床实践过程中，不断思考、总结护理实践中的经验、运用评判性思维，寻找并实施最适合患者的临床护理方案，使患者在生理、精神心理、社会、环境等方面均达到最愉悦的状态。

研究方法：采用前瞻性随机对照单盲研究方法，连续纳入 2015 年 6 月至 2018 年 5 月期间在我院消化内科住院治疗的 FD 患者 100 例。

由经过培训的病区责任护士实施舒适护理。培训方法包括理论培训和行为技能培训。理论培训的具体内容包括 Kolcaba 的舒适理论、美国护理理论家 Betty Neuman 的系统模式等相关知识。行为技能培训的具体内容包括评估应激源、针对应激源的干预、减轻应激反应的护理、积极心理干预和护理专业性社会支持等相关护理行为。培训时间为 2015 年 3~5 个月，每周 2 学时，共 12 周，合计 24 学时。由研究者采用授课、学习讨论和示范演练等形式进行培训。

护理方法：护士遵医嘱对 2 组患者执行常规的药物治疗方法，包括根据患者的症状给予质子泵抑制剂或 H2 受体拮抗剂、促胃肠动力药、消化酶制剂或中药等，疗程 12 周。对 2 组患者均按 FD 护理常规实施护理。

具体包括：实施 FD 相关的护理健康教育；帮助患者改变不良的饮食习惯和方式可；观察 FD 症状、体征及病情变化；监测药物不良反应及疗效等；观察组在此基础上，由责任护士每天对患者实施舒适护理干预。

生理舒适的护理：①对患者进行应激源的评估。患者入院后，护士要对患者进行全面的身心状态评估，确定实际应激源的来源所在，例如经济问题、婚姻家庭矛盾、事业不顺、社交困难、亲人离去、外伤疾病等。患者在院期间，护士要密切观察患者病情，及时发现潜在应激源，如躯体症状加重、角色改变、疾病确诊、医源性因素等，并及时通知医生以采取相应的措施。②针对应激源的护理。首先应协助患者削弱或消除实际应激源，护士向患者解释各种应激因素对疾病的影响，指导患者加强对自身心理和身体的锻炼，增强患者对各种负性生活事件的适应能力，从而减少消极情绪，保持良好情绪状态与干预效果同步。其次应预防潜在应激源的出现，护士应帮助患者适应住院环境与角色的转变；与患者建立起良好的护患关系，密切沟通和交流；避免因护患沟通中存在的误解或护理行为中的不当导致医源性应激源的形成。③缓解应激反应的护理。

观察组与对照组患者干预前后 SDS 和 SAS 评分比较与干预前相比，干预后观察组、对照组 SDS 和 SAS 评分均有降低，均差异有统计学意义；但观察组 SDS 和 SAS 评分下降更明显，心理状况改善程度优于对照组，两组比较差异有统计学意义。

FD 的病因及发病机制涉及多方面因素，目前公认的是其发病机制的"生物 – 心理 –– 社会模型"，即精神心理因素、社会因素和生理因素之间通过脑 – 肠神经信号互相交流和影响，使胃肠道运动和感觉功能发生改变，表现为胃肠动力紊乱、内脏高敏感性等，从而导致各种消化不良症状。研究显示，FD 的发生发展与心理社会因素密切相关：①患者的抑郁症状和生活应激事件多，社会支持少，且抑郁症状与人际关系呈负相关。②患者具有易焦虑、内向敏感、神经质等个性特征，易受各种心理社会方面应激源的刺激而出现消化不良的症状及负性情绪。③ Mason 指出，所有能被机体察觉的威胁都是应激源，人脑察觉到应激源后，下丘脑垂体肾上腺皮质轴被激活，大量分泌应激激素如糖皮质激素和儿茶酚胺，5– 羟色胺、去甲肾上腺素和多巴胺等神经递质降低或受体减少，神经激素失调，作用于胃等靶器官，胃黏膜血流灌注和胃腺体分泌均受到不良影响，导致胃感觉过敏、疼痛阈值降低，从而出现消化不良症状。临床上，由于 FD 的异质性，根除幽门螺杆菌、抑制胃酸分泌、改善胃肠动力、抗抑郁等的药物疗效均有限，长期使用以上药物亦可能发生不良反应。

研究从 FD 发病的生物 – 心理 – 社会机制出发，充分利用护理专业知识和技能，寻找并应用最佳护理方案，使患者在生理、精神心理和社会等多方面均达到最舒适的状态，帮助优化治疗效果，改善 FD 症状及负性情绪，促进患者康复。

根据舒适理论，护士应通过对环境的控制增强患者的舒适，使患者与环境相互适应，从而达到轻松、愉快或满足的状态。本研究应用 Neuman 系统模式对 FD 患者实施生理舒适的护理。系统模式指出，当生理、心理、社会、文化等各种应激源作用于机体时，机体会启动防御功能即 3 层防线进行控制和应对，即机体最外层的弹性防线、中间的正常防线、核心层的抵抗线和基本结构。为提高 FD 患者对应激源的应对能力，护士通过实施 3 级预防措施控制应激源，以增强患者 3 层防线的功能，帮助患者保持或恢复防御系统的平衡与稳定，从而达到生理舒适的目的。为巩固弹性防线与正常防线，护士在掌握患者实际和潜在应激源的基础上，所实施的级预防措施为减少或避免患者与各种应激源的接触，使防线发挥作用，降低正常防线被突破的可能性。如果患者与应激源发生了接触，并出现了各种应激反应，需要及时采取二级预防措施以加强抵抗线的防御支撑能力，尽可能缓解和消除应激反应所导致的症状，帮助患者恢复防线功能，促进康复。随着患者与应激源的接触不断减少，应激反应的逐步减轻，症状得到缓解，护士进一步通过提供护理专业性社会支持等三级预防措施，促进患者最大限度地利用自身和社会资源，维持机体的稳定性，使患者的康复程度接近最佳状态，最终达到乃至超越应激源未突破正常防线时的健康状态。

系统模式特别强调级预防，提示护士应尤其注意各种应激源的变化，根据应激源对患者病情影响的严重程度进行排序并据此制订和实施相应的预防措施。

舒适理论认为舒适状况的改善与患者寻求健康的行为是相互促进的，这些行为包括内部行为即患者自身对抗疾病的信心，也包括外部行为即积极配合各种治疗护理工作等。抑郁情绪对患者信心水平的影响呈负面效应且最为显著；而应对方式对患者信心水平的影响则取决于应对模式，积极应对起正向效应，消极应对起负向效应。Seligman 指出：采取某些行为或开展某些活动可以主动诱发积极情感的产生，这些行为或活动就是积极心理干预。本研究应用积极心理干预对 FD 患者实施心理舒适的护理，方法之一为归因干预，即对患者实施归因风格的训练。由于 FD 患者倾向于消极的归因风格，患者总是将注意力放在不利于自身病情，失眠、疼痛、疲乏、食欲不振等，护士应积极实施症状护理，加强对用药、饮食营养、睡眠以及疼痛的护理；针对应激的心理反应，例如焦虑烦躁、抑郁等，护士要从疾病影响、疾病定性、治疗控制、个人控制、病程、情感反应、疾病理解、病因等方面对患者实施认知干预。有的患者需要服用抗抑郁药物，由于对用药存在误解，害怕过于依赖药物治疗和药物副作用对身体的不良影响；或由于对自身病情不够了解，误认为病情已好转等，而出现不按时服药或自行停药等现象。护士要加强患者用药的指导，使患者及其家属了解药物的性质、效果、可能出现的副作用及相应预防措施，其目的就是使患者密切配合治疗，正确服用抗抑郁药物，从而促进应激反应的缓解。

心理舒适的护理：①归因干预。护士帮助患者进行积极的归因，鼓励患者正确看待病情，乐观接受，引导患者把病情看作是外在的、暂时性的、可控性的，将问题简单化看待，例如虽然治疗费用对家庭经济造成极大的负担，但"留得青山在，不怕没柴烧"等，使患者保持内心和谐和心理平衡。②感恩干预。护士指导患者每天记录 2 件他们觉得需要感谢的事情，并让他们写下对当天所发生事情的内心感受和对明天的愿望；经常和患者谈心，鼓励他们多一些美好的记忆，尤其是对某人怀有感恩之情，但却未曾对他 / 她表达，可以帮助患者写一封感恩信，创造机会由患者当面读给他 / 她听；护士要鼓励患者每天用 20~30min 回忆并记下自己的积极向上的生活经历。积极的心理干预方法有很多种，护士要因人而异，根据不同患者的不同情况，采取不同的干预方法，使患者在想到自己以前的勇敢积极的生活经历后，更加勇敢面对疾病，从而对抗负性情绪的困扰。

社会舒适的护理：①建立治疗性沟通系统。首先，护士要与患者建立起友好的关系，通过对患者进行深入的了解和沟通，掌握患者的社会支持状况以及患者对社会支持的利用度；然后对患者进行正确评估，分析其存在的心理或是生理、社会上的具体问题，从而掌握患者的心理特征、对信息的需求量、疾病的负担程度、社会支持等各方面上存在的差异；最后对患者进行动态和个性化的干预性沟通措施，真正帮助患者解决当前最受困扰的社会支持问题。②要得到患者家属的支持，并提供相应的技术和信息，以帮助患者加强对社会支持的利用度。向家属讲解与患者疾病相关的生理、心理、社会方面的知识，使家属认识到患者的负性情绪、情绪化反应过于激烈等都是由疾病导致的，所以，患者更应该得到亲人的关心和陪伴，家属也必须充分了解患者的病情，理解和支持患者；告知家属有效的沟通技巧，加强与患者的积极沟通，帮助融洽之间的关系，以减少家庭冲突等负性生活事件的发生。例如当患者倾诉内心的想法时，不要立即以简单的安慰如"没有关系，不要胡思乱想"等阻断患者的情感表达，而应多倾听多安慰，通过深层次的心与心的沟通，帮助患者进行情感宣泄从而避免负性情绪恶化。

随访：患者出院后，即进入随访护理阶段，由责任护士每隔3d，采取电话短信或视频随访的形式对患者继续进行相应的护理干预。护理干预时间达到第12周末时，研究结束，患者来医院复查。

评价指标与方法：

（1）FD症状评分使用消化不良症状评分量表对患者FD症状的严重程度进行评分。评定8项症状的程度及频度，包括餐后饱胀不适、早饱感、上腹痛、上腹部胀气、上腹部烧灼感、恶心、呕吐、嗳气。症状程度从轻到重分别计0、1、2、3分，频度划分方法为：无、<1d/月、1d/月、2~3d/月均计0分；1~2d/周计1分；3~4d/周计2分；5~7d/周计3分。单个FD症状评分＝程度＋频度，量表总评分为8项FD症状评分之和。

（2）抑郁、焦虑症状使用Zung编制的抑郁自评量表（SDS）和焦虑自评量表（SAS），对干预后2组患者的抑郁和焦虑症状改善程度进行评估。SDS标准分≥53表明患者有抑郁症状，SAS标准分≥50表明患者有焦虑症状。

研究结果：

（1）观察组与对照组患者干预前后FD症状评分比较，与干预前相比，干预后观察组、对照组FD症状评分均有降低，干预前后比较差异均有统计学意义；但观察组FD症状评分下降更明显，症状改善程度优于对照组，2组比较差异有统计学意义。

回复的负面信息上，夸大和盲目相信负面信息的作用与影响，认为自己病情重，治疗效果差，难以好转，自我接纳程度低，从而出现心理失衡，产生消极情绪。护士通过对患者实施积极的归因干预，纠正或改善患者不恰当的归因方式，从而使患者的不良认知得以纠正，减轻了负性情绪。感恩干预也是积极心理干预，护士指导FD患者经常表达感激和感谢之情，通过由内而外的主动表达，体验到情感上的满足和快乐，有了更多的积极情感，消极情感则不容易产生，从而进一步强化患者对积极事件的体验，使患者的情绪更佳，主观幸福感更强。感恩干预也能够帮助患者更好地处理各种负性情绪，使患者社会关系网中的人群更加积极主动地为患者提供社会支持，减轻焦虑、抑郁等负性情绪。

舒适理论指出，社会支持是影响患者舒适水平的中间变量，属于相互作用因素。本研究通过提供护理专业性社会支持对FD患者实施社会舒适的护理。由于护士在患者住院期间，与患者接触最密切、接触时间最多，因此护士是患者社会支持关系网中可利用的良好外部资源；护士作为医务人员，所提供的社会支持照顾更加专业科学，不但可以降低疾病的侵袭程度，更能提高患者对疾病的预防和应对能力以及患者的自我保健水平，增加患者对医务人员的信任，使患者呈现较低的抑郁、焦虑状态，有利于改善患者的预后。根据医疗社会支持量表，研究中，护士通过交际性与评估性沟通，准确掌握 FD 患者医疗支持网络的大小；通过干预性沟通，帮助患者获得来自护士的信息和情绪性支持以及来自家人、亲友、单位等生活照料和物质经济上的实际性支持；通过给予患者家庭成员以正确的照顾方法，提高患者家属对疾病的应对能力，帮助患者获得更多的社会互动性合作和情感性支持，从而提高 FD 患者应对和适应疾病的能力。

研究结果显示，与对照组比较，干预后观察组 FD 症状评分和 SDS、SAS 评分均有明显降低，说明观察组在消化不良症状和心理状态的改善方面，均优于对照组。本研究不足之处在于，干预及随访时间较短，仅为 12 周；研究为单中心设计，病例选择偏倚的情况不可避免等。下一步拟开展多中心研究扩大样本量，进行长期随访观察，以进一步完善 FD 舒适护理方案，并为其他消化系统功能性疾病患者的护理提供参考。综上所述，本研究针对 FD 患者的身心特点，以 Kolcaba 的舒适理论为指导，在生理、心理和社会舒适方面均应用最佳护理方案，不仅达到了优化治疗效果、提高 FD 患者生命质量的目的，而且拓展了护理专业的实践范围，体现了护士的专业价值。

第二十五节　躯体化症状分辨及药物使用

一、症状分辨

1. 抑郁发作（ICD-10）

典型症状：①心境低落。②兴趣和愉悦丧失。③精力不济或疲劳感。

常见症状：①注意力降低。②自我评价低。③自罪观念和无价值感。④悲观。⑤自伤或自杀观念/行为。⑥睡眠障碍。⑦食欲下降或增多。⑧性欲减退。⑨便秘、口干。

轻度抑郁：至少 2 条典型症状 + 至少 2 条常见症状。

中度抑郁：至少 2 条典型症状 + 至少 3 条常见症状。

重度抑郁：至少 3 条典型症状 + 至少 4 条常见症状。

抑郁病程超过 2 周，排除其他精神疾病即可诊断抑郁障碍。

2. 抑郁发作（DSM-5）

（1）在 2 周内，出现与以往功能不同的明显改变，以下 9 项中 5 项以上，其中①、②至少 1 项：①每天大多数时间存在心境抑郁。②明显的丧失兴趣或乐趣。③显著的体重下降或增加。④失眠或嗜睡。⑤精神躁动或迟滞。⑥虚弱或精力不足。⑦感觉没有价值感或过度自责。⑧思考能力减弱。⑨反复想到死亡（这症状的诱因不可归为一般躯体疾病）。

（2）这些症状产生了临床上明显的痛苦烦恼，我的在社交、职业，或其他重要方面的功能缺损。

（3）排除某种物质或由于一般躯体性疾病所导致（直接）生理效应。

（4）此重症抑郁发作不能归与分裂情感性障碍、精神分裂症、精神分裂样障碍、妄想性精神障碍、或其他注明的或未注明的精神障碍谱以及其他精神性障碍。

（5）从来没有过躁狂发作或轻躁狂发作。

3. 广泛性焦虑（ICD-10）　一次发作中，患者必须在至少数周（通常为数月）内的大多数时间存在焦虑的原发症状，这些症状通常应包含以下要素：恐慌（为将来的不幸烦恼，感到"忐忑不安"，注意困难等）；运动性紧张（坐卧不宁、紧张性头痛、颤抖、无法放松）；自主神经活动亢进（头重脚轻、出汗、心动过速或呼吸急促、上腹不适、头晕、口干等）。

4. 惊恐发作（ICD-10）　以突然感到心悸、胸闷、胸痛、呼吸困难、喉头堵塞，出现强烈的恐惧感，非真实感，害怕会死，失去控制或发疯。发作时间短暂（较少超过 1h）极度恐惧，常求救或急诊为特点，症状可导致害怕独处或害怕进入公共场所；确诊需要在大约 1 个月之内个存在几次严重的自主神经性焦虑并符合以下 3 条：发作出现在没有客观危险的环境；不局限于已知的或可预测的情境；间期基本没有焦虑症状（尽管预期性焦虑常见）。

5. 恐怖性焦虑障碍（ICD-10）　对目前并无危险的情境或物体（存在于个体之外）产生的强烈的惧怕为特征，伴显著的自主神经功能紊乱症状和回避行为，或是带着畏惧去忍受。注意：变形障碍、疾病恐怖由于恐怖的对象为自身而非个体之外，归于疑病障碍。

6. 躯体形式障碍（ICD-10）　躯体化障碍：存在各式各样，变化多端的躯体症状至少 2 年，且未发现任何可解释症状的躯体疾病，不断拒绝多名医生关于其症状没有躯体疾病的忠告与保证，症状及行为造成一定程度的社会和家庭功能损害。①未分化的躯体形式障碍。②疑病障碍。③躯体形式的自主神经功能紊乱。④持续的躯体形式的疼痛障碍。⑤其他躯体形式障碍。⑥躯体形式障碍，未特定。

7. 躯体症状障碍（DSM-5）

（1）一种或多种躯体症状使者感到痛苦或给其生活带来明显干扰。

（2）过多的与躯体症状或关注健康相关的想法、感受或行为，至少符合以下 1 条：①长时间对某一症状的严重性有不合适的想法。②长时间对健康状况或症状有高度的焦虑。③花过多的时间与精力在这些症状或健康问题上。

（3）虽然任一躯体症状可能不会持续存在，但有症状的状态是持续的（通常超过 6 个月）。

强调因躯体症状而痛苦，并且对这些躯体症状的不正常的想法、感受、行为；而不是强调"对躯体症状缺乏医学解释"这一观点。

轻度：只有一个症状符合标准 B。

中度：两个或更多的症状符合标准 B。

重度：两个或更多的症状符合标准 B，且伴有多种躯体疾病（或有非常严重的躯体症状）。

躯体化症状常伴有多个系统的疾病，反复就医，伴有焦虑或抑郁症状，且多不典型，推荐使用 PHQ-15 或 SSS 进行筛查。

二、躯体化症状药物使用

（1）SNRIs、NaSSA、SSRIs 被证实对情感症状和躯体症状均有显著疗效。

（2）一线用药：艾司西酞普兰、文拉法辛、度洛西汀、米氮平等。

（3）对躯体化症状尽量避免使用抗精神病药。

（4）确实难以治疗的病例或有明显的精神症状可以使用小剂量非典型抗精神病药物如维思通、奥氮平、喹硫平等。

（5）氟哌噻吨美利曲辛同时含抗精神病和抗焦虑、抑郁成分，治疗躯体化症状疗效确切起效快。

第二十六节　米氮平与体重减轻型功能性消化不良

米氮平是一种 5- 羟色胺 - 去甲肾上腺素再摄取抑制剂，临床上主要用于治疗抑郁症、焦虑症，具有起效快、疗效好、改善睡眠等特点。

研究在予常规治疗用药对症治疗的基础上加用米氮平治疗体重减轻型功能性消化不良患者，并与帕罗西汀（5- 羟色胺再摄取抑制剂）及常规治疗作对照，结果显示，米氮平在消化不良症状及尼平消化不良指数的改善方面优于帕罗西汀及常规治疗；而在抑郁症状改善方面与帕罗西汀基本相同，均能有效改善抑郁症状。8 周疗程结束后，米氮平治疗组总有效率为 85%，高于帕罗西汀的 80%，并明显高于常规治疗组的 55%。这可能与米氮平不仅能改善抑郁和中枢神经系统功能，还在对外周脏器即胃肠道本身感觉和动力作用方面更有优势相关。

临床实践中观察到服用米氮平后，部分患者出现食欲增加、食量增加、体重增加的现象。药物的这类副反应限制了其在抗抑郁治疗中的应用，然而却是功能性消化不良伴有体重下降这类患者治疗中所需要的疗效。

研究证实，米氮平可以有效治疗功能性消化不良患者的体重下降。研究中，发现米氮平对体重减轻型功能性消化不良患者有较强的增长体重作用，可能与瘦素及可卡因 - 苯丙胺调节转录因子的影响。

Ghrelin 在外周或中枢参与胃肠生理活动的调节，尤其对胃运动和分泌有影响，研究米氮平治疗后 4 周及 8 周的空腹血清 Ghrelin 水平上均明显高于治疗前，米氮平组在各时点的空腹血清 Ghrelin 水平均明显较高。由此推测米氮平可提高患者血清 Ghrelin 的含量，从而改善 FD-WL 患者的临床症状，增进食欲，增加体重。

Leptin 是由肥胖基因编码，脂肪细胞分泌的一种激素，具有调节摄食行为减少能量消耗和降低动物采食量的作用。瘦素本身可以在胃黏膜内储存和释放，但并不在胃黏膜产生。研究发现经米氮平治疗后，患者空腹血清 leptin 水平较治疗前明显下降，推测米氮平可能通过降低患者血清 leptin 的含量，进而减少对摄食行为的限制，调节胃肠功能，从而使患者消化不良症状改善，摄食增加。

神经肽 Y（NPY）是一种很强的食欲刺激剂，对机体能量摄入、贮存和消耗及能量平衡起重要作用。在正常情况下，大脑 NPY 水平增加一方面促进食欲，增加进食；另一方面，NPY 可降低交感神经对棕色脂肪的作用，使机体产热减少，同时增加白色脂肪组织内与脂类合成有关的酶类的表达，使体脂储存增加，体质量上升。NPY 广泛分布在中枢神经系统和外周组织，具有多种功能，尤其是其促进摄食的功在研究发现，空腹血清 NPY 水平在米氮平治疗过程中明显升高，提示米氮平的增强胃排空作用，改善胃肠动力，加强胃肠消化功能的作用可能与调节食欲因子 NPY 的水平有关。

5- 羟色胺（5-HT）是参与调节胃肠道运动和分泌功能的重要神经递质和旁分泌信号分子 5-HT 作用其受体发挥生理功能之后通过胃肠黏膜上的 SERT 再摄取至细胞内灭活。研究发现当人体胃肠功能紊乱时。提示胃肠道 5-HT 在调节胃肠运动中占有重要的位置。

米氮平作为 5- 羟色胺 - 去甲肾上腺素再摄取抑制剂药物，可能在功能性消化不良的发病中通过降低 5-HT 的含量，缓解内脏高敏感状态而改善症状。

胆囊收缩素可以抑制胃动力及胃排空，在 FD 患者症状的产生中发挥着一定的作用，有研究发现，胆囊收缩素是引起饱胀症状的胃肠激素之一，而在 FD 患者中，通常有异常液体排空和餐后饱胀感。胆囊收缩素可使正常人及 FD 患者固体食物潴留在近端胃内，特别是 FD 患者的近端胃内有大量固体食物存在。有研究证实，FD 组患者空腹及餐后血浆胆囊收缩素水平均明显高于对照组，证明 FD 患者内源性胆囊收缩素水平增高，导致胃电节律失常的发生，阻碍胃运动，研究结果显示，米氮平治疗后 4 周及 8 周，患者空腹血清 CCK 水平均明显低于治疗前，提示米氮平的治疗可能通过降低 CCK 的水平，解除患者因 CCK 升高导致的胆囊排空障碍，从而增强消化道对食物的消化、转运和吸收。

胃动素（MTL）对胃肠运动的影响不容忽视。在消化间期，MTL 呈周期性释放，引起胃和上部小肠产生消化期 III 相并诱发胃强烈收缩和小肠明显的分节运动，食管下括约肌的紧张性收缩可防止胃内容物反流入食管同时增强结肠和胆囊运动。MTL 释放的调节因素包括胃腔内刺激物，如碱性液、脂肪等，胃容量的扩大也可刺激 MTL 释放增加，有研究报道 FD 患者胃排空延长、收缩减弱或 III 期收缩缺乏均与 MTL 不出现释放高峰或峰值下降有关，研究发现米氮平治疗后 4 周及 8 周的空腹血清 MTL 水平均明显高于治疗前，提示米氮平可以提高患者血清 MTL 的含量，进而达到改善患者腹胀、腹痛、恶心、呕吐等消化不良症状的目的。

胃泌素（GAS）具有促进胃酸分泌，胃窦收缩及营养胃肠道黏膜等生理功能，研究表明，FD 大鼠下丘脑和胃窦 GAS 表达降低。无论是上腹部疼痛综合征的患者，还是餐后不适综合征的患者，空腹血清 GAS 的浓度均较健康受试者低。研究结果显示，米氮平治疗后患者的空腹血清 GAS 水平上均高于治疗前，提示米氮平介导 GAS 等肽能神经，从而增强胃动力，达到减轻患者的症状，改善胃肠道功能，提高患者的生活质量的目的。

第二十七节　中医药治疗功能性消化不良疗效评价指标分析

罗马Ⅲ诊断标准将功能性消化不良（FD）定义为必须包括：①以下 1 条或多条：a. 餐后饱胀不适；b. 早饱感；c. 上腹痛；d. 上腹烧灼感。②没有可以解释上述症状的功能性疾病。

按照症状分类，前两个症状属于餐后不适综合征。支持诊断的标准：①上腹部胀气或餐后恶心或过度打嗝。②可能同时存在上腹疼痛综合征。

后两个症状属于上腹疼痛综合征。对于疼痛的定义包括：①中等程度以上的上腹部疼痛或烧灼感，每周至少 1 次。②间断性疼痛。③不是全腹痛，不位于腹部其他部位或胸部。④排便或排气后不能缓解。⑤不符合胆囊或 Oddi 括约肌疾病的诊断标准。支持诊断的标准：①疼痛可能为烧灼样，但不包括胸骨后终痛。②疼痛通常由进食诱发或缓解，但也可能在禁食时发生。③可能同时存在餐后不适综合征。上述都需诊断前症状出现至少 6 个月，近 3 个月满足以上标准，常规检查未发现能够解释症状的器质性疾病。根据其症状特点，可以归结为中医的"嘈杂""痞满"和"胃脘痛／胃痛"范畴。由于 FD 是功能性疾病，因此对其疗效评价无法通过胃黏膜修复和 Hp 清除等客观指标为依据。

一、症状积分量表

1. 中医证候积分量表　由于 FD 可以归属为中医的"痞满"疾病，根据 2002 年《中药新药临床研究指导原则》中"痞满"的症状分级量化表中的胃脘或脘腹胀满、胃脘疼痛、嗳气反酸、饮食减少、疲倦乏力、口苦口干、恶心呕吐、胃中嘈杂、胸闷、喜太息、大便不畅、身重困倦、大便不畅、小便短黄、排便稀溏症状，按照轻、中、重程度分别赋予一定的数值，计算治疗前后症状积分改善情况。该症状评分量表是从中医病证诊断的基础上，将不同的症状赋予相应的分值，具有相应的权威性，但是由于条目是以中医术语为主，因此很难在国际上得到承认和应用。

2. 胃肠症状等级评估量表（GSRS）　GSRS 包含反流、腹痛、消化不良、腹泻、便秘 5 种消化道症状，等级从"无症状"到"非常严重"；评分越高，症状越严重，量表等级内相关系数为 0.42~0.60，内部一致性信度为 0.61~0.83，量表积分标准化反应均值为 0.42~1.43，是一个简洁、公正、全面性评估普通胃肠道症状的量表，但是其侧重点是针对胃食管反流病。Tally NJ 等也认为适用于肠易激综合征和溃疡性消化不良的症状轻重，不能有效用于评价功能性消化不良症状评价。但是 KulichKR 等对来自德国、意大利、匈牙利等 6 国的 853 名具有消化不良症状的人进行问卷调查后发现内部一致性信度为 0.43~0.87，认为该量表具有很好的信度和效度，能够很好地评估消化不良症状及其对患者日常生活的影响，适合于多中心临床研究。

3. Leeds 消化不良问卷（LDQ）　LDQ 共含 9 个问题，前 8 问题涉及 8 个症状：上腹不适、胸骨后疼痛、反酸、吞咽困难、嗳气、恶心、呕吐以及早饱或餐后不适，前 5 个问题用于诊断消化不良，每项包括 2 个子条目，即询问过去 4 周内症状的发生频率和轻重程度；最后 1 个问题是问所有症状中最严重的一个。问卷总分从 0 到 40，低分表示症状出现少或轻，高分则反之。询问时，若过去四周无问题中的症状发生，则直接进入下一问题。一次完整的执行需 6 个月时间，每月完成一次问卷。Hp 感染与否、胃组织学提示胃炎与否均不影响 LDQ 评分句。Sanjiv 等对 166 名受试者进行马来语版本和 154 受试者采用马来西亚英语版本的 LDQ 进行调查，结果得出两种语言版本的信度分别为 0.8 和 0.74，效度分别为 0.71 和 0.77，并认为马来西亚版本是适合多民族的亚裔人口中患有消化不良的症状评估。但是，LDQ 所涉及的症状与罗马Ⅲ中所定义的功能性消化不良主症有所差异，缺少对上腹胀、上腹部烧灼感的评价。

4. 尼平消化不良指数（NDI）　NDI 分为尼平消化不良症状指数（NDSl）和尼平消化不良生活质量指数（NDLQl）两部分。其中，NDSI 用于评定患者过去 2 周内出现症状的严重程度，涉及上腹痛、上腹不适、上腹烧灼感、胸部烧灼感、上腹部痉挛性疼痛、胸部疼痛、不能按规律进食、口或喉的反酸或反苦、餐后胀满或者消化缓慢、上腹部压迫感、上腹部胀气、恶心、嗳气、呕吐、口臭 15 个临床症状；NDLQI 则用于评估消化不良患者的生活质量，涉及干扰、认识和控制、饮食、睡眠打扰 4 个领域。NDI 总规模改变至少 10 个点才能对应于患者状态临床有意义的变化。NDI 症状积分的部分没有合格的效度、信度，因此 NDI 主要评价生活质量而非症状。

5. 香港消化不良指数（HID）　HID 是唯一适用于以汉语为主要语言工具的人群，包含的项目涉及胃痛、上腹胀、上腹部饱满、腹痛钝痛、食物不消化感、早饱、餐前胃痛、进餐中胃痛、餐后胃痛、饮冷水后胃痛、心情不好时胃痛、焦虑时胃痛、呕吐、恶心、嗳气、反酸、烧心、胃中酸感、腹泻、排便不畅感、黏液便、食欲不振、体重减轻、吞咽困难 24 个条目，是一个只评价症状严重程度的量表、信度和效度合格，但是缺乏良好的应答性，但是其优势在适用于中国患者。

6.功能性消化不良生存质量量表（FDQOL） FDQOL专用于评价功能性消化不良患者的生活质量，包含43个条目，涉及日常活动、忧虑、饮食、睡眠、不适、疾病处理、疾病控制和压力8个维度。在43个条目中，第5，8，11，14，19，23，27条目是具有六个等级，各维度得分相加产生总积分，得分越高则生活质量越高。吴宇航等对300例FD患者进行了中文版FDQOL调查，结果发现FDDQL中文版除健康感觉领域相关系数相对较小外，总量表及各领域其相关系数均大于0.95，表示量表具有良好的重测信度。准效度方面FDDQL中文版有注意外界压力、烦恼等因素对患者生存质量影响的特异性，该量表可以用于测定FD患者这一特定人群的生存质量。结构效度方面FDDQL中文版的拟合优度指数（GFI）为0.89，尚可接受。量表的变化值的均数与治疗前标准差的比值为0.49，变化值的均数与变化值标准差的比值为1.04，具有良好的接受率和完成率，完成时间中位数为12min。认为该量表能够较好地反应FD患者的生存质量变化，适用于FD生存质量和临床疗效的评定。

二、精神心理量表

FD与精神心理因素密切相关，客观评估FD患者的心理状态对理解消化不良症状产生的机制、指导选择综合治疗方案、客观评估疗效均具有重要意义。

1.心理学症状自评量表（SCL-90） FD的发生与生活满意度可能相关，负性生活事件可能是FD的危险因素。

SCL-90包括90个项目，包括感觉、思维、情感、行为、人际关系、生活习惯等内容，可以评定一个特定的时间，通常是评定一周以来的心理健康状况。分为五级评分（从0~4级），量表涉及躯体性、强迫症状、人际关系敏感、抑郁、焦虑、敌对、恐怖、偏执、精神病性等9个症状因子。具有容量大，反映症状丰富，能更准确刻画患者的自觉症状特性等优点。其填写内容较多，因此量表的填写与教育程度有关，并且需要专业的心理学知识，对临床医生来说用处不大，因此只作为心理方面的治疗前后对照，临床药物对功能性胃肠病的治疗疗效不采用这种量表。

2.汉密尔顿焦虑、抑郁量表（HAMA/HAMD） FD患者的人格因素和述情方式有明显异常，存在抑郁焦虑等负性情绪HAMA包含焦虑心境、紧张、害怕、失眠、认知功能、抑郁心境、肌肉系统症状、感觉系统症状、心血管系统症状、呼吸系统症状、胃肠的系统症状、生殖泌尿系统症状、自主神经系统症状、会谈时行为表现14个项目；HAMD包含抑郁情绪、有罪感、自杀、入睡困难、失眠不深、早醒、工作和兴趣、迟缓、激越、精神性焦虑、躯体性焦虑、胃肠道症状、全身症状、性症状、疑病、体重减轻、自制力、日夜变化、人格解体或现实解体、偏执症状、强迫症状、能力减退感、绝望感、自卑感等24个条目。所有项目采用0~4分的5级评分法。HAMA由于涉及失眠情况，会影响症状积分。刘芳宜等共纳入 134 例 FD 患者，比较 HAMA/HAMD、Zung 焦虑 / 抑郁自评量表（SAS/SDS）和罗马Ⅲ心理社会警报问卷（RPAQ）对 FD 患者焦虑、抑郁状态的检出一致性，结果发现 HAMA/HAMD 更易检出重度。

3. 焦虑 / 抑郁自评量表（SDS）　SAS 包含 20 个条目，涉及焦虑、害怕、惊恐、发疯感、不幸预感、手足颤抖、乏力、静坐不能、心悸、头晕、晕质感、呼吸困难、手足刺痛、胃痛或消化不良、尿意频数、多汗、面部潮红、睡眠障碍、噩梦，采用 4 级评分，将各项得分相加后乘以 1.25 以后取得整数部分，得到标准分，分数越高，表示症状越严重，SDS 含有精神性、躯体性障碍、精神性运动障碍、抑郁的心理障碍 4 组特异性症状，涉及抑郁心境、哭泣、情绪的日夜差异、睡眠障碍、食欲减退、性欲减退、体重减轻、便秘、心动过速、易疲劳、精神运动性抑制和激越、思维混乱、无望感、易激惹、犹豫不决、自我贬值、空虚感、反复思考自杀和不满足 8 个条目。将条目得分相加后再换算成百分指数，按照不同等级分为正常状态、轻度抑郁、中度抑郁、重度抑郁。王垂杰等对 80 例符合功能性消化不良肝胃不和的患者用 Zung 量表自评，并进行抑郁程度分级，量表信度分析统计量结果 a 系数 0.840，有较高的可信度，因子分析所得出的公因子及因子得分合理地反映了此类患者的抑郁症状的成分组成。王晓林等对 FD 两种亚型餐后不适综合征（PDS）和上腹痛综合征（EPS）各 40 例患者进行 SAS 和 SDS 评分，结果发现 PDS 组中，SAS 评分明显高于 SDS 评分；EPS 中，SDS 评分明显高于 SAS 评分，2 组比较方面，SAS 评分中，PDS 组明显高于 EPS 组，SDS 评分中，EPS 组明显高于 PDS 组。认为两种亚型与焦虑和抑郁均存在密切联系，重视焦虑和抑郁在功能性消化不良发病中的作用及临床表现，对于改善功能性消化不良患者生活质量有着重要的临床意义。

4. 医院焦虑抑郁量表（HADS）　HADS 由 14 个项目组成，由 2 个因子组成，7 个项目评定抑郁，7 个项目评定焦虑，量表采用四级评分（0~3）。周明等对 472 例 FD 患者，367 例器质性消化不良（OD）患者，采用医院焦虑抑郁量表（HADS）、消化不良指数（NDI）以及利兹消化不良问卷（LDQ）了解患者情绪、生活质量和消化不良症状，结论与 OD 患者相比，FD 患者生活质量较差，但不能归因于二者在焦虑和抑郁上的差异，应进一步明确其他心理应激或障碍在 FD 中的特异性作用。陈仕武等对 144 例 FD 患者，涉及 3 种亚型餐 PDS 和 EPS 以及 PDS 重叠 EPS 患者的抑郁、焦虑症状情况及对生活质量的影响进行研究，结果认为不同亚型 FD 有不同的精神心理因素影响，PDS 与 PDS 重叠 EPS 患者抑郁、焦虑症状及生活质量影响比 EPS 患者严重，特别是焦虑，尤以 PDS 重叠 EPS 者为甚。

三、其他量表

1. 36 条目简明量表（SF-36）　SF-36 共有 9 个维度和 36 个条目，对①生理功能（PF），②生理职能（RP），③躯体疼痛（BP），④总体健康（GH），⑤活力（VT），⑥社会功能

（SF），⑦情感职能（RE），⑧精神健康（MH）8个维度进行评价。上述8个分量表进一步归成两类：生理健康总评（PCS）和精神健康总评（MCS）。第9个维度，健康变化自评（HT）是与1年前的健康相比，未被纳入分量表或总量表记分，它反映了纵向的动态变化。临床应用方面，对45例FD之PDS患者给予中药健脾方治疗后，用SF-36作疗效评价，结果得出在RP、VT、SF、RE、MH、BP六个维度的积分较治疗前有显著改善。安慰剂治疗组在SF、MH两个维度的积分较前有显著改善。

2. 8条简明量表（SF-8）　SF-8量表是以SF-36量表为基础，包含8个条目，每个条目检测生命质量的一个维度，健康总体自评（GH）、躯体活动功能（PF）、躯体功能对角色功能的影响（RP）、疼痛（BP）、活力（VT）、社会功能（SF）、心理功能（MH）、情绪对角色功能的影响（RE），有生理健康部分（PCS）和心理健康部分（MCS）两个综合测量方面。国内对SF-8的使用较少，王珊等为了检测器评价性能，对1517名成都市民进行了量表填写测量，信度方面其总体克朗巴赫a系数为0.749，标准条目的克朗巴赫a系数为0.777，效度方面中的校标效度与SF-36的总分相关系数为0.559，各维度相关系数范围在0.339~0.539，结构效度心理健康方面因子1（SF，MH，RE），生理健康方面因子2（PF，RP，BP），总体健康情况因子3（GH，VT）共解释了71.71%的总变异，认为SF-8量表可以在中国人群中应用。

四、自行设计量表

1. 评价慢性胃肠病方面　唐旭东等设计的基于患者报告临床结局（PRO）评价量表，是由反流、消化不良、排便、全身状况、心理、社会6个维度，包含疲乏、睡眠差、缺乏饥饿感、食欲减退、体重下降、反酸、胸骨后烧灼感、胸骨后疼痛、胃灼热感、胸骨后疼痛程度、胸骨后烧灼感程度、口臭、（打嗝）或嗳气、胃痛、嘈杂、胃胀、腹胀、胃痛程度、胃胀程度、腹痛、腹痛程度、腹泻、便不尽感、便意急迫、咽部异物感、情绪易波动、焦虑或精神紧张、对疾病担心、限制社会活动、影响家庭（或工作）35个条目组成。对290例慢性胃肠病患者采取量表调查结果显示该量表总克朗巴赫a系数为0.8862，标化a系数为0.8876，各维度a系数均在0.65以上，折半信度分别为0.8113和0.8070，两部分相关系数为0.7058，该量表适合有良好的信度和效度，适合功能性胃肠病临床疗效评价。

2. 评价中医脾虚系统疾病方面　刘凤斌等设计的中医脾胃系疾病PRO量表从生理、独立性、心理、社会和自然环境4个领域，精力与疲倦、气色、寒热不调、睡眠、疼痛与不适、口感不适、消化功能、大便、日常生活能力、对药物及医疗手段的依赖性、工作学习能力、正面情绪、负面情绪、个人关系、所需社会支持的程度、医疗、自然适应能力17个方面。李培武等对73例FD患者采用中医脾胃系疾病患者报告结局指标（SSD-PRO）量表进行观察，结果SSD-PRO量表具有较好的内部一致性，整体信度（总分）为0.919，生理领域、独立性领域、心理领域、社会环境领域的克朗巴赫 a 系数分别为 0.907、0.714、0.727、0.704。该量表在中医药治疗功能性胃肠病患者中具有良好的信度、效度，可作为功能性胃肠病的临床结局评价方法之。

五、存在的问题与展望

FD 由于无明显器质性病变，因此对其疗效改善情况的评价无法采用相应的理化指标，目前通常是以症状改善量表和生存质量评定量表为评价依据，鉴于对其症状的确定尚未有统一的标准，因而导致目前使用的量表中症状相差很大，能够体现通用的、疾病特异性的生存质量评定量表不多，因此其权威性不高，能够体现中医学特点的通用生存质量量表更不多。

在中医药治疗 FD 临床疗效方面，缺乏客观的评价指标，因此症状积分量表通常作为主要手段，由于 FD 的发病与精神心理因素有密切联系，因而对其疗效评价需要纳入焦虑和抑郁症状的改善情况。不同的症状积分量表虽然有自己的优势，但是还是存在一定的缺陷。FD 的治疗目的应是消除患者顾虑，改善症状和提高生活质量。鉴于目前医学模式的改变，有必要将临床症状和精神心理因素融合于一个量表中，借鉴国际公认的关于人群健康评定的通用生存质量量表，进一步探索能够更好地评价中医药治疗 FD 的临床疗效评价指标。

第二十八节 舒和方治疗肝胃不和型功能性消化不良 30 例

根据 FD 的临床表现。可将其归属于中医学"胃痛""痞满"范畴，病位在胃，涉及肝脾。其病因多为情志失调、饮食所伤、劳逸失度等。而肝胃不和是 FD 的基本病机。参照中国中西医结合研究会消化系统疾病专业委员会制定标准，将该病分为肝胃不和、脾胃虚弱、脾胃湿热、胃阴不足型。从病例的调查统计分析，肝胃不和型在 FD 的患者中占多数饮食物进入胃腑后，经过胃的腐熟作用，变为食糜，下传小肠后，其精微经脾之运化而营养全身，藏象学说以脾升胃降来慣括消化系统的生理功能。脾主升清、胃主降浊是脾胃纳化功能的活动形式，是全身气机的一个主要组成部分，而肝具有保持全身气机疏通畅达、通而不滞、散而不郁的作用，肝的疏泄功能正常是脾胃气机疏通畅达、脾升胃降的重要前提。如唐容川《血证论·脏腑病机论》指出："木之性主于疏泄，食气入胃，全赖肝本之气以疏泄之，而水谷乃化，设肝之清阳不升。则不能疏泄水谷，渗泄中满之证，在所不免。"概言之，肝胃功能协调是人体正常消化吸收的前提，两者功能失调是 FD 发生的基本病机。故 FD 的中医治疗，主要从疏肝、和胃两方面治疗，舒和方根据 FD 肝胃不和的基本病机而创制。紧扣疏肝和胃之大法。从方剂的组方原则分析，本方中柴胡疏肝解郁，为君药；郁金、白芍、紫苏梗、厚朴、沉香、枳实辅助君药以疏肝和胃，共为臣药；白术、丹参、蒲公英、黄连为佐药；甘草补气健脾兼调和诸药。全方药物配伍得当，切中病机。而根据现代实验研究表明：柴胡、枳壳合用，有增强 FD 患者胃排空及小肠推进功能的作用，同时可使血浆胃动素水平升高。厚朴、紫苏梗、枳壳、沉香等理气药可以调节胃肠蠕动及幽门括约肌功能，减轻胆汁反流，缓解黏膜下血管痉挛和缓解胃肠平滑肌痉挛，能够排出胃肠积气、积物等；白术等对肠道具有调节作用，并不同程度地对抗乙酰胆碱、5-羟色胺、组胺和氯化钡对肠道的影响，纠正肠道功能紊乱；黄连有明显的抗应激性溃疡及抑制胃液分泌的作用；蒲公英具有抗溃疡与抗胃黏膜损伤作用；丹参具有改善微循环，增加胃黏膜血流量，具有调节免疫、抑制细菌、修复胃黏膜的作用；甘草可抑制胃酸分泌，保护胃黏膜，解除平滑肌痉挛。故本方既符合中医传统理论，又与现代药理学研究成果相一致。

吗丁啉作为经典胃动力药，多年来在临床上广泛用于 FD 的治疗，疗效肯定。但近年来，现代医学已从单纯的生物医学模式，转变到生物－心理－社会医学模式，即从单一生物学病因的寻找，扩展为从生理学改变来解释症状，并认识到社会，文化、心理对疾病的影响，无论从现代医学还是祖国传统医学角度来看，FD 都与心理精神因素不无关系。对于顽固性 FD 的治疗，现代医学主张在调整消化功能的同时加用三环类和 5-羟色胺再摄取抑制剂等精神类药物。虽然取得一定疗效，但长期服用会产生一些不良反应，如心动过速、精神错乱、胃肠道反应、震颤、心肌损害、失眠。中医学重视人与自然、社会的协调统一，强调从内外环境两方面综合考察疾病，认为人与自然、社会协调关系的破坏，人的精神情志因素的异常，均可导致阴阳失调、脏腑功能紊乱，从而发生疾病，在现代实验研究中证实。中医药通过神经体液等多个调节环节和因素，发挥促肠胃动力作用，其临床特异的疗效，明显地提高了 DF 患者的生活质量，不良反应也相对较小。本研究中，使用的 FDDQL 量表对 FD 患者治疗前后生活质量改善的评价结果来看，中医药不仅能够明显缓解 FD 患者的消化道症状，而且在改善患者精神心理状态上也具有较大优势。随着现代医学生物心理－社会－医学模式的建立，生活质量评价被引入医学领域，广泛用于评价个体的生理、心理和社会生活情况，尤其是在一些缺乏客观检查评价指标的功能性疾病上，生活质量量表起着重要作用。此外生活质量的概念与中医学理论有着诸多的重叠，将生活质量的研究方法引入中医学。使之成为临床试验疗效评价的方法之一，是中医学走向世界的一个有效途径，生活质量评价能够在一定程度上解决中医药疗效评价的模糊性和不确定性，有助于中医药的现代化和疗效间的可比性，从而在医疗过程中充分体现人文关怀，在功能性疾病这一领域，充分发挥中医辨证论治的优势。

上述结果表明，无论是在临床总有效率方面还是在单个症状的治愈方面，治疗组均显著优于对照组，治疗组在改善 FD 患者生活质量方面也显著优于对照组，提示疏肝理气、健脾和胃之法对肝胃不和胃型 FD 具有较好疗效。

第二十九节　舒肝解郁胶囊治疗伴有抑郁症状功能性消化不良患者近期疗效

　　研究证实，精神心理异常与 FD 的发病密切相关。因此，对于合并精神症状的 FD 患者，单纯予以抑酸药物和胃肠动力药物，疗效欠佳。

　　研究中治疗亚组患者在传统治疗基础上联合舒肝解郁胶囊治疗，1 周开始起效，2 周左右可逐步改善患者抑郁状况及生活质量，6 周左右患者抑郁症状可得到明显改善。6 周后，治疗总有效率达 87.5%，明显高于对照亚组，且随访 3 个月后患者复发率显著低于对照亚组，提示联合舒肝解郁胶囊可延长 FD 患者临床症状缓解时间。同时，治疗亚组患者生活质量也得到了显著改善，所有患者均未见明显不良反应，患者依从性好。

　　舒肝解郁胶囊是国内首个批准用于轻、中度抑郁症的复方中成药，由贯叶金丝桃、刺五加组成。贯叶金丝桃在我国中医用于治疗精神性疾病已有几百年的历史，用于肝气郁结、心胸郁闷、情志不畅。药理学研究发现，贯叶金丝桃具有独特的非竞争性、非选择性地均衡抑制再摄取的特性，可以增加突触间隙神经递质的浓度，能够对抗皮质酮在大鼠海马区诱发的抑郁反应，对神经系统有激活松弛的作用，除明显改善抑郁症患者的抑郁情绪外，还有改善焦虑和坐立不安的作用。贯叶金丝桃是多种神经递质包括 5- 羟色胺（5-HT）、多巴胺（DA）、去甲肾上腺素（NE）、γ- 氨基丁酸（GABA）和 L- 谷氨酸的非竞争性抑制剂，是舒肝解郁胶囊制剂中抗抑郁活性的主要药效成分；另一成分刺五加具有镇静、抗疲劳、促进细胞免疫和体液免疫的作用。刺五加可呈剂量依赖性地提高 DA 和 NE 的水平，抑制由运动所致的 5-HT 的合成和色氨酸羟化酶（TPH）的表达，通过降低 5-HT 的浓度从而达到抗疲劳、镇静的作用。二药合用，一主一辅，因此可有效改善 FD 患者的焦虑、抑郁、失眠或情绪等精神心理症状。

　　疏肝解郁胶囊在临床应用过程中有如下几大优势：①起效快，最快 2d 起效。②临床疗效确切，特别是对轻、中度抑郁患者，对焦虑也有一定疗效。③患者依从性好，大部分患者能接受此药，拒绝服用者少（有些药物患者阅读说明书后拒绝服用）。

　　综上，对于合并抑郁症状的 FD 患者，在传统抑酸药物、胃肠动力等药物治疗同时，配合使用舒肝解郁胶囊，可以促进临床症状的缓解，缩短治疗周期，降低复发率，提高患者生活质量。

第三十节　抗抑郁药在疼痛性功能性胃肠病中镇痛机制的研究

疼痛是多种功能性胃肠病（FGID）的核心症状，功能性食管疾病中的功能性胸痛、功能性烧心和反流高敏感，以及 IBS 和中枢介导的腹痛综合征（CAPS）均是典型的表现为慢性疼痛的 FGID，但三者产生疼痛的主要机制不尽相同。功能性食管疾病中的胸痛主要来自中枢和（或）外周致敏导致的食管高敏感，IBS 中腹痛的病理生理机制同时有内脏高敏感、中枢对痛觉的处理异常、肠道动力异常和精神心理因素等多因素的参与，而在 CAPS 的腹痛中起主导作用的是心理社会因素和中枢对痛觉的处理异常。

针对 FGID 的疼痛症状，目前主要的药物治疗包括解痉药和传统的阿片类镇痛药。针灸疗法可通过降低内脏高感、增加疼痛阈值改善功能性消化不良和 IBS 患者的腹痛症状，对功能性肛门、直肠疾病患者的疼痛也有一定的疗效，心理疗法是重要的补充和替代疗法之一，在帮助患者控制和减轻疼痛方面疗效明确。越来越多的研究证实抗抑郁药可以改善 FGID 的疼痛症状，临床上最常应用的药物有三类抗抑郁药（TCA）、选择性 5- 羟色胺再摄取抑制剂（SSRI）、5- 羟色胺和去甲肾上腺素再摄取抑制剂（SNRI），关于这些药物的镇痛机制尚无定论。

一、修复中枢对疼痛的异常处理过程

非心源性胸痛患者的皮质诱发电位的波幅高于健康组，时程长于健康对照组，IBS 患者内源性疼痛调节相关的脑干区域存在异常的持续激活，CAPS 患者的腹痛与进食或排便无关，这些均提示中枢对疼痛的异常处理过程在疼痛性 FGID 的病理生理机制中发挥重要作用。

1. 调节边缘系统活动　脑影像学研究证实边缘系统的前扣带回、脑岛是中枢调控疼痛的主要区域。女性 IBS 患者在疼痛性直肠扩张试验时上述脑区存在显著激活，而低剂量的阿米替林可以减弱该过程中前扣带区域的激活，提示阿米替林通过调节中枢神经系统发挥作用。在对非糜烂性食管病患者进行食管酸灌注诱发疼痛时，在酸灌注前口服 3 周小剂量去甲替林可减轻大脑对食管酸灌注的反应，主要表现为脑功能 MRI 中海马、扣带回、脑岛、尾状核和前额叶皮质区域激活程度较前减低。功能性食管疾病患者的疼痛机制和非糜烂性食管病患者有相似之处。疼痛性 FGID 患者存在疼痛相关脑区功能的改变，抗抑郁药可逆转这些变化。

2. 增强下行抑制系统的镇痛作用　疼痛下行调控系统起源于中脑导水管周围灰质、中缝核、蓝斑核和延髓头端腹外侧区，下行投射至脊髓背角，通过调控脊髓背角神经元兴奋性决定来自消化道的外周疼痛信号上传至大脑的强弱。该系统可分为下行抑制通路和下行易化通路，前者抑制背角神经元兴奋性，减弱疼痛信号向大脑的传递，从而减轻疼痛；后者易化背角神经元兴奋性，增强疼痛信号向大脑的传递，增强疼痛。下行抑制通路的作用主要通过突触间隙 5- 羟色胺、去甲肾上腺素（NA）和多巴胺等神经递质浓度的变化和钠、钾、钙等离子通道的激活或失活来实现。

TCA 通过抑制突触间隙 5- 羟色胺和 NA 再摄取，增加下行抑制通路中突触间隙 5- 羟色胺和 NA 的水平，从而增强中枢对疼痛传导通路的下行抑制作用。不同的 TCA 抑制 5- 羟色胺再摄取的能力大致相同，故推测其镇痛效果的强弱取决于抑制 NA 再摄取的能力。去甲替林抑制 NA 再摄取的作用强于阿米替林，去甲替林对慢性咀嚼肌筋膜疼痛患者的镇痛效果优于阿米替林可佐证这一推测，目前尚缺乏比较不同 TCA 对 FGID 镇痛效果差异的研究。SSRI 减轻 IBS 患者的腹痛症状，但其作用明显弱于 TCA，目前认为其原因是 SSRI 仅可抑制神经元突触间隙对 5- 羟色胺的再摄取而对 NA 再摄取无影响。不同 SSRI 抑制 5- 羟色胺再摄取的能力基本相同，推测其镇痛效果相似，目前尚无报道不同 SSRI 在改善疼痛方面的差异。

SNRI 对神经性疼痛的镇痛效果与 TCA 相当甚至更好。对于 IBS 患者，无论是否合并抑郁，口服度洛西汀后腹痛症状均显著减轻。约 52% 的功能性胸痛患者口服文拉法辛后疼痛症状明显改善。文拉法辛、度洛西汀抑制 NA 再摄取的作用强于 TCA，提示抑制突触间隙 NA 再摄取在镇痛方面的作用更为重要，且 SNRI 无 TCA 的抗胆碱能、抗组胺等不良反应，可用于疼痛性 FGID 的基础治疗，也可以作为疼痛性 FGID 使用 TCA 初始治疗失败或不能耐受时的选择。

除对神经递质的影响外，Wolff 等还发现，TCA 中的阿米替林可以降低脊髓背角感觉神经元上河鲀毒素敏感型钠通道的放电率，减少神经元动作电位的产生和传导，从而抑制钠通道过表达导致的感觉神经元自发活动和过兴奋，减轻疼痛。TCA 还可通过影响阿片能受体、电压门控钾离子通道和钙离子通道等方式影响中枢疼痛控制环路，但这些作用对 FGID 患者的影响还有待临床研究证实。

二、改善内脏高敏感

内脏高敏感是指独立于刺激强度的、对内脏刺激清晰感知的强化，包括痛觉异常和痛觉过敏，前者指生理性刺激即感到疼痛，后者指对同样的刺激痛觉反应更强。内脏高敏感在多种 FGID 的发病机制中占有重要地位。目前认为内脏高敏感是传入纤维致敏、脊髓背角神经元致敏和精神神经免疫反应改变的结果。一项开放性研究发现，口服低剂量阿米替林 3 个月可以减轻 IBS 患者冷加压应激诱导的直肠黏膜高敏感，表现为直肠黏膜电刺激疼痛阈值较服药前升高，提示阿米替林可直接作用于黏膜传入纤维。Viazis 等进行的随机、双盲、安慰剂对照研究发现，反流高敏感患者经西酞普兰治疗 6 个月后仍主诉胃灼热症状的例数较应用安慰剂者明显减少。

1. 阻断黏膜传入神经致敏　黏膜传入神经的致敏与黏膜神经纤维数量增加、细胞因子表达异常、神经递质和神经调质活化肠神经末梢或促发肠道疼痛介质释放等多种机制相关，其中传入神经末梢表面的瞬时受体电位香草酸亚型 1（TRPV1）是传导痛觉的重要离子通道，IBS 患者结肠黏膜表达 TRPV1 的神经纤维数量明显多于健康人，且与腹痛程度呈正相关，非糜烂性食管病患者的食管黏膜也有类似表现，提示 TRPV1 参与了内脏高敏感形成。Demirdass 等发现，度洛西汀可以减轻大鼠疼痛，进一步研究发现其可减少细胞钙内流，降低 TRPV1 通道电流。阿米替林具有类似钙调素抑制剂的作用，可通过阻断钙内流从而阻断神经元细胞 TRPV1 电流，发挥神经保护作用，这种作用可为镇痛药物的研发提供思路。

2. 阻断脊髓背根水平致敏　外周神经性疼痛持续传入脊髓可使脊髓背根水平致敏，进而放大内脏痛觉信息并增强中枢传递的信号，反复强化的刺激形成中枢敏感，在外周异常刺激消失后疼痛症状仍可持续存在，或在轻度伤害性刺激甚至生理性刺激下引起疼痛。脊髓背角的配体门控离子通道 N- 甲基 -D- 天冬氨酸（NMDA）受体的激活在中枢敏感的形成中发挥重要作用。初级神经元接受内脏痛觉信号后激活脊髓背角神经元的 NMDA 受体，脊髓背角传入神经元兴奋性增加，增强对腔内刺激的感应，给大鼠鞘内注射 NMDA 可诱发热痛觉过敏，鞘内注射米那普仑后再注射 NMDA，测量大鼠撤足反射潜伏期，发现米那普仑可改善热痛觉过敏，并降低脊髓背角神经元 NMDA 介导电流信号强度，提示米那普仑的镇痛作用可能来自对脊髓角神经元 NMDA 受体的直接调控作用。SSRI 中的氟西汀和 TCA 中的地昔帕明也可以阻断 NMDA 受体从而发挥镇痛作用，但两者机制不同：氟西汀是 NMDA 受体 2B 亚基抑剂，其作用为非电压依赖性；地昔帕明同时阻断 NMDA 受 1 亚基 /2A 亚基和 1 亚基 /2B 亚基，其作用为电压依赖性。

3. 调节 5- 羟色胺能神经递质　5- 羟色胺不仅是中枢神递质，也是重要的肠神经递质，在胃肠道感觉和运动功能调节方面发挥重要作用。5- 羟色胺代谢主要由 5- 羟色胺转运体（SERT）调控，SSRI 可以选性抑制 SERT，提高胃肠道 5- 羟色胺水平。在 IBS 动物模型中，SERT 表达水平下降，说明肠道 5- 羟色胺代谢与 IBS 相关。在动物实验中，帕罗西汀可显著降低小鼠结肠对伤害刺激的敏感性，表明提高胃肠道 5- 羟色胺水平可降低肠道敏感性。Keszthelyi 等发现应用 5- 羟色胺前体 5- 羟色氨酸（5-HTP）可使部分健康受试者肠道疼痛阈值降低，即出现内脏高敏感；5-HTP 并不降低 IBS 患者的疼痛阈值，但患者感知到的疼痛强度（疼痛视觉模拟评分）显增高，提示 5-HTP 使传入神经冲动增加。这两项实验结果不一致可能是因为肠道 5- 羟色胺能信号系统十分复杂，涉及的 5- 羟色胺受体亚型多样，而 SSRI 对 5- 羟色胺受体亚型作用缺乏选择性。既往多数研究发现腹泻型 IBS 患者血浆 5- 羟色胺水平增高而便秘型 IBS 患者则有所降低，在腹泻型 IBS 患者中应用色氨酸羟化酶1（5- 羟色胺合成中的限速酶）抑制剂后尿 5- 羟色胺代谢物水平下降，表明 5- 羟色胺合成减少，该过程伴随着 IBS 患者疼痛症状的显著改善，提示不同亚型的 IBS 患者的 5- 羟色胺代谢异常有所不同，这可能是 IBS 患者对 5- 羟色胺能制剂反应存在差异的原因。

三、调节胃肠道动力

研究发现，非便秘型 IBS 患者的高幅蠕动收缩（HAPC）增强、结肠推进性运动频率增高，且 HAPC 的出现与腹痛有关，改变异常的肠道运动可能有助于减轻腹痛症状。抗抑郁药可通过增加胃肠道 5- 羟色胺能和 NA 能神经元的神经传递，改变胃肠道生理功能。研究发现阿米替林、米帕明、地昔帕明均可以增加健康受试者口 – 盲肠传输时间，这是因为 TCA 抑制 NA 再摄取，使胃肠道 NA 水平增高，产生拟交感作用；TCA 还有较强的抗胆碱能作用，两者联合可显著减慢肠道蠕动，故 TCA 尤其适用于腹泻型 IBS 患者，且叔胺类 TCA（阿米替林和米帕明）的抗胆碱能作用比仲胺类 TCA（去甲替林、地昔帕明）更强，提示前者能更好地改善腹泻症状。SSRI 提高了生理释放的 5- 羟色胺水平，用西酞普兰急性抑制健康受试者肠道 SERT 的功能后，结肠收缩频率增高、HAPC 增强，提示肠道 5- 羟色胺水平增高可加快胃肠道蠕动，故该药尤其适合便秘型 IBS 患者；而帕罗西汀因同时具有较强的抗胆碱能作用，整体表现为减慢肠蠕动。目前仅有个别研究提示 SNR 对胃肠运动有一定的抑制作用，该作用弱于 TCA，可能是因为 SNRI 缺乏抗胆碱能作用。

四、治疗精神心理共病

FGID 患者中精神心理共病比例高，以焦虑、抑郁最为常见，合并精神心理共病的患者疼痛发作更频繁，焦虑、抑郁程度重的 IBS 患者更容易出现腹痛症状。异常的认知和情绪可以通过情感应激环路（皮质结构 – 边缘系统 – 蓝斑核 – 迷走背核 – 自主神经 – 肠神经系统）改变自主神经系统活性，调节脊髓对疼痛信号的转导，放大疼痛体验和对生理刺激的感受性，使疼痛迁延或加重。在用脑功能 MRI 研究安慰剂对 IBS、UC 患者和健康人群的镇痛效应时发现，应用安慰剂后，UC 患者和健康受试者疼痛相关脑区的激活明显减弱，但 IBS 患者缺乏此表现，且抑郁评分越高，IBS 患者的安慰剂镇痛效应越弱，提示抑郁影响 IBS 的疼痛处理。多项研究已证实抗抑郁药可以通过治疗精神心理共病来缓解疼痛。研究发现，分散注意力可以显著降低 FGID 患者的疼痛评分，伴随着中扣带回前部和前额叶皮质亚区域的活动改变，提示高警觉性可能影响内脏疼痛感知，而很多抗抑郁药都具有抗组胺作用，可起到镇静、改善睡眠质量的作用，从而减少对疼痛症状的感知。

五、通过影响神经可塑性恢复疼痛调节功能

近年研究发现，中枢神经系统主要区域（如海马）的神经细胞在个体遭受慢性疼痛、创伤性生活事件或精神疾病后可出现死亡，创伤后大脑皮质密度的减低主要见于涉及情感调节和疼痛控制的脑区。IBS 患者的疼痛相关脑区的皮质密度也出现了降低，包括杏仁核、前额叶和顶叶的皮质调节区域。实验性大脑损伤的大鼠经 TCA 治疗后，认知功能提高、脑细胞前体再生，表明抗抑郁药可以通过神经元功能重建逆转皮质密度的降低，恢复对疼痛的调节功能。目前认为该过程是通过增高这些脑区的脑源性神经生长因子（BDNF）水平来刺激神经生长，增高神经细胞前体水平。BDNF 水平与治疗疗程相关，疗程越长，BDNF 水平越高，这也可解释抗抑郁药物治疗为何通常起效较慢。研究发现小鼠经过 45d 慢性可变应激后，黏膜下神经丛神经元数目较对照组增加 40%~51%，肌间神经丛神经元数目增加 57%~69%，提示肠神经系统也具有可塑性，进一步研究发现舍曲林和去甲替林均可抑制慢性应激后肠神经丛神经元的增生，表明抗抑郁药还可同时影响肠神经系统发挥疼痛调节作用。

六、结论和展望

综上所述，抗抑郁药可以改善 FGID 患者的疼痛症状，虽然其作用机制尚未完全明确，但其镇痛作用并不完全依赖于对情绪的调控作用，中枢和外周机制均参与了对疼痛的调控。从抗抑郁药可能的作用机制看，对疼痛程度重的患者，TCA 或 SNRI 的镇痛效果可能更好；对伴随腹痛的便秘型 IBS 患者，选择有加速肠道蠕动作用的 SSRI 有助于改善便秘症状。随着罗马Ⅳ的颁布，专家们认为 FGID 实际上是肠－脑轴互动异常，抗抑郁药对这类患者的治疗作用相当于神经调节剂，针对不同疾病的肠－脑轴互动异常的主要环节选择抗抑郁药可提高整体治疗效果，但尚需要系统、深入研究抗抑郁药抑制 FGID 患者疼痛症状的作用机制。

附录一

功能性消化不良相关研究

一 慢性胃炎患者精神心理特征分析

慢性胃炎根据黏膜病变程度分为慢性非萎缩性胃炎（NCAG）和慢性萎缩性胃炎（CAG）。在 CAG 的基础上，胃黏膜可进一步发生肠化生和异型增生。Correa 模型指出，胃癌尤其是肠型胃癌的发生是一个多步骤、多阶段的渐进过程，即正常胃黏膜→ NCAG → CAG →肠化生→异型增生一胃癌。

目前认为，CAG 和肠化生是胃癌的癌前状态，也是胃癌防治的关键阶段。研究表明，焦虑和抑郁状态是导致多种消化系统疾病的重要危险因素。但是对 CAG 和肠化生患者的精神心理因素研究尚不充分。本研究旨在评估不同慢性胃炎患者的精神心理特征，为从精神心理方面理解和防治胃黏膜病变进展提供理论依据。

研究选自 2018 年 6~12 月就诊的 300 例慢性胃炎患者，经上消化道内镜检查和病理活组织检查（以下简称活检）诊断为慢性胃炎。

分为 NCAG 组（100 例）、CAG 组（100 例）和 CAG 伴肠化生组（100 例）。采用汉密尔顿焦虑量表（HAMA）、汉密尔顿抑郁量表（HAMD）、生活事件量表（LES）、艾森克人格问卷（EPQ）4 个量表对患者进行问卷调查。HAMA 评分 >14 分为焦虑，HAMD 评分 >20 分为抑郁。

HAMA 和 HAMD 评分越高焦虑或抑郁程度越严重。LES 主要统计患者 1 年内发生的生活事件。生活事件总刺激量 = 正性事件刺激量 + 负性事件刺激量，LES 总分越高个体承受的精神压力越大。LES 评分 >20 分视为精神压力大。EPQ 包括精神质、内外向、稳定性、掩饰性 4 个分量表，分别计算评分，<43.3 分为偏低，43.3~56.7 分为正常，>56.7 分为偏高。分析男女、不同年龄段（<50 岁和 ≥ 50 岁）和不同病程（<5 年和 ≥ 5 年）患者的焦虑、抑郁状态。

1. 慢性胃炎患者的焦虑和抑郁状态

① CAG 组和 CAG 伴肠化生组焦虑发生率均高于 CNAG 组分别 64.0%、53.0%、34.0%。

② CAG 伴肠化生组抑郁发生率高 NCAG 组和 CAG 组分别为 24.0%、15.0%、13.0%。

③在男性患者中，CAG 组焦虑发生率高于 CNAG 组和 CAG 伴肠化生组分别为 61.7%、30.8%、40.0%。CAG 伴肠化生组焦虑发生率高于 NCAG 组。CAG 伴肠化生组抑郁发生率

高于 NCAG 组和 CAG 组分别为 22.5%、9.6%、8.5%。

④在女性患者中，CAG 组和 CAG 伴肠化生组焦虑发生率均高于 NCAG 组，分别为 66.0%、48.3%、37.5%。NCAG 组、CAG 组和 CAG 伴肠化生组抑郁发生率比较，分别为 20.8%、17.0%、25.0%。

⑤在 <50 岁的患者中，CAG 组和 CAG 伴肠化生组焦虑发生率均高于 NCAG 组（分别为 55.8%、70.0%、33.8%）。CAG 伴肠化生组抑郁发生率高于 NCAG 组和 CAG 组（分别为 47.5%、16.2%、18.6%）。

⑥在 ≥ 50 岁患者中，CAG 组焦虑发生率高于 NCAG 组和 CAG 伴肠化生组（分别为 70.2%、34.4%、46.7%）。NCAG 组、CAG 组和 CAG 伴肠化生组患者抑郁发生率比较分别为 12.5%、8.8%、8.3%。

⑦在病程 <5 年和 ≥ 5 年的患者中，CAG 组、CAG 伴肠化生组焦虑发生率均高于 NCAG 组 [分别为 59.6%（28/47）、51.7%（30/58）、30.2%（13/43）和 56.6%（30/53）、50.0%（21/42）、28.1%（16/57）]，差异均有统计学意义（$x'=0.001$、0.002、0.001、0.001，P 均 <0.05），而 CAG 组与 CAG 伴肠化生组焦虑发生率比较差异无统计学意义（$P>0.05$）。

在病程 <5 年和 ≥ 5 年的患者中，CAG 伴肠化生组抑郁发生率高于 CNAG 组和 CAG 组 [分别为 24.1%、11.6%、12.8% 和 23.8%、12.3%、11.3%。

2. 慢性胃炎患者的 LES 评分

① CNAG 组、CAG 组和 CAG 伴肠化生组间正性事件评分比较 [分别为 0 分（0 分，1.00 分）、0 分（0 分，0.90 分）、0 分（0 分，2.00 分）]。CAG 伴肠化生组负性事件评分高于 NCAG 组和 CAG 组 [分别为 0 分（0 分，6.75 分）、0 分（0 分，1.00 分）、0 分（0 分，0.75 分）]。

NCAG 组、CAG 组和 CAG 伴肠化生组 LES 评分 ≥ 20 分（精神压力大）的患者比例（分别为 8.0%、9.0%、18.0%）逐渐升高，其中 CAG 伴肠化生组 LES 评分 ≥ 20 分患者比例高于 NCAG 组，但 CAG 伴肠化生组与 CAG 组 LES 评分 ≥ 20。

男性和 <50 岁患者中，CAG 伴肠化生组 LES 评分 ≥ 20 分的患者比例均高于 NCAG 组（22.5% 比 7.7% 和 20.0% 比 4.4%）。

女性和 ≥ 50 岁患者中，CAG 伴肠化生组 LES 评分 ≥ 20 分的患者比例与 NCAG 组和 CAG 组比较 [分别为 15.0%、8.3%、9.4%、16.7%、15.6%、8.8%]。

3. 慢性胃炎患者的 EPO 评分：NCAG 组和 CAG 伴肠化生组精神质、内外向、稳定性、掩饰性分量表评分均以正常（43.3~56.7 分）居多，而 CAG 组患者 4 个分量表评分则以偏高（>56.7 分）居多；CNAG 组、CAG 组、CAG 伴肠化生组精神质和稳定性量表评分比较，差异均有统计学意义。CAG 组、CAG 伴肠化生组内外向和掩饰性量表评分偏高（>56.7 分）患者比例均高于 NCAG 组。CAG 组与 CAG 伴肠化生组内外向和掩饰性量表评分偏高（>56.7 分）患者比例比较差异均无统计学意义。

精神心理因素与慢性胃炎甚至胃癌的关系受到广泛关注。CAG 和肠化生是胃癌重要的癌前阶段。Kroenke 等研究表明，54.5% 的 CAG 患者存在抑郁状态，显著高于 NCAG 患者（27.4%）。Chung 等对 501 例胃癌癌前病变患者进行研究，发现胃癌癌前病变组抑郁、焦虑阳性率分别为 48.70%、42.51%，高于 CNAG 患者（35.18%、35.18%），相关性分析表明焦虑是胃癌癌前病变的危险因素。研究发现，无论患者的性别和年龄，CAG 组和 CAG 伴肠化生组焦虑发生率均显著高于 NCAG 组。上述研究提示，焦虑与胃黏膜病变的进展密切相关。CAG 伴肠化生组的抑郁发生率显著高于 CNAG 组和 CAG 组。深入分析表明，仅男性和 <50 岁 CAG 伴肠化生患者 LES 评分 ≥ 20 分的患者比例高于 NCAG 组。肠化生的发生与精神压力有关，青中年男性的压力更大，建议临床医师重点关注。研究发现，虽然不同类型慢性胃炎患者 LES 正性事件评分比较差异无统计学意义，但 CAG 伴肠化生组负性事件评分高于 NCAG 组和 CAG 组。CAG 伴肠化生组 LES 评分 ≥ 20 分的患者比例高于 NCAG 组。EPQ 评分结果也显示，精神质、外向型、情绪不稳定、掩饰倾向的患者更容易患 CAG，精神质和掩饰倾向明显的患者更容易发生肠化生。精神压力与慢性胃炎患者的黏膜病变进展相关，但两者之间的因果关系尚需更多的研究进行验证。焦虑、抑郁状态与 CAG 和肠化生可能相关。人体胃激素的分泌会通过中枢神经系统影响心理状态。有研究发现，CAG 和肠化生患者的胃蛋白酶分泌功能下降可能导致心理变异。Goodwin 等指出，慢性胃炎伴情绪障碍的患者可通过释放脑 - 肠肽神经递质和激素的双重作用导致胃运动和分泌功能减弱和免疫功能严重失调。长期焦虑可诱导交感神经释放去甲肾上腺素，引起胃黏膜血管收缩，胃蠕动减慢，胃酸分泌增多，从而导致胃黏膜炎症的加重。焦虑可以抑制副交感神经，抑制乙酰胆碱的表达并降低个体的免疫力，诱导胃癌癌前病变的发生。胃癌癌前病变状态可能触发或加重患者的焦虑和抑郁。流行病学研究表明，CAG 和肠化生患者发生胃癌的风险增加。对 CAG 和肠化生，目前尚缺乏有效的治疗药物和干预手段，且患者需要定期接受胃镜检查，在一定程度上加重了患者的精神压力进而导致焦虑、抑郁的发生。除此之外，CAG 患者的精神质、内外向、稳定性、掩饰性量表评分均以偏高居多，人格特征主要表现为典型的情绪不稳定，焦虑、紧张、易怒、情绪反应强烈。负性生活事件刺激引起的情绪反应也可导致自主神经功能改变，特别是通过神经内分泌机制为中介，如血管活性肠激素、胃抑制因子、胃动素等分泌变化，使胃血管收缩和胃酸分泌增多，这些因素均可加重胃黏膜炎症。

多数文献证实，慢性胃炎患者的性别、年龄、临床症状、受教育程度和职业都有可能与疾病进展有关，性别与焦虑、抑郁可能相关，人际关系敏感、应对方式与焦虑、抑郁显著相关。消化系统疾病的病程会加重患者的黏膜病变，但与患者的精神心理因素无关，病程是存在于精神心理因素之外的独立因素。临床症状虽然与患者精神心理因素相关，但与疾病的黏膜病变无关。本研究旨在观察黏膜病变与精神心理因素之间的关系，未关注患者的临床症状，在以后的研究中将对患者的临床症状给予更多关注。

综上所述，精神心理因素与慢性胃炎患者的黏膜病变程度密切相关，焦虑、抑郁、负性事件、精神压力和某些人格特征与 CAG 和肠化生可能存在双向因果关系。对慢性胃炎尤其是肠化生患者应在诊治中关注和调整其精神心理状态。

二 抑郁症发病机制假说

目前抑郁症发病机制尚未完全明确，针对抑郁症的假说主要有 4 种：单胺神经递质假说、谷氨酸假说、下丘脑 – 垂体 – 肾上腺轴假说、神经营养假说。

一、单胺神经递质假说

该假说认为大脑中单胺类递质 5- 羟色胺（5-HT）、多巴胺（DA）和去甲肾上腺素（NE）含量降低和功能缺陷所致，相应研制出来的药物包括选择性 5-HT 再摄取抑制剂、三环类抗抑郁药、NE 及 DA 再摄取抑制剂和选择性 NE 再摄取抑制剂等，通过增加突触间隙的单胺类递质浓度改善抑郁症症状。

二、谷氨酸假说

临床和实验数据表明，突触间隙的谷氨酸水平升高引起神经系统信息传递功能障碍，抑郁症患者认知和情感障碍与谷氨酸水平有关。长期的应激刺激增加神经元对谷氨酸的释放，突触间隙的谷氨酸不断刺激 NMDA 受体，可引起神经元凋亡；中枢神经系统的神经胶质细胞可以清除谷氨酸，抑郁症早期由于外部因素和基因的共同作用神经胶质细胞功能障碍，谷氨酸的水平明显上升。谷氨酸作用于突触后膜或前膜特定的谷氨酸受体后产生相应的生理效应，随后在胶质细胞的清除作用下终止谷氨酸的反应，完成突触间的信号传递。由于抑郁症中存在谷氨酸能系统的异常性，针对谷氨酸能系统（谷氨酸释放、NMDA 受体、AMPA 受体和谷氨酸再摄取等），存在许多潜在的抗抑郁药物的作用靶点。

三、下丘脑 – 垂体 – 肾上腺轴假说

该假说认为抑郁症主要由下丘脑 – 垂体 – 肾上腺轴（HPA）功能异常引起，应激使 HPA 轴紊乱，糖皮质激素水平升高，引起海马神经元功能障碍和结构改变。抑郁症临床缓解后，这些激素水平可恢复正常。目前临床前期实验研究发现 CRH1 受体拮抗药、类固醇合成抑制药、神经活性类固醇、糖皮质激素受体拮抗药等具有抗抑郁作用。

四、神经营养假说

临床数据结果显示，抑郁症大脑内脑源性神经营养因子表达减少或功能不足有关。比如：尸检显示抑郁症患者海马 BDNF 水平显著降低；实验动物的海马 BDNF 信号受损可诱发抑郁样行为；增加海马内 BDNF 水平会产生抗抑郁样作用。刘文彬认为抑郁症患者表现出多种 NTFs 的表达上调或下调，环境变化（如应激等）、药物使用、表观遗传调控（如 miRs 等）均可影响 NTFs 表达，这些变化在诸如个海马、下丘脑等情感相关脑区更为明显，而运动则逆转或缓解这种异常表达，进而改善抑郁行为。

三　抑郁症的神经生物学机制

抑郁症是一类严重危害人类身心健康的常见精神疾病，主要表现为情绪持久低落，思维迟钝，意志行为减少，严重者还伴有自杀倾向。现代城市生活节奏急速，压力沉重，抑郁症已经成为最常见的心理疾病之一，列世界十大疾病第五位。据统计，每 50 个人中就有一个会出现这种问题，全世界抑郁症患者达 1 亿多人。世界卫生组织预测，至 2020 年，抑郁症可能会成为全球人类的第 2 号杀手。著名心理学家马丁& middot. 塞利曼形象地将抑郁症称为精神病学中的"感冒"，大约有 12% 的人在他们一生中的某个时期都曾经历过相当严重的抑郁症状，尽管大部分抑郁症不经治疗也能在 3~6 个月内缓解，但这并不意味着不用治疗。医学研究表明，抑郁症并非一般的情绪或性格问题，而是一种有明确生物学基础的疾病，是先天遗传因素、早年神经发育异常和后天不利环境因素共同作用的产物，其发病机制涉及中枢神经系统组织形态结构、中枢单胺类神经递质系统、神经营养物质、神经生化、神经内分泌等方面。

一、抑郁症与中枢神经系统组织形态结构的改变

近年来，生物技术和化学神经解剖学的研究认为，中枢神经系统某些特定部位，如前额叶皮质、边缘系统、丘脑背内核，下丘脑和中脑中央灰质的形态结构变化是抑郁症发病的解剖学基础。已经发现，在抑郁症患者中，这些部位的体积会有不同程度的变化。利用计算机断层扫描正电子断层扫描和核磁共振等影像技术进行检查，发现抑郁症患者大脑及海马结构有某些变化，表现为侧脑室扩大、脑沟变宽、前脑体积缩小、海马容量减少。Sheline 等认为，抑郁症病人脑室比值扩大、沟回增宽，小脑蚓部萎缩提示人脑和小脑均有萎缩。发现这些病人的额叶体积比正常人约小 7%，正电子扫描研究则显示，抑郁症重症

病人的额叶葡萄糖代谢和血流量降低，提示重症抑郁症的额叶萎缩和功能低下。

以上研究表明抑郁症与海马神经元细胞的丢失和海马及额叶体积的减少相关联。

二、抑郁症与中枢单胺类神经递质和相应受体功能的变化

中枢单胺类神经递质系统功能紊乱假说是抑郁症发病的生物学机理中最重要的假说，已为大多数人所接受。较早的单胺假说认为抑郁症是脑中单胺递质去甲肾上腺素（NE）、5-羟色胺（5-HT）功能不足，而多数抗抑郁药是通过升高突触部位单胺递质的水平起抗抑郁作用的。近年来的研究显示，其他一些单胺类神经递质，如多巴胺（DA）、乙酰胆碱（Ach）、谷氨基丁酸（GABA）等的不足也与抑郁症发病密切相关。侯钢等的研究显示，抑郁症患者脑脊液 5-HT 和 NE 浓度明显低于正常对照组。因此，检测抑郁症患者脑内 5-HT 等递质水平的变化是研究抑郁症发病机理较为直接的方法。但是单胺假说很难解释一些抗抑郁药的作用机制以及抗抑郁药起效慢和对神经递质改变快的矛盾，比如说通常抗抑郁药能在给药数小时后增加神经递质在突触间隙的浓度，但抗抑郁的疗效却在连续治疗 2~4 周后才开始出现，提示抑郁症的病理机制可能涉及的是神经传递功的多个环节，例如受体、基因转录、蛋白质合成等。因此从 20 世纪 70 年代开始又提出了受体假说，认为抑郁症是脑中 NE/5-HT 受体数量和敏感性发生变化的缘故。Yatham 等的研究表明，抑郁症患者脑中 5-HT2 受体数与正常人相比明显下降，Whale a 等也发现，抑郁症患者突触后 5-HT1D 受体敏感性明显下降，以上研究均说明抑郁症的发病机制涉及的不单只是单胺类神经递质含量的减少，而是整个神经递质系统功能的改变。

三、抑郁症与神经内分泌功能的变化

神经内分泌系统功能异常在抑郁症的发生中起着非常重要的作用，而下丘脑（HPA）是一个重要的内分泌轴。HPA 轴在人体的应激反应中发挥着核心作用。在正常状态应激信号沿中枢神经到达丘脑下部室旁核时，会引起促肾上腺皮质激素释放因子（CRF）分泌，CRF 可以促进垂体前叶合成，分泌促肾上腺皮质激素（ATCH）促肾上腺皮质激素则促进肾上腺皮质的束状带 - 网状带合成，分泌以皮质醇为中心的糖皮质激素，促使机体各组织发生应激防御反应。Rubin s 等的研究发现与正常人相比，抑郁症患者的肾上腺皮质增生约 38%，增生的程度与皮质醇的浓度有关，且随着抑郁的恢复，这种增生似乎也随着皮质醇的正常化而逐步消失。还有研究发现抑郁症患者的垂体也增大。近来 Catalan 等发现，抑郁症患者下丘脑及下丘脑外的 CRF 浓度升高，与轻度或中度抑郁发作相比，重度抑郁组 CRF 血浓度更高，且 CRF 与皮质醇血浓度显著相关，而 ACTH 血浓度与正常组无显著差别。中枢神经系统结构、中枢神经系统功能和神经内分泌功能这三个方面的改变并不是

各自独立发生的，他们在抑郁症的发病过程中彼此影响。如内分泌功能改变不仅影响单胺神经递质的合成，而且还直接作用于参与人类认知功能主要的脑区 – 海马，导致神经元的损伤和凋亡。因此抑郁症的中枢神经系统改变既表现为功能性神经递质传递功能下降也有神经细胞组织形态的改变，长期不愈的抑郁症将逐渐发展为经组织学改变为基础的不可逆的认知功能损害。因此对这种以发作性病程为主的情感疾病的生物学改变以及严重后果应给予充分重视。

四、抑郁症与神经营养物质

这一概念系 19 世纪末，Forssman 为解释神经系统发育过程中轴突生长定向异性而提出，但直到 20 世纪 50 年代才由 LeVi– Mutaleini 经实验确定其存在。20 世纪 80 年代以来，人们还发现许多不同类型的生长因子对神经细胞的生长与存活有调节作用。现将这些神经营养物质统称为神经营养因子（NTFs）并根据其分子结构与受体类型将之分为 NTFs 家族与其他 NTFs 两类型 NTFs 在抑郁症中可能的作用，新近一些临床与实验研究资料支持 NTFs 在抑郁症病因学中的作用。

在 1980 年 Jacoby 等就报告部分老年情感障碍（多为抑郁）存在 CT 改变，当时就提出可能有神经元或胶质的丢失或变性。近年来脑影像学技术提供更多抑郁症形态学改变临床依据，Bremner 等（1999）发现抑郁症患者海马体积减少；Drevets 等（1997）发现额叶体积与脑血流减少；Ongur 等（1998）则发现抑郁症部分额区胶质数量减少，而神经元未损，Ra–kowska 等（1999）报告抑郁症患者前额叶神经元小以及神经元和胶质细胞数量减少；而且 Mendlovis 等还在抑郁症患者中发现较多凋亡 PBLJS，由前述可推测，抑郁症伴随的表达改变可能是这些形态改变的一个原因。

五、抑郁症与神经生化

1. 五羟色胺（5–HT） 大量的研究表明抑郁症患者中枢和外周 5–HT 功能活性降低与抑郁心境有关。有学者提出假说认为 5–HT1A 受体和 5–HT2A 受体功能相互拮抗；5–HT2A 受体功能不平衡导致抑郁；突触前 5–HT 自身受体功能亢进导致抑郁。

2. 去甲肾上腺素（NE） 去甲肾上腺素（NE）学说认为抑郁症是由脑中 NE 合成不足和释放减少导致 NE 缺乏而引起的，目前在学术界仍存在着分歧。也有许多研究显示，抑郁症患者的下丘脑 NE 浓度降低提示抑郁症与中枢 NE 能低下相关联，抑郁症可能还与突触前膜肾上腺素& alpha2 受体超敏有关。

3. 氨基酸类神经递质系统 氨基酸类神经递质系统也可能参与抑郁症的发病。一些研究发现抑郁患者脑脊液中 γ – 氨基丁酸（GABA）量比较低，用 GABA 激动剂可改善抑郁症状。可能与此类患者脑内兴奋性神经原体量较高，从而拮抗 GABA 受体功能有关。越来越多的证据显示抗抑郁药能够影响 GABA 受体，谷氨酸能和 γ-氨基丁酸必将成为情感性障碍药物治疗研究的新热点。

4. 乙酰胆碱　乙酰胆碱能增强引起抑郁，肾上腺素能增强引起躁狂症。近来研究发现抑郁症的乙胆碱能机制与神经胶质源结合蛋白有关。神经胶质源结合蛋白由星形胶质细胞分泌进入细胞间隙，其与游离 Ach 结合，使细胞间隙 Ach 浓度下降，导致抑郁性行为。

5. 脑源性神经营养因子（BDNF）　现在有很多研究可以表明 BDNF 在抑郁症的发病和治疗中有很重要的作用。动物研究表明，应激减少了海马 BDNF 的表达，而抗抑郁药有效地逆转了这一效果，分子遗传学研究亦提示 BDNF 基因可能与抑郁症的病因有关，因此，神经营养因子的功能异常可能参与了抑郁症的病因与病理过程，但具体作用机制尚待明确。

六、总结

尽管抑郁症生物学基础的研究越来越受到人们的关注，以上无论是在心理学领域还是在其他更广泛的领域快速渗透，然而确定抑郁症生物学基础的复杂性也变得越来越重要，心理学的研究过程不应该武断。抑郁症的发病机制复杂，目前对其研究还是局限于假说与推测的水平，目前多数人认可去甲肾上腺素、5-羟色胺、多巴胺、乙酰胆碱、谷氨酸、γ-氨基丁酸等神经递质可能参与抑郁症的神经生化机制。但还有很多的未知领域和未知的理论有待进一步的研究与探讨。

四　树突、轴突和轴突起始段

突触是指一个神经元的冲动传到另一个神经元或传到另一细胞间的相互接触的结构。

化学突触或电突触均由突触前膜、突触后膜以及两膜间的窄缝——突触间隙所构成，但两者有着明显差异。胞体与胞体、树突与树突以及轴突与轴突之间都有突触形成，但常见的是某神经元的轴突与另一神经元的树突间所形成的轴突-树突突触，以及与胞体形成的轴突-胞体突触。

突触间隙是位于突触前、后膜之间的细胞外间隙，宽 20~30nm，其中含糖胺多糖（如唾液酸）和糖蛋白等，这些化学成分能和神经递质结合，促进递质由前膜移向后膜，使其不向外扩散或消除多余的递质。

神经元的突起是神经元胞体的延伸部分，由于形态结构和功能的不同，可分为树突和轴突。

1. 树突　是从胞体发出的一至多个突起，呈放射状。胞体起始部分较粗，经反复分支而变细，形如树枝状。树突的结构与脑体相似，胞质内含有尼氏体，线粒体和平行排列的神经原纤维等，但无高尔基复合体。一般电镜下，树突棘内含有数个扁平的囊泡称棘器。树突的分支和树突棘可扩大神经元接受刺激的表面积。树突具有接受刺激并将冲动传入细胞体的功能。

2. 轴突　每个神经元只有一个轴突，发出轴突的胞质部位多呈圆锥形，称轴丘，其中没有尼氏体，主要有神经原纤维分布。轴突自胞体伸出后，开始的一段，称为起始段，通常较树突细，粗细均一，表面光滑，分支较少，无髓鞘包卷。离开胞体一定距离后，有髓鞘包卷，即为有髓神经纤维。轴突末端多呈纤细分支称轴突终末，与其他神经元或效应细胞接触。轴突表面的细胞膜，称轴膜，轴突内的胞质称轴质或轴浆。轴质内有许多与轴突长轴平行的神经原纤维和细长的线粒体，但无尼氏体和高尔基复合体，因此，轴突内不能合成蛋白质。轴突成分代谢更新以及突触小泡内神经递质，均在胞体内合成，通过轴突内微管、神经丝流向轴突末端。电镜下，从轴丘到轴突全长可见有许多纵向平行排列的神经丝和神经微管，以及连续纵行的长管状的滑面内质网和一些多泡体等。在高倍电镜下，还可见在神经丝、神经微管之间均有极微细纤维网络连接，这种横向连接的极细纤维称为微小梁起支持作用。轴突末端还有突触小泡。

3. 轴突起始段　神经元是神经系统最基本的结构和单位，高度极化，由胞体和较长的突起（轴突和树突）构成。哺乳动物中枢神经系统神经元中在胞体—树突区和轴突之间存在神经元动作电位启始的特定部位，称为轴突起始段（AIS）。

①轴突起始段的结构：　AIS 是起始于近胞体的轴丘至鞘开始包绕为止的无髓鞘结构，长度为 20~60μm，直径为 0.5~2.0μm。电镜观察到大鼠海马 CA3 神经元 AIS 纵切面具有膜下致密层和微管束，且核糖体数量急剧下降。膜下致密层可分为 3 层，即 7.5nm 厚连接质膜的颗粒层、7.5nm 厚中间层和 35nm 厚下层。微管束由 5~8 根微管形成，3~10 根微管束易囊，聚集的微管束间距约为 40nm，且被蛋白质连接。横切面观察 AIS 可分为质膜、亚质膜和内部 3 部分，由支架蛋白——ankyrin G（Ank G）连接。AIS 质膜特异性富集多种离子通道和细胞黏附因子（CAMs）等跨膜蛋白；亚膜区具有肌动蛋白和 BIV 血影蛋白等重要的细胞骨架蛋白；内部主要分布神经纤维、微管束和肌动蛋白丝。肌动蛋白丝可形成环状结构，沿轴窍中心均匀分布，间隔为 180~190nm，支撑细胞骨架。AIS 特殊组成和结构对于其维持神经元结构和起始动作电位具有重要作用。

② AIS 的功能：　维持神经元极性：AIS 对于维持轴突完整性和神经元极性具有重要作用。

动作电位起始：AIS 中聚集大量的钠离子、钾离子电压门控通道，是调节神经元动作电位起始的重要结构。

③ AIS 异常与神经系统疾病：　AIS 是维持神经元极性和功能的重要结构，多种神经系统疾病中 AIS 发生异常改变，而 AIS 相关蛋白突变或可塑性受损也可引起癫痫、脑卒中、

认知功能障碍和运动神经元病等多种神经系统相关疾病。

其他：全基因组关联分析研究发现 AnKG 编码基因 ANK3 是双相情感障碍高风险因子。精神分裂症患者脑组织尸检发现皮质表层椎体神经元 AIS 中 AnKG 表达下降 15%~20%，AIS 长度无明显变化。多发性硬化症患者血清样本中 NF186 含量明显增加。2 型糖尿病小鼠模型前叶皮质和海马神经元中 AIS 显著缩短。皮质兴趣性神经元 AIS 可与皮质小胶质细胞相连，而当脑损伤小胶质细胞被激活后，与小胶质细胞相连的 AIS 数量减少。

五　Cx43 与神经精神疾病

缝隙连接（GJ）通道是对抗细胞间电阻，实现兴奋在细胞间传播的主要途径。缝隙连接蛋白（Cx）是构成细胞间 GJ 通道基本结构和功能的一大类膜蛋白。

神经元胞膜上的 GJ 能使相邻两个细胞间的小信号分子（如环腺苷酸、钙离子、三磷酸肌醇等）互相传递。Cx 是由多基因家族编码的包括多个成员的一类膜蛋白，已发现 20 多种，近年 Cx43 表达变化与神经精神疾病密切相关。

Cx 作为 GJ 的基本结构和功能蛋白的一大类膜蛋白，水溶性分子和离子被允许通过这些通道，GJ 的局部电流接通了细胞间的电位传导，GJ 是电突触的结构基础并能飞快地改变神经元活动，细胞间进行物质交换及信息传导需靠 GJ。Cx43 在中枢神经系统广泛分布，对维持神经系统正常功能起到了重要的作用；GJ 的功能在一定程度上依赖于 Cx43 的磷酸化状态。

Kim 等研究表明，神经细胞凋亡可能受到 Cx43 表达水平的影响。

1. 与神经系统病变　①创伤性脑损伤导致颅脑损伤。②脑水肿。③癫痫。④缺血性脑血管疾病。

2. 与抑郁症　Cx43 与抑郁症 Cx43 可能与抑郁症有关。

2012 年孙建栋首先提出了 GJ 功能障碍在前额叶皮质抑郁症病理生理学中的作用。这项研究帮助解释抑郁症的病理发生，进一步补充完善了抑郁症的胶质细胞假说，并有利于抗抑郁药物的开发，可能是抗抑郁药物的潜在靶点。

2014 年 Miguel-Hidalgo 等对源于尸体解剖的脑样本前额叶进行研究，提出抑郁症和酗酒者前额叶功能障碍伴随着 Cx43 水平的降低，并且发现酗酒者的 Cx43 免疫反应阳性斑点的密度减低，认为精神行为异常的病理生理学变化中可能存在 GJ 或以半通道为基础的细胞通信的改变。也有研究表明，抑郁障碍危险因子星形胶质细胞 Cx43 在前边缘皮质减少。曹敏玲等研究表明，酸枣仁汤可以增加抑郁大鼠的蔗糖消耗和自主活动，减轻大鼠的神经元损伤，降低大脑皮质区 Cx43 的表达。Cx43 的表达降低可能是造成抑郁症患者蓝斑中谷氨酸信号、生长因子和神经胶质基因表达改变的原因。Shen 等在染料木素通过靶向

Cx43 抑制微 RNA-221/222 的表达来改善抑郁症的研究中发现，染料木素处理后微 RNA-221/222 的表达水平显著降低，而 Cx43 的表达上调。这些结果表明，染料木素可能通过抑制微 RNA-221/222 或增加 Cx43 的表达水平来改善重度抑郁症。

以上可验证抑郁症患者的大脑表现出 Cx43 表达的下调，而抗抑郁药物治疗则表现出 Cx43 表达的上调。相反，据报道，Cx43 缺乏可导致抗抑郁 / 抗焦虑样行为的某些特征性标志的表达和认知性能的改善。值得注意的是，这两个相互矛盾的报告使用组成型 Cx43 剔除小鼠来研究海马 Cx43 在已知抑郁症中受影响的行为中的作用。有可能不同的大脑区域受到不同的影响，或者组成型 Cx43 剔除小鼠的使用对结果的影响未知。

六 亚洲复原力量表在神经症患者中的适用性及其复原力特征

神经症旧称神经官能症，是一组主要表现为焦虑、抑郁、恐惧、强迫、疑病症状，或神经衰弱症状的精神障碍。近年来，随着社会的发展，经济的繁荣，社会压力随之增加，神经症已成为很常见的精神疾病。世界卫生组织根据各国的调查资料推算，人口中罹患神经症者约为重性精神病的 5 倍，神经症各亚型占所有精神疾病花费的 1/3，给家庭和社会带来沉重的经济负担和心理压力。据资料显示，我国神经症患者有两千多万人。目前，多采用药物与心理治疗相结合的方法。但镇静催眠药物的不良反应大，易产生依赖性，长期治疗效果往往不理想，复发率高，因此，非药物疗法成为神经症的主要治疗方法。神经症患者往往具有特定的个性特征，复原力作为积极心理学中的积极人格品质，将为神经症患者的治疗和康复提供一个全新的视角。

复原力的研究起源于 20 世纪六七十年代的发展精神病理学的，其他学者有译作"心理弹性""韧性""抗逆力"等。美国心理学会将复原力定义为个人面对生活逆境、创伤、悲剧、威胁及其他生活重大压力时的良好适应。目前，对精神病学和精神病理学领域的复原力研究缺乏关注。已有研究表明：精神疾病患者是有复原力的。复原力不是指不受伤害的神奇状态，当一个人被诊断为严重精神障碍时，复原力并没有终止，而且，当精神疾病患者努力从精神障碍中恢复健康后仍然被视为有复原力。如日本的森田正马先生正是因为有过治愈神经症的经历才总结出了森田疗法。因此，很有必要研究神经症患者的复原力特征，以为后期的心理干预提供理论依据和实践指导。从积极心理学的视角，挖掘个体自身的优势和潜能，而不是只关注压力、缺陷和疾病，对于帮助个体成功应对压力、改善心理健康具有重要意义。

研究选取 2016 年 12 月 ~2017 年 11 月神经症患者共 141 例，剔除有认知功能障碍的患者 53 例 [使用重复性成套神经心理状态测验（RBANS），得分低于 8 分者]，占 37.6%，剩余 88 例 [平均年龄（ 29.38 ±11.83）岁]，作为研究组。其中，门诊患者 41 例，住院患者 47 例；男 41 例，女 47 例。恐怖性焦虑障碍 5 例，其他焦虑障碍 39 例，强迫性障碍 12 例，分离（转换）性障碍 16 例，躯体形式障碍 9 例，其他神经症性障碍 7 例。由精神科医师根据国际疾病分类第 10 版（ICD-10）神经症的诊断标准、入组标准进行筛选，排除各种严重躯体疾病、各类重型精神疾病、过敏性疾病、遗传性疾病等。

使用症状自评量表（SCL—90）筛选出心理健康者 93 名（筛选标准：SCL—90 总分 <160 分，阳性项目数不超过 43 个）作为对照组。

测评工具：

1. 亚洲复原力量表　共 19 个条目，包括自我可塑性、情绪管制和灵活应对 3 个维度，自我可塑性由 5 个条目组成，主要反映个体在遇到挫折时，认为自己是自强不息的；情绪管制由 8 个条目组成，主要反映个体把生活中遇到的障碍和挫折看作是挑战、学习以及进一步发展的机会；灵活应对由 6 个条目组成，主要反映个体在面对压力时，调节使用不同的应对策略。量表采用 Likert 5 级评分（从 1= 完全不同意到 5= 完全同意），个体的得分越高，表示其复原力水平越高。该量表具有良好的信度和效度。

2. 简易应对方式问卷（SCSQ）　由解亚宁编制，共 20 个条目，包括积极应对和消极应对两个维度，主要考查个体对现实环境变化有意识、有目的和灵活的调节行为，每个条目从 0（不采用）~3（经常采用）4 级评分。

3. 焦虑自评量表（SAS）　由 Zung 于 1971 年编制，包含有 20 个项目，分为 4 级评分，多用于评估焦虑个体的主观感受，分数越高，焦虑水平越高。该量表有较高的效度，近年来，已经作为咨询门诊中了解焦虑症状的常用自评工具。

4. 抑郁自评量表（SDS）　由 Zung 于 1965 年编制的自评量表，由 20 个条目组成，按 1~4 级评分。分数越高，抑郁程度越重。该量表能有效地反映抑郁状态的有关症状及其严重程度。

5. 症状自评量表（SCL—90）　采用王征宇翻译的症状自评量表，该量表包含 90 个项目，采用 1~5 五级评分，通常是评定被试一周以来的心理症状情况。量表具有较好的信度和效度。

6. 重复性成套神经心理状态测验（RBANS）　由 Randolph C 于 1998 年编制，具有测查时间短、被试合作性好、学习效应小、可重复测量、测查工具方便携带等优点。该测验包括即刻记忆、视觉广度、言语功能、注意、延迟记忆 5 个因子共 12 个分测验，依据美国常模将原始分转换成量表分，得分越低，说明受试者的认知功能受损越重。目前已广泛应用于精神分裂症、抑郁症等的认知功能评定。

施测程序：　根据 ICD-10 神经症的诊断标准、入组标准，选取神经症患者进行一对一施测，所有患者在问卷施测前均进行 RBANS 测验，剔除有认知功能障碍的患者，得分 ≥ 85 分的患者即进行问卷测验。

结果：

1. 神经症患者亚洲复原力量表的信度分析　对复原力总分及各维度评分进行信度分

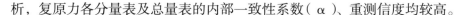

析，复原力各分量表及总量表的内部一致性系数（α）、重测信度均较高。

2. 神经症患者亚洲复原力量表的效标效度分析　对复原力总分及各维度评分与 SCSQ、SAS、SDS 评分进行 Pearson 相关分析，结果显示复原力总分及各维度评分与 SCSQ 积极应对均呈正相关，与消极应对均呈负相关，但相关系数均较低（$r \leqslant 0.232$）；与 SAS、SDS 均呈负相关。

3. 验证性因素分析　采用 Amos20 通过最大似然法对数据进行验证性因素分析，以获得模型的估计参数和拟合指数，结果模型对数据的拟合较好，支持原有理论模型。

4. 两组复原力特征分析　研究组复原力量表总分及自我可塑性、灵活应对、情绪管制评分均低于对照组。研究组总分 63.07 ± 14.34，对照组 74.69 ± 9.99。

5. 神经症患者复原力的多元回归分析　以复原力总分为因变量，SCSQ、SAS、SDS 评分为自变量，进行多元逐步回归分析。结果显示，积极应对复原力具有正向预测作用，抑郁对复原力具有负向预测作用。

随着社会节奏的加快和人们生活、工作压力的增加，神经症发病率逐年升高，引起人们的日益关注。神经症患者常具有某种个性特征，这决定着他们患神经症的易感程度。他们自知力良好，无精神病性，但心理极其脆弱，情绪极不稳定，患者敏感、多疑，家庭、社会适应能力极差。该病病程多迁延，反复发作，特别需要临床工作者的及时干预。

研究在筛选神经症患者时加入了 RBANS 测验，因为在临床工作中以及查阅文献发现，部分患者有注意力、记忆力等方面的认知功能障碍，这影响了他们在问卷调查中的理解。故剔除部分有认知功能障碍的神经症患者，以提高调查问卷的质量。在研究中，有认知功能障碍的神经症患者占 37.6%，即神经症患者中约有 3/8 的患者有认知功能障碍。研究使用 SCL–90 筛选出心理健康的正常社区居民，剔除有心理问题的社区居民，总心理问题检出率为 23.14%，处于唐秋萍等报告的 3.79%~29.1% 范围。

对亚洲复原力量表应用于神经症患者的内部一致性系数、重测信度、效标效度及结构效度的分析表明，该量表的信效度较高，是稳定的、可靠的，可用于神经症患者复原力的分析和研究。

研究组复原力量表总分及自我可塑性、灵活应对、情绪管制评分均低于对照组，这表明神经症患者的复原力各维度水平及整体水平均低于正常人群，这与费龙才等研究的缓解期双相障碍患者的复原力特点相一致。他们很少有积极乐观的信念，控制自己情绪的能力差，在面对压力或挫折时，不能灵活地改变应对策略，这导致神经症患者长期遭受疾病的折磨，较难从疾病中康复。这提示心理健康工作者要从认知、情绪、行为等各个层面入手，逐渐提高神经症患者的复原力水平。多元回归分析结果表明，神经症患者的 SCSQ 积极应对和抑郁影响其复原力水平。这表明，神经症患者积极应对问题的能力、抑郁情绪的严重程度可以预测其复原力水平的高低，进而影响其从疾病中康复的程度。已有研究表明，复原力能够帮助个体有效应对压力，缓解负性情绪，增加保护性因素。在临床工作中，应关注神经症患者的复原力水平，增加复原力的保护性因素，积极干预复原力，使其发挥最大的潜能，缓解压力，提升他们积极应对问题的能力，改善心理健康状况，这将有利于疾病的康复，预防复发。有研究证据指出复原力提升计划在某种程度上是有效的，复原力是可以习得和发展的。因此，从积极心理学的角度，挖掘患者自身的优势和潜能，引导他们多看自身的优点和长处，增加幸福快乐等正性情绪体验，减少抑郁等负性情绪体验，灵活应对工作生活中的压力，提升复原力对抗未来的逆境，有助于神经症患者尽快从疾病中康复，早日回归家庭和社会。虽然不是所有的患者能够完全恢复健康，但是帮助他们加强复原力，使他们带着症状更好地生活、恢复社会功能，这是值得努力的。

七　双相障碍与昼夜节律关系的研究进展

双相障碍是一种慢性复发性疾病，以情绪状态和能量的波动为主要特征。该疾病影响世界超过 1% 的人口，是导致青年人认知缺损、功能障碍、残疾、甚至死亡的主要原因之一。昼夜节律是指人体生理系统维持正常代谢和内分泌过程的 24h 内部周期，包括睡眠 – 觉醒周期、体温周期、激素周期等，昼夜节律紊乱可能导致双相障碍的发生。探究昼夜节律紊乱与双相障碍的关系有助于对双相障碍的发病机制、早期识别与靶向性治疗有更深入的理解。因此，本文就双相障碍与昼夜节律关系的研究进展做一综述。

一、昼夜节律的产生

昼夜节律是由中枢、外周生物钟系统和外部环境共同作用下产生的。在哺乳动物中，中枢生物钟系统位于下丘脑视交叉上核（suprachiasmatic nucleus，SCN），外周生物钟系统则广泛分布于各组织和器官。位于 SCN 的中枢生物钟产生接近 24h 的内源性节律，通过检测光信号使昼夜节律维持在 24h。中枢生物钟系统具有复杂的神经元网络，该网络将产生的节律信号传输给其他下丘脑核团，并且与自主神经和内分泌系统相连接，它可以通过影响激素的释放和外周组织对激素的敏感性来调控外周生物钟系统。反过来，外周生物钟系统也可以整合来自环境的不同信息并且与中枢生物钟系统相互作用从而维持机体的节律稳态，共同调节与维持生理节律。生物钟系统异常和内源性节律紊乱可导致多种神经精神疾病的发生。

二、昼夜节律紊乱与双相障碍发生机制的关系

1.昼夜节律与双相障碍在遗传上的关联　双相障碍的发病机制尚不清楚，但双相障碍发作具有明显的家族聚集性，遗传因素在双相障碍的发病中起着重要作用，研究发现生物

钟基因与双相障碍具有相关性。调节生物节律的基因包括昼夜节律运动输出周期蛋白故障基因（circadian locomotor output cycles kaput，CLOCK）、酪蛋白激酶 1e 基因（Casein Kinase 1 Epsilon，CSNK1E）、芳基碳氢化合物核转运蛋白受体样基因（Aryl Hydrocarbon Receptor Nuclear TranslocatorLike，ARNTL）、周期基因 1（Period1，PER1）、周期基因 2（Period2，PER2）、周期基因 3（Period3，PER3）、隐花色素基因 1（Cryptochrome1，Cry1）、隐花色素基因 2（Cryptochrome 2，Cry2）、节律基因（Timeless，TIM）等。其中 CLOCK 基因表达的蛋白质在调节昼夜节律中具有重要作用。位于下丘脑的 SCN 通过检测光信号，使突触前膜释放谷氨酸和垂体腺苷酸环化酶激活肽，激活包括一氧化氮合酶、环磷酸腺苷和环磷酸鸟苷依赖的蛋白激酶等在内的信号级联反应通路，最终所有通路信号聚合到磷酸化环磷腺苷反应元件结合蛋白从而激活 CLOCK 基因的表达。CLOCK 基因编码的蛋白质与 ARNTL 形成异二聚体，通过与 PER、CRY 基因上游的 DNA 反应元件结合从而启动 PER、CRY 基因的转录和翻译，以维持机体正常的生物节律。RoybalK 等研究发现，CLOCK 基因 19 位外显子突变可以使小鼠出现躁狂性多动、探索性行为增多、冲动性增加、睡眠 – 觉醒周期紊乱等躁狂发作样表现。此外，由 CSNK1E 基因编码的酪蛋白激酶 1 和酪蛋白激酶 18 通过磷酸化 PER 蛋白也能够调节生物周期节律。一项纳入 884 名受试者的基因关联研究显示，CSNK1E 和 ARNTL 与双相障碍存在显著关联。这些结果均提示节律相关基因可能参与着双相障碍的发生发展，探究节律基因与双相障碍的关系至关重要。

2. 睡眠 – 觉醒节律紊乱参与双相障碍的发病　神经影像学研究显示，海马是情绪障碍的核心区域。海马体中伴随 N- 甲基 -D- 天冬氨酸受体（N-methyl-D-aspartate Receptor，NMDAR）的活化，细胞内 Ca^{2+} 浓度增加，同时增加钙调蛋白激酶 II 的活性。由于钙调蛋白激酶 I II 诱导的细胞骨架蛋白发生变化使 a- 氨基 -3- 羟基 -5- 甲基 -4- 异恶唑丙酸受体（x-amino-3-hydroxy-5-methyl-4-isoxazole Propionic Acid Receptor，AMPAR）磷酸化，AMPAR 再循环使得 AMPA 电导增加。NMDAR 和 AMPAR 通过蛋白激酶 A- 环磷酸腺苷途径参与信号蛋白、细胞骨架蛋白、突触体蛋白、核蛋白的合成，从而调节神经递质的释放、基因转录、蛋白质合成和形态改变，最后导致长时程增强（long term potentiation，LTP）和神经可塑性改变。研究发现，短时间的睡眠剥夺可以选择性阻断海马体依赖蛋白激酶 A- 环磷酸腺苷的 LTP、减少环磷酸腺苷信号、并提高水解环磷酸腺苷的磷酸二酯酶 -4（Phosphodiesterase-4，PDE4）水平海马体中的环磷酸腺苷水平与机体的行为、情感表现相关，因此导致小鼠大鼠出现活动增加、欣快等躁狂样表现。而长时间的睡眠剥夺后则可以通过作用于 NMDAR 而阻碍 LTP 形成的起始阶段，引起神经可塑性的改变。说明睡眠障碍可能通过影响谷氨酸代谢和 NMDAR 诱导的长时程增强和神经可塑性变化参与双相障碍的发生发展。除此之外，睡眠 – 觉醒节律紊乱也能通过激活下丘脑 – 垂体 – 肾上腺皮质轴使皮质酮和促肾上腺皮质激素升高而参与情感障碍的发生发展过程。睡眠可以影响多个有关情绪调节的大脑区域，包括前额叶皮质、杏仁核和蓝斑，从而导致情感不稳定。因此，睡眠可能直接参与情绪调节机制，昼夜节律异常导致睡眠异常，进而对情绪调节产生不利影响。

三、昼夜节律与双相障碍临床症状的关系

1. 双相障碍与睡眠-觉醒周期　人类最显著的昼夜节律是睡眠-觉醒周期。生物钟系统可以直接调节参与睡眠的多种神经递质水平，包括下丘脑-垂体-肾上腺轴和来自松果体的褪黑激素。睡眠障碍是双相障碍的特征之一，躁狂期间表现为睡眠需求量减少，抑郁发作时主要表现为失眠或嗜睡，即使在双相障碍缓解期同样会出现睡眠障碍。研究发现，从患者主观评估来看，处于缓解期的双相障碍患者相对于没有睡眠障碍及其他情感障碍的患者失眠严重指数（insomnia severity index，ISI）更高、小睡时间更长、晨起怠倦感更强、卧床时间增加（Time in Bed，TIB）。而从运动记录仪与多导睡眠图（polysomnography，PSG）采集的客观数据来看，处于缓解期的患者相比于健康对照组睡眠潜伏期（sleep onset latency，SOL）延长、睡眠后觉醒增加、睡眠总时间（total sleep time，TST）的变异性更大、SOL变异性更大、睡眠后觉醒变异性增加、非快速眼动1期睡眠比例升高。spindle波、慢波、y波是目前研究最为深入的脑电图波形，它是在慢波睡眠时由海马体的兴奋性神经元和抑制性神经元交互作用产生的一种频率谱为7~16Hz的震荡波形，在多种神经精神疾病中出现特异性改变。最近一项研究显示处于双相障碍缓解期患者非快速动眼期二期快频spindle的密度和频率都有所下降。综上所述，睡眠-觉醒障碍与双相障碍息息相关，进一步探索睡眠障碍机制至关重要。

近年来研究发现睡眠-觉醒障碍也是双相障碍发病的独立风险因素。一项自然随访研究显示，睡眠不规律、睡眠质量差、睡眠相关的认知、行为功能障碍与既往的抑郁和躁狂发作史相关，并可增加未来躁狂、抑郁发作的风险。处于缓解期的患者也具有特征性的睡眠障碍，一项纳入104例双相障碍缓解期患者和104例抑郁症患者的研究结果显示，睡眠-觉醒周期紊乱在双相障碍组的发生率显著高于抑郁症组（33.7%，9.6%；$P<0.001$）。处于缓解期的双相障碍患者相比健康对照组而言，主观睡眠障碍程度更重、睡眠药物治疗疗效更差、白天更容易疲惫。采用活动记录仪、睡眠日志评估数据显示双相障碍风险人群比健康对照组的睡眠-觉醒周期幅度更低，睡眠效率（Sleep Efficiency，SE）变异性更大。除此之外，奖励系统敏感性异常可能是导致双相障碍患者昼夜节律睡眠-觉醒障碍的因素之一。与纹状体神经回路相关的奖励系统可以对奖励刺激做出相应反应，从而调节自身行为与动机。而奖励系统敏感性异常可导致双相障碍的发生发展，其敏感性升高可能导致躁狂、轻躁狂症状。一项通过可以评估奖励敏感性的行为趋向系统（Behavioral Approach System，BAS）研究结果表明，双相障碍患者奖励敏感性升高，对奖励刺激的认知、情绪、行为和神经反应亢进。在一项对双相障碍缓解期患者的研究显示，在快乐事件诱导的睡眠状态下，双相障碍组表现出比对照组更长的SOL（$t=2.49$，$P<0.05$），快速动眼睡眠密度更

高（$F=5.08$，$P<0.05$），同样在负性事件诱导的睡眠时，双相障碍组具有更高的快速动眼睡眠密度。此试验不仅证明了双相障碍患者奖励敏感性升高的理论，还进一步说明在应对刺激时情绪调节能力障碍导致的睡眠 – 觉醒障碍可能参与了双相障碍的发生发展。

2. 双相障碍与昼夜活动节律　昼夜活动节律是指在不同条件与环境下的活动强度及变化规律，测量昼夜活动节律主要的方法为活动记录仪。采用腕戴式活动记录仪检测双相障碍躁狂相、抑郁相和缓解期的昼夜活动节律，结果发现双相障碍患者的昼夜活动节律变异性大、平均活动量少，这种活动节律变异性是双相障碍的独立风险因素，并且与目前的情感状态和睡眠 – 觉醒节律紊乱无关。无论处于躁狂相或抑郁相的患者都会出现日常活动周期时相提前，具有季节性特点的患者则会出现昼夜活动节律时相的延迟。推测昼夜活动节律变化可能是双相障碍相对稳定的心理生物学特征，并且这些特征是客观的和容易测量的生物指标。除此之外，针对昼夜活动的节律也可以为双相障碍的心理干预提供一个可借鉴的模式。

四、调节昼夜节律在双相障碍治疗中的作用

1. 社交节律疗法　社交节律疗法（interpersonal and social rhythm therapy，IPSRT）是一种以社交节律理论来治疗情感障碍的直接而有效的方法。总共分为四期：第一期主要是病史采集，尤其是与日常活动节律相关的方面，为进一步制定合理的治疗方案提供借鉴；第二期是治疗中期，主要治疗内容为调整患者的社会活动节律并且干预在处理人际关系中所遇到的问题；第三期为维持期，利用前期治疗的技术来稳定社交节律并解决生活中出现的问题，包括职场上难题的解决、工作的突然改变、生活处于逆境时的处理方法、维持与改善人际关系；第四期为治疗末期，主要目的是防止疾病复发。通过 IPSRT 治疗最终可以稳定患者的日常活动节律（例如进餐节律、睡眠觉醒模式、日常活动时间），改善人际关系和社会角色的满意度。这种多管齐下的方法可以改善患者的心境状态，使患者学会防止情绪障碍再次发作的应对技巧。IPSRT 通过调节日常活动的节律性和可能影响日常生活的正性与负性事件，使患者生活社会节律更加稳定。通过解决生活中人际关系及社会角色适应问题，IPSRT 还可以减轻患者的社会压力。更为重要的是，IPSRT 可以显著减少自杀高风险人群的自杀企图和行为。由此可见，IPSRT 在双相障碍的治疗领域有很广阔的前景。

2. 光治疗　研究结果表明光疗法对双相障碍的抑郁期有治疗作用。一个随机对照试验采用 7000lux 光治疗 6 周可以改善双相障碍抑郁患者的睡眠和心境，防止躁狂发作。黑暗治疗对双相障碍躁狂发作具有治疗效果。最近一项随机对照试验结果表明防蓝光眼镜可以控制双相障碍患者的躁狂期症状。因此，无论是双相障碍抑郁发作还是躁狂发作，光治疗作为辅助治疗方式均有着巨大的应用价值。

3. 锂盐　锂盐作为情感稳定剂一直被广泛应用于双相障碍的治疗，有研究推测其治疗

作用可能也与调节昼夜节律相关，可以延长昼夜节律时间，增加昼夜节律的振幅。锂盐对于昼夜节律的作用可能与抑制糖原合成酶激酶 3 有关，一种通过磷酸化多种周期蛋白（PER2、CRY2）调节周期的蛋白激酶，也可以影响肌醇信号传导途径参与昼夜节律的幅度和周期调节。锂盐可以保持双相障碍患者昼夜节律生物钟的稳定。

4. REV-ERBQ、REV-ERBβ　　激动剂 REV-ERBα、REV-ERBB 分别又被称作核受体亚家族 1，D 组，成员 1（Nuclear Receptor Subfamily 1，Group D，Member 1）、核受体亚家族 1，D 组，成员 2（Nuclear Receptor Subfamily 1，Group D，Member2）。它们是核内受体亚家族的成员，在维持生物节律中起重要作用。化合物 SR9009、SR9011 是 REV-ERBα、REV-ERBB 激动剂，它们可以通过调节节律基因的表达而改变小鼠的昼夜节律行为。有趣的是，在啮齿类动物中，这些药物还可以减少焦虑行为，改变睡眠结构。研究还发现，REV-ERBox 基因多态性与双相障碍患者对锂盐的反应有关。REV-ERBx、REV-ERBB 激动剂可以作用于昼夜节律系统，但是效果较短暂，需要进一步研究其在情感障碍的应用。

五、小结与展望

昼夜节律紊乱是双相障碍的临床表现之一，包括睡眠 - 觉醒节律、活动节律、体温、血压、脉搏、尿量、去甲肾上腺素、激素分泌的节律等。通过动物实验研究对昼夜节律异常引起双相障碍的机制有了更深一步的理解，从症状维度到分子和遗传水平进一步阐明了双相障碍的昼夜节律紊乱机制。但是仍有许多问题亟待进一步的研究和阐明，比如对睡眠 - 觉醒周期的评估方法缺乏一致性标准、双相障碍患者慢波睡眠二期 spindle 波的改变研究匮乏等。现有对睡眠状态的评估主要包括多导睡眠图、运动记录仪、睡眠评定量表、睡眠日志等。其中多导睡眠图可以全面监测睡眠时的生理活动水平，活动记录仪能够记录运动活动，客观测量睡眠。睡眠质量评定量表能够评估现阶段的睡眠状况和主观睡眠质量，但标准不一，异质性较大，对进行系统评价有一定限制。睡眠日志可以反映一段时间的睡眠状态变化。综合以上方法可以对患者的睡眠质量进行科学的评估，反映机体实际情况。找到可靠性昼夜节律睡眠觉醒状态评估方案和随访监测至关重要。大量研究表明 spindle 波在精神分裂症患者及其一级亲属中存在特异性改变，spindle 波还与神经认知功能相关，但是针对双相障碍 spindle 波的研究甚少，仅有一项研究表明处于缓解期的患者慢 spindle 波密度减少，频率下降，仍需进一步研究以探求双相障碍的 spindle 波的改变。如 spindle 波与双相障碍的关系得以阐明，则有望开发针对双相障碍患者的昼夜节律治疗新技术。此外，对双相障碍患者的昼夜节律变化进行长程的纵向随访研究也尤为必要，有助于阐释昼夜节律紊乱是双相障碍的状态性指标抑或是素质性指标，进而为寻找双相障碍干预靶标提供理论依据。

文拉法辛联合奥氮平治疗顽固性功能性消化不良疗效研究

邱　朔　邱清武

（福州市连江县晓澳卫生院）

功能性消化不良（FD）属于功能性胃肠病，患者数量众多，多数患者的消化不良症状反复发作且长期存在部分患者对症处理无效，称之为顽固性功能性消化不良（RFD），其发病机制复杂，由于长期症状不能缓解，给患者带来紧张、焦虑、抑郁等不良情绪。研究表明精神心理因素的参与是 FD 顽固难治的重要原因，文献报道，有 40%~60% 的功能性胃肠病患者存在不同程度的精神和心理障碍。临床研究结果显示，抗焦虑抑郁药用于本病的治疗能取得较好的疗效。我院对 2017 年 10 月 –2018 年 4 月认定 RFD 患者采用文拉法辛缓释胶囊联合奥氮平研究，现总结如下。

1. 资料与方法

1.1 一般资料　RFD 患者 100 例，随机分为观察组、对照组各 50 例，年龄 22~65 岁，平均 38.5±12.5 岁；所有病例均符合罗马Ⅲ标准，经根除 Hp 治疗并转阴，服用过 PP1、促动药物、舒肝解郁、黛力新、中药无效者，纳入研究。

1.2 治疗方法观察组　文拉法辛缓释胶囊（商品名博乐欣缓释胶囊，康弘药业有限公司）150mg，口服，早餐后一次口服，（初从 75mg 始，无不适之后始服 150mg），奥氮平（商品名欧兰宁，江苏豪森药业股份有限公司）5mg 睡前服用，1 次 / 日。对照组：阿米替林 12.5mg，口服，2 次 / 日。两组均同时予以对症处理，疗程均为 8 周。

1.3 疗效判定　①分别在治疗前、后行汉密尔顿抑郁量表（HAMD）、汉密尔顿焦虑量表（HAMA）测评，HAMD ≥ 17 分为抑郁状态，HAMA ≥ 14 分为焦虑状态。②消化不良症评状分，0 分：无症状；1 分：轻度，稍加注意感到有症状；2 分：中度，自觉有症状，不影响工作；3 分：明显影响工作和生活。③临床疗效评估：症状完全消失为显效，部分缓解为有效，症状无变化为无效。

1.4 统计学处理　统计学方法采用 Spss19.0 统计学软件进行分析，计量资料以均数 ± 标准（$\bar{x}\pm s$）表示，组间比较采用 ± 检验 $P < 0.05$ 为差异具有统计学意义。

2. 结果

2.1 两组治疗前后 HAMD、HAMA 评分比较见表 1。

表 1　两组治疗前后 HAMD、HAMA 评分比较（$\bar{x} \pm s$）

组别	例数	HAMD		HAMA	
		治疗前	治疗后	治疗前	治疗后
观察组	50	25.66 ± 4.29	12.82 ± 3.16	18.35 ± 3.04	12.56 ± 2.03
观照组	50	26.28 ± 4.18	18.01 ± 2.28	17.79 ± 2.89	15.28 ± 2.24

2.2 两组临床症状评分、疗效比较见表 2。

表 2　两组临床疗效比较（$\bar{x} \pm s$）

		症状评分（分症状疗效）（例）				
组别	例数	治疗前	治疗后	显著	有效	无效
观察组	50	2.4	1.6	32	10	8
观照组	50	2.5	2.1	1	16	33

与对照组比较 $P < 0.05$。

3. 讨论　胃肠功能状态影响着机体的精神心理状态，FD 发病机制的最新理论进展"罗马Ⅳ"提出的脑肠互动理论，抑郁症的躯体症状包括消化不良等多系统均可涉及，不同文化背景的人可能会显示不同的抑郁症方式，顽固性功能性消化不良（RFD）报道文章多发表于 2010 年之前，其诊断核心具备罗马Ⅲ标准，存在焦虑与抑郁状态，病情迁延反复，久治不愈，目前虽然认识到 FD 属身心疾病，在常规治疗基础上合并使用抗抑郁焦虑药物上出现许多困难，特别脑神经递质作用机制认识不足，仍然存在顽固症状，作者认为 RFD 还有存在必要。文拉法辛缓释胶囊是 5- 羟色胺和去甲肾上腺素再摄取抑制剂（SNRl）类抗抑郁药物，能快速缓解临床症状并能取得长期缓解重要因素，江开达等认为当剂量 75~300mg/d [平均（99.4 ± 38.7）mg/d] 治疗第 8 周时，患者功能均已恢复到接近正常水平，其不良反应于治疗早期发生。新一代抗精神药奥氮平，与 5-HT2A 受体的结合力强于与多巴胺 D2 受体的结合力。动物试验表明，奥氮平对 5-HT、多巴胺 D、α- 肾上腺素、组胺 H 等多种受体有亲和力，临床研究表明抗抑郁药物能明显改善部分合并有焦虑症抑郁症患者的情绪及睡眠，对功能性消化不良有良好疗效，其不良反应程度一般较轻，对 FD 的治疗作用起效快，显著提高抗抑郁、焦虑的疗效。阿米替林属三环类抗抑郁药，可通过镇静及调节植物神经功能而改善精神状态，消除紧张情绪，提高胃肠感知阈值，还有抗胆碱作用而缓解胃肠痉挛。

本研究结果表明，两组治疗后 HAMD、HAMA、临床症状评分观察组明显改善，临床总有效率为 94.4%，对照组有一定疗效，70.6%，差异有统计学意义（$P < 0.05$）。进一步提示文拉法辛缓释胶囊联合奥氮平治疗伴有心理障碍的 FD 患者，特别对 RFD 患者应用疗效良好。

（发表于 2018 年"福建消化高锋论坛"）

帕罗西汀联合拉莫三嗪治疗有精神症状的功能性消化不良患者的疗效观察

李采青　陈端洁　程秀英　梁敬川　邱清武

（福建省连江县晓澳卫生院）

功能性消化不良（FD）是一种常见的功能性胃肠病，精神类药物的应用越来越受到重视，抗抑郁药可以帮助控制患者伴随的抑郁、焦虑状态，改善睡眠，同时具有抗痛觉过敏作用。本文旨在观察有精神症状的 FD 辅以帕罗西汀与帕罗西汀联合拉莫三嗪的疗效。

1 资料与方法

1.1 一般资料　选择 2017 年 7~12 月在本院消化内科就诊的有精神症状的 FD 患者 100 例。入组标准：①符合罗马Ⅲ诊断标准。②汉密尔顿抑郁量表（Hamilton depression scale，HAMD）总分 > 13 分。③既往史有消化不良症状，并应用过 SSRIs 无效。④年龄 26~60 岁。⑤胃镜检查有慢性浅表性胃炎、慢性萎缩性胃炎、糜烂或息肉，幽门螺杆菌阴性或已根除。⑥已检生化，彩超肝、胆、胰、双肾无病变。⑦签署知情同意书。将其随机分为观察组和对照组，每组 50 例。观察组男 23 例，女 27 例，平均（36.92±4.12）岁；对照组男 21 例，女 29 例，平均（35.88±4.01）岁。两组性别、年龄、消化不良症状、精神症状等一般资料比较差异无统计学意义（$P>0.05$），具有可比性。

1.2 方法　观察组口服盐酸帕罗西汀片（乐友，浙江华海药业股份公司）20mg，每日早餐后 1 片，拉莫三嗪片（安闲，三金集团湖南三金制药有限公司）50mg，每日早、晚餐后各 1 片。常规口服兰索拉唑肠溶片 30mg（先宁，东瑞制药），每日早晚餐前各 1 片。对照组口服兰索拉唑肠溶及帕罗西汀方法同观察组。两组疗程 8 周。

1.3 观察指标　①功能性消化不良症状评定量表（functional dyspepsia symptoms rating，FDSR）：对上腹部不适或疼痛、早饱、餐后饱胀、食欲不振、腹胀、反酸、恶心呕吐、嗳气、上腹烧灼感等 9 个症状进行评定 [1]，症状评分每项 0~3 分，比较治疗前后减分及减分率的差异。②汉密尔顿抑郁量表（Hamilton depression scale，HAMD）：采用 HAMD–17 评定，总分 <7 分，无抑郁症状；>17 分，轻或重度抑郁；>24 分，重度抑郁。比较治疗前后，减分及减分率的差异 [2]。③安全性评定：采用不良反应量表（TESS）于治疗第 8 周进行评定，评定量表包括 33 项症状，兴奋或激越等 17 项未列入本组的不良反应，余下 16 项不良反应进行评定，痛苦程度分 0~3 分 4 个等级 [3]。

1.4 统计学方法：采用 SPSS16.0 软件进行分析。

计数资料比较采用 χ^2 检验；计量资料采用 $\bar{x}\pm s$ 表示，采用 t 检验进行比较。以 $P<0.05$ 为差异有统计学意义。

2 结果

2.1 两组治疗前后 FDSR 评分比较　观察组治疗后 FDSR 评分低于对照组，两组减分率差异有统计学意义（ $P<0.05$ ，表 1 ）。

2.2 两组治疗前后 HAMD 评分比较　观察组治疗后 HAMD 评分低于对照组，两组减分率差异有统计学意义（ $P<0.05$ ，表 2 ）。

表 1　两组治疗前后 FDSR 比较（ $\bar{x}\pm s$ ）

组别	例数	治疗前	治疗后	减分	减分率（%）
观察组	50	17.67±4.66	5.96±1.74	11.91±2.98	67.40
对照组	50	17.54±3.89	14.12±3.02	3.42±0.89	19.5

表 2　两组 HAMD 治疗前后比较（ $\bar{x}\pm s$ ）

组别	例数	治疗前	治疗后	减分	减分率（%）
观察组	50	21.74±3.45	6.53±2.54	15.21±0.91	69.96
对照组	50	18.24±2.79	13.67±2.18	4.57±0.61	25.05

2.3 安全性　在治疗过程中，观察组出现头晕 6 例，肥胖 1 例，不良反应发生率 14.0%；对照组头晕 6 例，肥胖 1 例，不良反应发生率 14.0%；两组比较，差异无统计学意义（ $P>0.05$ ）。痛苦程度平均达 0.3 分，说明患者经抑郁药物治疗不良反应轻微，能够完成 8 周治疗。

3 讨论　FD 是功能性胃肠疾病中一个常见的疾病类型，而客观检查无异常，其临床症状极难用器质性病变来解释，具有神经症躯体形式障碍的特点，又伴有焦虑和抑郁等情绪障碍，Dowlat 等[4]认为，FD 与精神障碍共病率达 42%~62%。常规治疗难以获得满意疗效，2017 年中国功能性消化不良专家共识意见提出，精神心理治疗对伴有焦虑抑郁的 FD 患者有效[5]。徐陈等[6]指出，抗焦虑 / 抑郁已被临床实践证明是治疗伴有精神症状的 FD 患者的有效选择；但仍有部分精神症状患者难以减轻症状，还严重影响其生活质量。胃肠的功能状态影响机体的精神心理状态，其发病机制的最新理论进展罗马 Ⅳ 功能性胃肠病肠脑互动异常中提出的脑—肠互动理论。本研究有精神症状的 FD 患者辅以帕罗西汀，都能提高疗效，尤其辅以帕罗西汀联合拉莫三嗪治疗，疗效超过单一治疗。抑郁障碍的发生发展与血清神经递质传递功能下降研究较多[7]。Kroenke 等[8]研究表明，仅有 50%~60% 的患者对首次抗抑郁治疗有效。对难治者，要增加抗抑郁药的剂量、疗程，或者换用其他抗抑郁药物，或者加用适当增效剂或可取得更为理想的抗抑郁治疗效果[9]。笔者以往 FD 临床诊疗中，在常规治疗基础上加用选择性 5- 羟色胺再摄取抑制剂（SSRIs），虽然有部分患者有效，但总体疗效欠佳，并且后期巩固疗程较长，停药十分困难，本组采用单用帕罗西汀为对照组，帕罗西汀联合拉莫三嗪为观察组，显示 FDSR、HAMD 评分均有减少；但观察组减分率明显高于对照组。陈春风等[10]认为帕罗西汀具有提高神经突触间隙 5–HT 浓度，有抗抑郁的功能，同时由于没有镇静作用，故而不会对患者的认知功能造成影响。但是帕罗西汀起效慢，需要患者及其家属要有的耐心治疗，治疗中必须掌握剂量增减。拉莫三嗪作为一种情感稳定剂，已有研究对其作为辅助治疗药物与帕罗西汀、文拉法辛等抗抑郁药物合用治疗难治性抑郁症的疗效和安全性进行了评价，研究结果发现拉莫三嗪可起到增加抗抑郁疗效的作用[11~12]。本研究观察中发现，加用拉莫三嗪治疗可显著改善患者的抑郁情绪、内疚感、工作和兴趣等症状，并利于消化不良症状的快速缓解。

参考文献

[1] 韩琴 . 抗抑郁治疗功能性消化不良的对照研究 [J]. 中国社区医师：医学专业，2007，21：54-55.

[2] 朱紫，季建林，肖世富 . 抑郁障碍诊疗关键 [M]. 南京：江苏科学技术出版社，2003：71-75.

[3] 周天骅，张明园，吴文源 . 以 TESS 对三环抗抑郁药副反应的评定 [J]. 临床精神医学杂志，1992，2(1)：10-11.

[4]Dowlati Y，Herrmann N，Swaresser W，et al. A meta-analysis of cytokines in major depression [J].Biol Psychiatry，2010，67(5)：446-449.

[5] 中华医学会消化病学分会胃肠动力学组，中华医学会消化病学分会胃肠功能性疾病协作组 . 中国功能性消化不良专家共识意见（2015 年，上海)[J]. 中华消化杂志，2016，36(4)：217-229.

[6] 徐陈，汤海涛，王修中，等 . 有精神症状的功能性消化不良患者血浆 obestatin、ghrelin 水平的变化及其与精神症状的相关性 [J]. 临床消化病杂志，2016，28(3)：160-162.

[7] 窦静波，扬汀 . 慢性阻塞性肺病合并焦虑、抑郁的生物标志物相关研究 [J]. 中国医刊，2015，50(10)：34-38.

[8] Kroenke K.West S L，Swindle R，et al. Similar effectivenessof paroxetine，fluoxetine，and sertraline in primary care：arandomized tril[J]. JAMA，2001，286(23)：2947-2955.

[9] 孙萍，卢卫红 . 难治性抑郁症增效治疗研究进展 [J]. 精神医学杂志，2015，28(4)：305-309.

[10] 陈春风，朱翔贞，高静芳，等 . 帕罗西汀联合奥氮平对首发老年抑郁症患者认知功能的影响 [J]. 中国老年医学，2016，36(8)：1958-1960.

[11] 王立娜 . 文拉法辛联合拉莫三嗪治疗难治性抑郁症的临床研究 [J]. 天津医学，2012，24(2)：9-11.

[12] 李强笃，胡成亮，马红，等 . 拉莫三嗪辅助帕罗西汀治疗难治性抑郁症对照研究 [J]. 精神医学杂志，2015，28(4)：284-286.

（发表于《福建医药杂志》2019 年第 41 卷第 1 期）

经米氮平治疗的功能性消化不良患者
血浆 Nesfatin-I 水平分析

邱朔　邱丕　邱清武

（福建省福州市连江县晓澳卫生院）

目前认为多种因素共同参与功能性消化不良（FD）的发病过程，其中胃十二指肠动力异常、内脏高敏感被认为是 FD 发病的最重要病理生理学机制，又被称为功能性胃肠病、肠 – 脑互助异常。FD 患者常合并精神心理异常[1]，Nesfatin-I 是新型厌食肽，其生物学活性的研究多集中于摄食能量代谢的调节，与 2 型糖尿病、抑郁症的发病密切相关[2]，本文旨在探讨 FD 患者辅以米氮平治疗后 Nesfatin-I 水平的变化及与抑郁状态的关系。

1 资料与方法

1.1 一般资料　选取 2016 年 6 月至 2017 年 6 月我院消化内科 FD 患者 50 例。其中男 19 例，女 31 例；年龄 22~62 岁，中位年龄 51 岁。入选标准：①符合功能性消化不良的罗马Ⅲ诊断标准。② ^{13}C 尿素呼气监测 Hp 阴性。③年龄 40 岁以下。④病程达半年以上。排除标准：经胃镜，彩超肝胆胰脾检查，全套生化检测，排除器质性病变。

1.2 方法：

1.2.1 治疗方案：普托平（兰索拉唑口崩片、天津武田公司）30mg 每日一次，施维舒（替普瑞酮胶囊，卫材药业）50mg 每日 3 次，瑞美隆（米氮平，N.V.Organon）15mg 每晚一次，连服 12 周。

1.2.2 Nesfatin-I 指标检测：禁食后于次日晨起空腹抽取肘静脉血 2mL，置于含有 EDTA 的试管，3000r/min 离心 10min，分离血浆，保存于 –80℃冰箱待测。采用 ELISA 法监测血浆 Nesfatin-I，试剂盒购于上海双赢生物科技公司，严格按照试剂盒操作要求操作。

1.2.3 抑郁状况评定：治疗前后均由经过量表培训的医师采用汉密尔顿抑郁量表（HAMD）评定抑郁程度，得分在 20~35 分属轻中度抑郁，>35 分为严重抑郁状态。

1.2.4 消化道疗效评定：采用消化道症状评分表（GSRS），对餐后饱胀不适、早饱感、上腹部疼痛、上腹部灼热感分别评分，两表减分率分别与 Nesfatin-I 作为判定临床疗效的标准，减分率 =（治疗前总分－治疗后总分）/ 治疗前总分 × 100%，包括临床痊愈（减分率 ≥ 75%）、显著有效（减分率 50%~74%）、有效（减分率 25%~49%）、无效（减分率 <25%）。

1.3 统计学分析：采用 SPSS 19.0 统计软件进行分析。计量资料以均数 ± 标准差表示，组间比较采用 t 检验。$P<0.05$ 为差异有统计学意义。

2 结果　FD 患者辅以米氮平治疗后，临床症状逐渐好转，Nesfatin-I 水平也下降。治疗后 HAMD 治疗后减分率 73.05%，GSRS 减分率 72.95%，Nesfatin–I 减分率 64.56%。见表 1。

表 1　治疗前后各项指标评分比较（分，$\bar{x} \pm s$）

项目	治疗前	治疗后	减分率（/%）
HAMD	26.72 ± 2.30	7.20 ± 2.31	73.05
GSRS	12.83 ± 1.79	3.47 ± 1.02	72.95
Nesfatin–I	3.16 ± 1.08	1.12 ± 0.98	64.56

注：与治疗前比较，* $P<0.05$

3 讨论　FD 患者餐后饱胀不适，早饱感，有上腹痛及上腹部烧灼感，未发现可解释上述症状的结构性病变的证据，诊断后症状出现至少 6 个月，这些症状常规药物治疗比较差，多迁延不愈。心理障碍影响躯体疾病的预后和转归[3]，中国功能性消化不良专家共识意见（2015 年）也指出精神心理状态与 FD 的症状频率严重程度和就医模式有相关性[4]。以往大量研究表明精神药物治疗 FD 患者的效果明显优于安慰剂，FD 患者常常伴有精神心理异常，其中焦虑、抑郁最常见[5]。有研究发现米氮平对体质量减轻型功能性消化不良患者的焦虑抑郁和睡眠障碍的伴发率高且症状较重，患者反复就诊，医疗耗费高，近半年来逐渐引起国内外学者重视，且目前尚未有效治疗方法，其米氮平组患者的消化不良症状总评分及早饱症状获得明显改善，生活质量显著提高，且患者体质量恢复情况比安慰剂组好，但未比较不同抗抑郁药的疗效差别[6]。米氮平是一种去甲肾上腺素和 5- 羟色胺具有双重抑制作用的抗抑郁药，除抗抑郁作用外，还可通过改变体内生长激素释放肽和瘦素水平来促进食欲和增加体质量。刘静[7] 等发现米氮平可显著改善难治性功能性胃肠病的消化不良症状和汉密尔顿抑郁评分，且不良反应轻微，表明米氮平治疗 FD 是安全有效的。

Nesfatin–I 是新型厌食肽，2006 年被学者发现并命名[8]，广泛分布于下丘脑室旁核、弓状核、视上核、下丘脑外侧区，脑干迷走神经运动背核。动眼神经副交感核、孤束核及中缝核团等，参与调节摄食、情绪、葡萄糖代谢与压力应激等。Nesfatin–I 参与情绪反应的中枢调控，诱导焦虑抑郁样行为改变。Yoshida 等[9] 给大鼠侧脑室注射 Nesfatin–I 后发现，去甲肾上腺素（NE）、促肾上腺皮质释放激素（CRH）、5- 羟色胺（5-HT）神经元被激活，血浆糖皮质激素、促肾上腺素皮质激素（ACTH）水平明显提升，提示 Nesfatin–I 激活了下丘脑 – 垂体 – 肾上腺轴（HPA），而 HPA 轴亢进与抑郁发病有关。研究显示，中枢及外周注射 Nesfatin–I 均可明显抑制大鼠摄食、降低体质量，大鼠禁食可显著降低其血浆 Nesfatin–I 水平，而进食后 Nesfatin–I 水平恢复到正常状态，进一步提示 Nesfatin–I 参与饱食信号调控[10]。已有研究结果表明弓形状内 Nesfatin–I 通过抑制神经肽 Y（NPY）发挥厌食效应，外周注射 ghrelin 能够激活 ARC 的 Nesfatin–I 免疫神经元，而 NPY 与 ghrelin 在 ARC 共表达，并且促进摄食与胃运动已是一个不争事实，因此，推测 Nesfatin–I 与 ghrelin

之间可能存在联系。本文发现 FD 患者血浆 Nesfatin–I 水平有一定程度升高，随着米氮平辅以治疗，临床症状逐渐好转，Nesfatin–I 水平也下降，显示 Nesfatin–I 水平对 FD 有一定的临床意义。考虑 Nesfatin–I 及自主神经功能改变，可能在 FD 与抑郁症共病的发病机制中发挥一定作用。本文不足之处在于研究样本量小，可能会造成研究结果的偏倚，有待进一步研究观察。

参考文献

[1] 姚学敏，叶必星，周烨，等 . 功能性消化不良罗马Ⅲ和罗马Ⅱ标准的比较及精神心理状况调查 [J]. 中华消化杂志，2012，32(5)：303-306.

[2] Zhang Z，Li L，Yang M，et al. Increaseas plasma levels of nesfatin-1 in patients with newly diagnsed types diabetes mellitus[J]. Exp qin Endocninol Diabetes，2012，120(2)：91-95.

[3] Geeraerts B，VandenbergheJ，Van OudenhoveL，et al. Influ- ence of experimentally induced anxiety on gastric sensorimotor function in humans [J]. Gastroenterology，2005，129(5)：1437-1444.

[4] 中华医学会消化病学分会胃肠动力学组，中华医学会消化病学分会胃肠功能性疾病协作组 . 中国功能性消化不良专家共识意见 [J]. 中华消化杂志，2016(36)：217-229.

[5] 徐陈，汤海涛，王修中，等。有精神症状的功能性消化不良患者血浆 obestatin，ghrelin 水平的变化及其与精神症状的相关性 [J]. 临床消化病杂志，2016，28(3)：160-162.

[6] Liu J.Jim L，Lei X G，et al. The clinical-psychological features of functional dyspepsia patients with weight loss；a multi-center study from China [J]. Digestion，2015，91(3)：197-201.

[7] 刘静，贾林，江舒曼 . 米氮平对体质量轻型功能性消化不良伴抑郁患者的临床疗效 [J]. 中华行为医学与脑科学杂志，2017，26(7)：628-631.

[8] Ob-IS，shimizu H，Satoh T，et al.Identifica of nesfatin-1 as a satiety molecule in the hypothalamus [J].Nature，2006，443(7112)：709-712.

[9] Yoshida N，Maejima Y，Sedbazar U，et al. Stressor responsive central nesfatin-1 activates corticotropin-releasing hormone, no-radrenaline and serotonin neurons and evokes hypothalamic-pi-tuitary-adrenal axis [J]. Aging(Albany NY)，2010，2(11)：775-784.

[10] Shimizu H，OH-Is，Hashimoto K，et al. Peripheral adminis-tration of nesfatin-1 Reduces food intake in mice；the leptin independent mechanism[J]. Endocrinology，2009，150(2)：662-671.

（发表于《福建医药杂志》2018 年第 2 期）

功能性消化不良辅以
艾司西酞普兰联合坦度螺酮临床疗效研究

程秀英，邱清武，梁敬川，梁序乐

（福建省福州市连江县晓澳卫生院）

中国功能性消化不良专家共识意见指出：功能性消化不良（function dyspepsia，FD）指具有慢性消化不良症状，但不能用器质性、系统性或代谢性疾病等来解释产生症状原因的疾病[1]，并且指出胃、十二指肠动力异常和内脏高敏感被认为是 FD 发病的最重要病理生理学机制，共识也提出，抗焦虑抑郁药物适用于伴有明显焦虑抑郁状态且对常规药物治疗无效的 FD 患者。本文旨在研究 FD 患者辅以艾司西酞普兰，艾司西酞普兰联合坦度螺酮临床疗效对照比较。

1 对象与方法

1.1 对象

对象 100 例均为 2017 年 10 月至 2018 年 4 月期间入我院消化内科就诊的 FD 患者，男 42 例，女 58 例，年龄 25~68 岁；均符合罗马Ⅲ的功能性消化不良的诊断标准、幽门螺杆菌检测阴性者，使用药物：PPI、促动剂、中药等治疗效果不佳或无效，并出现睡眠障碍、疲乏、心烦、心境低落者；经 HAMD 评 >17 分，病程 > 6 个月。100 例入院时经胃镜检查示存在慢性胃炎、黄色瘤、胃息肉等病变，彩超结果示肝胆脾胰、生化、血常规、尿常规、C 反应蛋白无异常；所有患者排除精神疾病。参加者签署知情同意书，采用随机分组，分为观察组与对照组，每组各 50 例。2 组性别、年龄、病程比较差异无统计学意义（$P>0.05$），具有可比性。见表 1。

1.2 方法

观察组与对照组均餐前服用兰索拉唑肠溶胶囊 30mg（达克普隆，天津武田药品有限公司）、bid，早餐饭后服艾司西酞普兰 10mg（草酸艾司西酞普兰，浙江金华康恩贝生物制药有限公司）、qd；观察组在此基础上加服坦度螺酮 5mg（律康，四川科瑞德制药有限公司）、tid、餐后服。2 组疗程均为 8 周。

1.3 观察指标及疗效判定

消化道症状评分采用 GSRS 对餐后饱胀不适、早饱感、上腹疼痛、上腹灼热感症状分别评分。0 分：无症状；1 分：被提醒后可意识到存在上述不适；2 分：有上述症状，不会影响日常活动；3 分：上述症状持续存在，且日常活动受限制。

抑郁症状评分采用 HAMD 抑郁量表对抑郁症状进行评分，计分：以 17 分作为临界值，总分 ≥ 24 分为严重抑郁，≥ 17 分为轻到中度，<17 分为无抑郁。减分率分别作为判定临

床疗效的标准，减分率=（治疗前评总分－治疗后总分）/治疗前总分 ×100%）。

1.4 不良反应

以非典型抗精神病药不良反应标准认定，第8周末进行评定。

1.5 统计学处理

采用SPSS19.0统计学软件进行分析，计量资料以 $\bar{x}±s$ 表示，组间比较采用 t 检验，$P<0.05$ 为差异具有统计学意义。

2 结果

2.1 观察组与对照组治疗前后消化道症状疗效比较

观察组与对照组治疗前GSRS评分比较差异无统计学意义（$P>0.05$），2组治疗后GSRS评分均较治疗前有所下降，治疗前、后比较差异有统计学意义，观察组与对照组治疗后GSRS减分率比较差异有统计学意义，详见表2。

2.2 观察组与对照组治疗前后抑郁症状疗效比较

观察组与对照组治疗前HAMD评分比较差异无统计学意义（$P>0.05$），2组治疗后HAMD评分均较治疗前有所下降，治疗前、后比较差异有统计学意义，观察组与对照组治疗后HAMD减分率比较差异有统计学意义，详见表3。

表1 观察组与对照组一般情况比较

组别	例数	男性			女性		
		例数	平均年龄/岁	平均病程/年	例数	平均年龄/岁	平均病程/年
观察组	50	21	$51.5±0.7$	2.5	29	$42.3±0.8$	3.7
对照组	50	21	$52.2±0.5$	2.3	29	$41.8±0.7$	3.8

表2 观察组与对照组治疗前后GSRS评分比较 分，$\bar{x}±s$

组别	例数	治疗前	治疗后	治疗前－治疗后	减分率/%
观察组	50	$13.04±2.22$	$2.48±1.05^{1)}$	$10.56±1.17^{2)}$	$80.98^{2)}$
对照组	50	$12.64±2.02$	$9.18±1.23$	$3.46±0.79$	27.37

本组治疗前比较1），$P<0.05$；与对照组治疗后比较，1）$P<0.05$。

表3 观察组与对照组治疗前后HAMD评分比较 分，$\bar{x}±s$

组别	例数	治疗前	治疗后	治疗前－治疗后	减分率/%
观察组	50	$22.62±1.42$	$11.23±1.22^{1)}$	$11.39±0.02^{2)}$	$50.35^{2)}$
对照组	50	$23.67±1.82$	$17.06±1.31$	$6.61±0.51$	27.93

本组治疗前比较1），$P<0.05$；与对照组治疗后比较，1）$P<0.05$。

2.3 观察组与对照组治疗期间的不良反应

观察组头痛3例，嗜睡2例，便秘4例；对照组嗜睡1例；便秘2例；2组均未出现严重不良反应。

3 讨论

FD 其发病机制尚不明确,可能与胃肠动力障碍、脑－肠肽分泌异常、内脏高敏感性、精神心理因素等多种因素相关,对伴有明显焦虑抑郁,常规药物治疗无效的 FD 患者,辅以抗抑郁治疗能明显改善其消化不良症状。刘隽等研究发现,同时伴有焦虑和抑郁的 FGID 患者 HAMA、HAMD 评分与消化道症状评分呈正相关。胃肠功能状态影响着机体的精神心理状态,其发病机制的最新理论进展为罗马Ⅳ提出的脑肠互动理论。5-HT 是一种重要的脑肠肽物质,参与机体复杂的神经内分泌网络系统的调控,通过激活相应的受体来调节胃肠道动力和敏感性,FD 伴有情绪障碍可通过释放脑－肠肽神经递质和激素的双重作用导致胃运动和分泌功能减弱,出现胃容受舒张功能障碍,有的作者认为 FD 在常规促动剂抑酸药基础上加用坦度螺酮可明显抑制胃酸,增加胃肠动力,促进胃排空,改善 FD 患者抑郁、焦虑、紧张、失眠等症状[5]。笔者以往 FD 临床诊疗中,在常规治疗基础上加用 SSRIs,虽然有部分患者有效,但总体疗效欠佳,本研究采用兰索拉唑肠溶胶囊＋艾司西酞普兰为对照组,兰索拉唑肠溶胶囊＋艾司西酞普兰＋坦度螺酮为观察组,结果示 2 组的 GSRS 评分均有所减少,但观察组减分率(80.98%)高于对照组减分率(27.37%);HAMD 评分,观察组减分率 50.35%,对照组减分率 27.93%;艾司西酞普兰不良反应以头痛、嗜睡、便秘为主,患者均能坚持疗程。艾司西酞普兰属于 SSRIs 类抗抑郁药物,能激动 5HTIA 受体能改善抑郁患者的身心症状,耐受性良好。而联合坦度螺酮,可能有协同作用疗效更显著。

在临床试验中,约 40% 的重症抑郁症(MDD)患者对任何抑郁药物的单药治疗都无反应[6]并且药物治疗对约 50% 的 MDD 患者不能产生持续的抗抑郁效果[7-8]。对这种难治性抑郁症(TRD)患者,世界生物精神病协会联合会推荐了几种解决措施,其中包括联合使用 2 种不同机制的抗抑郁药物。坦度螺酮是阿扎哌隆类新的 5-HT1A 受体部分激动剂,兼具抗焦虑抗抑郁作用,且几乎无镇静、麻醉增强等作用具有较好的临床药理特性[9-10]。Coulie 等[11]研究用坦度螺酮辅以抑酸剂治疗 FD,发现治疗 2 周、4 周后,餐后饱胀不适、早饱症状和总体症状积分均下降,指出该药物在消化不良症状方面有效,其中早饱症状有明显改善,司天梅[12]按照 1:1 的比例随机分 SSRIs 合并坦度螺酮组和单用 SSRIs 组治疗抑郁障碍伴有焦虑患者,结果显示 2 组症状均获显著好转,并指出增加 5-HT1A 受体激动剂可以减少患者不良反应。

参考文献

[1] 中华医学会消化病学分会胃肠动力学组,中华医学会消化病学分会胃肠功能性疾病协作组.中国功能性消化不良专家共识意见(2015 年,上海)[J].中华消化杂志,2016,36(4):217-229.

[2] MIWA H,GHOSHAL U C,FOCK K M,et al. Asian conrensus report on functional dyspepsia[J]. J Gastro-enterol Hepatol,2012,27:626-641.

[3] CHDN Y, WANG C, WANG J, et al. Association of psychological characterstics and functonal dyspepsia treatment outcome: acase-control study[J]. Castroen-terol Res Pract 2016, 5984273.

[4] 刘隽, 于磊, 杨彩虹, 等. 功能性胃肠病与精神心理用药的关系及其治疗 [J]. 胃肠病学, 2016, 21(2): 98-100.

[5] 张奉玉, 田博. 度洛西汀联合拉莫三嗪治疗难治性抑郁症对照研究 [J]. 精神医学杂志, 2016, 28, (5): 335-338.

[6] GOODWIN R D COWLES R A, GALEA S, et al. Gas-tritis and mental disorders[J]. Psychiatr Res, 2013, 47: 128-132.

[7] SOUERY D, AMSTERDAM J, DE MONTIGNY C, et al. Treatment resistant depression: methodlogical over-view and operational criteria[J]. Eur Neuropsycho-pharmacol, 1999, 9: 83-91.

[8] MCLNTYRE RS, FILTEAU MJ, MARTIN L, et al. Treatment-resistant depression: defintions, review of the evidence, and algorithmic approach[J]. J Affect Disord, 2014, 156: 1-7.

[9] 贾克然, 郭刚, 刘开云, 等. 单纯心理应激模型的建立及对行为、内分泌免疫功能的影响 [J]. 免疫学杂志, 2009, 25(3): 329-333.

[10] KAZURUM. Clinical evaluation of efficacy of tandn-spirone for outpatient treatment the department of psy-chomatc medicine[J]. New Ren Clin, 2002, 51: 1089-1099.

[11] COULIE B, TACKJ, JANSENS J. Influence of buspi-rone induced fundusreaxation on the perception of gas-tricdistension in man[J]. Gastroentrology, 1997, 110: A767.

[12] 司天梅. 药物新靶点优化治疗抑郁焦虑共病 [J]. 中华医学信息导报, 2018, 33(7): 15-15.

（发表于《临床消化病杂志》2018 年 30 卷第 6 期 ）

度洛西汀联合奥氮平治疗有精神症状的功能性消化不良 200 例临床研究

邱丕，邱朔，梁敬川，梁序乐，邱清武

中国功能性消化不良（function dyspepsia，FD）专家共识意见指出：FD 指具有慢性消化不良症状，但不能用器质性、系统性或代谢性疾病等来解释产生症状原因的疾病，并且指出胃十二指肠动力异常和内脏高敏感被认为是 FD 发病的最重要病理生理学机制。中国 FD 专家共识意见也提出，抗焦虑抑郁药物适用于伴有明显焦虑抑郁状态且对常规药物治疗无效的 FD 患者[1]。本文旨在研究有精神症状的 FD 患者辅以度洛西汀及度洛西汀联合奥氮平临床疗效对照比较。

1 对象与方法

1.1 对象　入选对象 200 例，为 2017 年 1~12 月我院消化内科就诊的 200 例 FD 患者。其中男 96 例，女 104 例；年龄 18~68 岁。200 例均符合罗马Ⅲ的功能性消化不良的诊断标准，幽门螺杆菌检测阴性者，使用药物：雷贝拉唑等质子泵抑制剂（PPI）、多潘立酮促胃肠动力剂、中药等治疗效果不佳或无效，并出现睡眠障碍、疲乏、焦虑、食欲不振症状，病程 >6 个月，经检查：①胃镜检查，存在慢性胃炎、糜烂、息肉等病变。②彩超肝胆脾胰、生化、血常规、尿常规、C 反应蛋白无异常。③排除精神疾病患者。④参加者签署知情同意书。200 例采用随机分为观察组与对照组，每组各 100 例，两组性别、年龄、病程比较无统计学意义（$P>0.05$），具有可比性。

1.2 方法　观察组与对照组均给予兰索拉唑 30mg（兰索拉唑肠溶片，苏州东瑞制药有限公司），每日 2 次，餐前服，度洛西汀 20mg（盐酸度洛西汀肠溶胶囊，上海上药中西制药有限公司），每日 1 次，早餐饭后服，1 周后日服 40mg。观察组加服奥氮平 5mg（商品名：欧兰宁，江苏豪森药业股份有限公司）临睡前服，1 周后日服 10mg。两组疗程 8 周。

1.3 观察指标及疗效判定　消化道症状评分采用胃肠道症状评定量表（GSRS）对餐后饱胀不适、早饱感、上腹疼痛、上腹灼热感症状评分。0 分：无症状；1 分：被提醒后可意识到存在上述不适；2 分：有上述症状，不会影响日常活动；3 分：上述症状持续存在，且日常活动受限制。

抑郁症状评分采用汉密尔顿抑郁量表（HAMD）对抑郁症状进行评分，计分：以 17 分做为临界值，总分超过 24 分为严重抑郁，超过 17 分为轻到中度，小于 7 分为无抑郁。

HAMD 评分减分为疗效依据，两表减分率分别作为判定临床疗效的标准，减分率 =（治疗前总分—治疗后总分）/ 治疗前总分 ×100%，包括临床痊愈（减分率 ≥ 75%）、显著有效（减分率 50%~<75%）、有效（减分率 25%~<50%）、无效（减分率 <25%）。

不良反应以非典型抗精神病药不良反应第 8 周末进行评定。

1.4 统计学处理采用 SPSS 13.0 统计学软件对数据进行处理分析。计量资料以均数 ± 标准差表示。采用 t 检验；计数资料以率（%）表示，采用 χ^2 检验。$p \sim 0.05$ 表示差异具有统计学意义。总分的相关性采用 Pearson 分析，$P < 0.05$ 为差异有统计学意义。

2 结果

两组治疗前后 GSRS 积分和 HAMD 评分比较结果见表 1。观察组治疗后 GSRS 积分减分率 80.98%，对照组减分率 27.37%；观察组治疗后 HAMD 评分减分率 50.35%，对照组 27.9%，观察组疗效优于对照组。观察组体重增加者 7 例，对照组 0 例；观察组头晕者 12 例，对照组 9 例；观察组便秘者 4 例，对照组 1 例。

表 1 两组治疗前后 GSRS 积分和 HAMD 评分比较

组别	GSRS 积分				HAMD 评分			
	治疗前	治疗后	减分	减分率（%）	治疗前	治疗后	减分	减分率（%）
观察组（100 例）	13.04 ± 2.22	$2.48 \pm 1.05^{1)}$	10.56 ± 1.17	80.98	22.62 ± 1.42	$11.23 \pm 1.22^{1)}$	11.39 ± 0.02	50.35
对照组（100 例）	12.64 ± 2.02	9.18 ± 1.23	3.46 ± 0.09	27.37	23.67 ± 1.82	17.06 ± 1.31	6.61 ± 0.51	27.93

注：1）与对照组治疗后比较，$P < 0.05$

3 讨论

FD 发病机制尚不明确，可能与胃肠动力障碍、脑 – 肠肽分泌异常、内脏高敏感性、精神心理因素等多种因素相关[2-3]。以往大量研究表明，FD 患者常伴有精神心理异常，其中焦虑、抑郁最常见。苏梅蕾等[4]对伴有明显焦虑抑郁，常规药物治疗无效的 FD 患者，给予抗抑郁治疗能明显改善其消化不良症状。研究表明 FD 与精神心理存在共病关系，FD 常州见的精神心理障碍为焦虑、抑郁和躯体化[5]，刘隽等[6]研究发现，同时伴有焦虑和抑郁的 FGIDS 患者 HAMA、HAMD 评分与消化道症状评分呈正相关，提示心理障碍愈重，消化道症状愈严重。抗焦虑 / 抑郁已被临床实践证明是治疗伴有精神症状的 FD 患者的有效选择[7]，胃肠的功能状态影响着机体的精神心理状态，其发病机制的最新理论进展是"罗马 IV"提出的脑 – 肠互动理论。我院在以往 FD 使用 5– 羟色胺再摄取抑制剂类药物（SSRIs）基础上，还有部分不能缓解消化道症状，但仍精神症状尤为突出。本研究选用 5-HT 及 NE 再摄取抑制剂（SNRIs）度洛西汀、度洛西汀联合小剂量奥氮平，临床对照研究结果两组对 GSRs 积分都减少，但观察组减分率 80.98%，对照组减分率 27.37%；HAMD 评分，观察组减分率 50.35%，对照组减分率 27.93%，不良反应以体重增加、头晕、便秘为主，患者均能坚持治疗。度洛西汀属于 SNRIs 类抗抑郁药物[8]，国外相关研究结果表明其对艾司西酞普兰治疗无效的抑郁症患者疗效显著，能显著改善难治性抑郁患者的症状，而且耐受性良好[9-10]。国内一项研究结果，单用度洛西汀有效率 69%，对有显著抑郁情绪、工作与兴趣水平下降者其快速缓解差[11]。本研究选用度洛西汀联合奥氮平为观察组，疗效显著，奥氮平是一种非典型抗精神病药，对精神分裂症，抑郁障碍等精神障碍性疾病均有很好的疗效。奥氮平主要通过兴奋中枢边缘系统和前额叶神经元而发挥作用[12-13]，小剂量奥氮平与SNRIs联合应用具有良好的协同作用，可共同调节脑神经递质水平[14]。对FD伴精神症状者，可以借鉴Goodwin等[15]说法：慢性胃炎伴情绪障碍可通过释放脑－肠肽神经递质和激素的双重作用导致胃运动和分泌功能减弱以及免疫功能严重失调。动物实验显示，心理应激可激活下丘脑－垂体－肾上腺轴，抑制小鼠的细胞免疫功能，推测长期焦虑、抑郁情绪可降低机体抵抗力，从而促进炎症发生[16]。

综上所述，对有精神症状的FD患者，可以选择在常规治疗上辅以度洛西汀，或辅以度洛西汀联合奥氮平；对照研究结果显示联合辅以度洛西汀与奥氮平明显优于单辅度洛西汀。

参考文献

[1] 中华医学会消化病学分会胃肠动力学组，中华医学会消化病学分会胃肠功能性疾病协作组．中国功能性消化不良专家共识意见（2015年，上海）[J]．中华消化杂志，2016，36（4）：217-229.

[2] Miwa H，Ghoshal UC，Fock KM，et al.Asian conrensus report onfunctional dyspepsia [J].J Gastroenterol Hepatol，2012，27（4）：626-641.

[3] Chdn Y，Wang C，Wang J，et al.Association of psychological characterstics and functonal dyspepsia treatment outcome：acase-control study[J].Castroenterol Res pract，2016，5984273.

[4] 苏梅蕾，洪军，李恩泽，等．抗抑郁剂治疗功能性消化不良伴焦虑抑郁临床疗效评价 [J]．临床心身疾病杂志，2009，15（1）：53-54.

[5] Pinto-Sanchez M，Ford AC，Avila CA，et alAnciety and depresionincreasd in a stepwise manner in parillel with multiple FGID andsymptom severity and frequency[J].Am J Gastroentdrol，2015，110（7）：1038-1048.

[6] 刘隽，于磊，杨彩虹，等．功能性胃肠病与精神心理用药的关系及其治疗 [J]．胃肠病学，2016，21（2）：98-100.

[7] 徐陈，汤海涛，王修中，等．有精神症状的功能性消化不良患者血浆obestatin、ghrelin水平的变化及其与精神症状的相关性 [J]．临床消化病杂志，2016，6（3）：160-162.

[8] Wong DT Bymaster FP.Dual and noradrenaline uptake inhibitor of antidepressants potential for greater effcacy or just hype2[J].ProgDrug Res，2002，58（58）：169-222.

[9]karp JF，Whyte EM，Detke MJ，et al. Rescue pharmacotherapy with duloxetine for Selective Serotonine Reuptake Inhibitor nonresponders in latd-life depression：outcome and tolerability[J].J Clin Psychiatry，2008，69（3）：457-463.

[10]Perahia DG，Wang F，Mallinckrodt CH，et al.Duloxetine in the treatment of major depressive

disorder；a placebo and paroxetine controlled tral[J].Eur Psychiatry，2006，21（6）：367-378.

[11] 张奉玉，田博 . 度洛西汀联合拉莫三嗪治疗难治性抑郁症对照研究 [J]. 精神医学杂志，2016，28（5）：335-338.

[12] 庞春霞 . 帕罗西汀联合奥氮平治疗抑郁症并发睡眠障碍 100 例 [J]. 中国药业，2016，25（9）：92-94.

[13] 肖刚，陆德青，吴小末 . 艾司西酞普兰合用奥氮平治疗更年期难治性抑郁症随机对照研究 [J]. 中国临床医生杂志，2016，44（6）：28-30.

[14] 凤燕琼，何怡发，张红霞，等 . 奥氮平联合氟西汀治疗抑郁症的疗效和不良反应分析 [J]. 中国医药导刊，2016 18（7）：701-702.

[15]Goodwin RD Cowles RA，Galea S，et al. Gastritis and mental disorders[J].Psychiatr Res，2013，47（1）：128-132.

[16] 贾克然，郭刚，刘开云，等 . 单纯心理应激模型的建立及对行为内分泌免疫功能的影响 [J]. 免疫学杂志，2009，25（3）：329-333.

（发表于 2018 年《中国实用内科杂志》第 38 期）

难治性抑郁症伴躯体症状为主诉的临床研究

福建省立医院　林超仲

福建省福州市连江县晓澳卫生院　邱清武　邱朔　邱丕　梁敬川

当人们的工作压力、生活压力与日俱增情况下，精神障碍性患者将越来越多，抑郁症是精神科常见的疾病，抑郁症患者常常伴有躯体症状，而延误治疗，其重性抑郁障碍（major depresrive disorder，MDD）其终生患病率约为15%。抗抑郁药物治疗MDD，虽然疗效良好，但仍有10%~15%的患者，即使经过足量足疗程的抗抑郁药物治疗病情无改善，另有30%~40%的患者仅有部分缓解[1]，称难治性抑郁症（treatment-resistant depression，TRD）患者，其躯体疾病的发病率及死亡率增高[2]。本研究旨在使用文拉法辛、文拉法辛辅以阿立哌唑对照疗效。

1 对象与方法

1.1 对象

本研究于2015年8月至2017年7月纳入难治性抑郁症患者40例，同时伴有餐后饱胀不适、早饱感、上腹部疼痛、上腹部灼热感症状，经胃镜、彩超、生化、Hp检查排除器质性疾病，符合罗马Ⅲ功能性消化不良诊断标准，我院门诊的患者。入组标准：①符合《美国精神障碍诊断与统计手册》第4版（DSM-Ⅳ）中重症抑郁障碍的诊断标准。②汉密尔顿抑郁量表（Hamilton Depression Scale，HAMD）总分≥17分。③已服过不同作用机制的抗抑郁药物，治疗时间达8周以上。将患者随机分两组，每组20例，全部完成8周疗程。④患者签署知情同意书。

观察组男性6例，女性14例，平均年龄为（43.36±12.26）岁，平均病程，（8.66±3.24）年；对照组男性5例，女性15例，平均年龄（46.51±11.89）岁，平均病程（7.86±3.77）年。两组在年龄、性别比、病程比差异均无统计学意义（$P>0.05$）。

1.2 方法

1.2.1 方案

对照组患者口服盐酸文拉法辛缓释片（博乐欣，成都康弘药业集团股份有限公司）起始剂量为150mg/d，3d后加量至225mg/d；观察组患者口服文拉法辛基础上加服阿立哌唑片5mg/d，3d后加量至10mg/d（奥派，上海中西制药有限公司）两组患者都用兰索拉唑肠溶片30mg（先宁，苏州东瑞制药有限公司），一天二次饭前口服。

1.2.2 疗效判定指标

两组患者分别在治疗前后采用HAMD抑郁量表，GSRS消化道症状评分表（餐后饱胀不适、早饱感、上腹疼痛、上腹灼热感分别评分）两表减分率作为判定临床疗效的标准，减分率＝（治疗前评总分 － 治疗后总分）/ 治疗前总分 ×100％，包括临床痊愈（减分率 ≥ 75％）、显著有效（减分率 50％~74％）、有效（减分率 25％~49％）、无效（减分率 < 25％）。

1.2.3 安全性评定

采用不良反应量表（TESS）于治疗第 8 周评定。

1.2.4 统计学处理

所有数据采用 SPSS19.0 统计软件处理，计量资料比较采用 t 检验，计数资料比较采用 χ^2 检验。

2 结果

2.1 两组患者治疗前后 HAMD 评分比较。

两组治疗前后 HAMD 评分比较　见表 1。

表 1　各组治疗前后 HAMD 评分　　　　分 $\bar{x} \pm s$

组别	例数	治疗前	治疗后	减分率
观察组	20	21.27 ± 3.48	5.12 ± 2.76△	75.9%
对照组	20	20.19 ± 2.96	15.58 ± 3.12	22.8%

△与对照组对比 $P<0.05$。

2.2 两组患者治疗前后 GSRS 积分比较

两组患者治疗前后 GSRS 积分比较见表 2。

表 2　各组治疗前后 GSRS 评分　　　　分 $\bar{x} \pm s$

组别	例数	治疗前	治疗后	减分率
观察组	20	12.47 ± 2.47	2.68 ± 1.02*	78.5%
对照组	20	11.53 ± 2.62	8.93 ± 1.12	22.5%

* 与对照组对比 $P<0.05$。

2.3 不良反应

对照组发生不良反应 4 例，主要为口干、头晕、小便不畅。观察组发不良反应 6 例，主要有静坐不能、震颤与肥胖，两组都能完成疗程。

3 讨论

重性抑郁（major depression）又叫单相抑郁症，临床上存在对该种疾病诊断不足和治疗不足的现象，同时并有躯体功能障碍表现，通过观察显示，FD 患者中有 30%~54.2% 存在不同程度的抑郁焦虑障碍 [3, 4]。这些患者未经单一充分的药物治疗、2 种不同类的药物治疗。Scott（1991）在对病程两年以上的 55 例抑郁障碍病人研究中，提出了慢性化的两个指征：出现症状到就医时间较长；艾森克人格问卷有神经质倾向 [5]。Kroenke K 等 [6] 的研究表明，仅有 50%~60% 的患者对首次抗抑郁治疗有效。TRD 的治疗选择：①当一种抗抑郁药物疗效欠佳时，是与用药剂量和疗程不足有关。②可选择换用与既往的用药作用机制不同种类的药物。③两种不同类型或不同药理机制的抗抑郁药物的联用。④抗抑郁药物合并增效剂。对患者加用针对性增效剂，可取得显著疗效，这使得增效治疗成为目前临床治疗研究领域的热点之一[7]。

本研究采用 HAMD 评分和 GSRS 积分对单用文拉法辛、与阿立哌唑辅以文拉法辛治疗 TRD 患者的抑郁症状及消化道症状疗效进行了评定，研究结果发现：观察组 HAMD 减分率 78.5%，对照组减分率 22.5%，观察组 GSRS 减分率 75.9%，对照组减分率 22.5%，观察组不管在 HAMD 的抑郁症状还是 GSRS 消化道症状的疗效都强于对照组，表明非典型抗精神病药阿立哌唑作为增效剂合用文拉法辛可显著改善 TRD 患者抑郁症状，同时也改善了以消化道为主表现的躯体症状。

阿立哌唑是非典型抗精神病药，属于喹啉酮衍生物，是一种多巴胺 D2、5–HT1A 受体的激动剂[8]。以阿立哌唑作为增效药物，其治疗效果并不弱于换用其他抗抑郁药物并加至少最大剂量这一治疗方案[9]，Nelson 等认为，针对阿立哌唑增效治疗 MDD 的预实验的事后分析发现：对指这抗抑郁药物无效（或经指定抗抑郁药物治疗后病情恶化）的患者用阿立哌唑增加效治疗有很高的有效率和临床治愈率[10]。

综上所述，本研究结果表明了阿立哌唑作为增效剂辅以文拉法辛治疗 TRD 具有较好的疗效并且不良反应低，耐受性良好，有利于其抑郁症状及以消化道症状为表现的躯体症状的快速缓解。本研究的不足之处在于研究样本较小，可能会造成研究结果的偏倚，有待于今后扩大样本作进一步研究。

参考文献

[1] Thase ME，Rush AJ.When at first you don't succeed：sequential strategies for antideprepressant nonresponders[J]. J Clin psychiatry，1997，58(13)：23-29.

[2] Thase ME，Rush AJ，Howland RH，et al. Double-blind switch study of imipramine or sertraline treatment of antidepressantresistant chronic depression[J]. Arch Gen Psychiatry，2002，59(3)：233-239.

[3] 张旭东，张春玲，周宇，等 . 功能性消化不良与抑郁症的关系 [J]. 临床消化病杂志，2002，14(5)：221-222.

[4] 卢眺眺，朱翔贞，高静芳 . 功能性消化不良伴焦虑抑郁情绪的研究进展 [J]. 长春中医药大学学报 .2016，32(2)：438-440.

[5] 朱紫青，季建林，肖世富 . 抑郁障碍诊疗关键 [M]. 南京：江苏科学技术出版社，2003，143.

[6] Kroenke K，West SL，Swindle R，et al. Similar effectiveness of paroxetine，fluoxetine，and sertraline in primary care：a randomized tril [J]. JAMA，2001，286(23)：2947-2955.

[7] 孙学礼 . 难治性抑郁障碍及其药物治疗 [J]. 中国处方药，2006，9(10)：9-13.

[8] 王建刚，王振英.阿立哌唑治疗首发精神分裂症对照研究 [J]. 临床心身疾病杂志，2017，23(4)：89-90.

[9] Heo JY, Jeon HJ, Fava M, et al. Efficacy of ziprasidone moxnotberapy in patienls with anxious deprexxion：A 12-week，randomized，double-blind，placebo-blind，placebo-controlled，sequential-parallel comparison trial[J]. J Psychiatr Res，2015，11(26)：18-23.

[10] Nelson JC，Papakostas GI. Atypical antipsychotic augmentation inmajor depressive disorder：a meta-analysis of placebo-controlled randomized trials[J]. Am J Psychiatry. 2009，166：980-991.

（发表于《现代疾病杂志》2019 年第 3 期）

50 例功能性消化不良常规治疗研究

邱清武 梁敬川 邱丕 邱朔 梁序乐

（福建省福州市连江县晓澳卫生院）

功能性消化不良（functional dyspepsia，FD）是指位于上腹部的一个或一组症状，主要包括上腹部疼痛、上腹部烧灼感、餐后饱胀感及早饱，也包括上腹部胀气、嗳气、恶心和呕吐等[1]，但不能用器质性、系统性或代谢性疾病等来解释产生症状原因的疾病。本院行常规治疗，症状缓解率达 32%，现报道如下。

1 对象与方法

1.1 对象

纳入 2017 年 1 月份于本院消化内科就诊的 FD 患者共 50 例，均符合以下入选条件。纳入标准：①符合功能性消化不良罗马 III 标准[2]。②年龄 18~65 岁，男 19 例，女 31 例。③入选前进行胃镜检查，排除胃癌、溃疡、糜烂性胃炎或其他胃器质性疾患。④入选前进行彩超检查排除肝胆胰疾病。⑤幽门螺杆菌感染者经根除，阴转 4 周。

1.2 方法

50 例患者，同处方，连服 4 周复查：泮托拉唑钠肠溶片（锦州九泰药业有限公司）40mg，1 天一次早餐前口服；枸橼酸莫沙必利胶囊（上海上药信谊药厂有限公司）5mg，1 天三次饭后服；复方消化酶胶囊（广东星昊药业公司）2 粒，1 天三次饭后服。

1.3 观察指标

以修改的胃肠道症状评定量表（GSRS）为指标，治疗前后各评分，减分为有效。

8 个症状：上腹部疼痛、上腹部烧灼感、餐后饱胀、早饱、上腹部胀气、嗳气、恶心、呕吐。

每一个症状分七挡次，每挡加 1 分：1 分：完全没有；2 分：稍微有；3 分：少量有；4 分：中等程度；5 分：较明显不适；6 分：比较严重；7 分：特别严重。症状得分相加为积分，计算出平均分。

治疗 4 周结束，对 50 例研究再行 HAMD 评分。

1.4 统计学处理

采用 χ^2、t 检验、F 检验。

2 结果

2.1 治疗前后 FD-GSRS 评分比较 见表 1。

2.2 治疗 4 周后 HAMD 评分表 见表 2。

表1 FD-GSRS 评分比较 $\overline{x} \pm s$

症状	上腹部痛	上腹部烧灼感	餐后饱胀	早饱	上腹部胀气	嗳气	恶心	呕吐	积分
治疗前	6.12±0.82	5.09±0.78	6.52±1.02	6.07±0.98	4.42±1.12	5.76±1.01	4.98±1.12	4.17±1.21	5.35±1.01
治疗后	2.97±0.74	3.82±0.69	2.03±0.99	4.42±0.67	2.88±0.92	4.27±1.06	2.61±0.98	2.02±0.90	3.13±0.78
减分	4.15±0.08	1.27±0.09	4.49±0.03	1.69±0.31	1.54±0.2	1.49±0.02	2.37±0.14	2.15±0.31	2.22±0.23

3 讨论

目前认为多种因素共同参与 FD 的发病过程，这些因素包括以胃排空延迟和容受性舒张功能下降为主要表现的胃十二指肠动力异常、内脏高敏感、胃酸、Hp、精神心理因素和遗传、饮食、生活方式等。临床上对 FD 的治疗主要根据其临床表现的类型选用抑酸和结合促动力剂，我国 2007 年中国消化不良诊治指南提出 H2RA 和小剂量 PPI 能有效治疗 FD[3]，但国内外均已有不少研究表明 FD 患者并无高胃酸分泌[4-5]，部分 FD 患者存在胃排空延迟，2~8 周的促动力药物治疗疗效优于安慰剂[6]。吴咏冬等认为[7]复方消化酶制剂能有效缓解 FD 患者的症状。本组研究以常规药物泮托拉唑、莫沙必利、复方消化酶制剂，连续治疗 4 周，治疗前后症状平均减分 2.22±0.23 分。本研究显示在控制 FD 症状方面，采用 PPI，促动力药物，消化酶制剂等，只有部分患者有效。2015 年中国"功能性消化不良专家共识"就已提出精神心理治疗对伴有焦虑抑郁的 FD 患者有效。我院对无效患者再行汉密尔顿抑郁量表评分，采用男女分开评分。每 20 岁一个年龄组评分，结果女性组平均 22.84±1.07 分，男性组平均 21.05±1.02 分，女性高于男性；年龄组的 39~58 岁组最高，提示 FD 患者全体精神疗效，我院选择高剂量阿米替林片或 SSRI3 辅以治疗，都获治疗疗效。对于 FD 患者是否给予抗焦虑抑郁治疗应有针对性的选择，必要时应建议患者咨询心理科医师。

表2 50 例者 HAMD 评分

性别	18~38（岁）	39~58（岁）	59~79（岁）
男	19.17±1.02	23.72±1.12	20.26±0.92
女	21.78±1.13	24.59±0.98	22.16±1.09

参考文献

[1] 中华医学会消化病学分会胃肠动力学组，中华医学会消化病学分会胃肠功能性疾病协作组.中国功能性消化不良专家共识意见（2015 年，上海）[J].中华消化杂志，2016，04(36)：217-229.

[2] 功能性胃肠病罗马Ⅲ诊断标准 [J].胃肠病学，2006，11（12）：761-765.

[3] 中华医学会消化病学分会胃肠动力学组.中国消化不良的诊治指南（2007，大连）[J].中华消化杂志，2007，27(12)：832-834.

[4] 柯美云，蓝宇，王智凤，等 . 功能性消化不良昼夜胃内 pH 变化 [J]. 临床消化杂志，1995，7(2)：97-100.

[5] VAEZI M F，SEARS R，RICHTTER J E. placebo-controlled trial ofcisapride in postgastrcctomy patidnts with duodenogastroesophageak reflux[J]. Dig Dis Sci. 1996，4：754-763.

[6] Moayyedi P，Soo S，Deeks J，et al. Pharmacological interventions for non-ulcer dyspeps[J/OL].Cochrane Database Syst Rev，2006，(4)：CD001960[2006-10-18]. http//onlinelibrary.wiley.com/doi/10.1002/14651858

[7] 吴咏冬，张澍田，于中麟，等 . 复方消化酶片治疗消化不良的多中心研究 [J]. 中华医学杂志，2014，94(42)：3326-3328.

（发表于 2018 年《全国消化年会汇编》）

聚普瑞锌对功能性消化不良患者临床疗效的影响

邱清武　邱　朔　邱　丕　梁序乐　梁敬川

功能性消化不良（FD）是最常见的一种功能性胃肠病，表现为餐后饱胀不适、早饱感、上腹痛、上腹烧灼感等症状，缺乏引起这类症状的病理学改变，到目前为止，FD 的病因尚未明确。近年研究，精神心理应激作为功能性胃肠病（FGIDS）的发病诱因已越来越引起重视，精神心理应激与 FD 症状的严重程度与抑郁、焦虑及恐惧等有关。本研究在抗酸、动力、抗抑郁焦虑药物治疗的基础上，辅以聚普瑞锌治疗，取得了较好的效果，现将结果报告如下。

1 对象与方法

1.1 对象　选取 2015 年 1 月 ~6 月福州市连江县晓澳卫生院消化内科的 FD 患者为研究对象。入组标准：①符合 FD 的罗马Ⅲ诊断标准。②年龄 <40 岁，诊断前临床症状存在时间 >6 个月。③入组患者均知情同意，并签署知情同意书。④经胃镜、彩超肝胆胰脾检查、全套生化检查、^{13}C 尿素呼气检测排除器质性疾病。共入组 20 例，按数字表法随机分为两组，每组 10 例。观察组男 4 例，女 6 例；对照组男 3 例，女 7 例。两组年龄、性别比较差异无显著性（$P>0.05$）。

1.2　方法

1.2.1 治疗方法　两组均予以泮托拉唑肠溶片（40mg·d^{-1}）+ 阿米替林（6mg·d^{-1}）+ 盐酸帕罗西汀（20mg·d^{-1}）治疗，在此基础上观察组予以聚普瑞锌（150mg·d^{-1}）治疗，对照组予以枸橼酸莫沙比利（15mg·d^{-1}）治疗。观察 12 周。

1.2.2 疗效判定　于治疗前后采用 9 条目患者健康问卷（PHQ-9）评定抑郁状况，治疗12 周末根据临床症状改善状况评定临床疗效。① PHQ-9 总分 <5 分为没有抑郁，≥ 5 分为轻度抑郁，≥ 10 分为中度抑郁，≥ 15 分为重度抑郁。②治疗 12 周末，相关症状全部消失为痊愈，大部分症状基本消失为显著进步，大部分症状有改善为进步，症状无好转为无效。

1.2.3 统计方法　所有数据应用 SPSS13.0 统计软件处理，计数资料比较采用 χ^2 检验，$P<0.05$ 为差异有统计学意义。

2 结果

2.1 临床疗效　治疗后观察组痊愈 2 例，显著进步 5 例，进步 2 例，无效 1 例，显效率为 70%，总有效率为 90%；对照组痊愈 1 例，显著进步 2 例，进步 5 例，无效 2 例，显效率为 30%，总有效率为 80%。观察组显效率、总有效率均高于对照组，但差异无显著性（χ^2=3.20、0.39，$P>0.05$）。

2.2 治疗前后两组抑郁情绪检出率：①治疗前观察组轻度抑郁 6 例，中度抑郁 3 例，重度抑郁 1 例，抑郁情绪检出率为 100%；对照组无抑郁 1 例，轻度抑郁 5 例，中度抑郁 4 例，抑郁情绪检出率为 90%；两组比较差异无显著性（ $\chi^2=1.05$ ，$P>0.05$ ）。②治疗后观察组无抑郁 7 例，轻度抑郁 3 例，抑郁情绪检出率为 30%；对照组无抑郁 3 例，轻度抑郁 6 例，中度抑郁 1 例，抑郁情绪检出率为 70%，两组比较差异无显著性（ $\chi^2=3.20$ ，$P>0.05$ ）。③治疗后观察组抑郁情绪检出率较治疗前显著降低（ $\chi^2=10.77$ ，$P<0.01$ ），对照组则无显著变化（ $\chi^2=1.25$ ，$P>0.05$ ）。

3 讨论

有研究认为胃是最能表现情绪的器官之一，目前认为内脏高敏感是 FGIDS 的核心发病机制，近年大量动物或人体实验研究均表明精神心理应激在内脏高敏感的发生、发展中起关键作用[1]。在 FD 患者中，内脏高敏性主要表现为胃肠道对化学性刺激或机械性扩张的阈值降低。朱良如等[2]应用电子恒压器分别测定 FD 患者和健康对照组胃机械扩张感知、不适、疼痛的压力和容积阈值，疼痛压力阈值均较健康对照组显著下降。FD 常伴有抑郁、焦虑。Ganterior WD[3]等间对不同焦虑状态的 3 组大鼠进行内脏高敏感检测发现，高焦虑状态的大鼠直肠扩张引起的腹部收缩程度高于低焦虑状态的大鼠，再次证明了焦虑和内脏感觉之间有直接联系，精神应激刺激可能是 FGIDS 症状形成及加重的主要因素。

多项临床研究发现，伴有内脏高敏感的 FGIDS 患者，前扣带回、杏仁核、岛叶、下丘脑、前额皮质等脑区呈异常激活状态[4]。另一方面，精神应激可通过影响内脏感觉中枢转导通路，包括神经递质及其受体的表达和相关神经生长因子如 5- 羟色胺（5-HT）等致内脏高敏感，调节中枢 5HTIA 受体表达的药物可显著改善 FGIDS 患者胃肠道症状及焦虑、抑郁等精神症状[5]。近年研究发现，脑源性神经营养因子（BDNF）具有神经递质的性质，BDNF 广泛分布于中枢神经系统及周围神经系统，尤其在海马中的表达水平最高[6]。BDNF 在中枢的感觉调节作用已被大量研究，证实 BDNF 有致痛和致敏感作用[7]，其异常升高可导致慢性疼痛、炎症性疼痛、内脏疼痛以及高敏感异常感觉的产生。有研究证实血清锌与抑郁障碍有密切关系，锌分布于人体所有组织与器官，在大脑中含量最多，尤其海马与大脑皮质，大多数抑郁症患者血清锌水平降低[8]。Siwek M 等[9]指出血清锌的改变可作为抑郁症的一个敏感且特异的标志。目前研究证实，锌缺乏会影响 BDNF 的转录[10]。聚普瑞锌是 L- 肌肽和乙酸锌的整合物，研究表明锌是聚普瑞锌诱导热休克蛋白 70（HSP70）产生的有效成分，减轻由对乙酰氨基酚引发大鼠的肝细胞毒性反应[11]。聚普瑞锌在多个研究中证实，对酒精致胃肠黏膜损伤的动物模型具有保护作用，其作用机制包括维持黏膜的稳定，刺激黏液生成，抗氧化以及诱导热休克蛋白的产生，并发挥胃黏膜保护作用[12]。

本研究在设计 FD 治疗方案时，选择了抗抑郁与抗酸方案，同时观察组加服聚普瑞锌，利用聚普瑞锌不仅有保护胃黏膜作用，又有乙酸锌来增强抗抑郁、焦虑情绪的作用，结果显示治疗 12 周末观察组显效率为 70%、总有效率为 90%，对照组分别为 30%、80%，观察组显效率、总有效率高于对照组，但差异无显著性（$P>0.05$）。另外，治疗后观察组抑郁情绪检出率由 100% 降为 30%，对照组由 90% 降为 70%。提示对功能性消化不良患者在常规治疗的基础上，联合聚普瑞锌治疗能有效降低抑郁情绪发生率，进一步提高临床疗效。由于本研究样本量较小，研究时间较短，应扩大样本量进行中长期随访研究。

参考文献

[1] Muriel Lanauche，Agata Mulak，Yvette Tache. Stress and visceral pain：from animal models to clinical therapies[J]. EXP Neurol. 2012，233(1)：49-67.

[2] 朱良如，钱伟，侯晓华. 功能性消化不良患者肠嗜铬细胞数量及功能的改变 [J]. 中华消化杂志，2006，26(9)：2089-2098.

[3] Ganter WD.Shepard JD，Foreman RD，et al. Evidence for visceral hypersensitivity in high-anxiety rats [J].Physiol Behav，2000，19：379-382.

[4] Zeng F，Oin W，Liang F，et al. Abnormal resting brain activ-ity in patients with functional dyspepsia is related to symptom se-verity[J]. Gastroenterology，2011，141(2)：499-506.

[5] Miwa H，Nagaahara A，Tominaga K，et al. Efficacy of the 5-HT1A agonist tandospirone citrate in improving symptoms of pa-tients with functional dyspepsia a randomized controlled trial[J]. Am J Gastroenterol，2009，104(11)：2779-2787.

[6] 赖华梅，诸琦，王静，等. 脑源性神经营养因子在乳鼠结肠扩张刺激诱导的慢性内脏高敏感和肠道动力异常的作用 [J]. 胃肠病学，2008，13(4)：223-227.

[7] Geng SJ，Liao FF，Dang WH，et al. Contribution of the spi-nal cord BDNF to the development of neuropathic pain by activa-tion of the NR2B-Containing NMDA receptors in rats with spinal nerve ligation [J]. EXP Neurol，2010，222(2)：256-266.

[8] 韩羽楠，王振宇. 锌与 cAMP/PKA-CREB-BDNF 信号通路在抑郁症发病机制中的相关性 [J]. 解剖科学进展，2013，19(2)：167-170.

[9] Siwek M，Dudek D，Schlegel-Zawadzka M，et al. Serum zinc level in depressed patients during zinc supplementation of in ipra-mine treatment[J]. J Affect Disor. 2010，126：447-452.

[10] Fang HY，Jiang YG，Liu J，et al.Effects of zinc deficiency on the CAMP/PKA-CREB-BDNF signaling pathway of hippocam pus and cortex in rats [J].Acta Nutrimenta Sinica.2008，10(2)：152-156.

[11] Tadashi N，Shuzo，Chiaki K，et al. Zine supplementation with polaprezinc protects mouse hepatocytes against acetamino-phen-induced toxicity via induction of heat shock protein 70[J]. Clin Biochem Nutr，2010. 46(1)：43-51.

[12] 杨晓欧，钱家鸣，陈蓄. 聚普瑞锌诱导 HSP70 保护大鼠胃黏膜损伤 [J]. 胃肠病学与肝病杂志，2011，23(1)：50-53.

（发表于《临床身心疾病杂志》2016 年第二期 ）

度洛西汀治疗功能性消化不良疗效分析

邱清武，邱朔，邱玊，程秀英

功能性消化不良（FD）常伴其他症状，如头晕、背疼等一些消化不良症状外的的躯体化症状，经相关检查未发现全身明显的器质性或代谢性相关疾病。近年研究，精神心理和应激因素可影响胃肠功能，本研究纳入 30 例 FD 患者，辅以度洛西汀或文拉法辛治疗 FD 患者并疗效对比。

1 对象与方法

1.1 研究对象　选取 2015 年 6~12 月我院消化内科 30 例 FD 患者，以符合功能性消化不良的罗马Ⅲ诊断标准，经胃镜、彩超肝胆胰脾检查，全套生化检测，排除器质性疾病，^{13}C 尿素呼气检测 Hp 阴性，年龄 40 岁以下，诊断达半年以上，研究者行 9 条目健康问卷（PHQ-9）评分。随机分对照组和观察组各 15 例，对照组男 8 例，女 7 例，观察组男 7 例，女 8 例，两组年龄、性别无显著差异，具有可比性。

1.2 方法对照组给予雷贝拉唑（波利特，卫材公司）10mg 每日 1 次 + 谷维素（济宁市安康公司）10mg 每日 3 次 + 盐酸文拉法辛（怡诺思，惠氏制药公司）75mg 每晚，连续服药 12 周。观察组雷贝拉唑 20mg 每日 1 次 + 谷维素 10mg 每日 3 次 + 盐酸度洛西汀（盐酸度洛西汀肠溶胶囊，上海中西公司）20mg 每晚，连续服药 12 周。

1.3 疗效判定临床疗效共分 4 个级别，即：痊愈、显效、有效、无效，其中接受治疗后患者以上相关症状全部消失为痊愈，经治疗患者大部分以上症状基本消失为显效，治疗有效表示患者大部分症状有改善，若患者治疗后未显示有任何症状好转为无效。采用 χ^2 检测进行统计学分析。

2 结果

PHO-9 进行抑郁评分，0~4 分没有抑郁，5~9 分有抑郁症状，10~14 分明显抑郁症状，15~27 分重度抑郁症状。研究初评定：经评定观察组、对照组有抑郁障碍；经治疗 12 周后评定，观察组总抑郁率 46%，对照组 66%（$P<0.05$）。

表 1　入院时 PHQ-9 评分

	无抑郁（例）	有抑郁（例）	明显抑郁（例）	重度抑郁（例）	总抑郁率（%）
观察组（15 例）	2	7	5	1	86
对照组（15 例）	2	8	4	1	86

表2　12周后PHQ-9评分

	无抑郁 （例）	有抑郁 （例）	明显抑郁 （例）	重度抑郁 （例）	总抑郁率 （%）
观察组（15例）	8	5	2	0	46
对照组（15例）	5	7	3	0	66

表3　症状疗效比较

	治愈 （例）	显效 （例）	有效 （例）	无效 （例）	显效率 （%）	总有效率 （%）
观察组（15例）	3	8	2	2	73	86
对照组（15例）	2	2	8	3	26	80

注：临床症状观察组治愈显现率73% > 对照组26%（$P<0.05$）。

3 讨论

FD 是由胃和十二指肠功能紊乱引起的一种常见的功能性胃肠病，可能是内脏高敏感性、胃肠运动功能障碍、胃肠激素分泌紊乱、Hp 感染、社会心理等多种因素作用结果，各种治疗方案的疗效并不理想。功能性胃肠病具有慢性或反复发作的胃肠道症状，但缺乏能解释该症状的器质性疾病或其他异常证据的一组疾病[1]。对这些医学尚不能解释的躯体化症状的发病机制的研究提示，其可能与脑–肠轴激活细胞因子引起的炎症反应有关[2]。抑郁障碍患者躯体化症状如慢性功能性疼痛可成为抑郁障碍的重要症状或就诊的主诉，有的抑郁障碍患者抑郁症状被躯体化症状掩盖。虽然抑郁障碍患者有躯体化症状，但其与有躯体化症状的 FD 患者不同，后者的情绪低落可不明显，而前者表现为情绪低落，在多数有关抗抑郁治疗疗效相关试验中，更多关注的是其抑郁特点症候群，而不是患者主诉的无法解释的躯体化症状，但并不完全与心理学症状如抑郁改善一致[3]。有研究证实，对于 FD 患者症状及其生活质量的影响，躯体化症状较抑郁起更重要作用[4-5]。可喜的是临床研究结果显示，抗焦虑抑郁药物用于功能性胃肠病（PGID）的治疗能取得较好的疗效[6]。常用的抗焦虑抑郁药的种类包括三环类抗抑郁药（TCA）、选择性 5- 羟色胺再摄取抑制剂（SSRID）。熟练掌握这些神经递质对胃肠道功能的调控作用是 PGID 治疗实践中正确使用神经递质调节药的前提[7]。抗焦虑抑郁药对 FD 具有确切的疗效[8]。文献报道，FD 经过 PPI 治疗和（或）根除 Hp 后症状仍持续存在者占 90%~93%，再予抗焦虑抑郁药治疗，则有 64%~70% 的患者症状得到缓解，但仍有 30%~36% 的患者症状持续存在，需要在予以促动力药、抗内脏敏感药物和优化抗焦虑抑郁药等综合治疗[9]，新型 5–HT 和去甲肾上腺素再摄取抑制剂（SNRIs）度洛西汀和文拉法辛对抑郁症伴慢性疼痛有效[10]。文拉法辛能增强胃容受性，结肠顺应性，并降低结肠敏感性[11]。

本研究在常规治疗基础上，采用 SNRIs 剂中文拉法辛或度洛西汀治疗，结果显示度洛西汀能较好地改善 FD 患者的临床症状，度洛西汀对 5–HT 和 NE 的再摄取抑郁作用的比例更接近平衡。而文拉法辛对 5–HT 再摄取抑制作用高于 NE 的作用，度洛西汀对抑郁症所伴随的躯体化症状以及慢性疼痛症状的改善更为明显，杨德森等研究也印证了这个理论。5–HT 相关抗焦虑 / 抑郁药将是研究者继续关注的热点，限于本研究病例少，今后拟增加样本数量，进行中长期随访获取经验。

参考文献

[1] Drossman DA. The functional gastrointestinal disorders and the Rome Ⅲ Process[J]. Gastroenterology, 2006, 130: 1377-1390.

[2] Irwin MR. Inflammation at the intersection of behavior and Somatic Symptoms[J]. Psychiatr clin North AM, 2011, 34(3): 605-620.

[3] Kroenke K, Spitzer RL, Williams JB. The PHQ-15: validity of a new measure for evaluating the severity of somatic symptoms[J]. Psychosom Med, 2002, 64(2): 258-266.

[4] Van Oudenhove L, Vandenberghe J.Geeraerts B, et al. Determinants of symptoms in functional dyspepsia: gastric sensorimotor function, psychosocial factors or somatisation[J]. Gut, 2008, 57(12): 1666-1673.

[5] Van Oudenhove L, Vandenberghe J, VOS R, et al. Risk factors for impaired health-related qualtiy of life functional dyspepsia[J]. Aliment Pharmacol Ther, 2011, 33(2): 261-274.

[6] Clouse RE, Lustman PJ. Use of psycharmarm acological agents for functional gastrointestinal disorders[J]. Gut, 2005, 54: 1332-1341.

[7] 陈胜良.浅析抗焦虑抑郁药治疗功能性胃肠病的理论和实践 [J]. 中华消化杂志, 2013, 33(7): 431-436.

[8] Ford AC, Talley NJ.Schoenfeld PS, et al.Efcacy of antidepressants and psychological therrapies in irritable bowel syndrome: systematic review and meta-analysis.Gut, 2009, 58: 367-378.

[9] Van Oudenhove L, Aziz Q. The role of psychosocial and psychiatric disorders in functional dyspepsia[J]. Natrev Gastroenterol Hepatol, 2013, 10: 158-167.

[10] Bradley RH, Barkin RL, Jerome J, et al. Efficacy of venlafaxine for the long term treatment of chronic pain with associated major depressive disorder[J]. Am J Ther, 2003, 10(5): 318-323.

[11] Grove.M, Camilleri M. Effects on gastrointestinal functions and symptoms of serotonergic psychoactive agents used in functional gastrointestinal diseases[J]. J Gastroenterol, 2013, 48(2): 177-181.

（发表于《中国实用内科杂志》第 2016 年第 8 期）

从中医舌诊黄腻苔看慢性胃炎症状变化

邱清武　邱　玉　梁序乐　梁敬川

（福州市连江县晓澳卫生院）

我国慢性胃炎患病率较高，其发生与 Hp 感染、环境和遗传因素等共同作用有关，祖国医学中医根据其临床症状将其归属"痞痛""痞满""呃逆"等范畴，现代医学诊断慢性胃炎除内镜病理诊断外，外在体征较少。本文旨在通过舌诊观察慢性胃炎症状，为判断慢性胃炎病情变化提供参考依据。

1. 临床资料

选择 2014 年 10 月 ~2015 年 3 月，因上腹部症状就诊本院消化内科病人，排除肝硬化、恶性肿瘤、胃食管反流病、食管静脉曲张等疾病，符合疾病（其中包括功能消化不良，经胃镜、病理检查存在胃黏膜炎症者）纳入标准，行胃镜、病理检查，并检测 Hp 感染，观察舌诊黄腻苔患者 106 例，其中男 53 例，女 53 例，年龄 16~78 岁，平均 47 ± 3 岁，经治疗 8 周之后复查 Hp，再观察舌诊，对证症状。

2. 舌苔黄腻苔诊断方法

伸舌时，舌体放松，舌面平展，舌尖略向下，充分暴露舌体，观察黄腻苔舌象分厚黄腻苔、中黄腻苔、薄黄腻苔、薄白苔。

3. 治疗方法

Hp 阳性者根除 Hp 后，再服波利特（雷贝拉唑钠肠溶片，卫材中国药业有限公司，国药准字 H20090091，每片 10mg）30mgqd，盐酸阿米替林（湖南洞庭药业股份有限公司，每片 25mg）8mg + 施维舒（替普瑞酮胶囊，卫材中国药业有限公司，国药准字 H20093656）50mg + 维乐生（福州海王金象中药制药有限公司，国药准字 H35021226）1 片，一日 3 次，疗程 8 周。

4. 统计学处理

应用 SPSS15.0 统计软件进行数据分析，计数资料采用 χ^2 检验，$P<0.05$ 为差异有统计学意义。

5. 结果

（1）胃镜病理检查慢性浅表性胃炎 49 例，慢性浅表性胃炎伴出血 8 例，慢性浅表性胃炎伴糜烂 11 例，慢性萎缩性胃炎 31 例，慢性萎缩性胃炎伴出血 4 例，慢性萎缩性胃炎伴糜烂 3 例。Hp 阳性 46 例，经铋剂四联根除 43 例转阴，另 3 例补救治疗转阴，阴性 70 例。

（2）厚黄腻苔从 24.5% 下降至 0.6%，见表 1，薄白苔从 0 上升至 33.9%，上腹部症状经（$P<0.05$），治疗后好转率 72.6%，差异均有统计学意义。见表 2。

表 1　治疗前后黄腻苔变化（ _n_% ）

例数	厚黄腻苔	中黄腻苔	薄黄腻苔	薄白苔
治疗前	26（24.5%）	18（16.9%）	62（58.4%）	0
治疗后	7（0.6%）	9（0.8%）	54（50%）	36（33.9%）

_P_<0.05

表 2　治疗前后症状变化（ _n_% ）

例数	上腹痛	腹部不适	早饱	反酸	嗳气	上腹部烧灼感
治疗前	57（53.7%）	23（21.6%）	18（16.9%）	8（7%）	6（5%）	12（11.3%）
治疗后	8（7.5%）	7（6.6%）	7（6.6%）	2（1.8%）	2（1.8%）	3（2.8%）

_P_<0.05

6. 讨论

祖国医学苔胃理论认为，舌为脾胃之外候，苔为胃气所蒸化，慢性胃炎是胃肠疾病中最常见的一组疾病，福建属亚热带季风气候，中医辨证居脾胃湿热型居多，脾胃湿热证是脾胃理论的重要内容。吴宽裕研究结果表明，脾胃湿热与幽门螺杆菌毒性作用有关，是胃黏膜炎症的应答反应。文献报道脾胃湿热症是慢性胃炎常见的实证，在临床治疗 399 例慢性胃炎中，脾胃湿热症达 209 例，占 52.385，黄腻苔是脾胃湿热症最重要的体征，在慢性胃炎中，不论慢性浅表性胃炎（CSG）或慢性萎缩性胃炎（CAG）均以薄黄苔或黄腻苔为多。慢性胃炎内镜下分为非萎缩性胃炎（NCAG）和萎缩性胃炎（CAG），如同时存在平坦或隆起糜烂、出血、黏膜皱襞粗大或胆汁反流等，则可依次诊断 NCAG 或 CAG 伴糜烂、胆汁反流等。但临床多无症状，有症状者主要为消化不良，且为非特异性，消化不良症状的有无和严重程度与慢性胃炎的内镜所见及胃黏膜的病理组织学分级无明显相关性。

鉴于多数慢性胃炎患者无任何症状，即使有症状也缺乏特异性，而且缺乏特异性体征，黄腻苔是脾胃湿热症的最重要体征，本人研究结果，黄腻苔，舌象为黄色，黄而黏腻，颗粒紧密胶黏，加黄色粉末调涂舌面状样。舌象变化一般规律舌苔由薄变厚为病进，由厚变薄为病退，薄白苔为病初起，或病情轻浅，舌苔由薄变厚，颜色由白渐有点黄色，说明病情加重。经根除 Hp、抑酸、保护胃黏膜药物，少量阿米替林等治疗，对照之后，发现慢性胃炎症状下降率 72.6%，舌象的好转率上升至 33.9%，临床医师在诊疗慢性胃炎时从舌苔变化判定临床疗效有一定价值。

（发表于 2015 年《全国消化年会论文汇编》）

慢性胃炎辅以中医药治疗 50 例报告

邱清武　　叶婷贞　　梁序乐

（福州市连江县晓澳卫生院）

1 临床资料

1.1　一般资料随机选择本院消化内科门诊慢性胃炎患者 50 例，所有病例均在我院行胃镜及病理确诊为慢性胃炎，并已根除 Hp 感染者，并经 8 周治疗复查胃镜病理。男 12 例，女 28 例，年龄 28~68 岁，病程 2~16 年，平均 8 年，其中浅表性胃炎 12 例，萎缩性胃炎 26 例，慢性萎缩性胃炎伴糜烂 12 例。

1.2　辨证分型与治疗

1.2.1　脾胃虚弱型共 22 例，症见胃脘隐痛，食后加重，喜温喜按，纳呆，神疲乏力，便溏，舌淡，苔厚，脉沉细无力，治以健脾益气，和胃降逆，方用香砂六君子汤加味：党参 15g，白术 15g，茯苓 15g，陈皮 6g，姜半夏 10g，木香 10g，砂仁 6g（后入），黄芪 20g，当归 10g，郁金 10g，炙甘草 6g。

1.2.2　肝胃不和型共 11 例，症见胃脘饱胀，攻撑作痛，脘痛连胁，吸气频频，得矢气则舒，舌苔薄白，脉弦，治以舒肝理气，和胃止痛，方选加味四逆散。柴胡 10g，白芍 l5g，枳壳 9g，甘草 6g，佛手 10g，延胡索 12g，川棟子 10g，木香 10g，陈皮 10g，当归 10g，党参 10g。

1.2.3　脾胃湿热型共 8 例，症见胃脘胀痛或满闷不适，嘈杂嗳气，口苦黏腻，大便不爽，舌苔黄腻，脉滑数，治以化湿清热，理气和胃，方选芩连平胃散加味：厚朴 15g，苍术 158，陈皮 6g，黄芩 10g，黄连 3g，姜半夏 10g，藿香 10g，茯苓 15g，薏苡仁 30g，蒲公英 10g，甘草 6g，当归 10g。

1.2.4　胃阴不足型共 9 例，症见胃脘隐痛，灼热不适，口干不欲饮，舌质偏红，少苔，脉细数，治以滋阴养胃，方用益胃汤加味：沙参 15g，麦冬 15g，玉竹 15g，生地 15g，石斛 15g，白芍 15g，山楂 15g，佛手 10g，太子参 12g，丹参 15g。

1.3　病例举隅

患者，孙某某，女，48 岁，2012 年 9 月 16 日初诊，患者原有胃病史 6 年，近因饮食不节又出现胃底部隐痛痞满，纳食不馨，食后胀甚，大便不爽，舌淡，苔薄白，脉沉细弱，胃镜诊断为慢性萎缩性胃炎，辨证为中虚气滞所致。治当补中健脾，理气导滞。方用香砂六君子汤加味：党参 18g，白术 15g，茯苓 15g，陈皮 10g，姜半夏 10g，木香 10g，砂仁 6g（后入），黄芩 3g，当归 10g，炙甘草 6g，佛手 10g，每日 1 剂，水煎服，调治 3 个月，症状明显减轻，随访 1 年，未见复发。

1.4　统计学分析

应用 SPSS19.0 统计软件，计数资料以率或构成比表示，组间比较采用 χ^2 检验，$P<0.05$ 为差异有统计学意义。

2　结果

2.1　疗效标准参照中国医药科技出版社《中药新药临床研究指导原则》拟定：①治愈：临床症状消失。②显效：临床症状明显改善。③有效：临床症状减轻。④无效：临床症状无改变或加重。

治疗前后胃镜、病理表现表：

	单个细胞核				中性粒细胞				萎缩腺体				肠化			
	0	+	++	+++	0	+	++	+++	0	+	++	+++	0	+	++	+++
治疗前	0	3	42	5	1	8	39	2	12	16	21	1	24	21	3	2
治疗后	0	19	28	3	1	24	24	1	12	17	19	2	23	22	2	3

2.2　治疗结果本组 50 例病例，经治疗 8 周其中治愈 16 例，占 32%；显效 18 例，占 36%；有效 12 例，占 24%；无效 4 例，占 8%，总体有效率 92%。

病理单个核细胞减少 19 例，中性粒细胞减少 16 例，萎缩腺体和肠化无统计学意义。

3　讨论

慢性胃炎的病因主要为饮食伤胃，肝气犯胃，脾胃虚弱等，早期多由外邪、饱食、情感所伤，多邪实，后期常见脾虚、肾虚等正气虚弱，属中医"胃痛""胃痞""嘈杂"范畴。其病因病机主要为饮食不节，胃黏膜损伤，精神因素致肝气不舒，胃络失养。本组 50 例，经辅以中医药治疗后疗效显著，总有效率 92%。慢性胃炎是消化系统疾病中的一种常见病和多发病，其临床特点是病程较长，缠绵难愈，中医药治疗本病，不论是症状，还是改善炎症，都具有明显的优势，多采用辨证与辨病相结合，随症加减，或中西医结合治疗，均有较好疗效。总之，运用中医药辨证治疗慢性胃炎简便、高效、安全可靠、副作用小，具有标本兼顾的特点，疗效肯定，值得推广。

慢性胃炎的治疗目的是缓解症状和改善胃黏膜炎性反应，治疗中尽可能针对病因，遵循个体化原则。本研究 50 例，Hp 感染者，已行根除，仍有临床症状，经中西药治疗 3 个月之后，复查胃镜，症状缓解达 92%。胃镜病理片上单个核细胞都有不同程度减少，减少率达 34%，中性粒细胞减少率 12.2%，难以排除根除 Hp 结果有关，但萎缩、肠化生未见逆转，由于观察病例不多，疗程欠短有关，其次是本研究未实行定标活检，待继续完善。

（发表于《中医中药》2018 年第二期）

帕罗西汀辅治功能性消化不良 787 例报告

邱清武　林超仲

连江县晓澳卫生院（350508）

功能性消化不良（FD）在消化内科就诊人群中具有高发病率，治疗效果较差，腹痛、腹胀等不适症状顽固导致患者精神、经济负担重。我院 2006 年 10 月至 2007 年 10 月，采用帕罗西汀治疗 FD 患者 787 例。现报告如下。

1 资料与方法

1.1 一般资料：本组病例，剔除不能完成疗程、自动间断服药、失去联系的病例共 787 例。男 361 例，女 426 例；年龄 16~68 岁，平均（42.8±5.2）岁。诊断标准：按 Rome Ⅱ 标准，FD 诊断应符合以下 4 个条件：①持续或反复性上腹部疼痛、腹胀或不适。②无器质性疾病可以解释所出现症状（包括消化内镜检查）。③症状与排便无关。④症状在近 12 个月内至少出现 12 周，但症状无连续性。全部病例均行奥林巴斯 240 型电子胃镜检查及活检、^{14}C 尿素呼气试验检测（UBT）幽门螺杆菌，全部患者行 B 超检查肝、胆、胰、脾，行血常规检查，部分患者行生化全套检查。

1.2 方法：

1.2.1 治疗方案：所有病例使用抗酸剂雷尼替丁或质子泵抑制剂（PPI），胃黏膜保护剂施维舒，不辅以莫沙必利等胃动力剂，不辅以 654-2 等解痉剂。幽门螺杆菌阳性按标准剂量 PPI 三联根除方案。全部入选辅以帕罗西汀 10mg，qd，阿米替林 6mg，tid，如无不良反应，帕罗西汀增至 20mg/d，直至症状完全消失，疗程 8 周。

1.2.2 观察方法：①疗效评定：患者自我陈述，主要症状（上腹痛、上腹胀、早饱、烧灼感）消除 3 项为显效，症状消除 2 项者为有效，症状消除 1 项者为轻度有效，症状无消除为无效。②疗效记录：每 1、2、4、8 周复诊，记录疗效，8 周后逐渐撤药。

2 结果

显效 298 例，占 37.8%；有效 291 例，占 36.9%；轻度有效 155 例，占 19.7%；总有效率 94.5%。无效 43 例，无效率 5.4%。1 周见效者 103 例，占 8.13%；2 周见效者 237 例，占 30.1%；3 周见效者 324 例，占 41.1%；4 周见效 80 例，占 10.1%；4 周以上见效 10 例。在使用中有 3 人因出现口干、头晕、嗜睡等症状拒绝继续服药已停药。33 例患者失访。

3 讨论

消化不良症候群在临床工作中常见，以消化不良为主诉的患者占消化专科门诊的 52.85%[1]。FD 患者伴有抑郁或焦虑的概率也较高，频繁就医是这类患者的心理特征之一。

FD 表现上腹疼痛、上腹胀、早饱、烧灼感、嗳气、恶心、呕吐等上腹不适症状，至少持续 4 周或 12 个月中累计超过 12 周，需要通过检查，排除其他器质性疾病，胃镜检查发现慢性胃炎时不能诊断为 FD，"Hp 阳性的 FD"与"有消化不良症状的慢性胃炎"可以作为等同概念，确定 FD 诊断不要拘泥于内镜的发现，应从 Rome Ⅱ 标准得出诊断[2]。

功能性胃肠病患者，常有不同程度心理障碍，付朝伟等[3]发现，FD 患者的抑郁、焦虑症状发生率为 23.6%，其中抑郁和 / 或焦虑障碍发生率高达 68.7%。文献报道 FD 患者中 26.3% 有焦虑情绪，31.7% 有抑郁情绪，FD 患者的焦虑抑郁评分显著高于我国正常水平，消化不良症状与焦虑抑郁分数呈正相关[4]。中国消化不良诊治指南荟萃分析显示，抗焦虑、抑郁药对 FD 有一定疗效，常用的三环类抗抑郁药和 5- 羟色胺再吸收抑制剂（SSRI）不但对抑郁症状有效[5]，还可提高对痛觉的阈值，故对没有精神症状的患者也有效。选用药物时必须注意具体病例的临床表现，酌情选用具有抗焦虑作用的抗抑郁药，甚至短期联合抗焦虑药，将获得较好疗效，选用新型抗抑郁药 SSRI，部分患者是有效的，帕罗西汀是强效的选择性 5-HT 重摄取抑制剂，临床主要用于抗抑郁焦虑的治疗。有学者提出胃顺应性损伤是 FD 的主要病理生理机制之一，在健康志愿者中帕罗西汀已被证实有增强胃顺应性的作用，可以增强胃的餐后容纳能力，减轻有餐后不适综合征的 FD 患者的症状，促进胃舒张尤其作用于近端胃，并减轻消化不良症状[6]。文献报道，采用三环类的阿米替林效果较好，不良反应仅占 3.8%[7]。本文选用少量帕罗西汀及少量阿米替林联合辅以治疗，收到较好效果。值得一提的是"抗抑郁药物治疗不完全等于抗抑郁治疗"[8]，否则易转向误区。

在使用帕罗西汀及阿米替林过程中，口干、头晕、嗜睡等副作用大，见效慢，本组第 1 周见效率 8.13%，依从性差，临床医生需要做思想工作。为了巩固疗效，一般用药 3~6 个月，少数患者需要长期维持治疗。

参考文献

[1] 中华医学会消化病分会胃肠动力组. 中国消化不良的诊治指南 [J]. 胃肠病学，2008，13(2)：114-117.

[2] 刘文忠. 幽门螺杆菌感染，慢性胃炎和功能性消化不良 [J]. 中华消化杂志，2002，22(9)：581-582.

[3] 付朝伟，徐飚，陈维清，等. 中国大城市肠易激综合征和功能性消化不良患者抑郁、焦虑现况研究 [J]. 中华消化杂志，2006，26(3)：151-154.

[4] 田虹，周汉建，戈兰，等. 功能性消化不良患者焦虑和抑郁调查分析 [J]. 广东医学，1999，20(7)：859.

[5] 侯晓华. 功能性胃肠病诊治过程中应注意的问题 [J]. 临床内科杂志，2009，26(2)：77-78.

[6] 张军. 功能性消化不良研究的新进展 [J]. 临床消化病杂志，2009，21(2)：107-109.

[7] 张尚志. 精神性胃肠病诊治问题探讨——附 521 例分析 [J]. 胃肠病学和肝病学杂志，2001，10(2)：140-144.

[8] 张尚志，付明明. 功能性胃肠病研究之我见 [J]. 胃肠病学和肝病学杂志，2004，13(4)：446-447.

（发表于《福建医药杂志》2009 年第 3 期）

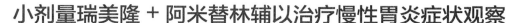

小剂量瑞美隆 + 阿米替林辅以治疗慢性胃炎症状观察

福建省立医院 林超仲
福建省连江县晓澳卫生院 邱清武

慢性胃炎，表现消化不良症状，部分伴有睡眠障碍及心烦症状。我院在小剂量抑酸，胃黏膜保护剂使用中，辅以小剂量瑞美隆（米氮平，南京欧加农制药有限公司）+ 阿米替林治疗 161 例，疗效满意，报告如下。

对象及方法：

1. 研究对象

对 2006 年 2 月至 2006 年 12 月，我院消化内科门诊，以消化不良症状，包括上腹痛、饱胀感、不适、嗳气、反酸、早饱、烧心、恶心、呕吐者，经奥林巴斯 240 型电子胃镜检查，161 例。全部病例行彩超检查，排除肝胆胰脾疾病，同时以 ^{14}C– 尿素呼气试验检查幽门螺杆菌（Hp）。其中男 46 例，女 115 例；最小年龄 25 岁，最大年龄 68 岁，平均年龄（38.5 ± 15.6）岁。内镜诊断：浅表性胃炎 107 例、萎缩性胃炎 36 例、糜烂性胃炎 12 例、出血性胃炎 6 例。Hp：Hp（–）56 例，Hp（+）38 例，Hp（++）49 例，Hp（+++）18 例。对照组：92 例，其中男 31 例，女 61 例，平均年龄（39.7 ± 13.4）岁；内镜诊断：浅表性胃炎 58 例，萎缩性胃炎 18 例，糜烂性胃炎 10 例，出血性胃炎 6 例；Hp（–）22 例，Hp（+）32 例，Hp（++）21 例，Hp（+++）17 例。均符合 2003 年《全国慢性胃炎研讨会共识意见》诊断标准。

2. 治疗方法

治疗组：奥美拉唑 10mg，qd，施维舒 50mg tid 基础上，瑞美隆 15mg，qn、阿米替林 6mg，tid，用药一周之后登记患者症状缓解程度，疗程 8 周。对照组：奥美拉唑 10mg，qd，施维舒 50mg，tid，莫沙必利 10mg，tid，登记同前，疗程 8 周。腹胀、早饱症状明显缓解者为显效，症状缓解一半为有效，症状缓解一半以下为无效。

统计学方法采用卡方检验。

3. 结果：

治疗组：显效 99 例，61.49%；有效 47 例，29.19%；无效 15 例，9.31%。总有效率 90.68%。

对照组：显效 32 例，34.78%；有效 21 例，22.82%；无效 39 例，42.39%。总有效率 57.60%。

讨论：慢性胃炎症状与功能性消化不良症状谱是一致的，慢性胃炎是消化不良的常见病因。研究发现，除胃消化功能障碍外，还存在胃排空延缓现象，与胃动力障碍有关。

慢性胃炎重在胃功能紊乱的治疗，抑酸剂与胃黏膜保护剂疗效不肯定，临床实践中部分患者，在根除 Hp 后症状仍不缓解，如有心理障碍，加强心理治疗。动力剂使用过程中，疗效不十分满意，本院对照组只有 53.6% 疗效。我们发现在问诊中，这些患者相当部分都存在不同程度睡眠障碍及心烦症状，辅以小剂量瑞美隆疗效满意，考虑慢性胃炎消化不良症状与高敏有关。我院在用药过程发现第一周显效率达 61.49%。总有效率 [1]90.68%。瑞美隆（米氮平），除抗抑郁作用外，还有较强镇静和抗焦虑作用，有较好耐 [2] 受性，几乎无抗胆碱能作用。国外报道三环类阿米替林效果好，不良反应仅 [3]3.8%。慢性胃炎患者伴有睡眠障碍及心烦症状，当患者服药小剂量瑞美隆＋阿米替林之后，睡眠改善，心烦症状消除，情绪明显好转，并且食纳增加，体重增加，消化不良症状也随之缓解。至于消化不良症状可能是其躯体症状一个方面来加以解释。值得一提是，抗抑郁药物治疗不完全等于抗抑郁治疗，否则易转向误区。无效 15 例病例在同时使用中加动力剂莫沙必利，结果其症状也不能有效缓解，其中原因不明，有待更多病例的观察。

参考文献

[1] 中华医学会消化病学分会胃肠动力学组. 慢性胃炎患者消化不良症状、胃动力功能及有关因素多中心调研 [J]. 中华消化杂志, 2006, 26(9)：602-605.

[2] 李凌江. 精神科即时会诊 [M]. 长沙：湖南科学技术出版社, 2005, 216.

[3] 张尚志. 精神胃肠病诊治问题探讨——附 521 例分析 [J]. 胃肠病学和肝病学杂志, 2001, 10：602-604.

（发表于 2007 年《国际治疗内镜和消化疾病学术会议汇编》）